《中国中草药志》编写委员会

主　任

　　刘昌孝　　天津中医药大学，教授，中国工程院院士
　　肖培根　　中国医学科学院药用植物研究所，研究员，中国工程院院士

副主任

　　任　海　　中国科学院华南植物园，研究员

委　员（以姓名汉语拼音为序）

　　段金廒　　国家中医药管理局，教授
　　高文远　　天津大学，教授
　　果德安　　中国科学院上海药物研究所，研究员
　　李成文　　河南中医药大学，教授
　　李楚源　　广州医药集团有限公司，教授级高级工程师
　　李天祥　　天津中医药大学，教授
　　林什全　　广东森霖造绿有限公司，高级工程师
　　刘昌孝　　天津中医药大学，教授，中国工程院院士
　　刘全儒　　北京师范大学，教授
　　刘永利　　河北省药品医疗器械检验研究院，主任药师
　　马　琳　　天津中医药大学，教授
　　马双成　　中国食品药品检定研究院，研究员
　　彭　成　　成都中医药大学，教授
　　任　海　　中国科学院华南植物园，研究员
　　王发国　　中国科学院华南植物园，研究员
　　魏建和　　中国医学科学院药用植物研究所，研究员
　　夏伦祝　　安徽中医药大学，教授
　　肖培根　　中国医学科学院药用植物研究所，研究员，中国工程院院士
　　叶华谷　　中国科学院华南植物园，研究员
　　叶文才　　暨南大学，教授
　　曾飞燕　　中国科学院华南植物园，高级工程师
　　张铁军　　天津药物研究院，研究员

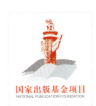

中国中草药志 2

叶华谷　李楚源　叶文才　曾飞燕　主编

化学工业出版社
·北京·

内容简介

本书以图文结合的形式，收录我国野生及栽培的药物共 423 种，主要从药物资源的利用角度，介绍了每种药物的科名、中文名、中药拉丁名、别名、动植物拉丁名、基原、形态特征、生长环境、地理分布、采集加工、药材性状、性味归经、功能主治、用法用量等，有些种类还有附方和附注。为了安全起见，在一些有毒植物的性味功能后面标明"有大毒""有小毒""有毒"等字样，提醒读者慎用。

本书可供药物研究、教育、资源开发利用及科普等领域人员参考使用。

图书在版编目（CIP）数据

中国中草药志. 2/ 叶华谷等主编. —北京：化学工业出版社，2022.2
ISBN 978-7-122-40487-9

Ⅰ.①中… Ⅱ.①叶… Ⅲ.①中药志 Ⅳ.① R281.4

中国版本图书馆 CIP 数据核字（2021）第 254237 号

责任编辑：李　丽　刘　军
文字编辑：赵爱萍
责任校对：田睿涵
装帧设计：关　飞

出版发行：化学工业出版社
　　　　　（北京市东城区青年湖南街 13 号　邮政编码 100011）
印　　装：中煤（北京）印务有限公司
787mm×1092mm　1/16　印张 37 1/2　字数 935 千字
2022 年 9 月北京第 1 版第 1 次印刷

购书咨询：010-64518888　　　　　售后服务：010-64518899
网　　址：http://www.cip.com.cn

凡购买本书，如有缺损质量问题，本社销售中心负责调换。

定　　价：298.00 元　　　　　　　　　　　版权所有　违者必究

本书编写人员名单

主编

叶华谷　李楚源　叶文才　曾飞燕

副主编

刘芳芳　刘源源　林什全　王发国　叶育石　李健容

编写人员（以姓名汉语拼音为序）

白国华	蔡京津	蔡明慧	陈海山	陈洪源	陈玉笋
段士民	范春林	范小静	付　琳	付绍智	谷海燕
管开云	黄晓芳	黄　娅	黄志海	贾　晗	康　宁
李策宏	李成文	李楚源	李海涛	李健容	李如良
李仕裕	李书渊	李小杰	李泽贤	廖文波	廖宇杰
林什全	刘芳芳	刘　梅	刘晓峰	刘源源	卢　野
鲁　松	马　羚	聂丽云	秦新生	全　健	申明亮
孙尚传	唐秀娟	王德勤	王发国	王果平	王　俊
王喜勇	魏雪莹	夏　静	肖　波	徐　蕾	杨　毅
叶华谷	叶文才	叶育石	叶　赟	易思荣	尹林克
余碧莲	余小玲	曾飞燕	张凤秋	张慧晔	张秋颖
张树鹏	张晓琦	朱吉彬	朱　强	邹　滨	

序

中医药学以整体观念为指导，追求人与自然和谐共生，倡导养生保健、个体化诊疗，中医药在防治常见病、多发病、慢性病及重大疾病中的疗效和作用日益得到国际社会的认可和接受。例如，青蒿素的发现及后续药物的研制成功，挽救了全球数百万人的生命，屠呦呦研究员也因为发现青蒿素，获得了诺贝尔生理学或医学奖，表明中医药为人类健康作出卓越贡献。

很高兴参与到中国科学院华南植物园、广州医药集团有限公司、暨南大学等专家团队中，与化学工业出版社、德国施普林格·自然集团合作出版发行《中国中草药志（1～5）》中英文版。该著作力求以全球视野来系统介绍近2200种中国中草药的形态特征、药理药性、功能主治、用法用量、生境分布等，同时结合当代科研成果，希望能为中草药资源保护和科学利用提供参考。希望通过该著作的出版能让世界更好地认识和了解中医药，更好地共同为全世界人民的健康努力。

中医学、西医学两种医学体系不同，但目的是共同的，就是维护健康、解除病痛。我对利用现代科学研究手段（分子生物学等）分析中草药的有效成分及作用机制非常感兴趣，希望越来越多的科研机构和企业努力促进中医药传统思维与现代科技融合发展，用更为科学的手段展现中医药的疗效。

为此，愿向读者推荐该系列著作，乐之为序。

中国工程院院士，天津中医药大学教授
2022年1月

前言

中医药学包含着中华民族几千年的健康养生理念及其实践经验，是中华文明的一个瑰宝，凝聚着中国人民和中华民族的博大智慧。中华民族使用中草药防病治病历史悠久，中药资源是中药产业和中医药事业发展的重要物质基础，也是我们国家的战略性资源，数千年来为中华民族健康繁衍生息作出重要贡献。中医药的传承与发展有赖于丰富的中药资源的支撑。

随着健康观念和医学模式的转变，中医药在防治常见病、多发病、慢性病及重大疾病中的疗效和作用日益得到国际社会的认可和接受，中医药已传播到180余个国家和地区。屠呦呦研究员因发现青蒿素获得2015年诺贝尔生理学或医学奖，充分表明中医中药为人类健康作出卓越贡献。历史上，中医药为抗击疫病作出过重要贡献；如今，中医药又为新冠肺炎疫情防控作出突出贡献。在此次抗击疫情中，中医中药参与的广度和深度都是空前的，取得的效果也是显著的。近年来，我国在中草药资源筛选与挖掘、鉴定、栽培繁育、抗病毒的药理、炮制和临床应用、新药研发等方面获得了很好的进展，取得了丰硕的成果。

为了更好地传承和发展中医药文化，主要作者们历尽艰辛，跋山涉水，足迹遍布大江南北，在原植物生境拍摄了大量的高清原色图片，生动地反映了植物不同生长期的原貌，并为近千种常用中药材拍摄了高清晰度的药材图片，科学地呈现了药材的显著鉴别特征，并查阅大量文献，系统介绍近2200种中国中草药的别名、基原、形态特征、生境、分布、采集加工、药材性状、性味归经、功能主治、用法用量、注意、附方和附注等，厘清近似种及易混淆种的区别要点。

本套书全面收集了中国中草药资源，包括藻类、菌类、蕨类、种子植物、树脂类、动物类到矿物类，以图文并茂的形式展现中国主要的中草药资源，通俗易懂、科普性强。本套书力求以全球视野来描述中草药的生境分布和历史沿革，同时结合当代科研成果，可为中草药资源保护和科学利用提供参考。英文版已与国际著名科技图书出版集团——德国施普林格·自然集团（Springer Nature）签订了合作出版协议，并入选2019年度"丝路书香工程"，具有重要的学术价值和国际影响力。

本套书以深入浅出、形象生动的方式阐述我国常用中草药资源，有助于弘扬中医药文化，促进形成符合"治未病"理念的健康工作方式和生活方式，坚定树立中医药是中华优秀传统文化瑰宝这一文化自信。同时，书中科普的特色中草药植物资源，可教育带动各地民众、企业在当地种植中草药，为实施乡村振兴战略、脱贫攻坚、乡村绿色发展规划作出贡献，并可产生良好的社会效益和经济效益。

编者
2022年1月

凡例

1. 本套书共五卷，共收录近 2200 味常见中草药。按生物进化顺序，从低等到高等的顺序排列，分别为藻类、菌类、苔藓、蕨类、裸子植物、被子植物、树脂类、动物、矿物共 9 大类。同一类的则按生物进化顺序排列，被子植物按哈钦松系统排列，属、种按字母顺序排列。

2. 本套书以中草药的正名或习用名为辞目，按顺序列有：正名（中文名和拉丁学名及拉丁中药名）、别名、基原、形态特征、生境、分布、采集加工、药材性状、性味归经（有些不太常用中药未列归经）、功能主治、用法用量、注意、附注、附方 14 个条目，资料不全的条目从略，通用药材有药材性状描述，有些中草药没有药材性状描述。

3. 本套书中的物种拉丁名主要以《中国植物志》（中文版）和《中华人民共和国药典》为标准，各物种学名没有紧跟分类学上新名称的变化而变化。

4. 本套书物种拉丁名的属名、种名用斜体；药材拉丁名用大写正体；别名放在中括号中，属名、种名用斜体排版，以示区别。

5. 本套书中绝大多数中草药为单一来源，但也有部分药材为多来源，对多来源的种类在图片中标注明种类名称，单一来源的则不标注。

6. 药材性状条目下，对于多来源的药材品种按来源分别叙述，但也有少量区别不明显的未分别叙述。

7. 凡有毒性的中草药，均在性味归经条目内注明。非毒性的药材则不再标注。

8. 用法先列内服法，后列外用法，除另有规定外，用法系指水煎服。剂量以克为单位，如无特别说明，书中用量均为成人 1 日量，应用时需要灵活掌握，但对有毒性的药物用量则须慎重。

9. 本套书附有中文名索引和拉丁名索引。

10. 本套书附方仅供读者参考，需要时须咨询中医师，在中医辨证论治后使用。

目录

4 被子植物门 / 001

4.64　椴树科 / 002
4.64.1　田麻 / 002
4.64.2　甜麻 / 003
4.64.3　黄麻 / 004
4.64.4　扁担杆 / 005
4.64.5　毛果扁担杆 / 007
4.64.6　破布叶 / 008
4.64.7　刺蒴麻 / 010
4.65　梧桐科 / 011
4.65.1　昂天莲 / 011
4.65.2　刺果藤 / 012
4.65.3　梧桐 / 013
4.65.4　山芝麻 / 014
4.65.5　火索麻 / 016
4.65.6　翻白叶树 / 017
4.65.7　窄叶半枫荷 / 019
4.65.8　苹婆 / 020
4.65.9　蛇婆子 / 021
4.66　木棉科 / 022
4.66.1　木棉花 / 022
4.67　锦葵科 / 024
4.67.1　咖啡黄葵 / 024
4.67.2　黄葵 / 025
4.67.3　箭叶秋葵 / 026
4.67.4　磨盘草 / 027
4.67.5　苘麻子 / 029
4.67.6　蜀葵 / 031
4.67.7　草棉 / 033
4.67.8　木芙蓉叶 / 034
4.67.9　朱槿 / 036
4.67.10　木槿花 / 037
4.67.11　黄槿 / 039
4.67.12　锦葵 / 040
4.67.13　冬葵 / 041

4.67.14　中华黄花稔 / 043
4.67.15　心叶黄花稔 / 044
4.67.16　白背黄花稔 / 045
4.67.17　拔毒散 / 047
4.67.18　地桃花 / 048
4.67.19　梵天花 / 050
4.68　金虎尾科 / 052
4.68.1　风车藤 / 052
4.69　大戟科 / 054
4.69.1　铁苋菜 / 054
4.69.2　裂苞铁苋菜 / 056
4.69.3　红背山麻杆 / 058
4.69.4　五月茶 / 059
4.69.5　秋枫 / 060
4.69.6　黑面神 / 062
4.69.7　丢了棒 / 064
4.69.8　蝴蝶果 / 066
4.69.9　棒柄花 / 067
4.69.10　鸡骨香 / 068
4.69.11　小叶双眼龙 / 070
4.69.12　巴豆 / 072
4.69.13　黄桐 / 074
4.69.14　乳浆大戟 / 075
4.69.15　泽漆 / 077
4.69.16　白苞猩猩草 / 079
4.69.17　飞扬草 / 080
4.69.18　地锦草 / 082
4.69.19　通奶草 / 084
4.69.20　千金子 / 086
4.69.21　京大戟 / 088
4.69.22　千根草 / 090
4.69.23　红背桂 / 092
4.69.24　漆大姑 / 094
4.69.25　厚叶算盘子 / 096

4.69.26　泡果算盘子 / 097
4.69.27　算盘子 / 098
4.69.28　白背算盘子 / 100
4.69.29　水柳 / 101
4.69.30　盾叶木 / 102
4.69.31　中平树 / 103
4.69.32　草鞋木 / 104
4.69.33　白背叶 / 106
4.69.34　毛桐 / 108
4.69.35　粗糠柴 / 109
4.69.36　石岩枫 / 111
4.69.37　越南叶下珠 / 112
4.69.38　余甘子 / 113
4.69.39　落萼叶下珠 / 115
4.69.40　青灰叶下珠 / 116
4.69.41　水油甘 / 117
4.69.42　小果叶下珠 / 118
4.69.43　叶下珠 / 119
4.69.44　黄珠子草 / 120
4.69.45　蜜甘草 / 121
4.69.46　蓖麻子 / 122
4.69.47　山乌桕 / 124
4.69.48　乌桕 / 126
4.69.49　艾堇 / 128
4.69.50　龙蜊叶 / 129
4.69.51　叶底珠 / 130
4.69.52　白饭树 / 131
4.69.53　广州地构叶 / 132
4.69.54　油桐叶 / 133
4.69.55　千年桐 / 134
4.70　虎皮楠科 / 135
4.70.1　牛耳枫 / 135
4.70.2　交让木 / 137
4.70.3　虎皮楠 / 139

4.71　鼠刺科 / 140	4.73.28　鹅绒委陵菜 / 191	4.73.69　锈毛莓 / 242
4.71.1　鼠刺 / 140	4.73.29　委陵菜 / 192	4.73.70　空心泡 / 243
4.71.2　滇鼠刺 / 141	4.73.30　翻白草 / 194	4.73.71　川莓 / 244
4.72　绣球科 / 142	4.73.31　三叶委陵菜 / 196	4.73.72　甜叶悬钩子 / 245
4.72.1　四川溲疏 / 142	4.73.32　金露梅 / 197	4.73.73　红腺悬钩子 / 247
4.72.2　常山 / 143	4.73.33　蛇含委陵菜 / 198	4.73.74　灰白毛莓 / 249
4.72.3　中国绣球 / 144	4.73.34　李 / 200	4.73.75　红毛悬钩子 / 250
4.72.4　绣球 / 145	4.73.35　全缘火棘 / 201	4.73.76　高山地榆 / 251
4.72.5　圆锥绣球 / 146	4.73.36　杜梨 / 202	4.73.77　地榆 / 252
4.72.6　腊莲绣球 / 147	4.73.37　豆梨 / 203	4.73.78　高丛珍珠梅 / 254
4.72.7　星毛冠盖藤 / 148	4.73.38　梨 / 204	4.73.79　珍珠梅 / 255
4.72.8　冠盖藤 / 149	4.73.39　沙梨 / 205	4.73.80　天山花楸 / 256
4.72.9　钻地风 / 150	4.73.40　车轮梅 / 206	4.73.81　楔叶绣线菊 / 257
4.73　蔷薇科 / 151	4.73.41　月季花 / 207	4.73.82　中华绣线菊 / 258
4.73.1　仙鹤草 / 151	4.73.42　小金樱子 / 208	4.74　蜡梅科 / 259
4.73.2　桃仁 / 153	4.73.43　山刺玫 / 209	4.74.1　山蜡梅 / 259
4.73.3　乌梅 / 155	4.73.44　黄蔷薇 / 211	4.74.2　蜡梅 / 260
4.73.4　苦杏仁 / 157	4.73.45　金樱子 / 212	4.75　含羞草科 / 262
4.73.5　欧李 / 160	4.73.46　疏花蔷薇 / 214	4.75.1　儿茶 / 262
4.73.6　郁李仁 / 162	4.73.47　亮叶月季 / 215	4.75.2　金合欢 / 264
4.73.7　毛叶木瓜 / 163	4.73.48　华西蔷薇 / 216	4.75.3　楹树 / 265
4.73.8　光皮木瓜 / 165	4.73.49　野蔷薇 / 217	4.75.4　天香藤 / 266
4.73.9　木瓜 / 166	4.73.50　缫丝花 / 218	4.75.5　合欢皮 / 267
4.73.10　山楂 / 168	4.73.51　玫瑰花 / 220	4.75.6　山合欢 / 268
4.73.11　蛇莓 / 171	4.73.52　绢毛蔷薇 / 222	4.75.7　猴耳环 / 269
4.73.12　枇杷叶 / 173	4.73.53　大果蔷薇 / 223	4.75.8　亮叶猴耳环 / 270
4.73.13　草莓 / 175	4.73.54　黄刺玫 / 224	4.75.9　过岗龙 / 271
4.73.14　黄毛草莓 / 176	4.73.55　粗叶悬钩子 / 226	4.75.10　含羞草 / 273
4.73.15　路边青 / 177	4.73.56　竹叶鸡爪茶 / 227	4.76　苏木科 / 274
4.73.16　棣棠花 / 179	4.73.57　寒莓 / 228	4.76.1　鞍叶羊蹄甲 / 274
4.73.17　腺叶桂樱 / 180	4.73.58　覆盆子 / 229	4.76.2　圆过岗龙 / 275
4.73.18　花红 / 181	4.73.59　蛇泡勒 / 230	4.76.3　首冠藤 / 277
4.73.19　尖嘴林檎 / 182	4.73.60　小柱悬钩子 / 231	4.76.4　粉叶羊蹄甲 / 278
4.73.20　垂丝海棠 / 183	4.73.61　山莓 / 232	4.76.5　羊蹄甲 / 279
4.73.21　湖北海棠 / 184	4.73.62　插田泡 / 233	4.76.6　洋紫荆 / 280
4.73.22　楸子 / 185	4.73.63　高粱泡 / 234	4.76.7　刺果云实 / 281
4.73.23　三叶海棠 / 186	4.73.64　白花悬钩子 / 235	4.76.8　华南云实 / 282
4.73.24　滇池海棠 / 187	4.73.65　茅莓 / 236	4.76.9　大叶云实 / 284
4.73.25　中华绣线梅 / 188	4.73.66　黄色悬钩子 / 238	4.76.10　小叶云实 / 285
4.73.26　光叶石楠 / 189	4.73.67　红泡刺藤 / 239	4.76.11　苦石莲子 / 286
4.73.27　石楠 / 190	4.73.68　黄泡 / 241	4.76.12　苏木 / 287

4.76.13 翅荚决明 / 289	4.77.27 铺地蝙蝠草 / 341	4.77.68 红芪 / 399
4.76.14 短叶决明 / 290	4.77.28 蝙蝠草 / 342	4.77.69 羽叶长柄山蚂蝗 / 400
4.76.15 含羞草决明 / 291	4.77.29 三叶蝶豆 / 343	4.77.70 马棘 / 401
4.76.16 望江南子 / 292	4.77.30 圆叶舞草 / 344	4.77.71 木蓝 / 402
4.76.17 黄槐 / 294	4.77.31 舞草 / 345	4.77.72 三叶木蓝 / 403
4.76.18 决明子 / 295	4.77.32 巴豆藤 / 347	4.77.73 鸡眼草 / 404
4.76.19 紫荆 / 296	4.77.33 响铃豆 / 349	4.77.74 白扁豆 / 405
4.76.20 湖北紫荆 / 297	4.77.34 大猪屎豆 / 350	4.77.75 中华胡枝子 / 407
4.76.21 山皂荚 / 298	4.77.35 长萼野百合 / 351	4.77.76 截叶铁扫帚 / 408
4.76.22 皂角刺 / 299	4.77.36 假地蓝 / 352	4.77.77 大叶胡枝子 / 410
4.76.23 肥皂荚 / 300	4.77.37 线叶猪屎豆 / 353	4.77.78 美丽胡枝子 / 411
4.76.24 仪花 / 301	4.77.38 猪屎豆 / 354	4.77.79 茸毛胡枝子 / 413
4.76.25 老虎刺 / 302	4.77.39 农吉利 / 356	4.77.80 新疆百脉根 / 414
4.76.26 酸豆 / 303	4.77.40 南岭黄檀 / 358	4.77.81 南苜蓿 / 415
4.77 蝶形花科 / 304	4.77.41 海南檀 / 359	4.77.82 草木犀 / 416
4.77.1 鸡骨草 / 304	4.77.42 藤檀 / 360	4.77.83 香花崖豆藤 / 418
4.77.2 毛相思子 / 306	4.77.43 黄檀 / 361	4.77.84 异果崖豆藤 / 420
4.77.3 相思子 / 307	4.77.44 香港黄檀 / 363	4.77.85 亮叶鸡血藤 / 421
4.77.4 合萌 / 308	4.77.45 降香檀 / 364	4.77.86 昆明鸡血藤 / 422
4.77.5 骆驼刺 / 310	4.77.46 假木豆 / 366	4.77.87 牛大力 / 424
4.77.6 沙冬青 / 312	4.77.47 小槐花 / 367	4.77.88 喙果崖豆藤 / 426
4.77.7 链荚豆 / 313	4.77.48 假地豆 / 369	4.77.89 白花油麻藤 / 427
4.77.8 紫穗槐 / 315	4.77.49 大叶山绿豆 / 371	4.77.90 常春油麻藤 / 429
4.77.9 两型豆 / 316	4.77.50 小叶三点金 / 372	4.77.91 花榈木 / 430
4.77.10 肉色土栾儿 / 318	4.77.51 饿蚂蝗 / 373	4.77.92 葛花 / 432
4.77.11 土栾儿 / 319	4.77.52 长波叶山蚂蝗 / 375	4.77.93 棉豆 / 435
4.77.12 花生 / 320	4.77.53 广金钱草 / 376	4.77.94 毛排钱树 / 436
4.77.13 无茎黄芪 / 322	4.77.54 三点金 / 378	4.77.95 排钱树 / 438
4.77.14 斜茎黄芪 / 323	4.77.55 长柄野扁豆 / 379	4.77.96 补骨脂 / 440
4.77.15 地八角 / 324	4.77.56 圆叶野扁豆 / 380	4.77.97 青龙木 / 442
4.77.16 华黄芪 / 325	4.77.57 鸡头薯 / 381	4.77.98 葛根 / 443
4.77.17 沙苑子 / 326	4.77.58 海桐皮 / 382	4.77.99 密子豆 / 446
4.77.18 黄芪 / 328	4.77.59 山豆根 / 384	4.77.100 菱叶鹿藿 / 448
4.77.19 牧场黄芪 / 331	4.77.60 管萼山豆根 / 385	4.77.101 鹿藿 / 449
4.77.20 藤槐 / 332	4.77.61 墨江千斤拔 / 386	4.77.102 刺槐 / 451
4.77.21 木豆 / 333	4.77.62 腺毛千斤拔 / 387	4.77.103 田菁 / 452
4.77.22 蔓草虫豆 / 334	4.77.63 大叶千斤拔 / 388	4.77.104 坡油甘 / 454
4.77.23 杭子梢 / 335	4.77.64 千斤拔 / 390	4.77.105 苦参 / 455
4.77.24 刀豆 / 336	4.77.65 茎花豆 / 392	4.77.106 槐花 / 457
4.77.25 刺叶锦鸡儿 / 338	4.77.66 甘草 / 393	4.77.107 山豆根 / 459
4.77.26 锦鸡儿 / 340	4.77.67 大豆 / 397	4.77.108 红血藤 / 461

4.77.109 鸡血藤 / 462	4.82 杨柳科 / 502	4.86.9 水蛇麻 / 538
4.77.110 葫芦茶 / 464	4.82.1 胡杨 / 502	4.86.10 石榕树 / 539
4.77.111 灰叶 / 466	4.82.2 柳枝 / 503	4.86.11 无花果 / 540
4.77.112 白车轴草 / 467	4.82.3 银叶柳 / 505	4.86.12 天仙果 / 542
4.77.113 胡卢巴 / 468	4.83 杨梅科 / 506	4.86.13 黄毛榕 / 543
4.77.114 布狗尾 / 470	4.83.1 杨梅 / 506	4.86.14 水同木 / 544
4.77.115 狸尾草 / 471	4.84 壳斗科 / 508	4.86.15 台湾榕 / 545
4.77.116 广布野豌豆 / 472	4.84.1 锥栗 / 508	4.86.16 窄叶台湾榕 / 546
4.77.117 蚕豆花 / 473	4.84.2 板栗壳 / 509	4.86.17 异叶榕 / 547
4.77.118 小巢菜 / 474	4.84.3 茅栗 / 510	4.86.18 五指毛桃 / 548
4.77.119 救荒野豌豆 / 475	4.84.4 锥 / 511	4.86.19 对叶榕 / 550
4.77.120 赤小豆 / 476	4.84.5 甜槠 / 512	4.86.20 榕树 / 551
4.77.121 贼小豆 / 478	4.84.6 红锥 / 513	4.86.21 琴叶榕 / 553
4.77.122 绿豆 / 479	4.85 榆科 / 515	4.86.22 狭全缘榕 / 554
4.77.123 紫藤 / 481	4.85.1 黑弹朴 / 515	4.86.23 全缘榕 / 555
4.77.124 丁癸草 / 482	4.85.2 小叶朴 / 516	4.86.24 广东王不留行 / 556
4.78 旌节花科 / 484	4.85.3 朴树 / 517	4.86.25 舶梨榕 / 558
4.78.1 中国旌节花 / 484	4.85.4 假玉桂 / 518	4.86.26 菩提树 / 559
4.78.2 小通草 / 485	4.85.5 白颜树 / 519	4.86.27 珍珠莲 / 561
4.79 金缕梅科 / 486	4.85.6 狭叶山黄麻 / 521	4.86.28 纽榕 / 562
4.79.1 阿丁枫 / 486	4.85.7 光叶山黄麻 / 522	4.86.29 裂掌榕 / 563
4.79.2 细柄阿丁枫 / 488	4.85.8 榔榆 / 523	4.86.30 竹叶榕 / 564
4.79.3 蜡瓣花 / 489	4.85.9 白榆 / 525	4.86.31 笔管榕 / 566
4.79.4 路路通 / 490	4.85.10 榉树 / 526	4.86.32 斜叶榕 / 567
4.79.5 檵木叶 / 492	4.86 桑科 / 527	4.86.33 变叶榕 / 568
4.79.6 半枫荷 / 494	4.86.1 树波罗 / 527	4.86.34 黄葛树 / 569
4.80 杜仲科 / 495	4.86.2 白桂木 / 528	4.86.35 桑叶 / 570
4.80.1 杜仲 / 495	4.86.3 桂木 / 529	4.86.36 鸡桑 / 572
4.81 黄杨科 / 497	4.86.4 二色波罗蜜 / 531	4.86.37 华桑 / 573
4.81.1 雀舌黄杨 / 497	4.86.5 小构树 / 532	4.86.38 黑桑 / 574
4.81.2 多毛富贵草 / 498	4.86.6 楮实子 / 533	4.86.39 蒙桑 / 576
4.81.3 长叶柄野扇花 / 499	4.86.7 穿破石 / 535	4.86.40 三裂叶鸡桑 / 577
4.81.4 野扇花 / 500	4.86.8 毛柘藤 / 537	

参考文献 / 578

中文名索引 / 579

拉丁名索引 / 583

4 被子植物门

4.64 椴树科

4.64.1 田麻

CORCHOROPSIS TOMENTOSAE HERBA

【别名】毛果田麻

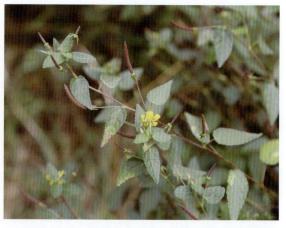

【基原】来源于椴树科 Tiliaceae 田麻属 Corchoropsis 田麻 Corchoropsis tomentosa (Thunb.) Makino 的全草入药。

【形态特征】一年生草本，高 40~60cm；分枝被星状短柔毛。叶卵形或狭卵形，长 2.5~6cm，宽 1~3cm，边缘有钝牙齿，两面均密被星状短柔毛，基出脉 3 条；叶柄长 0.2~2.3cm；托叶钻形，长 2~4mm，脱落。花有细柄，单生于叶腋，直径 1.5~2cm；萼片 5 片，狭窄披针形，长约 5mm；花瓣 5 片，黄色，倒卵形；发育雄蕊 15 枚，每 3 枚成一束，退化雄蕊 5 枚，与萼片对生，匙状条形，长约 1cm；子房被短茸毛。蒴果角状圆筒形，长 1.7~3cm，有星状柔毛。果期秋季。

【生境】生于山地、旷地路旁。

【分布】广西、福建、江西、广东、湖南、江苏、浙江、安徽、河南、陕西等地。朝鲜、日本也有分布。

【采集加工】夏、秋采收，将全草晒干。

【性味归经】味苦，性凉。

【功能主治】平肝利湿，解毒，止血。治小儿疳积，白带过多，痈疖肿毒，外伤出血。

【用法用量】9~15g，水煎服。外用鲜品适量，捣烂敷患处。

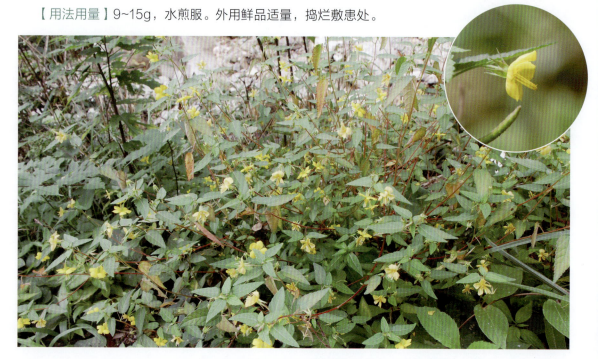

4.64.2 甜麻

CORCHORI AESTUANTIS HERBA

【别名】野黄麻、假黄麻、针筒草

【基原】来源于椴树科 Tiliaceae 黄麻属 Corchorus 甜麻 Corchorus aestuans L. [C. acutangulus Lam.] 的全草入药。

【形态特征】一年生草本，高约1m，茎红褐色，稍被淡黄色柔毛；枝细长，披散。叶卵形或阔卵形，长4.5~6.5cm，宽3~4cm，顶端短渐尖或急尖，基部圆形，两面均有稀疏的长粗毛，边缘有锯齿，近基部一对锯齿往往延伸成尾状的小裂片，基出脉5~7条；叶柄长0.9~1.6cm，被淡黄色的长粗毛。花单生或数朵组成聚伞花序生于叶腋或腋外，花序柄或花柄均极短或近于无；萼片5片，狭窄长圆形，长约5mm，上部半凹陷如舟状，顶端具角，外面紫红色；花瓣5片，与萼片近等长，倒卵形，黄色；雄蕊多数，长约3mm，黄色；子房长圆柱形，被柔毛，花柱圆棒状，柱头如喙，5齿裂。蒴果长筒形，长约2.5cm，直径约5mm，具6条纵棱，其中3~4棱呈翅状突起，顶端有3~4条向外延伸的角，角二叉，成熟时3~4瓣裂，果瓣有浅横隔；种子多数。花期夏季。

【生境】生于村旁、路旁、旷野、山坡、田埂、园地等处。

【分布】长江以南各地。亚洲热带余部、中美洲及非洲也有分布。

【采集加工】夏、秋采收，将全草晒干。

【性味归经】味苦，性寒。

【功能主治】清热解毒，消肿拔毒。治中暑发热，痢疾，咽喉疼痛。外用治疮疖肿毒。

【用法用量】15~30g，水煎服。外用适量，鲜叶捣烂敷患处。

【注意】孕妇忌服。

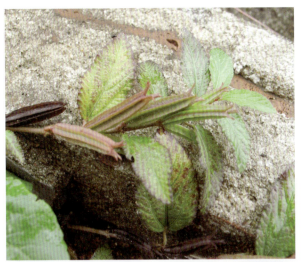

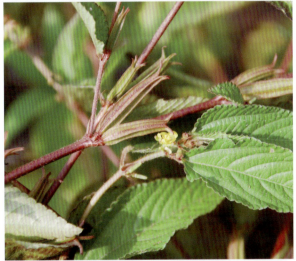

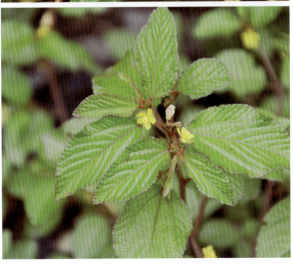

4.64.3 黄麻

CORCHORI CAPSULARIS RADIX ET FOLIUM

【别名】苦麻叶、络麻

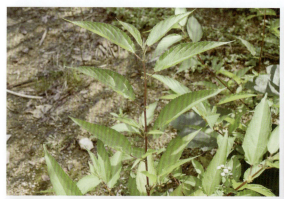
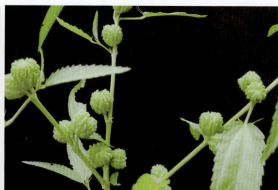
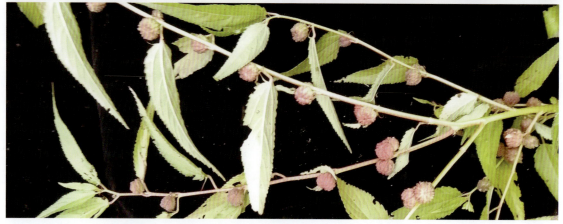

【基原】来源于椴树科 Tiliaceae 黄麻属 *Corchorus* 黄麻 *Corchorus capsularis* L. 的叶、种子、根入药。

【形态特征】直立木质草本，高1~2m，无毛。叶纸质，卵状披针形至狭窄披针形，长5~12cm，宽2~5cm，顶端渐尖，基部圆形，两面均无毛，三出脉的两侧脉上行不过半，中脉有侧脉6~7对，边缘有粗锯齿；叶柄长约2cm，有柔毛。花单生或数朵排成腋生聚伞花序，有短的花序柄及花柄；萼片4~5片，长3~4mm；花瓣黄色，倒卵形，与萼片约等长；雄蕊18~22枚，离生；子房无毛，柱头浅裂。蒴果球形，直径1cm或稍大，顶端无角，表面有直行钝棱及小瘤状突起，5爿裂开。花期夏季；果秋后成熟。

【生境】多生于旷野、荒地中。

【分布】长江以南各地广泛栽培。原产亚洲热带，现在全球热带地区广为栽培。

【采集加工】夏、秋季采收，将叶、种子、根晒干。

【性味归经】味苦，性寒。

【功能主治】清热解毒，拔毒消肿。预防中暑，治中暑发热，痢疾。外用治疮疖肿毒。

【用法用量】15~30g，水煎服。外用适量，鲜叶捣烂敷患处。

【注意】孕妇忌服。

4.64.4 扁担杆

GREWIAE BILOBAE FRUTEX

【别名】娃娃拳、麻糖果、葛荆麻、月亮皮

【基原】来源于椴树科 Tiliaceae 扁担杆属 Grewia 扁担杆 Grewia biloba G. Don 的根或全株入药。

【形态特征】灌木，高 1~3m，小枝具星状毛。叶狭菱状卵形或狭菱形，长 2~9cm，宽 1~4cm，边缘密生小牙齿，上面粗糙，疏被星状毛，背面疏生星状硬毛，顶端钝尖，基部楔形，基出脉 3；叶柄长 6~15mm，被星状毛。聚伞花序与叶对生；花淡黄绿色或黄绿色，直径不到 1cm；萼片 5，外面被灰色短毛；花瓣 5；雄蕊多数；子房被毛，花柱长。核果橙红色，直径 7~12mm，无毛，2 裂，每裂有 2 核，核有种子 2~4 粒。花期 6~7 月；果期 8~9 月。

【生境】生于丘陵或低山、路旁、草地的灌丛或疏林中。

【分布】河北、河南、陕西、山东、安徽、浙江、江苏、湖北、湖南、江西、福建、台湾、广西、广东、四川。

【采集加工】夏、秋季采收，根或全株晒干备用。

【性味归经】味辛、甘，性温。

【功能主治】健脾益气，固精止带，祛风除湿。治小儿疳积，脾虚久泻，遗精，血崩，白带，子宫脱垂，脱肛，风湿关节痛。

【用法用量】15~30g，水煎服；亦可适量浸酒服。

【附方】① 治风湿性关节炎：a. 扁担杆根 120~150g，白酒 1000ml，浸泡数日，每日 2 次，每次 1 酒盅。b. 扁担杆枝叶、豨莶草各 30g，水煎服。

② 治血崩、胎漏：扁担杆根 15~30g，加鸡蛋煮熟后，去蛋壳、药渣，再煮沸服。

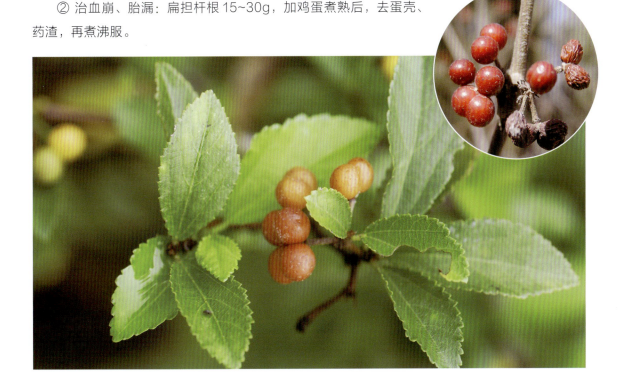

③ 治遗精，遗尿：扁担杆果实 30g，水煎服。

④ 治久病虚弱，小儿营养不良：扁担杆果肉 60g，加糖蒸食。

⑤ 治骨髓炎：先以消毒药水洗净疮口，用鲜扁担杆根白皮捣烂敷患处，每日换 1 次。亦可结合内服清热解毒药。

⑥ 治白带：扁担杆、紫茉莉根（去皮）、鸡蛋花、刺萝卜各 30g，炖肉服。

⑦ 治睾丸肿痛：扁担杆根 30g，炖猪膀胱服。

⑧ 治脾虚食少，小儿疳积：扁担杆 30g，糯米藤、鸡屎藤、土黄芪各 15g，水煎服。

⑨ 治气痞：扁担杆 30g，山楂叶 12g，水煎服。

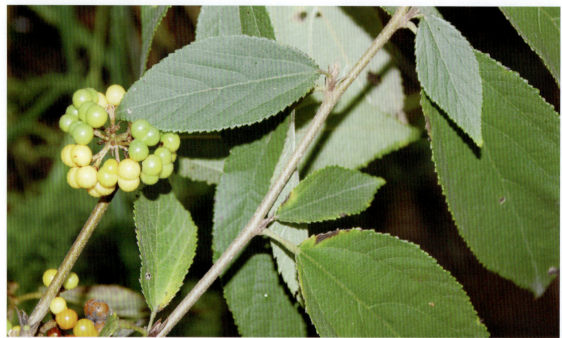

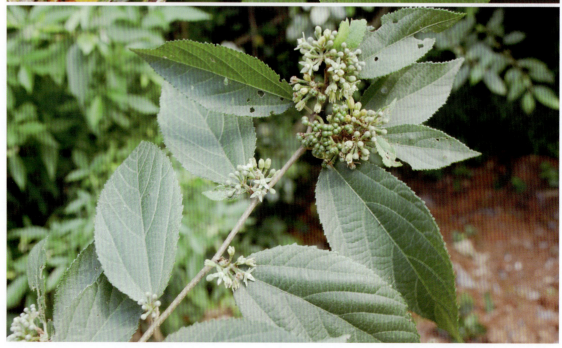

4.64.5 毛果扁担杆

GREWIAE ERIOCARPAE FLOS ET FOLIUM

【别名】杠木、山麻树

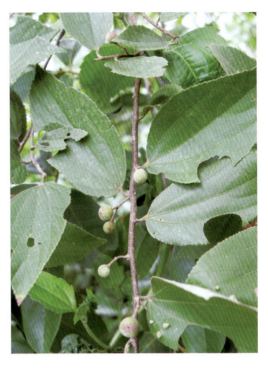

【基原】来源于椴树科 Tiliaceae 扁担杆属 Grewia 毛果扁担杆 Grewia eriocarpa Juss. 的花和叶入药。

【形态特征】灌木或小乔木，高达 8m；嫩枝被灰褐色星状软茸毛。叶纸质，斜卵形至卵状长圆形，长 6~13cm，宽 3~6cm，顶端渐尖或急尖，基部偏斜，斜圆形或斜截形，叶面散生星状毛，干后变黑褐色，背面被灰色星状软茸毛，三出脉的两侧脉上升达叶长的 3/4，中脉上半部有侧脉 3~4 对，边缘有细锯齿；叶柄长 5~10mm；托叶线状披针形，长 5~10mm。聚伞花序 1~3 枝腋生，长 1.5~3cm，花序柄长 3~8mm；花柄长 3~5mm；苞片披针形；花两性；萼片狭长圆形，长 6~8mm，内外两面均被毛；花瓣长 3mm；腺体短小；雌雄蕊柄被毛；雄蕊离生，长短不一，比萼片短；子房被毛，花柱有短柔毛，柱头盾形，4 浅裂或不分裂。核果近球形，直径 6~8mm，被星状毛，有浅沟。

【生境】生于丘陵地带、山谷及旷地的灌丛中。

【分布】海南、广东、云南、贵州、广西、台湾、江苏。中南半岛余部、印度、菲律宾、印度尼西亚也有分布。

【采集加工】花、叶晒干。

【性味归经】味微苦、涩，性凉。

【功能主治】消炎止痛。治胃痛。

【用法用量】10~15g，水煎服。

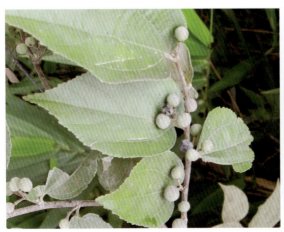
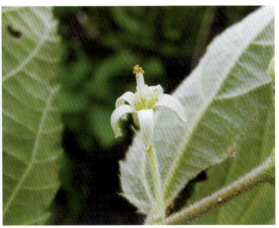

4.64.6 破布叶

MICROCTIS FOLIUM

【别名】布渣叶

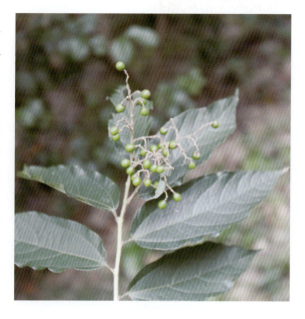

【基原】来源于椴树科 Tiliaceae 破布叶属 Microcos 破布叶 Microcos paniculata L. [Grewia microcos L.] 的叶入药。

【形态特征】小乔木，高 3~12m，树皮灰黑。叶纸质，卵形或卵状长圆形，长 8~18cm，宽 4~8cm，先端渐尖，基部圆形，上面无毛，幼时下面被星状柔毛，边缘有小锯齿；叶柄粗壮，长约 1.5cm；托叶线状披针形，长约为叶柄的一半。花序大，顶生或生于上部叶腋内，苞片及总花梗被灰黄色短柔毛；花梗细而短；萼片 5；长圆形，长约 5mm，被星状柔毛；花瓣 5，淡黄色，长圆形，长为萼片的 1/3~1/2，两面被灰黄色柔毛，腺体的大小约为花瓣的一半；雄蕊多数，离生；子房近球形，无毛，黑褐色，柱头锥状。核果近球形或倒卵形，长约 1cm，宽约 7mm，黑褐色，无毛，3 室；果梗细而短。花期夏、秋季；果期冬季。

【生境】生于山谷、丘陵、平地或村边、路旁的灌木丛中。

【分布】广东、香港、海南、广西、云南。中南半岛余部、印度及印度尼西亚也有分布。

【采集加工】夏、秋季采摘，去净枝梗，阴干，不宜曝晒，否则色变黄，质次。

【药材性状】完整叶片纸质，卵圆形或倒卵状长圆形，长 10~15cm，宽 4~8cm，黄绿色、枯黄色或淡黄棕色，具短柄，顶端常渐尖，基部钝圆；叶脉于叶背突出，主脉 3，小脉网状，叶脉及

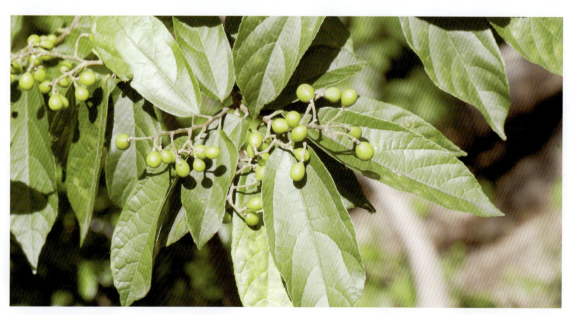

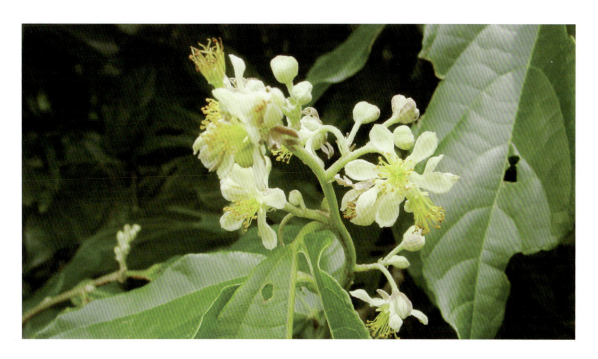

叶柄上被星状小柔毛，叶缘具小锯齿。质脆，易破碎。气微香，味淡微酸。以叶片完整、色黄绿、不带叶柄者为佳。

【性味归经】味淡、微酸，性平。归胃、脾经。

【功能主治】清暑，消食，化痰。治感冒，中暑，消化不良，腹泻，黄疸。

【用法用量】15~30g，水煎服，亦可配作凉茶用。

【附方】① 治消化不良、腹泻：布渣叶、番石榴叶、辣蓼各18g。水煎服，每日两剂。重症适当配合补液及抗菌等治疗。

② 治小儿秋季腹泻：布渣叶、云苓、淮山药各12g，白术6g，炒番石榴叶9g，车前草15g。热重加黄芩6g；腹痛肠鸣加藿香6g。配合补液、纠正酸碱平衡等对症治疗。

③ 治小儿食欲不振、食滞腹痛：布渣叶、岗梅根、山楂、麦芽各9g，水煎服。

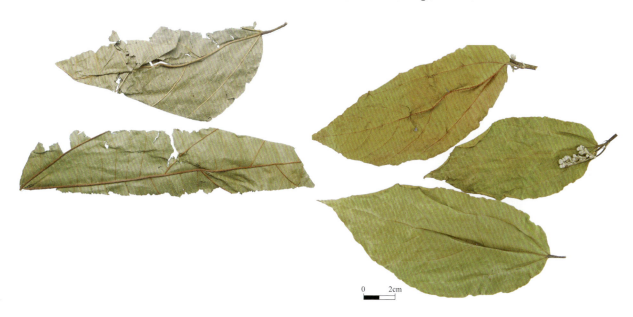

4.64.7 刺蒴麻

TRIUMFETTAE RHOMBOIDEAE HERBA

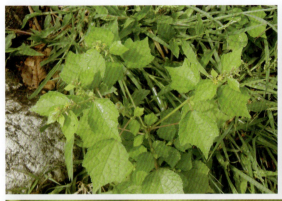
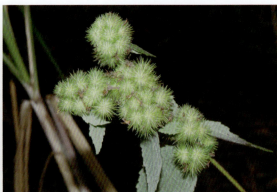
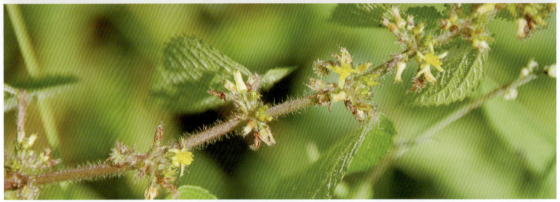

【基原】来源于椴树科 Tiliaceae 刺蒴麻属 Triumfetta 刺蒴麻 *Triumfetta rhomboidea* Jacq. [*T. bartramia* L.] 的全草入药。

【形态特征】亚灌木，高 0.5~1.5m；嫩枝被灰褐色短茸毛。叶纸质，生于茎下部的阔卵圆形，长 3~8cm，宽 2~6cm，顶端常 3 裂，基部圆形；生于上部的长圆形；上面有疏毛，下面有星状柔毛，基出脉 3~5 条，两侧脉直达裂片尖端，边缘有不规则的粗锯齿；叶柄长 1~5cm。聚伞花序数枝腋生，花序梗及花梗均极短；萼片狭长圆形，长 5mm，顶端有角，被长毛；花瓣比萼片略短，黄色，边缘有毛；雄蕊 10 枚；子房有刺毛。果球形，不开裂，被灰黄色柔毛，具钩针刺长 2mm，有种子 2~6 颗。花期夏、秋季；果期冬季。

【生境】生于旷野、村边、路旁的灌丛中或草地上。

【分布】云南、广东、广西、海南、福建、台湾。热带亚洲余部及非洲也有分布。

【采集加工】夏、秋季采收，全草晒干。

【性味归经】味甘、淡，性凉。

【功能主治】解表清热，利尿散结。治风热感冒，泌尿系结石。

【用法用量】15~30g，水煎服。

【附方】① 治风热感冒：刺蒴麻、淡竹叶、鸡眼草、地胆草各 9g，薄荷 3g，水煎服。

② 治泌尿系结石：刺蒴麻根 30g，水煎服，每日 1 剂。连服 3 日后，再加广金钱草 60g、车前草 30g。

4.65 梧桐科

4.65.1 昂天莲

AMBROMAE AUGUSTAE RADIX ET FOLIUM

【别名】仰天盅

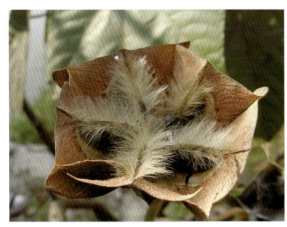
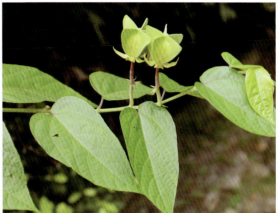

【基原】来源于梧桐科 Sterculiaceae 昂天莲属 Ambroma 昂天莲 Ambroma augusta（L.）L. f. 的根和叶入药。

【形态特征】灌木，高 1~4m，小枝幼时密被星状茸毛。叶心形或卵状心形，有时为 3~5 浅裂，长 10~22cm，宽 9~18cm，顶端急尖或渐尖，基部心形或斜心形，叶面无毛或被稀疏的星状柔毛，背面密被短茸毛，基生脉 3~7 条，叶脉在两面均凸出；叶柄长 1~10cm；托叶条形，长 5~10mm，脱落。聚伞花序有花 1~5 朵；花红紫色，直径约 5cm；萼片 5 枚，近基部联合，披针形，长 15~18mm，两面均密被短柔毛，花瓣 5 片，红紫色，匙形，长 2.5cm，顶端急尖或钝，基部凹陷且有毛，与退化雄蕊的基部联合；发育的雄蕊 15 枚，每 3 枚集合成一群，在退化雄蕊的基部联合并与退化雄蕊互生，退化雄蕊 5 枚，近匙形，两面均被毛；子房长圆形，长约 1.5mm，略被毛，5 室，有 5 条沟纹，长约 1.5mm，花柱三角状舌形，长约为子房的 1/2。蒴果膜质，倒圆锥形，直径 3~6cm，被星状毛，具 5 纵翅，边缘有长茸毛，顶端截形；种子多数，长圆形，黑色，长约 2mm。花期春、夏季；果期秋季。

【生境】生于山谷沟边或林缘。

【分布】香港、广东、海南、广西、云南、贵州。印度、越南、马来西亚、泰国、印度尼西亚、菲律宾也有分布。

【采集加工】夏、秋采收，根、叶晒干。

【性味归经】味微苦，性平。

【功能主治】活血散瘀，消肿，接骨，通经。治跌打骨折，月经不调，疮疖红肿。

【用法用量】9~15g，水煎服。

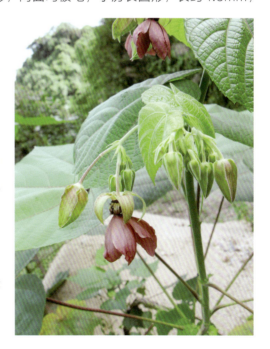

4.65.2 刺果藤

BYTTNERIAE ASPERAE RADIX ET CAULIS

【基原】来源于梧桐科 Sterculiaceae 刺果藤属 Byttneria 刺果藤 Byttneria aspera Colebr. 的根、茎入药。

【形态特征】木质大藤本，小枝的幼嫩部分略被短柔毛。叶阔卵形、心形或近圆形，长 7~23cm，宽 5.5~16cm，顶端钝或急尖，基部心形，上面几无毛，下面被白色星状短柔毛，基生脉 5 条；叶柄长 2~8cm，被毛。花小，淡黄白色，内面略带紫红色；萼片卵形，长 2mm，被短柔毛，顶端急尖；花瓣与萼片互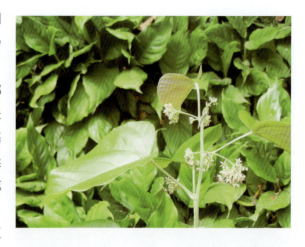生，顶端 2 裂并有长条形的附属体，约与萼片等长；具药的雄蕊 5 枚，与退化雄蕊互生；子房 5 室，每室有胚珠两个。蒴果圆球形或卵状圆球形，直径 3~4cm，具短而粗的刺，被短柔毛；种子长圆形，长约 12mm，成熟时黑色。花期春夏季。

【生境】生于疏林中或山谷溪旁。

【分布】香港、广东、海南、台湾、广西、云南。印度、越南、柬埔寨、老挝、泰国也有分布。

【采集加工】夏、秋采收，将根、茎晒干。

【性味归经】味苦、辛，性平。归肝、肾经。

【功能主治】补血，祛风，消肿，接骨。治风湿骨痛，跌打骨折。

【用法用量】9~15g，水煎服。外用鲜品捣烂敷患处。

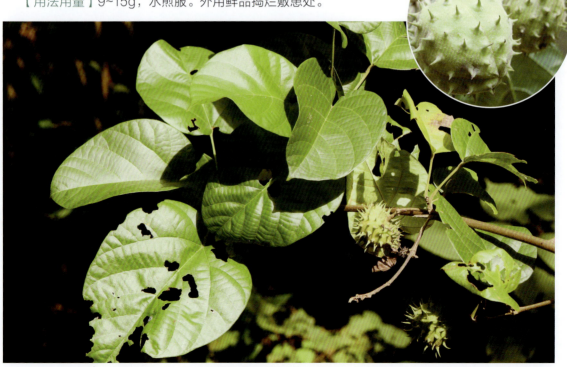

4.65.3 梧桐

FIRMIANAE SIMPLICIS ARBOR

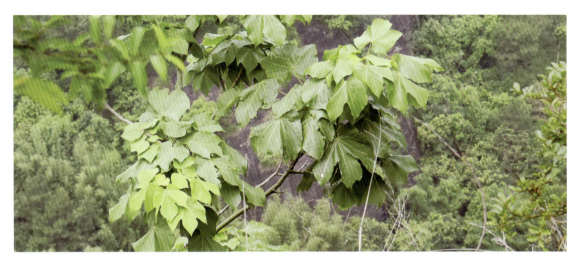

【基原】来源于梧桐科 Sterculiaceae 梧桐属 *Firmiana* 梧桐 *Firmiana simplex* F. W. Wight 全株入药。

【形态特征】落叶乔木，高达 16m；树皮青绿色，平滑。叶心形，直径 15~30cm，掌状 3~5 裂，裂片三角形，顶端渐尖，基部心形，两面均无毛或略被短柔毛，基生脉 7 条，叶柄与叶片等长。圆锥花序顶生，长 20~50cm，下部分枝长达 12cm，花淡黄绿色；萼 5 深裂几至基部，萼片条形，向外卷曲，长 7~9mm，外面被淡黄色短柔毛，内面仅在基部被柔毛；花梗与花几等长；雄花的雌雄蕊柄与萼等长，下半部较粗，无毛，花药 15 枚不规则地聚集在雌雄蕊柄的顶端，退化子房梨形且甚小；雌花的子房圆球形，被毛。蓇葖果膜质，有柄，成熟前开裂成叶状，长 6~11cm，宽 1.5~2.5cm，外面被短茸毛或几无毛，每蓇葖果有种子 2~4 粒；种子圆球形，表面有皱纹，直径约 7mm。花期 6 月。

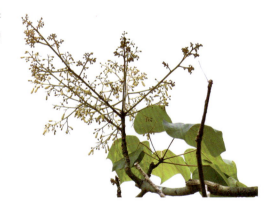

【生境】栽培。

【分布】我国南北各地有栽培。日本也有分布。

【采集加工】夏、秋采收，全株切片晒干。

【性味归经】根、茎皮：味苦，性凉。种子：味甘，性平。叶：味甘，性平。

【功能主治】根、茎皮：祛风湿，杀虫。种子：顺气和胃，补肾。叶：镇静，降压，祛风，解毒。根：治风湿性关节痛，肺结核咯血，跌打损伤，白带，血丝虫病，蛔虫病。茎皮：治痔疮，脱肛。种子：治胃痛，伤食腹泻，小儿口疮，须发早白。叶：治冠心病，高血压病，风湿关节痛，阳痿，遗精，神经衰弱，银屑病，痈疮肿毒。

【用法用量】9~15g，水煎服。叶外用适量，研粉或捣烂敷患处。

【附方】治高血压病：口服梧桐叶糖浆，每次 10ml（相当生药 2g），每日三次。或除口服外并加用注射梧桐叶注射液，每天一支（含总黄酮苷 20mg），肌内注射。

4.65.4 山芝麻

HELICTEREI ANGUSTIFOLIAE FRUTEX

【别名】野芝麻、坡油麻、山油麻、白头公

【基原】来源于梧桐科 Sterculiaceae 山芝麻属 *Helicteres* 山芝麻 *Helicteres angustifolia* L. 的根或全株入药。

【形态特征】小灌木，高达 1m，小枝被灰绿色短柔毛。叶狭长圆形或条状披针形，长 3.5~5cm，宽 1.5~2.5cm，顶端钝或急尖，基部圆形，叶面无毛或几无毛，背面被灰白色或淡黄色星状茸毛，间或混生刚毛；叶柄长 5~7mm。聚伞花序有 2 至数朵花；花梗通常有锥尖状的小苞片 4 枚；萼管状，长 6mm，被星状短柔毛，5 裂，裂片三角形；花瓣 5 片，不等大，淡红色或紫红色，比萼略长，基部有 2 个耳状附属体；雄蕊 10 枚，退化雄蕊 5 枚，线形，甚短；子房 5 室，被毛，较花柱略短，每室有胚珠约 10 个。蒴果卵状长圆形，长 12~20mm，宽 7~8mm，顶端急尖，密被星状毛及混生长茸毛；种子小，褐色，有椭圆形小斑点。花期几乎全年。

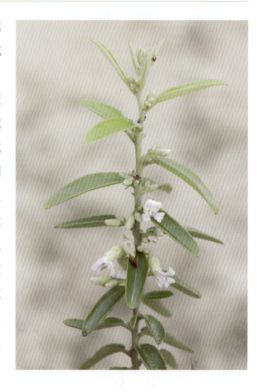

【生境】生于干热的山地、丘陵灌丛或旷野、山坡草地上。

【分布】广东、福建、江西、台湾、湖南、广西、云南、贵州。印度、缅甸、马来西亚、泰国、越南、老挝、柬埔寨、印度尼西亚、菲律宾也有分布。

【采集加工】夏、秋二季采挖，洗净，斩成段，晒干。

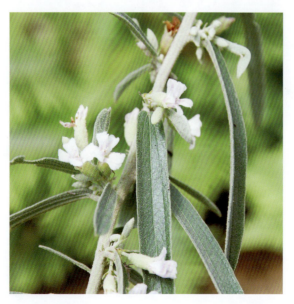

【药材性状】本品为长短不等的圆柱状，稍弯曲，直径 0.3~1.5cm，黑褐色至灰棕色，偶有不规则的纵皱纹及细根痕。质坚硬，不易折断，断面不平整，皮部浅棕色，易剥落，纤维状，木质部黄白色。气微，味苦。以条粗、坚实、皮厚者为佳。

【性味归经】味苦、微甘，性寒；有小毒。归肺、大肠经。

【功能主治】清热解毒，止咳。治感冒高热，扁桃体炎，咽喉炎，腮腺炎，麻疹，咳嗽，疟疾。外用治毒蛇咬伤，外伤出血，痔疮，痈肿疔疮。

【用法用量】9~15g，水煎服。外用适量，干根研粉外敷或米酒调敷患处。

【注意】孕妇及体弱者忌服。

【附方】① 治感冒发热：山芝麻9g，青蒿、红花、地桃花各6g，两面针1.5g，水煎，分2次服。

② 治感冒咳嗽：山芝麻15g，两面针、古羊藤、枇杷叶各9g，水煎，分2次服，每日1剂。

③ 治痔疮：山芝麻痔核注射液，肛门常规消毒，先以普鲁卡因做敏感度试验，阴性者，用1%~2%普鲁卡因4~6ml从痔核基底部浸润局麻，用止血弯钳固定痔根部，然后从痔顶缓慢注入山芝麻痔核注射液0.3~0.6ml，一般要视痔核变灰黑色为度，待痔核变黑后15分钟去钳，再用消毒水（新洁而灭）冲洗，塞入凡士林纱布一小块，肛门外用纱布块盖上，胶布固定。

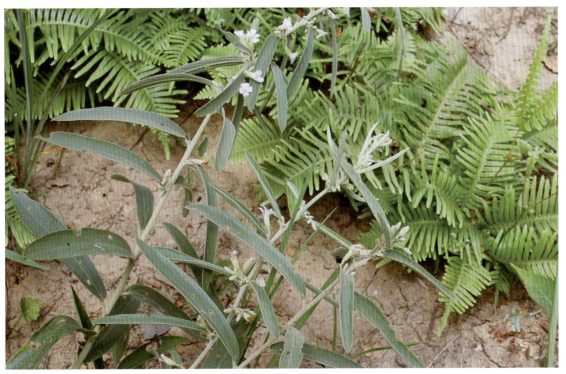

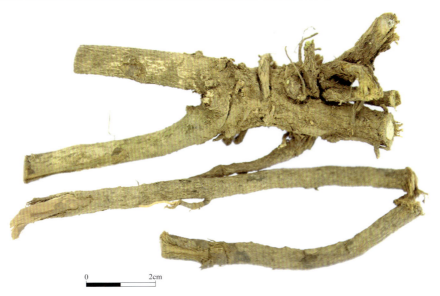

4.65.5 火索麻

HELICTEREI ISORAE RADIX

【别名】火索木、鞭龙、扭蒴山芝麻

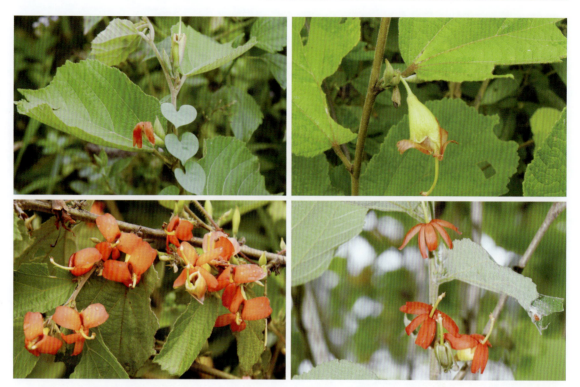

【基原】来源于梧桐科 Sterculiaceae 山芝麻属 *Helicteres* 火索麻 *Helicteres isora* L. 的根入药。

【形态特征】灌木，高达 2m，小枝被星状短柔毛。叶卵形，长 10~12cm，宽 7~9cm，顶端短渐尖且常具小裂片，基部圆形或斜心形，边缘具锯齿，叶面被星状短柔毛，背面密被星状短柔毛，基生脉 5 条；叶柄长 8~25mm，被短柔毛；托叶条形，长 7~10mm，早落。聚伞花序腋生，常 2~3 个簇生，长达 2cm；小苞片钻形，长 7mm；花红色或紫红色，直径 3.54cm；萼长 17mm，通常 4~5 浅裂，裂片三角形且排成二唇状；花瓣 5 片，不等大，前面 2 枚较大，长 12~15mm，斜镰刀形；雄蕊 10 枚，退化雄蕊 5 枚，与花丝等长；子房略具乳头状突起，授粉后螺旋状扭曲。蒴果圆柱状，螺旋状扭曲，成熟时黑色，长 5cm，宽 7~9mm，顶端锐尖，并有长喙，初被星状柔毛，后逐渐脱落；种子细小，直径不及 2mm。花期 4~10 月。

【生境】生于丘陵或平原干热的灌丛中。

【分布】广东、海南、云南。泰国、印度、印度尼西亚也有分布。

【采集加工】夏、秋季采收，根切片晒干。

【性味归经】味辛，微苦，性温。

【功能主治】解表，理气止痛。治感冒发热，慢性胃炎，胃溃疡，肠梗阻。

【用法用量】15~30g，水煎服。

【附方】① 治慢性胃肠炎：火索麻、香附子各 9g，两面针 6g，水煎服。

② 治胃溃疡：火索麻、土三七、石菖蒲、香附子各 9g，陈皮 3g，水煎服。

4.65.6 翻白叶树

PTEROSPERMI HETEROPHYLLI RADIX

【别名】半枫荷、异叶翅子树、白背枫、半梧桐

【基原】来源于梧桐科 Sterculiaceae 翅子树属 *Pterospermum* 翻白叶树 *Pterospermum heterophyllum* Hance 的根入药。

【形态特征】乔木，高达 20m，树皮灰色或灰褐色，小枝被黄褐色短柔毛。叶二形，生于幼树或萌蘖枝上的叶盾形，直径约 15cm，掌状 3~5 裂，基部截形而略近半圆形，叶面几无毛，背面密被黄褐色星状短柔毛；叶柄长 12cm，被毛；生于成长的树上的叶长圆形至卵状长圆形，长 7~15cm，宽 3~10cm，顶端钝、急尖或渐尖，基部钝、截形或斜心形，背面密被黄褐色短柔毛；叶柄长 1~2cm，被毛。花单生或 2~4 朵组成腋生的聚伞花序；花梗长 5~15mm，无关节；小苞片鳞片状，与萼紧靠；花青白色；萼片 5 枚，条形，长达 28mm，宽 4mm，两面均被柔毛；花瓣 5 片，倒披针形，与萼片等长；雌雄蕊柄长 2.5mm；雄蕊 15 枚，退化雄蕊 5 枚，线状，比雄蕊略长；子

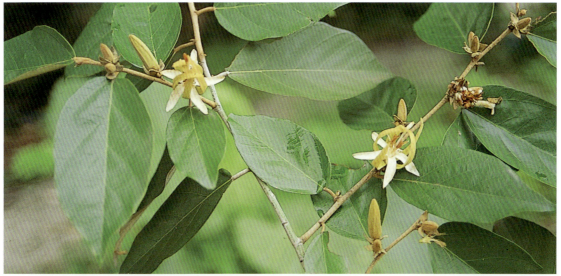

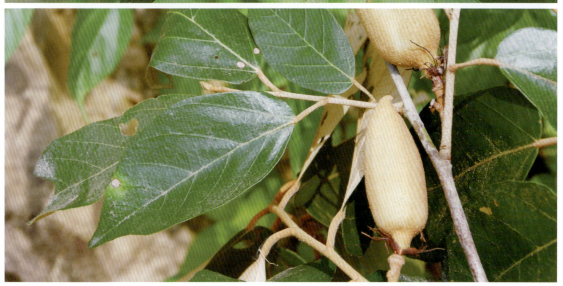

房卵圆形，5室，被长柔毛，花柱无毛。蒴果木质，长圆状卵形，长约6cm，宽2~2.5cm，被黄褐色茸毛，顶端钝，基部渐狭，果柄粗壮，长1~1.5cm；种子具膜质翅。花期秋季。

【生境】生于丘陵林中。

【分布】香港、广东、海南、福建、广西。

【采集加工】全年可挖，挖取根部，洗净泥土，切片，晒干。

【药材性状】本品为不规则片块，宽3~6cm，厚0.5~2cm。外皮灰褐色至红褐色，具纵皱纹及疣突状皮孔，韧皮部棕褐色，木质部红棕色。横断面纹理细致，纵向切面有纵纹及不规则裂缝。质坚硬，纵向撕裂时稍呈纤维状。气微，味淡，微涩。以片薄、色红棕、无白木者为佳。

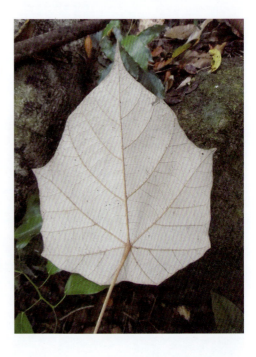

【性味归经】味甘，性温。归肝、肾经。

【功能主治】祛风除湿，舒筋活血。治风湿骨痛，风湿性关节炎，类风湿关节炎，腰肌劳损，慢性腰腿痛，半身不遂，跌打损伤，扭挫伤；外用治刀伤出血。

【用法用量】15~30g。

【附方】风湿关节痛：半枫荷根、枫荷梨根各30g，炖猪骨或猪瘦肉同服。

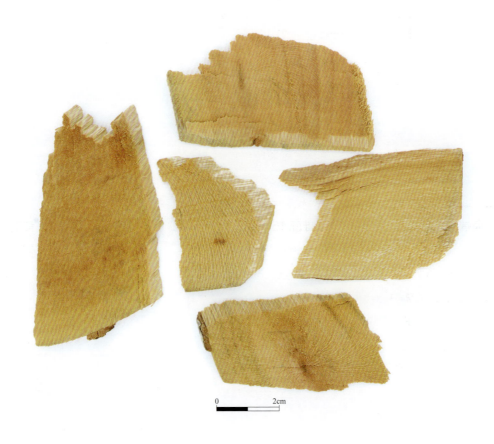

4.65.7 窄叶半枫荷

PTEROSPERMI LANCEAEFOLII RADIX ET CAULIS

【别名】假木棉、翅子树、窄叶翅子树

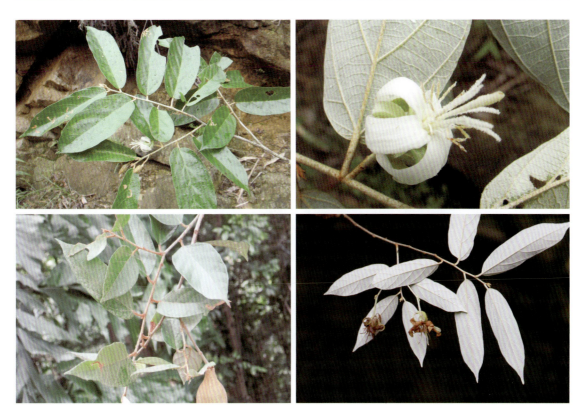

【基原】来源于梧桐科 Sterculiaceae 翅子树属 Pterospermum 窄叶半枫荷 Pterospermum lanceaefolium Roxb. 的根或茎枝入药。

【形态特征】乔木，高达 25m，树皮黄褐色或灰色，有纵裂纹，小枝幼时被黄褐色茸毛。叶披针形或长圆状披针形，长 5~9cm，宽 2~3cm，顶端渐尖或急尖，基部偏斜或钝，全缘或在顶端有数个锯齿，叶面几无毛，背面密被黄褐色或黄白色茸毛；叶柄长约 5mm；托叶 2~3 条裂，被茸毛，比叶柄长。花白色，单生于叶腋；花梗长 3~5cm，有关节，被茸毛；小苞片位于花梗的中部，4~5 条裂，或条形，长 7~8mm；萼片 5 枚，条形，长 2cm，宽 3mm，两面均被柔毛；花瓣 5 片，披针形，顶端钝，与萼片等长或略短；雄蕊 15 枚，退化雄蕊线形，比雄蕊长，基部被长茸毛；子房被柔毛。蒴果木质，长圆状卵形，长 5cm，宽约 2cm，顶端钝，基部渐狭，被黄褐色茸毛，果柄柔弱，长达 3.5cm。种子每室 2~4 个，连翅长 2~2.5cm。花期春夏季。

【生境】生于丘陵林中。

【分布】香港、广东、海南、福建、广西、云南。

【采集加工】夏、秋季采收，根或茎枝晒干。

【性味归经】味辛、苦，性平。

【功能主治】祛风除湿。治风湿痹痛，关节炎，筋骨疼痛。

【用法用量】10~15g，水煎服。

4.65.8　苹婆

STERCULIAE NOBILIS FOLIUM ET FRUCTUS

【别名】凤眼果、鸡冠子、九层皮、七姐果

【基原】来源于梧桐科 Sterculiaceae 苹婆属 *Sterculia* 苹婆 *Sterculia nobilis* Smith 的叶和果壳入药。

【形态特征】乔木，树皮褐黑色，小枝幼时略有星状毛。叶薄革质，长圆形或椭圆形，长8~25cm，宽5~15cm，顶端急尖或钝，基部浑圆或钝，两面均无毛；叶柄长2~3.5cm，托叶早落。圆锥花序顶生或腋生，柔弱且披散，长达20cm，有短柔毛；花梗远比花长；萼初时乳白色，后转为淡红色，钟状，外面有短柔毛，长约10mm，5裂，裂片条状披针形，顶端渐尖且向内曲，在顶端互相黏合，与钟状萼筒等长；雄花较多，雌雄蕊柄弯曲，无毛，花药黄色；雌花较少，略大，子房圆球形，有5条沟纹，密被毛，花柱弯曲，柱头5浅裂。蓇葖果鲜红色，厚革质，长圆状卵形，长约5cm，宽2~3cm，顶端有喙，每果内有种子1~4个；种子椭圆形或长圆形，黑褐色，直径约1.5cm。花期4~5月，但10~11月常可见少数植株开第二次花。

【生境】栽培或野生；生于山地疏林或灌木丛中。

【分布】广东、海南、台湾、福建、广西、贵州等地。

【采集加工】夏、秋季采收，叶、果壳晒干。

【性味归经】味甘，性温。

【功能主治】叶：祛风利湿。果壳：止痢。叶治风湿骨痛，水肿；果壳治血痢。

【用法用量】20~30g，水煎服。

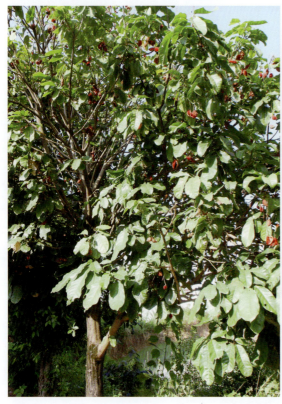
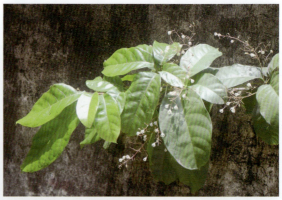
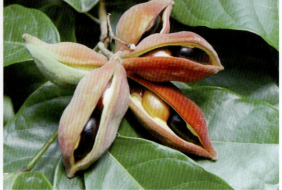

4.65.9 蛇婆子

WALTHERIAE INDICAE RADIX ET CAULIS

【别名】和他草

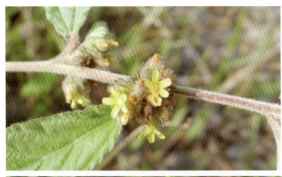
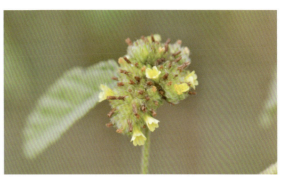
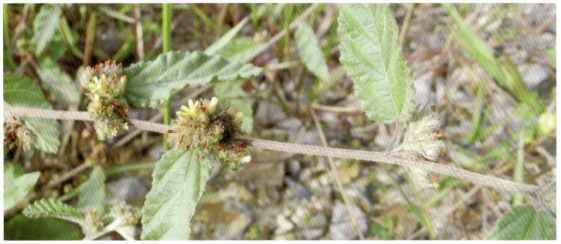

【基原】来源于梧桐科 Sterculiaceae 蛇婆子属 Waltheria 蛇婆子 Waltheria indica L. [W. americana L.] 的根和茎入药。

【形态特征】略直立或匍匐状亚灌木,长达1m,多分枝,小枝密被短柔毛。叶卵形或长椭圆状卵形,长2.5~4.5cm,宽1.5~3cm,顶端钝,基部圆形或浅心形,边缘有小齿,两面均密被短柔毛;叶柄长0.5~1cm。聚伞花序腋生,头状,近于无轴或有长约1.5cm的花序轴;小苞片狭披针形,长约4mm;萼筒状,5裂,长3~4mm,裂片三角形,远比萼筒长;花瓣5片,淡黄色,匙形,顶端截形,比萼略长;雄蕊5枚,花丝合生成筒状,包围着雌蕊;子房无柄,被短柔毛,花柱偏生,柱头流苏状。蒴果小,二瓣裂,倒卵形,长约3mm,被毛,为宿存的萼所包围,内有种子1个;种子倒卵形,很小。花期夏、秋季。

【生境】生于山野、旷地及坡地上。

【分布】香港、广东、海南、福建、台湾、广西、云南。广泛分布在全世界的热带地区。

【采集加工】夏、秋季采收,根、茎晒干。

【性味归经】味辛、微甘,性平。

【功能主治】祛风利湿,消炎,解毒。治黄疸性肝炎,腹泻,眼热红肿,小儿疳积,白带。

【用法用量】30~60g,水煎服。

4.66 木棉科

4.66.1 木棉花

GOSSAMPINI FLOS

【别名】红棉、英雄树、攀枝花

【基原】来源于木棉科 Bombacaceae 木棉属 *Bombax* 木棉 *Bombax ceiba* L. [*Gossampinus malabarica*（DC.）Merr.] 的花、根和树皮入药。

【形态特征】落叶大乔木，高达 25m。树皮灰白色，幼树干或老枝有短粗的圆锥状刺。掌状复叶有 5~7 小叶；小叶长圆形至长圆状披针形，长 10~16cm，宽 4~5.5cm，顶端渐尖，基部阔或渐狭，全缘，无毛，羽状侧脉 15~17 对，上举，其间有 1 条较细的 2 级侧脉；叶柄略长于小叶，长 12~18cm，小叶柄长 1.5~2cm；托叶小。花簇生于枝顶，先叶开放，红色或橙红色，直径约 10cm；花萼杯状，长 3~4.5cm，质厚，常 5 浅裂；花瓣肉质，长 8~10cm，两面均被星状柔毛，但里面稀疏；雄蕊多数，合生成短管，排成 3 轮，最外轮的集生为 5 束；花瓣肉质，倒卵状长圆形，长 8~10cm，宽 3~4cm，二面被星状柔毛，但内面较粗；雄蕊管短，花丝较粗，基部粗，向上渐细，内轮部分花丝上部分 2 叉，中间 10 枚雄蕊较短，不分叉，集成 5 束，每束花丝 10 枚以上，较长；花柱比雄蕊长；子房 5 室。蒴果大，木质，长 10~15cm，宽 4.5~5cm，内面有绵毛；种子多数黑色。花

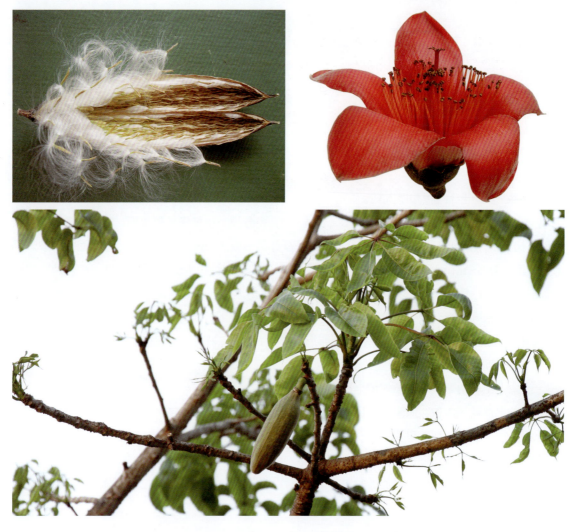

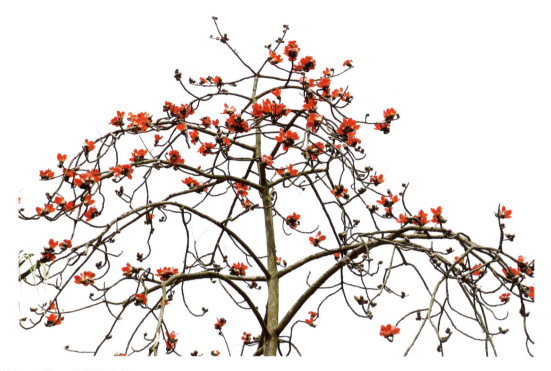

期3~4月；果夏季成熟。

【生境】生于低山疏林、树边路旁及庭园中。

【分布】香港、广东、海南、福建、江西、台湾、广西、云南、四川、贵州。印度、斯里兰卡、马来西亚、印度尼西亚、中南半岛余部、菲律宾及澳大利亚也有分布。

【采集加工】春季采花，晒干或阴干；夏、秋剥取树皮，春、秋采根，洗净切片晒干。

【药材性状】花：本品常皱缩成团，长5~8cm。花萼杯状，长2.5~4cm，直径2~3cm，顶端3~5裂，厚革质，甚脆；外表面棕褐色，有纵皱纹，内表面被灰黄色短茸毛。花瓣5片，皱缩或破碎，外表面红棕色或深棕色，被星状毛，内表面红棕色，星状毛较少；雄蕊多数，排成多列，基部合生呈筒状，花药肾形，卷曲。气微，味淡、微甘、涩。以花朵大、完整、棕黄色为佳。

【性味归经】花：味甘、淡，性凉。树皮、根：微苦，性凉。

【功能主治】花：清热利湿，解暑。治肠炎，痢疾，血崩，痔疮出血，暑天可作凉茶饮用。树皮：祛风除湿，活血消肿。用于风湿痹痛，跌打损伤。根：散结止痛。用于胃痛，颈淋巴结结核。

【用法用量】花9~15g，树皮15~30g，根30~60g，水煎服。

【附方】① 治痢疾：木棉花、金银花、凤尾草各15g，水煎服。

② 治胃痛：木棉根或树皮30g，两面针6g，水煎服。

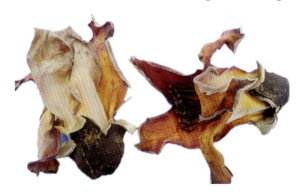
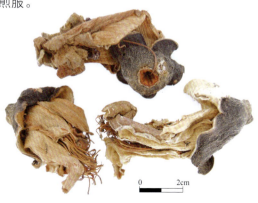

4.67 锦葵科

4.67.1 咖啡黄葵

ABELMOSCHI ESCULENTI RADIX ET FLOS

【别名】越南芝麻、羊角豆、秋葵、黄秋葵

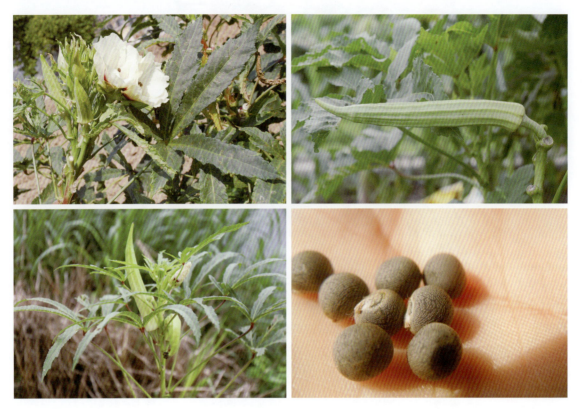

【基原】来源于锦葵科 Malvaceae 黄葵属 Abelmoschus 咖啡黄葵 Abelmoschus esculentus（L.）Moench 的根、叶、花、种子入药。

【形态特征】一年生草本，高 1~2m；茎圆柱形，疏生散刺。叶掌状 3~7 裂，直径 10~30cm，裂片阔至狭，边缘具粗齿及凹缺，两面均被疏硬毛；叶柄长 7~15cm，被长硬毛；托叶线形，长 7~10mm，被疏硬毛。花单生于叶腋间，花梗长 1~2cm，疏被糙硬毛；小苞片 8~10 枚，线形，长约 1.5cm，疏被硬毛；花萼钟形，较长于小苞片，密被星状短茸毛；花黄色，内面基部紫色，直径 5~7cm，花瓣倒卵形，长 4~5cm。蒴果筒状尖塔形，长 10~25cm，直径 1.5~2cm，顶端具长喙，疏被糙硬毛；种子球形，多数，直径 4~5mm，具毛脉纹。花期 5~9 月。

【生境】栽种。

【分布】广东、香港、台湾、江西、浙江、山东、河北、湖南、广西、云南有引种。越南、老挝、柬埔寨、泰国、印度。现广植于热带地区。

【采集加工】根于 11 月到第 2 年 2 月前挖取，抖去泥土，晒干或炕干。叶于 9~10 月采收，晒干。花于 6~8 月采摘，晒干。种子于 9~10 月果成熟时采摘，脱粒，晒干。

【性味归经】味淡，性寒。

【功能主治】利咽，通淋，下乳，调经。治咽喉肿痛，小便淋痛，产后乳汁稀少，月经不调。

【用法用量】9~15g，水煎服。

4.67.2 黄葵

ABELMOSCHI MOSCHATI HERBA

【别名】野芙蓉、假棉花

【基原】来源于锦葵科 Malvaceae 黄葵属 *Abelmoschus* 黄葵 *Abelmoschus moschatus* (L.) Medicus 的全草入药。

【形态特征】一年生或二年生草本，高 1~2m，被粗毛。叶常掌状 5~7 深裂，直径 6~15cm，裂片披针形至三角形，边缘具不规则锯齿，偶有浅裂似槭叶状，基部心形，两面均疏被硬毛；叶柄长 7~15cm，疏被硬毛；托叶线形，长 7~8mm。花单生于叶腋间，花梗长 2~3cm，被倒硬毛；小苞片 8~10 枚，线形，长 10~13mm；花萼佛焰苞状，长 2~3cm，5 裂，常早落；花黄色，内面基部暗紫色，直径 7~12cm；雄蕊柱长约 2.5cm，平滑无毛；花柱分枝 5 枚，柱头盘状。蒴果长圆形，长 5~6cm，顶端尖，被黄色长硬毛；种子肾形，具腺状脉纹，有香味。花期 6~12 月。

【生境】平原、园地、林缘、旷地、路旁等灌丛中均常见。

【分布】我国南方各地均有分布。原产亚洲热带地区。

【采集加工】夏、秋采收，将全草晒干。

【性味归经】味微甘，性凉。

【功能主治】清热利湿，拔毒排脓。治高热不退，肺热咳嗽，产后乳汁不足，大便秘结，阿米巴痢疾，尿路结石。叶：外用治痈疮肿毒，瘰疬，骨折。花：外用治烧、烫伤。

【用法用量】9~15g，水煎服。叶外用适量敷患处；花浸油外涂。

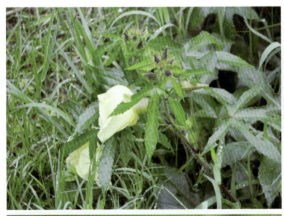
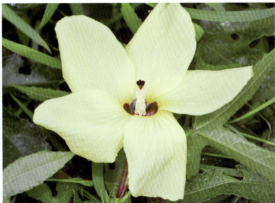
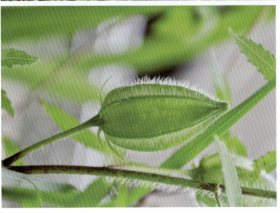
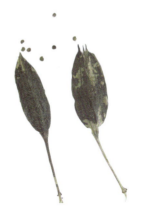

4.67.3 箭叶秋葵

ABELMOSCHI SAGITTIFOLII RADIX

【别名】五指山参

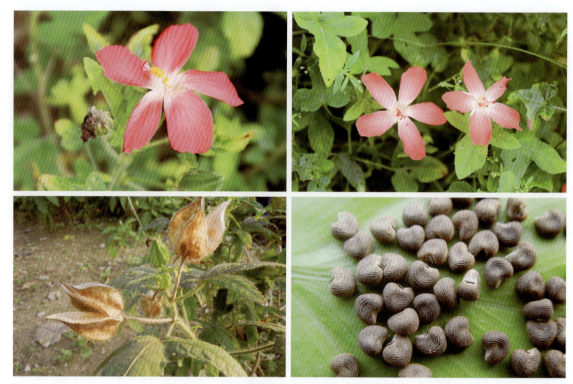

【基原】来源于锦葵科 Malvaceae 黄葵属 Abelmoschus 箭叶秋葵 Abelmoschus sagittifolius (Kurz.) Merr. 的根入药。

【形态特征】多年生草本，高 40~100cm，具萝卜状肉质根，小枝被糙硬长毛。叶形多样，下部的叶卵形，中部以上的叶卵状戟形、箭形至掌状 3~5 浅裂或深裂，裂片阔卵形至阔披针形，长 3~10cm，顶端钝，基部心形或戟形，边缘具锯齿或缺刻，叶面疏被刺毛，背面被长硬毛；叶柄长 4~8cm，疏被长硬毛。花单生于叶腋，花梗纤细，长 4~7cm，密被糙硬毛；小苞片 6~12，线形，宽 1~1.7mm，长约 1.5cm，疏被长硬毛；花萼佛焰苞状，长约 7mm，顶端具 5 齿，密被细茸毛；花红色或黄色，直径 4~5cm，花瓣倒卵状长圆形，长 3~4cm；雄蕊柱长约 2cm，平滑无毛；花柱枝 5 枚，柱头扁平。蒴果椭圆形，长约 3cm，直径约 2cm，被刺毛，具短喙；种子肾形，具腺状条纹。花期 5~9 月。

【生境】生于山坡、田边、路旁或丘陵草地上。

【分布】海南、广西、贵州、云南等地。越南、老挝、柬埔寨、缅甸、泰国、印度、马来西亚、澳大利亚也有分布。

【采集加工】夏、秋季采收，根晒干。

【性味归经】味甘、淡，性温。

【功能主治】滋补强壮，利水渗湿。治头晕，胃痛，腰腿痛，关节痛，气虚，小便短赤。

【用法用量】9~15g，水煎服。

4.67.4 磨盘草

ABUTILI INDICI HERBA

【别名】耳响草、磨仔草

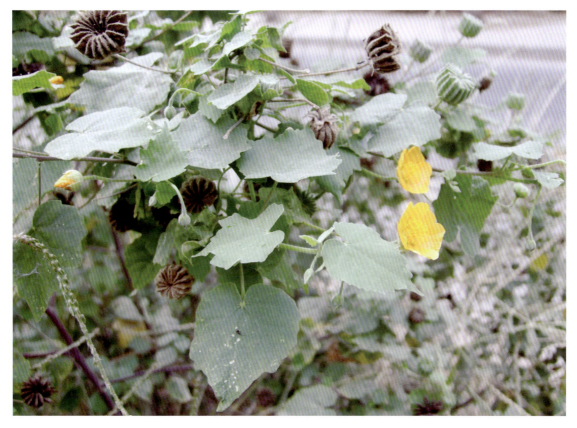

【基原】来源于锦葵科 Malvaceae 苘麻属 Abutilon 磨盘草 Abutilon indicum（L.）Sweet 的全草入药。

【形态特征】为一年生或多年生亚灌木状草本，直立，高 0.5~2.5cm，几全株被灰白色柔毛。单叶互生，卵形至阔卵形，长 3~10cm，宽 3~8cm，顶端短尖或渐尖，基部心形，边缘具粗锯齿。花单生叶腋，黄色；花萼浅盘状，宽约 1cm，内外两面被柔毛，5 深裂，裂片阔三角形；花瓣 5 片；雄蕊多数，花丝下部连成被星状毛的雄蕊管。蒴果呈磨盘状，高约 1.5cm，宽约 2cm，果皮膜质，被灰黄色星状毛；分果爿 15~20；种子肾形，具白色斑点。花期 7~10 月；果期 9~11 月。

【生境】生于村庄附近及荒郊旷地上。

【分布】长江以南各地。越南、老挝、柬埔寨、泰国、斯里兰卡、缅甸、印度、印度尼西亚等地的热带区域也有分布。

【采集加工】夏、秋采收，将全草晒干。

【药材性状】本品长 60~120cm 或更长，主根粗壮，常有细小侧根。茎下部木质，圆柱形，直径 1.5~2cm，有网纹，上部草质，多分枝，灰绿色，被白色短柔毛，直径 5~8mm。叶多皱缩破碎，完整叶片阔卵形，粗糙，两面均被短毛，灰绿色。果柄长，腋生，蒴果圆盘形，直径约 2cm，高 1.6cm 左右，分果爿 15~20 爿排列成齿轮状。气无，味淡微涩。以主根粗、带蒴果者为佳。

【性味归经】味甘、淡，性平。归肾、膀胱经。

【功能主治】疏风清热，益气通窍，祛痰利尿。治感冒，久热不退，流行性腮腺炎，耳鸣，耳聋，肺结核，小便不利。

【用法用量】15~30g，水煎服。

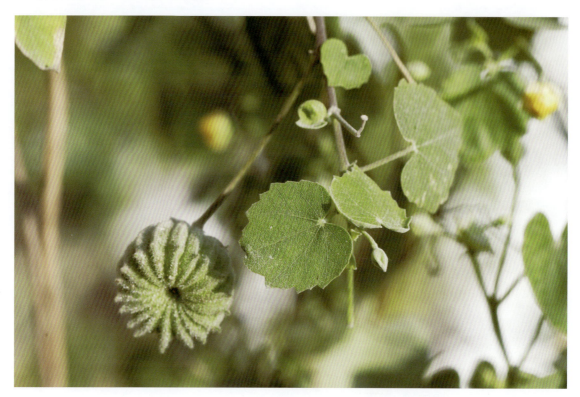

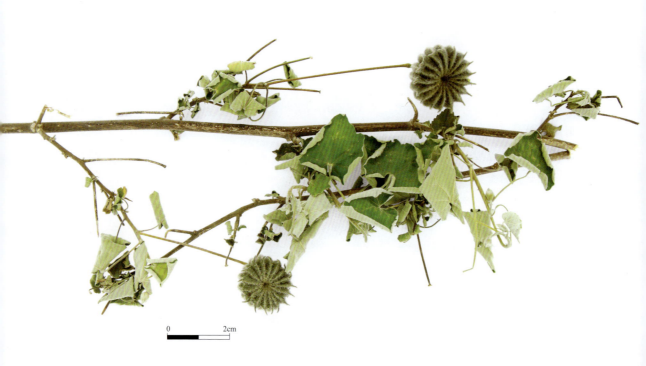

4.67.5 苘麻子

ABUTILI SEMEN

【别名】白麻子、冬葵子、春麻、白麻、青麻、车轮草

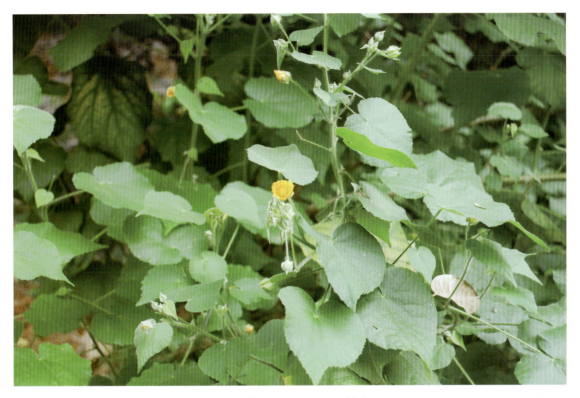

【基原】来源于锦葵科 Malvaceae 苘麻属 Abutilon 苘麻 Abutilon theophrasti Medicus [A. avicennae Gaertn.] 的成熟种子入药。

【形态特征】一年生亚灌木状草本。高达 1~2m，茎枝被柔毛。叶互生，圆心形，长 5~10cm，顶端长渐尖，基部心形，边缘具细圆锯齿，两面均密被星状柔毛；叶柄长 3~12cm，被星状细柔毛；托叶早落。花单生于叶腋，花梗长 1~13cm，被柔毛，近顶端具节；花萼杯状，密被短茸毛，裂片 5 枚，卵形，长约 6mm；花黄色，花瓣倒卵形，长约 1cm；雄蕊柱平滑无毛，心皮 15~20 枚，长 1~1.5cm，顶端平截，具扩展、被毛的 2 长芒，排列成轮状，密被软毛。蒴果半球形，直径约 2cm，长约 1.2cm，分果爿 15~20，被粗毛，顶端具 2 长芒；种子肾形，褐色，被星状柔毛。花期 7~8 月。

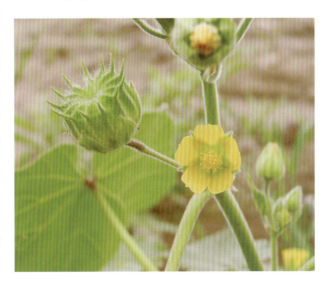

【生境】生于路旁或荒地上。

【分布】全国各地均有零星分布。现已遍布世界各地。

【采集加工】秋季采收成熟果实，晒干，打下种子，除去杂质。

【药材性状】本品呈三角状肾形，长 3.5~6mm，宽 2.5~4.5mm，厚 1~2mm。表面灰黑色或暗褐色，有白色稀疏茸毛，凹陷处有类椭圆状种脐，淡棕色，四周有放射状细纹。种皮坚硬，子叶 2，重叠折曲，富油性。气微，味淡。

【性味归经】味苦，性平。归大肠、小肠、膀胱经。

【功能主治】清热解毒利湿，退翳。治角膜云翳，痢疾，痈肿。

【用法用量】6~12g，水煎或入散剂服。

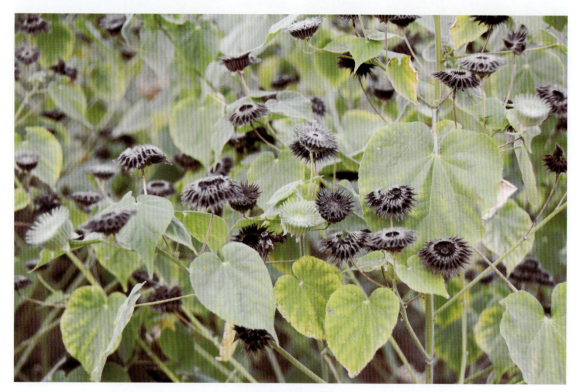

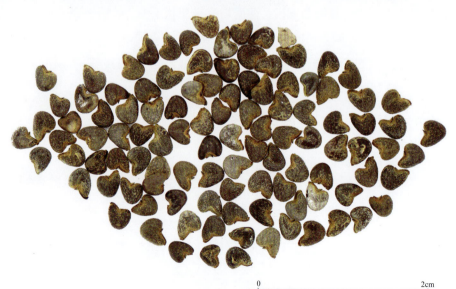

4.67.6　蜀葵

ALTHAEAE ROSEAE RADIX ET FLOS

【别名】棋盘花、麻杆花

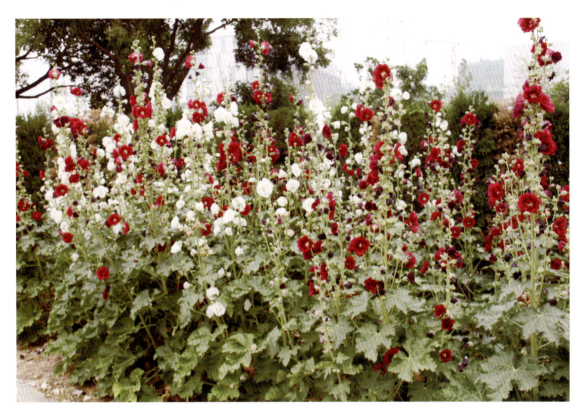

【基原】来源于锦葵科 Malvaceae 蜀葵属 Althaea 蜀葵 Althaea rosea（L.）Cavan. 的根、花、叶、种子入药。

【形态特征】二年生直立草本，高达 2m，茎枝密被刺毛。叶近心形，直径 6~16cm，掌状 5~7 浅裂或波状棱角，裂片三角形或圆形，中裂片长约 3cm，宽 4~6cm，叶面疏被星状柔毛，粗糙，背面被星状长硬毛或茸毛；叶柄长 5~15cm，被星状长硬毛；托叶卵形，长约 8mm，顶端具 3 尖。花腋生，单生或近簇生，排列成总状花序式，具叶状苞片，花梗长约 5mm，果时延长至 1~2.5cm，被星状长硬毛；小苞片杯状，常 6~7 裂，裂片卵状披针形，长 10mm，密被星状粗硬毛，基部合生；萼钟状，直径 2~3cm，5 齿裂，裂片卵状三角形，长 1.2~1.5cm，密被星状粗硬毛；花大，直径 6~10cm，有红、紫、白、粉红、黄和黑紫等色，单瓣或重瓣，花瓣倒卵状三角形，长约 4cm，顶端凹缺，基部狭，爪被长髯毛；雄

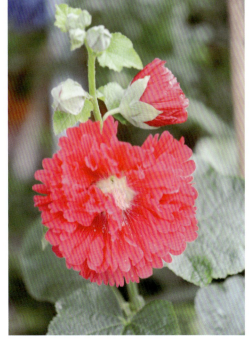

蕊柱无毛，长约2cm，花丝纤细，长约2mm，花药黄色；花柱分枝多数，微被细毛。果盘状，直径约2cm，被短柔毛，分果爿近圆形，多数。花期2~8月。

【生境】栽培。

【分布】广西、广东、江苏、浙江、安徽、贵州、云南、四川、甘肃等地。

【采集加工】春、秋采根，晒干切片；夏季采花，阴干；花前采叶；秋季采种子，晒干。

【性味归经】味甘，性凉。

【功能主治】根：清热，解毒，排脓，利尿。种子：利尿通淋。花：通利大小便，解毒散结。叶：清热利湿，解毒。根：治肠炎，痢疾，尿路感染，小便赤痛，子宫颈炎，白带。种子：治尿路结石，小便不利，水肿。花：内服治大小便不利，梅核气，并解河豚毒；花、叶外用治痈肿疮疡，烧、烫伤。

【用法用量】根9~18g，种子、花3~6g，水煎服。外用适量，鲜花、叶捣烂敷或煎水洗患处。

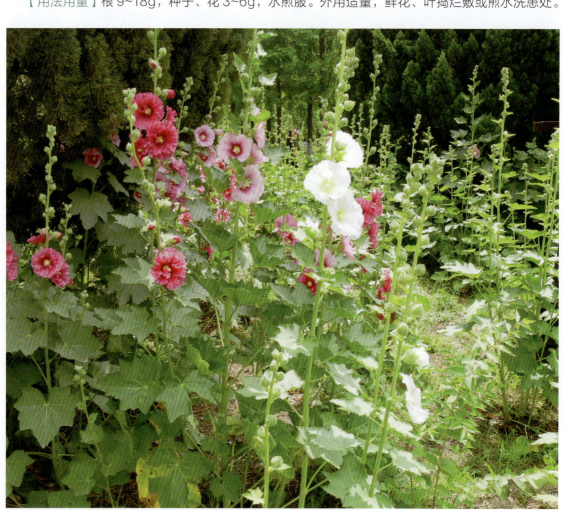

4.67.7 草棉

GOSSYPII HERBACEI RADIX

【别名】阿拉伯棉、小棉

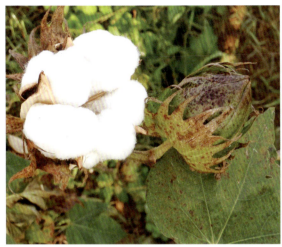
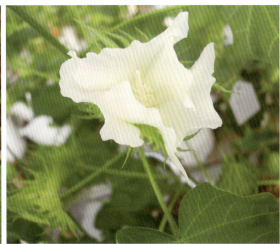

【基原】来源于锦葵科 Malvaceae 棉属 Gossypium 草棉 Gossypium herbaceum L. 的根入药。

【形态特征】一年生草本，高达 2m，疏被柔毛。叶掌状 5 裂，直径 5~10cm，通常宽超过于长，基部心形，上面被星状长硬毛，下面被细茸毛；托叶线形，长 5~10mm。花单生于叶腋，花梗被长柔毛；小苞片阔三角形，长 2~3cm，宽超过于长，顶端具 6~8 齿；花萼杯状，5 浅裂；花黄色，内面基部紫色，直径 5~7cm。蒴果卵圆形，长约 3cm，通常 3~4 室，种子大，长约 1cm，分离，斜圆锥形，被白色长绵毛和短绵毛。花期 7~9 月；果期 9~11 月。

【生境】栽培。

【分布】原产阿拉伯和小亚细亚，我国广东、云南、四川、湖北、甘肃和新疆等地栽培。

【采集加工】秋季采收棉花时采收根，去除枝干，洗净晒干。

【性味归经】味甘，性温。

【功能主治】止咳平喘，通经止痛，补虚。治咳嗽气喘、崩漏、疝气、月经不调、子宫脱垂、肢体水肿等。

【用法用量】15~30g，水煎服。

【附方】① 治小儿营养不良：棉花根 30g，红枣十枚。水煎，服时加食糖适量。

② 治体虚咳嗽气喘：棉花根、葵花头、蓴菜各 30g，水煎服。

③ 治贫血：草棉根、丹参各等量，共研末，制成丸剂，每日 3 次，每次 10g。

④ 治子宫脱垂：草棉根 30g，生枳壳 20g。煎汤，一日服 2 次，连服数天。

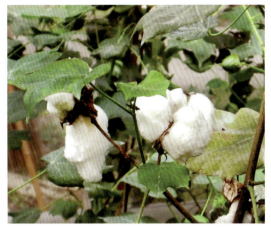

4.67.8　木芙蓉叶

HIBISCI MUTABILIS FOLIUM

【别名】芙蓉叶

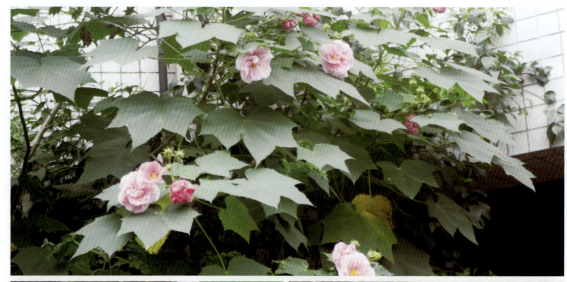

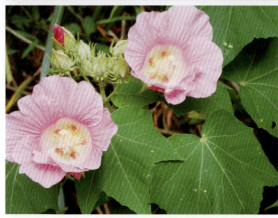
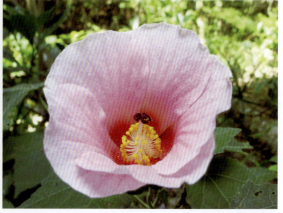

【基原】来源于锦葵科 Malvaceae 木槿属 Hibiscus 木芙蓉 Hibiscus mutabilis L. 的叶入药。

【植物特征】大灌木或小乔木。高2~5m。全株少许被灰色星状柔毛；茎皮富含纤维，坚韧。单叶，对生，阔卵形至卵圆形，长、宽10~20cm，掌状3~5深裂，裂片三角形，基部心形，边缘有钝齿。花两性，夏、秋开放，腋生或簇生于枝顶；小苞片10枚，浅红，贴生于花萼基部；花萼钟状，5深裂，裂片阔卵形，长3~4cm；花冠白色、粉红色或深红色，直径5~8cm，花瓣5片或多数（重瓣）；雄蕊多数，花丝联合成细管，顶分裂成多数具花药的花丝；花柱1枚，包藏于雄蕊管内，顶端5分枝，柱头头状。蒴果球形，室背开裂，淡黄色，被硬毛；种子肾形。花期8~10月；果期9~11月。

【生境】多种植于庭园、村落附近或野生于荒地上或山坡、沟边的湿润处。

【分布】辽宁、河北、山东、陕西、安徽、江苏、浙江、江西、海南、广东、福建、台湾、湖南、湖北、广西、云南、四川、贵州等地。日本和东南亚各国也有栽培。

【采集加工】夏、秋季采收叶晒干。

【药材性状】本品多卷缩或破碎，完整叶片展平后呈卵圆状心形，直径10~20cm，通常掌状3~5浅裂，裂片三角形，边缘有钝齿，两面被毛，上面暗黄绿色，下面灰绿色，叶脉7~11条，两面均突起；叶柄长5~20cm。气微，味微辛。

【性味归经】味辛，性平。归肺、肝经。

【功能主治】清热解毒，消肿排脓，凉血止血。治肺热脓肿，崩漏，白带多，痈疖脓肿，肥厚性鼻炎，阑尾炎，急性中耳炎。外用治痈肿疮疖，乳腺炎，淋巴结炎，腮腺炎，烧、烫伤，毒蛇咬伤，跌打损伤。

【用法用量】9~30g，水煎服。外用适量，以鲜叶捣烂敷患处或干叶研末用油、凡士林、酒、醋或浓茶调敷。

【附方】① 治痈疖脓肿：木芙蓉叶粉末适量，加凡士林调成25%软膏（木芙蓉叶粉末：凡士林=1：3），外敷患处。

② 治外伤出血：鲜木芙蓉叶适量，捣烂敷患处。

③ 治烧、烫伤：木芙蓉叶500g（鲜品加倍），加凡士林1000g，文火熬至叶枯焦，纱布过滤后，制成碧绿色的芙蓉叶软膏。摊在消毒敷料上或纱布上外敷。对于1度烧伤亦可直接涂芙蓉叶膏。

【附注】木芙蓉的花亦入药，性味功能与叶相同。

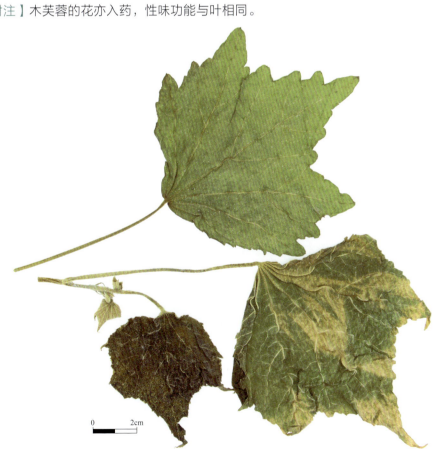

4.67.9 朱槿

HIBISCI ROSA-SINENSIS RADIX ET FLOS

【别名】佛桑、大红花、扶桑

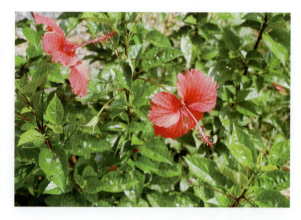

【基原】来源于锦葵科 Malvaceae 木槿属 Hibiscus 朱槿 *Hibiscus rosa-sinensis* L. 的根、花和叶入药。

【形态特征】常绿灌木，高 1~3m；小枝圆柱形，疏被星状柔毛。叶阔卵形或狭卵形，长 4~9cm，宽 25cm，顶端渐尖，基部圆形或楔形，边缘具粗齿或缺刻，两面除背面沿脉上有少许疏毛外均无毛；叶柄长 5~20mm，上面被长柔毛；托叶线形，长 5~12mm，被毛。花单生于上部叶腋间，常下垂，花梗长 3~7cm，疏被星状柔毛或近平滑无毛，近端有节；小苞片 6~7 枚，线形，长 8~15mm，疏被星状柔毛，基部合生；萼钟形，长约 2cm，被星状柔毛，裂片 5 枚，卵形至披针形；花冠漏斗形，直径 6~10cm，玫瑰红色或淡红、淡黄等色，花瓣倒卵形，顶端圆，外面疏被柔毛；雄蕊柱长 4~8cm，平滑无毛；花柱枝 5 枚。蒴果卵形，长约 2.5cm，平滑无毛，有喙。花期全年。

【生境】栽培。

【分布】海南、广东、台湾、福建、广西、云南、四川均有栽培。亚洲热带地区有栽种。

【采集加工】夏、秋采收，将根、花、叶晒干。

【性味归经】味甘，性平。

【功能主治】解毒，利尿，调经。根：治腮腺炎，支气管炎，尿路感染，子宫颈炎，白带，月经不调，闭经。叶、花：外用治疗疮痈肿，乳腺炎，淋巴结炎。花：治月经不调。

【用法用量】根或叶 15~30g，鲜花 30g，水煎服。鲜花、叶外用适量捣烂敷患处。

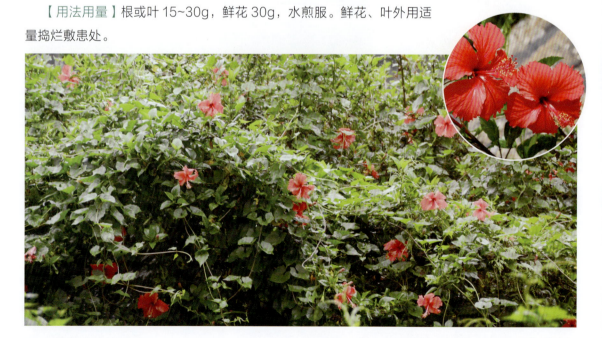

4.67.10　木槿花

HIBISCI SYRIACI FLOS

【别名】佛桑花、鸡肉花

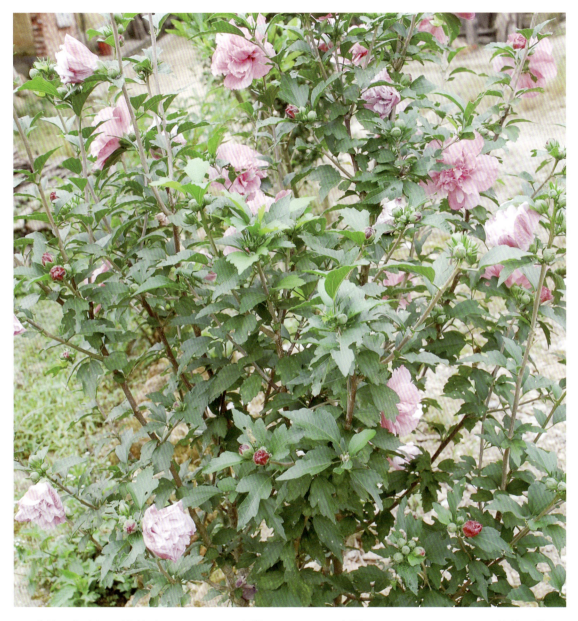

【基原】来源于锦葵科 Malvaceae 木槿属 *Hibiscus* 木槿 *Hibiscus syriacus* L. 的花入药。

【形态特征】木槿为灌木或小乔木，高 3~6m，茎多分枝，嫩枝被柔毛，老时无毛。叶互生，通常 2~3 枚簇生于短枝之顶，三角状卵形或菱形，长 4~7cm，宽 2.5~5cm，深浅不同的 3 裂或不裂，基部楔形，边缘具圆钝齿或尖锐的齿；主脉三条明显；叶柄长 1~2cm。花单生于叶腋；小苞片 6~7 枚，线形，长约为花萼之半；萼 5 裂，长约 1.5cm，卵状披针形，密被星状柔毛；花冠紫红色或白色，花瓣基部与雄蕊合生；雄蕊多数，花丝联合成筒状；子房 5 室，花柱 5 裂。蒴果长椭圆形，被茸毛；种子黑褐色，背部有棕色长毛。花期 7~10 月。

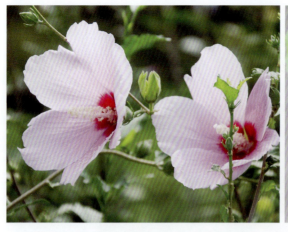
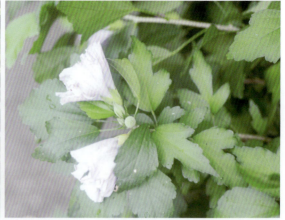

【生境】多见于庭园、村旁、园地作绿篱。
【分布】全国各地有栽培。原产我国中部，现热带、亚热带地区均有种植。
【采集加工】夏、秋季摘取半开放花朵，晒干。
【药材性状】本品卷缩成卵状或圆柱状的团状，长2~3cm，直径1.5~2cm。花萼钟形，灰绿色，表面密生小茸毛，具5裂片，花萼外面有数条灰绿色的线形副萼。花冠白色或黄白色，间有蓝紫色，单瓣或重瓣，皱缩卷褶，中间有黄色或紫蓝色花蕊。气微香，味甘。以朵大、萼绿瓣白者为佳。
【性味归经】味甘、苦，性凉。归脾、肺经。
【功能主治】清热凉血，解毒消肿。治肠风血痢，白带，反胃吐食，痢疾，痔疮出血；外用治疮疖痈肿，烫伤。
【用法用量】6~12g，水煎服。外用适量，研粉，麻油调搽患处。

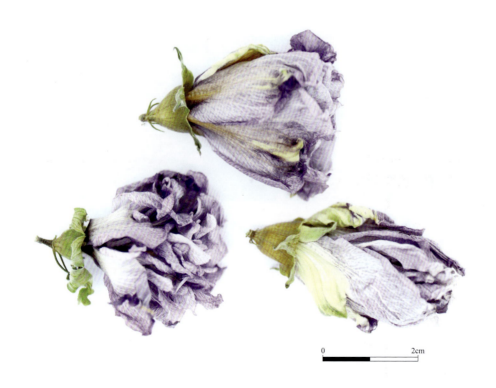

4.67.11 黄槿

HIBISCI TILIACEI CORTEX ET FLOS

【别名】海麻、黄木槿、桐花、万年春、盐水面头果

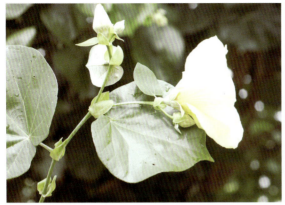
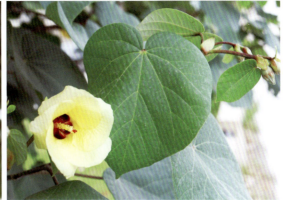

【基原】来源于锦葵科 Malvaceae 木槿属 Hibiscus 黄槿 Hibiscus tiliaceus L. 的叶、花、树皮入药。

【形态特征】乔木，高 4~10m。胸径粗达 60cm；树皮灰白色；小枝无毛或近于无毛，很少被星状茸毛或星状柔毛。叶革质，近圆形或广卵形，直径 8~15cm，顶端突尖，有时短渐尖，基部心形，全缘或具不明显细圆齿，叶面绿色，嫩时被极细星状毛，逐渐变平滑无毛，背面密被灰白色星状柔毛，叶脉 7 或 9 条；叶柄长 3~8cm；托叶叶状，长圆形，长约 2cm，宽约 12mm，顶端圆，早落，被星状疏柔毛。花序顶生或腋生，常数花排列成聚散花序，总花梗长 4~5cm，花梗长 1~3cm，基部有一对托叶状苞片；小苞片 7~10 枚，线状披针形，被茸毛，中部以下联合成杯状；萼长 1.5~2.5cm，基部 1/4~1/3 处合生，萼裂 5 枚，披针形，被茸毛；花冠钟形，直径 6~7cm，花瓣黄色，内面基部暗紫色，倒卵形，长约 4.5cm，外面密被黄色星状柔毛；雄蕊柱长约 3cm，平滑无毛；花柱枝 5 枚，被细腺毛。蒴果卵圆形，长约 2cm，被茸毛，果爿 5，木质；种子光滑，肾形。花期 6~8 月。

【生境】生长或栽培于港湾或潮水能达到的河、涌堤岸或灌木丛中。

【分布】香港、海南、广东、台湾、福建、广西。越南、老挝、柬埔寨、缅甸、印度、印度尼西亚、马来西亚、菲律宾也有分布。

【采集加工】夏、秋季采收，叶、花、树皮晒干。

【性味归经】味甘、淡，性微寒。

【功能主治】清热解毒，散瘀消肿。治木薯中毒，疮疖肿痛。

【用法用量】内服：煎汤，30~60g；或捣汁。外用：适量捣烂敷。

【附方】治木薯中毒：鲜花或鲜嫩叶 30~60g，捣烂取汁冲白糖水服，重者可日服 2~3 剂。治疮疖肿痛，鲜嫩叶或鲜树皮捣烂外敷。

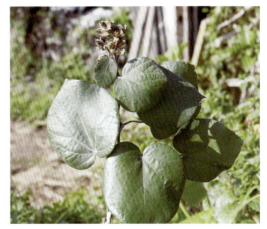

4.67.12 锦葵

MALVAE SINENSIS HERBA

【别名】荆葵、钱葵、小钱花

【基原】来源于锦葵科 Malvaceae 锦葵属 Hibiscus 锦葵 Malva sinensis Cav. 的全草入药。

【形态特征】二年生或多年生直立草本，高 50~90cm，分枝多，疏被粗毛。叶圆心形或肾形，具 5~7 圆齿状钝裂片，长 5~12cm，宽几相等，基部近心形至圆形，边缘具圆锯齿，两面均无毛或仅脉上疏被短糙伏毛；叶柄长 4~8cm，近无毛，但上面槽内被长硬毛；托叶偏斜，卵形，具锯齿，顶端渐尖。花 3~11 朵簇生，花梗长 1~2cm，无毛或疏被粗毛；小苞片 3 枚，长圆形，长 3~4mm，宽 1~2mm，顶端圆形，疏被柔毛；萼长 6~7mm，萼裂片 5 枚，宽三角形，两面均被星状疏柔毛；花紫红色或白色，直径 3.5~4cm，花瓣 5 片，匙形，长 2cm，顶端微缺，爪具髯毛；雄蕊柱长 8~10mm，被刺毛，花丝无毛；花柱分枝 9~11，被微细毛。果扁圆形，直径 5~7mm，分果爿 9~11，肾形，被柔毛；种子黑褐色，肾形，长 2mm。花期 5~10 月。

【生境】庭园有栽培。

【分布】全国各地常见栽培。欧洲、亚洲、美洲温带地区均有栽培。

【采集加工】夏、秋季采收，将全草晒干。

【性味归经】味咸，性寒。

【功能主治】理气通便，清热利湿。治大小便不畅，淋巴结结核，白带，脐腹痛，咽喉肿痛。

【用法用量】3~9g，水煎服。

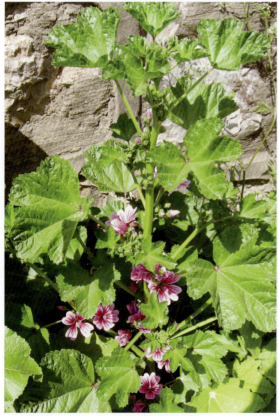
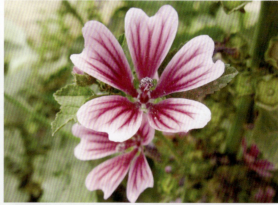
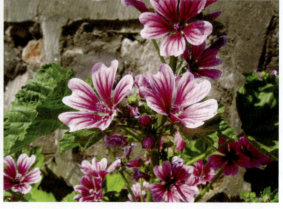

4.67.13 冬葵

MALVAE FRUCTUS

【别名】冬葵子、冬葵果

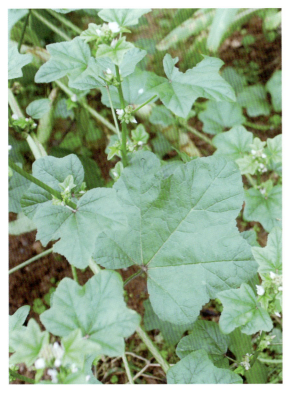

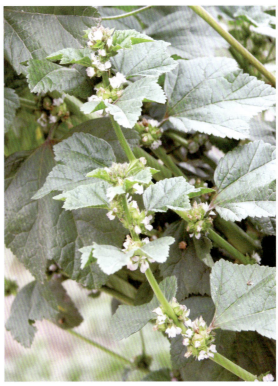

【基原】来源于锦葵科 Malvaceae 锦葵属 Hibiscus 冬葵 Malva verticillata L. 的果实、种子、根、茎叶入药。

【形态特征】一年生草本，高 20~60cm。根细长，有时分枝，黄白色。茎直立，单一，具纵条棱，被星状毛。单叶互生，具长柄；叶片圆肾形，掌状 5~7 浅裂，裂片圆形或三角形，顶端钝圆，叶片基部心形，边缘有不规则锯齿，主脉 5~7 条，两面被分叉毛或平伏糙毛，背面稍密。花数朵至十数朵，簇生于叶腋，花梗短；萼杯状，5 齿裂，裂片宽三角形；副萼片 3 枚，线状披针形；花瓣淡红色，倒卵形，长约为花萼的 2 倍，顶端微凹；雄蕊花丝联合成柱状；子房多室，花柱 10~11 分枝。蒴果扁球形，包于宿存萼内，由 10~11 心皮组成，熟后心皮彼此分离并与轴脱离，形成分果；种子肾形，棕黄色或黑褐色，花果期 6~9 月。

【生境】生于田边、路旁、村庄附近。

【分布】全国各地均有分布。印度、缅甸、朝鲜、埃及、埃塞俄比亚以及欧洲等地均有分布。

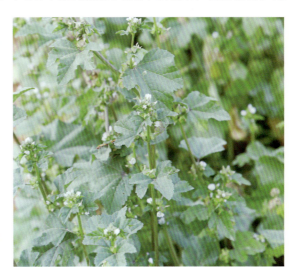

【采集加工】夏、秋二季采集成熟果实，除去杂质，阴干。种子：果实成熟时割取地上部分，晒干，打取种子。根：秋季挖取根部，洗净，晒干。茎叶：夏、秋季植株茂盛时割取地上部分，晒干。

【性味归经】果实：味甘、涩，性凉。种子：味甘，性寒。根：味甘，性寒。茎叶：味甘，性寒。

【功能主治】果实：清热利尿，消肿。种子：利尿下乳，润肠通便。根：补气，清热利水，解毒。茎叶：清热利湿。

果实：治热淋，尿闭，水肿，口渴。种子：治热淋，石淋，乳汁不通，大便燥结，胞衣不下。根：治气虚乏力，腰膝酸软，体虚自汗，脱肛，子宫脱垂，慢性肾炎，糖尿病。茎叶：治黄疸性肝炎。

【用法用量】果实3~9g，种子3~9g，根15~30g，茎、叶15~30g，水煎服。

【附方】① 治痢疾：冬葵子炒黄研粉，每服5g，开水送下，日服3次。

② 治痈疽肿毒：冬葵鲜叶和蜂蜜捣烂外敷。

③ 治产后乳汁不下、乳房胀痛：冬葵子、砂仁各等份，研末，每次10g，黄酒冲服。

④ 治尿路结石：冬葵根30g，煎服，连服多次。

⑤ 治盗汗：冬葵子9g，水煎加糖服。

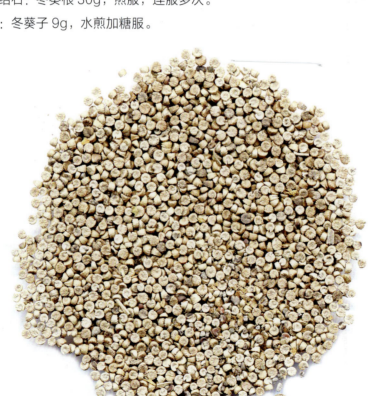

4.67.14　中华黄花稔

SIDAE CHINENSIS HERBA

【基原】来源于锦葵科 Malvaceae 黄花稔属 Sida 中华黄花稔 Sida chinensis Retz. 的全草入药。

【形态特征】直立小灌木，高达 70cm，分枝多，密被星状柔毛。叶倒卵形、长圆形或近圆形，长 5~20mm，宽 3~10mm，先端圆，基部楔形至圆形，具细圆锯齿，上面疏被星状柔毛或几无毛，下面被星状柔毛；叶柄长 2~4mm，被星状柔毛；托叶钻形。花单生于叶腋，花梗长约 1cm，中部具节，被星状柔毛；萼钟形，直径约 6mm，绿色，5 齿裂，裂片三角形，长约 2.5mm，密被星状柔毛；花黄色，直径约 1.2cm，花瓣 5，倒卵形，长约 6mm；雄蕊柱被硬毛，长约 4mm，花丝细，花药黄色。果圆球形，直径约 4mm，分果爿 7~8，包藏于宿萼内，平滑而无芒，顶端疏被柔毛。花期冬春季。

【生境】生于山地。

【分布】广东、海南、广西、云南。

【采集加工】夏、秋采收，全株晒干。

【性味归经】味甘、淡，性凉。

【功能主治】清热利湿，排脓止痛。治感冒发热，细菌性痢疾，泌尿系结石，疟疾，其他腹中疼痛；外用治痈疖疔疮等病症。

【用法用量】10~15g，水煎服。外用鲜品捣烂敷患处。

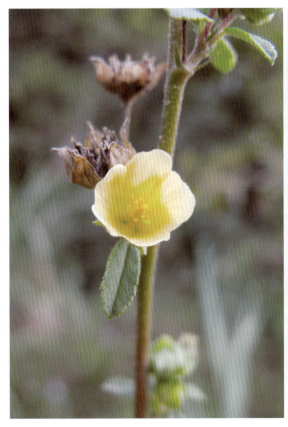
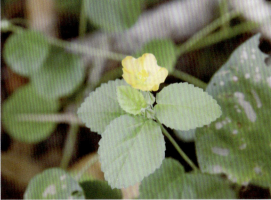
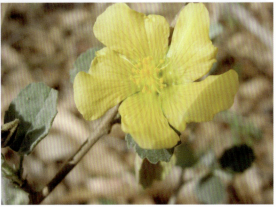

4.67.15 心叶黄花稔

SIDAE CORDIFOLIAE HERBA

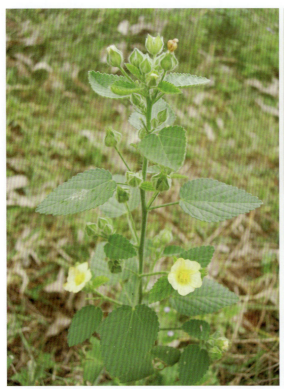
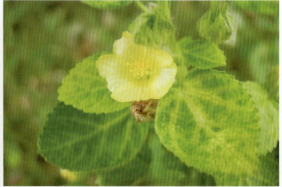
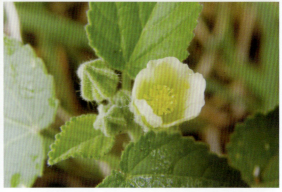

【基原】来源于锦葵科 Malvaceae 黄花稔属 Sida 心叶黄花稔 Sida cordifolia L. 的全株入药。

【形态特征】直立亚灌木,高约 1m;小枝密被星状柔毛并混生长柔毛,毛长 3mm。叶卵形,长 1.5~5cm,宽 1~4cm,顶端钝或圆,基部微心形或圆,边缘具钝齿,两面均密被星状柔毛,背面脉上混生长柔毛;叶柄长 1~2.5cm,密被星状柔毛和混生长柔毛;托叶线形,长约 5mm,密被星状柔毛。花单生或簇生于叶腋或枝端,花梗长 5~15mm,密被星状柔毛和混生长柔毛,上端具节;萼杯状,裂片 5 枚,三角形,长 5~6mm,密被星状柔毛并混生长柔毛;花黄色,直径约 1.5cm,花瓣长圆形,长 6~8mm;雄蕊柱长约 6mm,被长硬毛。蒴果直径 6~8mm,分果爿 10,顶端具 2 长芒,芒长 3~4mm,突出于萼外,被倒生刚毛;种子长卵形,顶端具短毛。花期全年。

【生境】生于山坡灌丛或路旁草丛中。

【分布】香港、广东、海南、福建、台湾、广西、云南、四川。分布于亚洲、非洲热带和亚热带地区。

【采集加工】夏、秋季采收,全株晒干。

【性味归经】味甘、淡,性凉。

【功能主治】清热解毒,利尿。治腹泻、淋病等。

【用法用量】10~15g,水煎服。

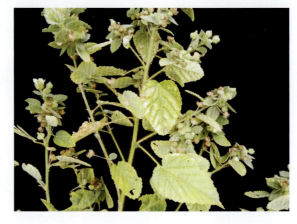

4.67.16　白背黄花稔

SIDAE RHOMBIFOLIAE HERBA

【别名】黄花母

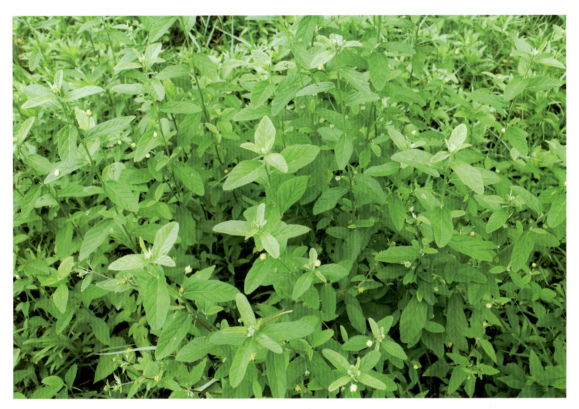

【基原】来源于锦葵科 Malvaceae 黄花稔属 Sida 白背黄花稔 Sida rhombifolia L. 的全株入药。

【形态特征】直立亚灌木。高约1m；分枝多，枝被星状绵毛。叶菱形或长圆状披针形，长2.5~4.5cm，宽0.6~2cm，顶端浑圆至短尖，基部宽楔形，边缘具锯齿，叶面疏被星状柔毛至近无毛，背面被灰白色星状柔毛；叶柄长3~5mm，被星状柔毛；托叶纤细，刺毛状。花单生于叶腋，花梗长1~2cm，密被星状柔毛，中部以上有节；萼杯形，长4~5mm，被星状短绵毛，裂片5枚，三角形；花黄色，直径约1cm，花瓣倒卵形，长约8mm，顶端圆，基部狭；雄蕊柱无毛，疏被腺状乳突，长约5mm，花柱分枝8~10枚。果半球形，直径6~7mm，分果爿8~10，被星状柔毛，顶端具2短芒。花期秋、冬季。

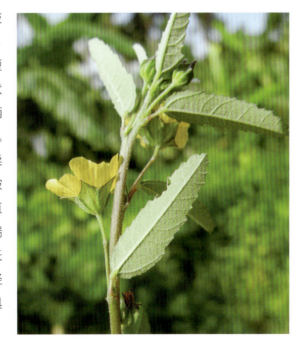

【生境】生于丘陵荒郊、村边、路旁或旷野草地上。

【分布】台湾、福建、广东、广西、贵州、云南、四川、湖北。世界各热带、亚热带余部地区也有分布。

【采集加工】夏、秋季采收,全株晒干。

【性味归经】味甘、淡,性凉。

【功能主治】清热利湿,排脓止痛。治感冒发热,扁桃体炎,细菌性痢疾,泌尿系结石,黄疸,疟疾,其他腹中疼痛。外用治痈疖疔疮。

【用法用量】9~15g。外用适量,煎水洗或鲜草捣烂敷患处。

【附方】治胆道疾患、溃疡病、急性胃肠炎、外伤及腹腔手术后疼痛:黄花稔根6g,水煎服;或制取10%注射液,每次肌注2ml;或制成酊剂口服。

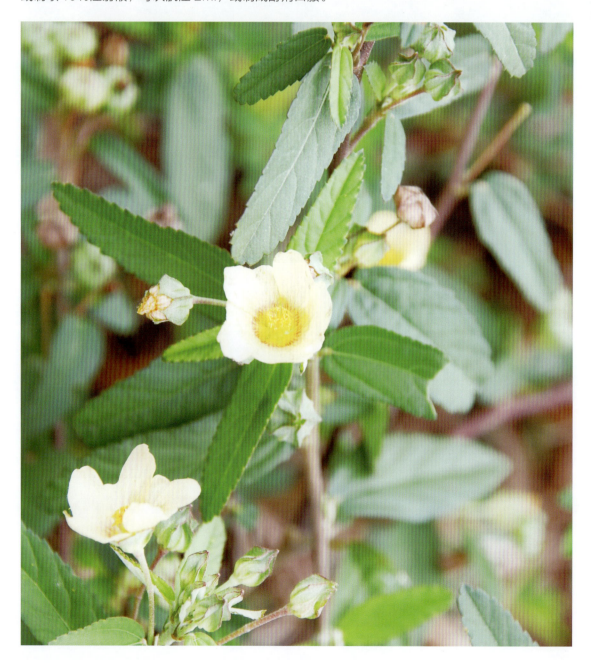

4.67.17　拔毒散

SIDAE SZECHUENSIS HERBA

【别名】王不留行、小粘药

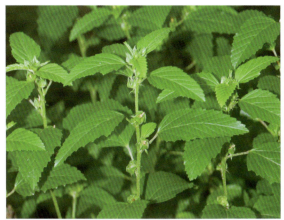 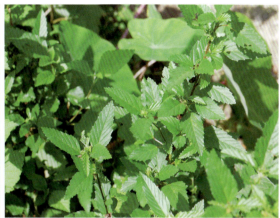

【基原】来源于锦葵科 Malvaceae 黄花稔属 Sida 拔毒散 Sida szechuensis Matsuda 的全株入药。

【形态特征】直立亚灌木，高 1m。小枝被星状长柔毛。下部生的叶宽菱形或扇形，长、宽 2.5~5cm，顶端短尖或浑圆，基部楔形，边缘具 2 齿，叶上部生的长圆形或长圆状椭圆形，长 2~3cm，两端钝或浑圆，上面疏被星状毛或糙伏毛或几无毛，下面密被灰色星状毡毛；叶柄长 5~10mm，被星状柔毛；托叶钻形，较叶柄为短。花单生或簇生于枝端，花梗长 1cm，密被星状毡毛，中部以上有节；花萼杯形，长 7mm，疏被星状柔毛，萼裂三角形；花冠黄色，直径 1~1.5cm，花瓣倒卵形，长 8mm；雄蕊柱长 5mm，被长硬毛。蒴果近球形，直径约 6mm，分果爿 8~9，疏被星状柔毛，具短芒；种子长 2mm，黑褐色，平滑，种脐被白色疏柔毛。花期夏、秋季。

【生境】生于海拔 300~2700m 的山坡、路旁、灌丛或疏林下。

【分布】云南、四川、贵州、广西。

【采集加工】全年可采，拔取全株，切段，晒干。

【性味归经】味苦，性平。

【功能主治】调经通乳，解毒消肿。治闭经，乳汁不通，乳腺炎，肠炎，痢疾。外用治跌打损伤，痈肿。

【用法用量】15~20g。外用鲜品适量，醋调敷。

【附方】① 治瘰疬疔疮：拔毒散鲜叶捣烂敷患处。

② 治跌打损伤：拔毒散鲜叶捣烂，加红糖或酒调敷患处。

③ 治乳汁不通：拔毒散 10~16g，炖猪脚服。

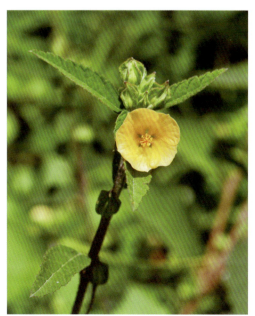

4.67.18 地桃花

URENAE LOBATAE RADIX

【别名】肖梵天花、野棉花、田芙蓉

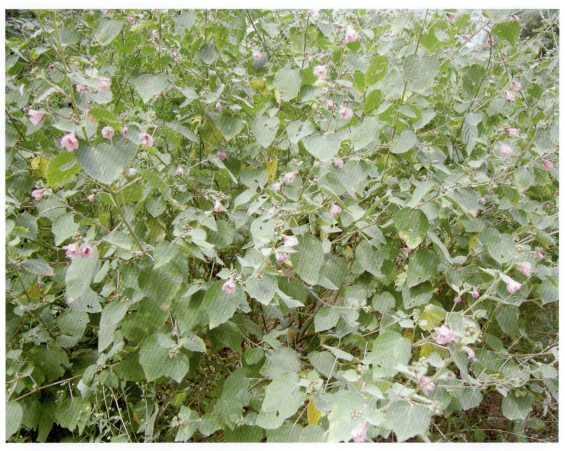

【基原】来源于锦葵科 Malvaceae 梵天花属 Urena 地桃花 Urena lobata L. 的根入药。

【形态特征】亚灌木，高0.5~1m，全株被柔毛及星状毛。叶互生，下部的近圆形，中部的卵形，上部的长圆形至披针形，长4~7cm，宽2~6cm，浅裂，上面有柔毛，下面有星状茸毛；叶柄长2~6cm；托叶2枚，线形，早落。花单生叶腋或几朵簇生，淡红色，直径1.5cm；花梗短，有毛；小苞片5枚，近基部合生；花萼杯状，5裂；花瓣5片，倒卵形，外面有毛；雄蕊花丝联合成管状，花药紫红色；子房5室，花柱圆柱状，顶端10裂。果扁球形，直径1cm；分果瓣具钩状刺毛，成熟时与中轴分离。花期6~10月。

【生境】生于村庄或路旁旷地或草坡。

【分布】我国长江流域以南各地。越南、老挝、柬埔寨、泰国、缅甸、日本等地广布。

【采集加工】全年可采收。挖取根部，除去地上部分，抖净泥沙。晒干。

【药材性状】本品呈圆柱形，略弯曲，有少数支根，须根较多，淡黄色或灰色，具细纵皱纹和点状根痕。质硬，断面呈破裂状，皮部淡棕色，木部淡黄色。气微，味微甘淡。以根粗壮、无泥沙、少支根及须根者为佳。

【性味归经】味甘、淡，性凉。

【功能主治】清热利湿，祛风活血，解毒消肿。治风湿关节痛，感冒，疟疾，肠炎，痢疾，小儿消化不良，白带。

【用法用量】15~24g，水煎服。

【附方】治痢疾、消化不良：地桃花根30g，火炭母、桃金娘根、凤尾草各15g（部分病例加古羊藤）水煎1小时服，每日1剂，连服2~4天。中等以上脱水者同时补液。

【附注】本品鲜叶捣烂敷患处可治跌打损伤。

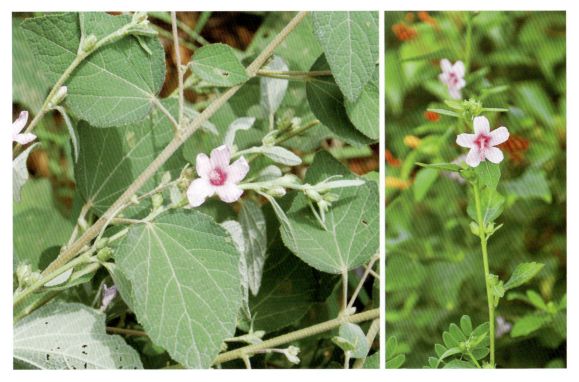

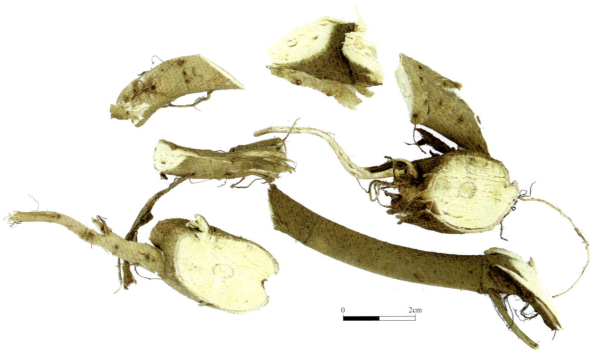

4.67 锦葵科

4.67.19 梵天花

URENAE PROCUMBENTIS HERBA
【别名】狗脚迹、地棉花

【基原】来源于锦葵科 Malvaceae 梵天花属 *Urena* 梵天花 *Urena procumbens* L. [*U. lobata* L. var. *sinuata*（L.）Gagnip.] 的全株入药。

【形态特征】小灌木。高80cm，枝平铺，小枝被星状茸毛。叶下部生的轮廓为掌状3~5深裂，裂口深达中部以下，圆形而狭，长1.5~6cm，宽1~4cm，裂片菱形或倒卵形，呈葫芦状，顶端钝，基部圆形至近心形，具锯齿，两面均被星状短硬毛，叶柄长4~15mm，被茸毛；托叶钻形，长约1.5mm，早落。花单生或近簇生，花梗长2~3mm；小苞片长约7mm，基部1/3处合生，疏被星状毛；萼短于小苞片或近等长，卵形，尖头，被星状毛；花冠淡红色，花瓣长10~15mm；雄蕊柱无毛，与花瓣等长。果球形，直径约6mm，具刺和长硬毛，刺端有倒钩，种子平滑无毛。花期6~9月。

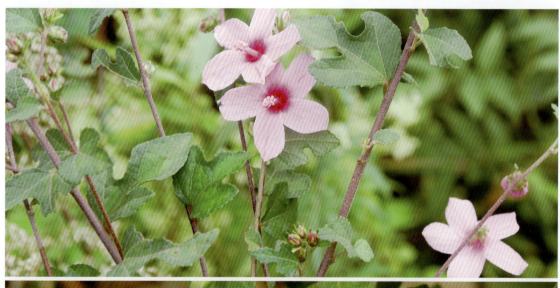

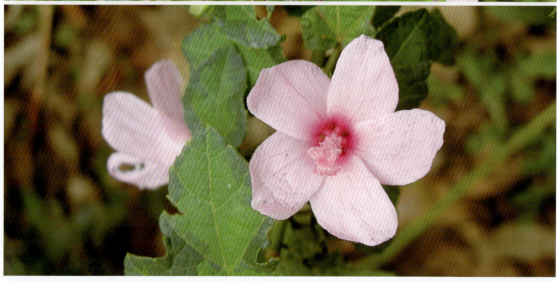

【生境】生于丘陵荒地或村边路旁及空旷草地上。

【分布】广西、贵州、云南、湖南、海南、广东、江西、福建、台湾、浙江。

【采集加工】夏、秋季采收，将全株晒干。

【性味归经】味甘、苦，性平。

【功能主治】祛风利湿，清热解毒。治感冒，风湿性关节炎，肠炎，痢疾，肺热咳嗽。外用治跌打损伤，疮疡肿毒，毒蛇咬伤。

【用法用量】15~30g，水煎服。叶外用适量鲜品捣烂敷患处。

【附方】治痢疾：梵天花9~15g，水煎服。

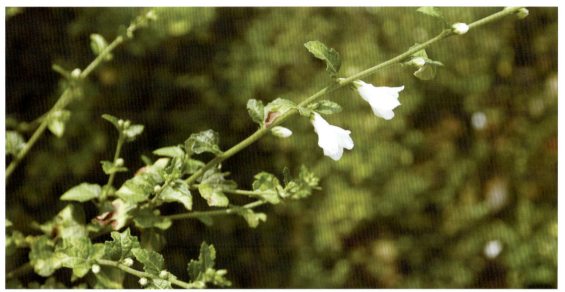

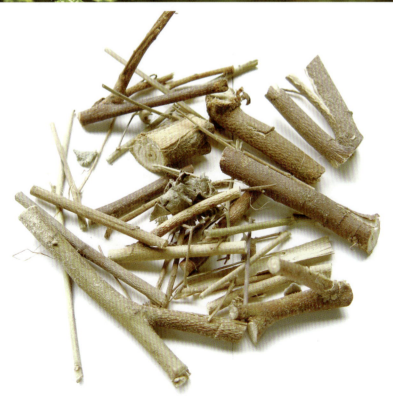

4.68 金虎尾科

4.68.1 风车藤

CAULIS HIPTAGES BENGHALENSIS

【别名】红龙、狗角藤

【基原】来源于金虎尾科 Malpighiaceae 风车藤属 Hiptage 风车藤 Hiptage benghalensis（L.）Kurz 的茎入药。

【形态特征】攀援灌木，长 3~10m。叶片革质，长圆形、椭圆状长圆形或卵状披针形，长 9~18cm，宽 3~7cm，顶端渐尖，基部阔楔形或近圆形，背面常具 2 腺体，全缘，幼时淡红色，被短柔毛，老时变绿色，无毛，主脉及侧脉两面均稍突起；叶柄长 5~10mm，上面具槽。总状花序腋生或顶生，长 5~10cm，被淡黄褐色柔毛；花梗长 1~1.6（2）cm，密被黄褐色短柔毛，中部以上具关节，具小苞片 2 枚，钻状披针形，长 2~4mm；花芽球形，直径 5~7mm。花大，直径 1.5~2.5cm，极

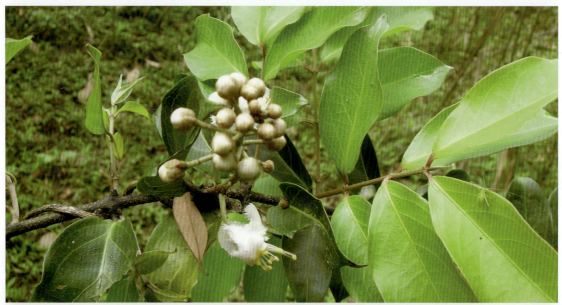

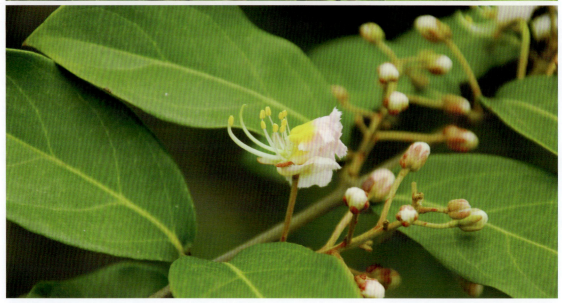

芳香；萼片 5 枚，阔椭圆形或卵形，长 5~6mm，顶端圆形，外面密被黄褐色短柔毛，具 1 粗大长圆形腺体；花瓣白色，圆形或阔椭圆形，内凹，长 8~15mm，宽 5~10mm，顶端圆形，基部具爪，边缘具流苏，外面被短柔毛，雄蕊 10 枚，最大者长 8~12mm，其余 3~5mm，花药椭圆形，长 1~2mm；花柱长约 12mm，拳卷状。翅果除果核被短绢毛外，余无毛，中翅椭圆形，长 3.5~5（7）cm，宽 1~1.6cm，顶端全缘或微裂，侧翅披针状长圆形，长 1.5~3cm。花期 2~4 月；果期 4~5 月。

【生境】生于山谷密林或疏林中。

【分布】香港、广东、海南、福建、台湾、广西、云南、贵州。印度、孟加拉国、越南、斯里兰卡、马来西亚、菲律宾、印度尼西亚也有分布。

【采集加工】夏、秋采收，老茎切片晒干备用。

【性味归经】味微苦、涩，性温。

【功能主治】敛汗涩精，固肾助阳。治遗精，小儿盗汗，早泄，阳痿，尿频，风寒痹痛。

【用法用量】15~90g，水煎服。小儿酌减。

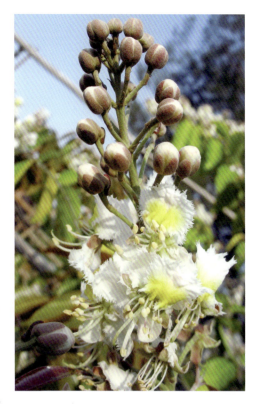

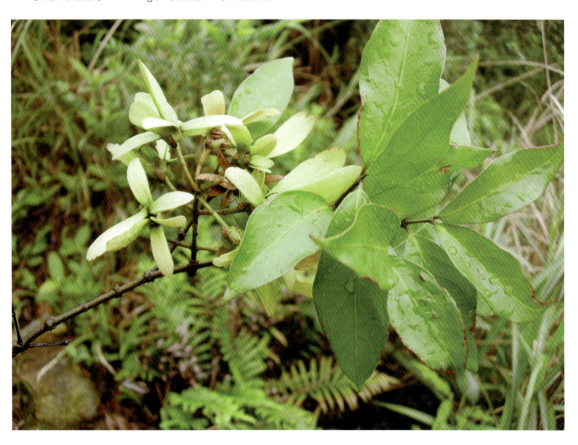

4.69 大戟科

4.69.1 铁苋菜

ACALYPHAE AUSTRALIS HERBA

【别名】人苋、海蚌含珠

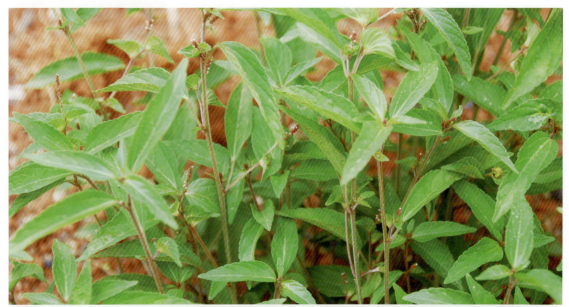

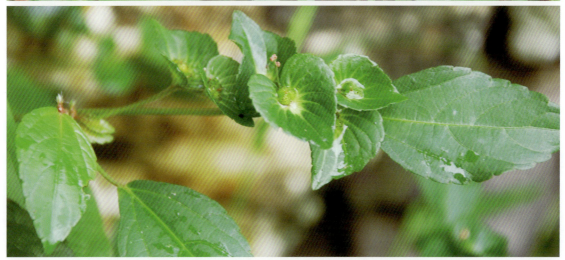

【基原】来源于大戟科 Euphorbiaceae 铁苋菜属 *Acalypha* 铁苋菜 *Acalypha australis* L. 的地上部分入药。

【形态特征】一年生草本，高 20~50cm。叶互生，披针形、卵状披针形或近菱状卵形，长 2.8~8cm，宽 1.5~3.5cm，两面均稍粗糙，顶端渐尖，基部圆形，边缘有钝齿，基出脉 3 条；叶柄长 2~5cm；托叶 2 片。花单性，无花瓣亦无花盘；雄蕊通常生于穗状花序的上部，极小，数朵聚生于细小苞片内；萼片 4，卵形，雄蕊 7~8，花药 4 室；雌花生于花序的下部，常 3~5 朵聚生于花后增大的苞片内；苞片卵形，基部心形，宽 7~8mm，被柔毛；萼片 3，卵形，有缘毛；子房 3~4 室，花柱 3，羽状分裂。蒴果有种子 2~3 颗；种子近球形，暗灰色，有种阜，种皮脆壳质。花、果期 4~12 月。

【生境】生于村边路旁等空旷地上。

【分布】我国除西部高寒或干燥地区外，大部分省区均有分布。东亚地区余部、越南、老挝、印度、澳大利亚也有分布。

【采集加工】夏、秋二季采割，除去根和杂质，晒干。

【药材性状】本品长20~40cm，全株被灰白色微柔毛。茎近圆柱形，分枝，棕色，有直线纹；质硬，易折断，断面黄白色，有髓。叶互生，常皱缩或破碎，完整者披针形至卵状菱形，长2.5~8cm，宽1.2~3.5cm，黄绿色，边缘有锯齿。穗状花序常腋生；苞片卵形，花后增大。蒴果小，三角状扁圆形。气微，味淡。以叶多、色绿者为佳。

【性味归经】味苦、涩，性凉。归肝、大肠经。

【功能主治】清热解毒，消积，止痢，止血。治肠炎，细菌性痢疾，阿米巴痢疾，小儿疳积，肝炎，疟疾，吐血，衄血，尿血，便血，子宫出血。外用治痈疖疮疡，外伤出血，湿疹，皮炎，毒蛇咬伤。

【用法用量】15~30g，水煎服。外用适量鲜品捣烂敷患处。

【附方】① 治细菌性痢疾：a. 铁苋菜60g（鲜品250g）水煎分3次服。b. 铁苋菜30g，马齿苋15g，水煎服。

② 治急性肠炎、细菌性痢疾：铁苋菜、凤尾草各30g，石榴皮15g，水煎服。

③ 治小儿疳积：a. 外敷：鲜铁苋菜15g，姜、葱各30g，鸭蛋白一个，捣匀外敷脚底心。敷一夜去掉，隔3天敷一次，一般需敷5~7次。b. 内服：铁苋菜30g，煎水去渣后，加猪肝150g再煎，吃肝喝汤，连服5~6次。轻者任选一法，重者二法并用。

④ 治疟疾：铁苋菜30g，于发作前2~3小时服，连服1~3次。

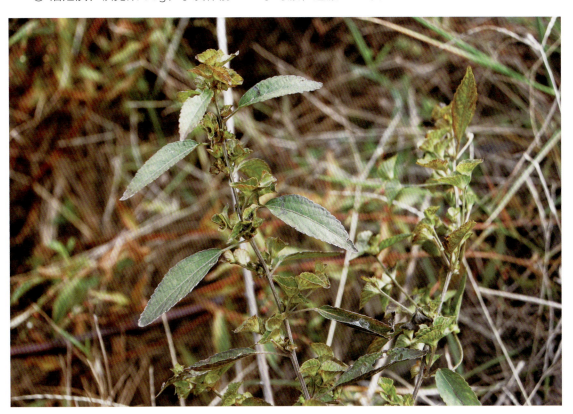

4.69.2 裂苞铁苋菜

ACALYPHAE BRACHYSTACHYAE HERBA

【别名】短穗铁苋菜

【基原】来源于大戟科 Euphorbiaceae 铁苋菜属 Acalypha 裂苞铁苋菜 Acalypha brachystachya Hornem. 的全草入药。

【形态特征】一年生草本，高20~80cm。叶膜质，卵形、阔卵形或菱状卵形，长2~5.5cm，宽1.5~3.5cm，顶端急尖或短渐尖，基部浅心形，有时楔形，上半部边缘具圆锯齿；基出脉3~5条；叶柄细长，长2.5~6cm；托叶披针形，长约5mm。雌雄花同序，花序1~3个腋生，长5~9mm，雌花苞片3~5枚，长约5mm，掌状深裂，裂片长圆形，宽1~2mm，最外侧的裂片通常长不及1mm，苞腋具1朵雌花；雄花密生于花序上部，呈头状或短穗状，苞片卵形，长0.2mm；有时花序轴顶端具1朵异形雌花；雄花：花萼花蕾时球形，长0.3mm，疏生短柔毛；雄蕊7~8枚；花梗长0.5mm。雌花：萼片3枚，近长圆形，长0.4mm，具缘毛；子房疏生长毛和柔毛，花柱3枚，长约1.5mm，撕裂3~5条；花梗短。异形雌花：萼片4枚，长约0.5mm；子房陀螺状，1室，

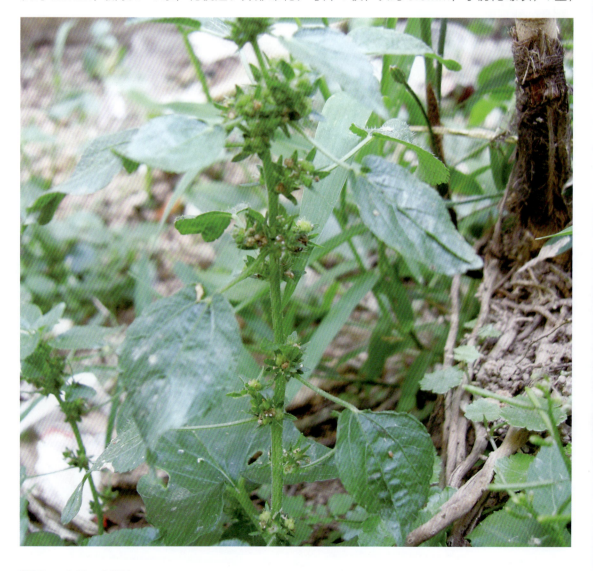

长约 1mm，被柔毛，顶部具一环齿裂，膜质，花柱 1 枚，位于子房基部，撕裂。蒴果直径 2mm，具 3 个分果爿，果皮具疏生柔毛和毛基变厚的小瘤体。花期 5~12 月。

【生境】生于山地路旁或溪畔。

【分布】河北、山西至甘肃、四川及云南以东的各地。非洲热带地区、印度、斯里兰卡、马来西亚、印度尼西亚、越南等国也有分布。

【采集加工】夏、秋采收，将全草晒干。

【性味归经】味涩、微苦，性凉。

【功能主治】清热解毒，止血，消积。治痢疾，泄泻，吐血，衄血，尿血，便血，崩漏，小儿疳积，痈疖疮疡，皮肤湿疹。

【用法用量】9~15g，水煎服。外用鲜品捣烂敷患处。

【注意】老弱气虚者、孕妇禁用。

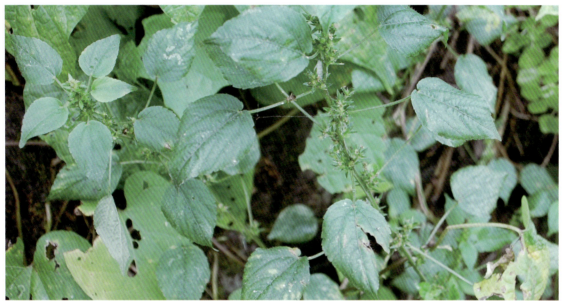

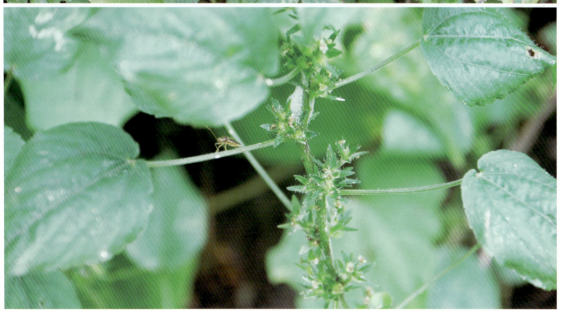

4.69.3　红背山麻杆

ALCHORNEAE TREWIOIDIS RADIX ET FOLIUM

【别名】红背叶

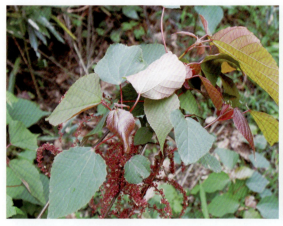
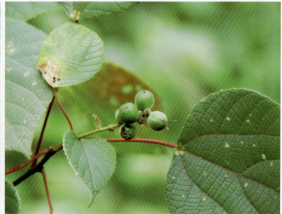

【基原】来源于大戟科 Euphorbiaceae 山麻杆属 Alchornea 红背山麻杆 Alchornea trewioides (Benth.) Muel.-Arg. 的根和叶入药。

【形态特征】灌木，高 1~2m。叶薄纸质，阔卵形，长 8~15cm，宽 7~13cm，顶端急尖或渐尖，基部浅心形或近截平，边缘疏生具腺小齿，叶面无毛，背面浅红色，仅沿脉被微柔毛，基部具斑状腺体 4 个；基出脉 3 条；小托叶披针形，长 2~3.5mm；叶柄长 7~12cm；托叶钻状，长 3~5mm，具毛，凋落。雌雄异株，雄花序穗状，长 7~15cm，具微柔毛，苞片三角形，长约 1mm，雄花 11~15 朵簇生于苞腋；花梗长约 2mm，无毛，中部具关节；雌花序总状，顶生，长 5~6cm，具花 5~12 朵，各部均被微柔毛，苞片狭三角形，长约 4mm，基部具腺体 2 个，小苞片披针形，长约 3mm；花梗长 1mm。雄花：花萼花蕾时球形，无毛，直径 1.5mm，萼片 4 枚，长圆形；雄蕊（7）8 枚。雌花：萼片 5（6）枚，披针形，长 3~4mm，被短柔毛，其中 1 枚的基部具 1 个腺体；子房球形，被短茸毛，花柱 3 枚，线状，长 12~15mm，合生部分长不及 1mm。蒴果球形，具 3 圆棱，直径 8~10mm，果皮平坦，被微柔毛。花期 3~5 月；果期 6~8 月。

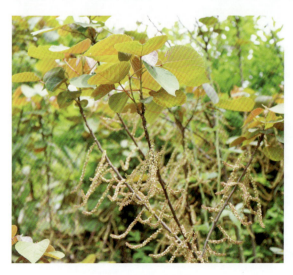

【生境】生于沿海平地、山地灌丛或疏林下。

【分布】海南、广东、福建、江西、湖南、广西、云南。越南、泰国、日本也有分布。

【采集加工】夏、秋季采收，将根、叶晒干。

【性味归经】味甘，性凉。

【功能主治】清热利湿，散瘀止血。治痢疾，小便不利，血尿，尿路结石，红崩，白带，腰腿痛，跌打肿痛。外用治外伤出血，荨麻疹，湿疹。

【用法用量】根 15~30g，叶 9~15g，水煎服。外用适量，鲜叶捣烂或煎水洗患处。

4.69.4　五月茶

ANTIDESMAE BUNIAE RADIX ET FOLIUM

【别名】五味叶、酸味树

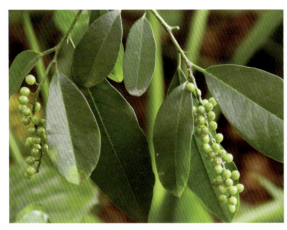
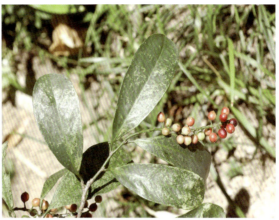

【基原】来源于大戟科 Euphorbiaceae 五月茶属 Antidesma 五月茶 Antidesma bunius（L.）Spreng. 的根和叶入药。

【形态特征】乔木，高达 10m；小枝有明显皮孔；除叶背中脉、叶柄、花萼两面和退化雌蕊被短柔毛或柔毛外，其余均无毛。叶片纸质，长椭圆形、倒卵形或长倒卵形，长 8~23cm，宽 3~10cm，顶端急尖至圆，有短尖头，基部宽楔形或楔形，叶面深绿色，常有光泽，叶背绿色；侧脉每边 7~11 条，在叶面扁平，干后凸起，在叶背稍凸起；叶柄长 3~10mm；托叶线形，早落。雄花序为顶生的穗状花序，长 6~17cm。雄花：花萼杯状，顶端 3~4 分裂，裂片卵状三角形；雄蕊 3~4 枚，长 2.5mm，着生于花盘内面；花盘杯状，全缘或不规则分裂；退化雌蕊棒状。雌花序为顶生的总状花序，长 5~18cm，雌花：花萼和花盘与雄花的相同；雌蕊稍长于萼片，子房宽卵圆形，花柱顶生，柱头短而宽，顶端微凹缺。核果近球形或椭圆形，长 8~10mm，直径 8mm，成熟时红色；果梗长约 4mm。花期 3~5 月；果期 6~11 月。

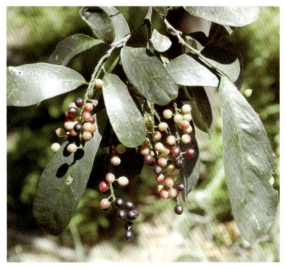

【生境】生于海拔 50~1000m 平原或山地密林中。

【分布】海南、广东、广西、贵州。亚洲热带地区余部、澳大利亚也有分布。

【采集加工】夏、秋采收，叶、根晒干。

【性味归经】味酸，性温。

【功能主治】收敛，止泻，止渴，生津，行气活血。治津液缺乏，食欲不振，消化不良。外治跌打损伤。

【用法用量】15~30g，水煎服。

4.69.5 秋枫

BISCHOFIAE JAVANICAE RADIX ET CORTEX

【别名】茄冬

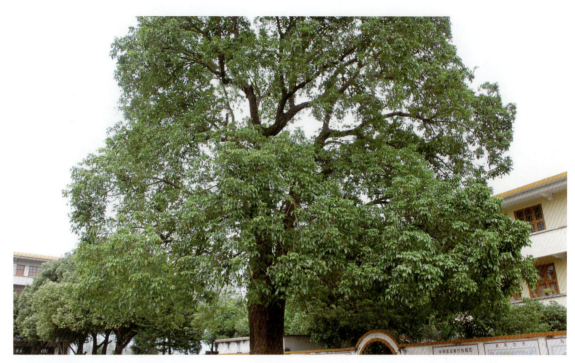

【基原】来源于大戟科 Euphorbiaceae 秋枫属 Bischofia 秋枫 Bischofia javanica Blume 的根、叶和树皮入药。

【形态特征】乔木,高达 40m,胸径可达 2.3m。三出复叶,稀 5 小叶,总叶柄长 8~20cm;小叶片纸质,卵形、椭圆形、倒卵形或椭圆状卵形,长 7~15cm,宽 4~8cm,顶端急尖或短尾状渐尖,基部宽楔形至钝,边缘有浅锯齿,幼时仅叶脉上被疏短柔毛,老渐无毛;顶生小叶柄长 2~5cm,侧生小叶柄长 5~20mm;托叶膜质,披针形,长约 8mm,早落。花小,雌雄异株,多朵组成腋生的圆锥花序;雄花序长 8~13cm,被微柔毛至无毛;雌花序长 15~27cm,下垂。雄花:直径达 2.5mm;萼片膜质,半圆形,内面凹成勺状,外面被疏微柔毛;花丝短;退化雌蕊小,盾状,被短柔毛。雌花:萼片长圆状卵形,内面凹成勺状,外面被疏微柔毛,边缘膜质;子房光滑无毛,3~4 室,花柱 3~4,线形,顶端不分裂。果实浆果状,圆球形或近圆球形,直径 6~13mm,淡褐色;种子长圆形,长约 5mm。花期 4~5 月;果期 8~10 月。

【生境】生于平原或山谷湿润常绿林中。

【分布】海南、广东、福建、台湾、广西、云南、贵州、澳门。日本及东南亚各国、印度、大洋洲北部各岛屿也有分布。

【采集加工】夏、秋季采收,根、树皮、叶晒干。

【性味归经】味微辛、涩,性凉。

【功能主治】行气活血,消肿解毒。根及树皮:治风湿骨痛。叶:治食管癌,胃癌,传染性肝炎,小儿疳积,肺炎,咽喉炎;叶外用治痈疽,疮疡。

【用法用量】根及树皮 9~15g，鲜叶 60~90g，水煎服。外用适量捣烂敷患处。

【附方】① 治食管癌、胃癌：鲜秋枫叶 60~90g，肥肉 60g 炖服，连服 30 剂；或鲜叶 60g，桃寄生、苦杏仁、白毛藤、水剑草、鹿蹄草各 15g，水煎两次共 2 碗，一日分 4 次，白糖冲服。

② 治传染性肝炎：鲜秋枫叶 60g，配合欢皮 15g、积雪草 30g、冰糖 15g，水炖服。

③ 治肺炎：鲜秋枫叶 30~60g，捣烂取汁，调蜜内服。

④ 治咽喉炎：鲜秋枫叶、荸荠各 30g，捣烂取汁内服。

⑤ 治痈疮肿毒、无名肿毒：鲜秋枫叶捣烂外敷患处。

⑥ 治风湿骨痛：秋枫根或树皮 9~15g，浸酒服，并用药酒外擦。

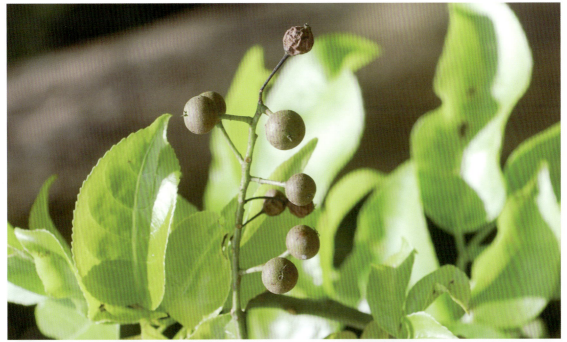

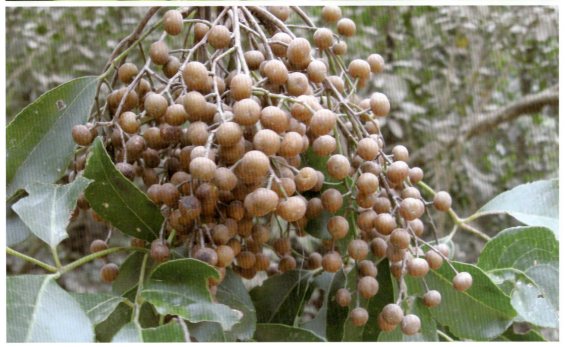

4.69.6 黑面神

BREYNIAE FRUTICOSAE FRUTEX

【别名】鬼画符、黑面叶

【基原】来源于大戟科 Euphorbiaceae 黑面神属 Breynia 黑面神 Breynia fruticosa（L.）Hook. f. 的根、叶入药。

【形态特征】灌木，高 1~3m；茎皮灰褐色；枝条上部常呈扁压状，紫红色；小枝绿色；全株均无毛。叶革质，卵形、阔卵形或菱状卵形，长 3~7cm，宽 1.8~3.5cm，两端钝或急尖，叶面深绿色，背面粉绿色，干后变黑色，具有小斑点；侧脉每边 3~5 条；托叶三角状披针形，长约 2mm；叶柄长 3~4mm。花小，单生或 2~4 朵簇生于叶腋内，雌花位于小枝上部，雄花则位于小枝的下部，有时生于不同的小枝上。雄花：花梗长 2~3mm；花萼陀螺状，长约 2mm，顶端 6 齿裂；雄蕊 3 枚，合生呈柱状。雌花：花梗长约 2mm；花萼钟状，6 浅裂，直径约 4mm，萼片近相等，顶端近截形，中间有突尖，结果时约增大 1 倍，上部辐射张开呈盘状；子房卵状，花柱 3 枚，顶端 2 裂，裂片外弯。蒴果圆球状，直径 6~7mm，有宿存的花萼。花期 4~9 月；果期 5~12 月。

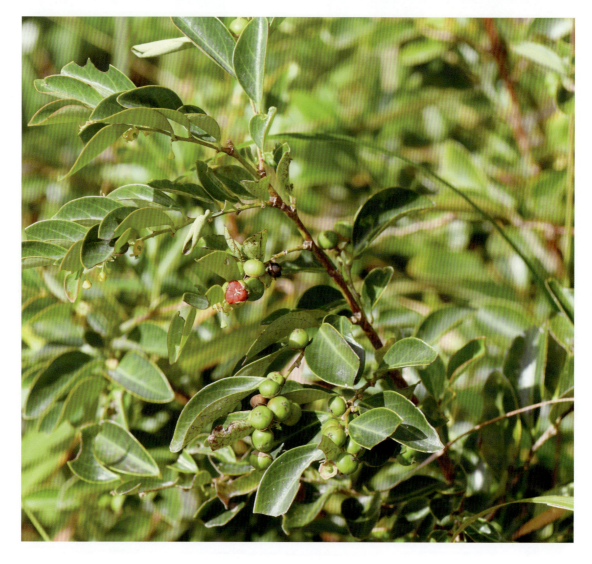

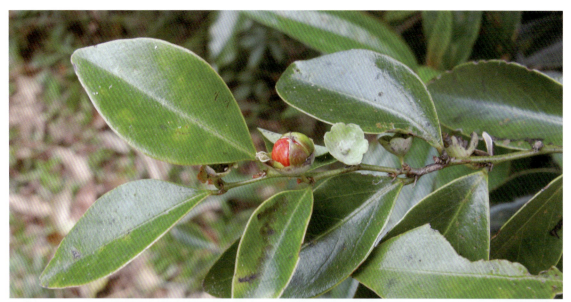

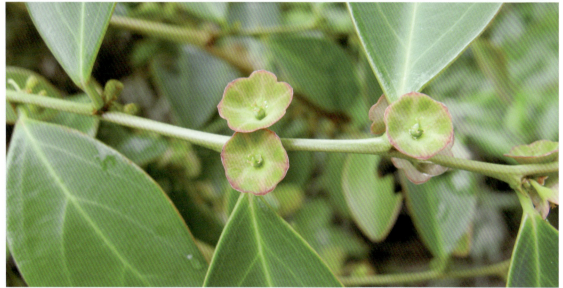

【生境】生于平原区缓坡至海拔 550m 以下的山地疏林或灌丛中。

【分布】海南、香港、浙江、福建、广西、云南、贵州。越南、泰国也有分布。

【采集加工】夏、秋采收,全株晒干。

【性味归经】味微苦,性凉;有小毒。

【功能主治】清热解毒,散瘀止痛,止痒。根:治急性胃肠炎,扁桃体炎,支气管炎,尿路结石,产后子宫收缩疼痛,风湿性关节炎。叶:外用治烧、烫伤,湿疹,过敏性皮炎,皮肤瘙痒,阴道炎。

【用法用量】根 5~9g,水煎服;叶外用适量,鲜枝叶煎水洗,或捣烂取汁搽。

【注意】孕妇忌服。

【附方】① 治产后子宫收缩疼痛:黑面神 6g,加水 500ml,煎至 100~150ml,去渣顿服。

② 治阴道炎、外阴瘙痒:黑面神适量,煮水坐盆或阴道冲洗,每日 1 次。

③ 治慢性气管炎:黑面神(鲜)6g,东风橘、芒果叶各 15g,红糖 9g,水煎服,每日 1 剂。

4.69.7 丢了棒

CLAOXYLI INDICI RAMULUS

【别名】追风棍、咸鱼头、泡平桐

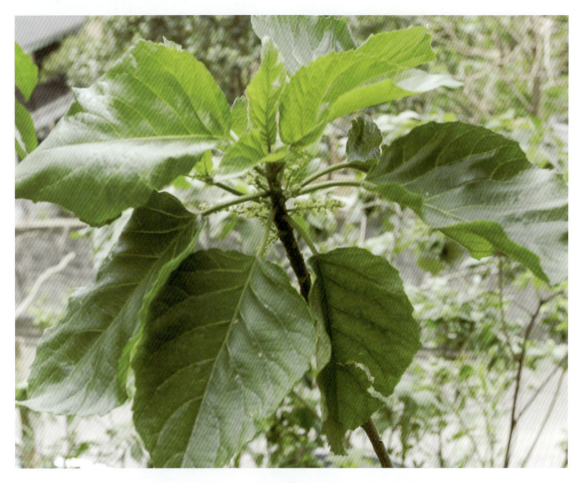

【基原】来源于大戟科 Euphorbiaceae 白桐树属 Claoxylon 白桐树 Claoxylon indicum (Reinw. ex Blume) Hassk.[Claoxylon polot (Burm. f.) Merr.] 的带叶嫩枝。

【植物特征】灌木或小乔木,高 3~9m。嫩枝被短柔毛。单叶互生,卵形至卵状长圆形,长 10~20cm,宽 6~13cm,顶端钝或短尖,基部楔形或圆钝或稍偏斜,边缘常有不规则锯齿,嫩叶被疏柔毛;叶柄长 5~14cm,顶部两侧各具 1 枚腺体。花单性,排成腋生总状花序;雄花序长 10~30cm;雌花序长 5~8cm;花无花瓣。雄花:数朵聚生;萼 3~4 裂,长约 2mm,外被柔毛;雄蕊 18~22。雌花:萼 3 裂,裂片三角形,外面被柔毛;子房密被柔毛,2~3 室,每室胚珠 1,花柱 3,离生。蒴果球形,宽约 8mm,被柔毛,成熟时 3 裂,红色。花、果期 3~12 月。

【生境】生于平原区或沿河谷疏林或灌木林。

【分布】香港、广东、海南、广西、云南等地。东南亚各国、印度均有分布。

【采集加工】全年均可采收。割取嫩枝叶,晒干。

【药材性状】本品嫩枝呈圆柱形,黄绿色,有时可见紫色斑晕,有直条纹,被短柔毛,皮孔多数,黄白色;体轻,质脆,易折断,髓部大,占断面的 1/3~1/2。叶多皱缩、脱落或破碎,完整叶片展平后常为宽卵形，基部圆，边缘具不规则的粗齿，下面被柔毛，叶脉常呈紫红色；叶柄长，顶端两侧各有一腺体。气微香，味微咸而涩。以枝嫩、色黄绿、叶多者为佳。

【性味归经】味辛、微苦，性平；有毒。归脾、胃经。

【功能主治】祛风除湿，消肿止痛。治风湿性关节炎，腰腿痛，跌打肿痛，脚气水肿。外用治烧、烫伤，外伤出血。

【用法用量】12~18g。外用适量，叶煎水洗、湿敷患处，或研粉撒患处，或鲜叶捣烂敷患处。

【注意】孕妇禁用。

【附方】烧伤：①粉剂：丢了棒叶晒干研粉，消毒备用。②水剂：丢了棒叶水煎2次，合并煎液，浓缩至1:1（药液体积与药材质量之比），备用。先用水剂冲洗清洁创伤面，然后撒上药粉包扎，每日换药1次。

【附注】白桐树的根和茎在广东亦按丢了棒入药。味辛、微苦，性平。功能和丢了棒枝叶有些相同。

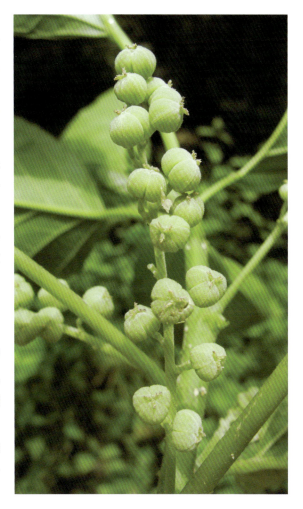

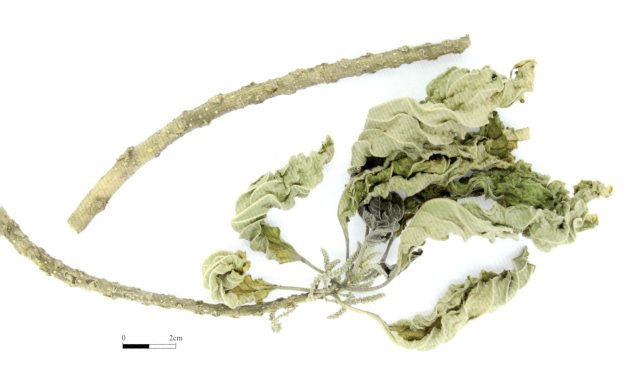

4.69.8 蝴蝶果

CLEIDIOCARPI CAVALERIEI FRUCTUS

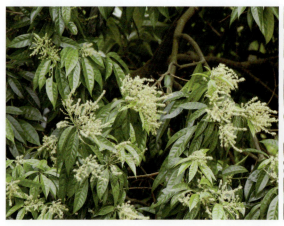
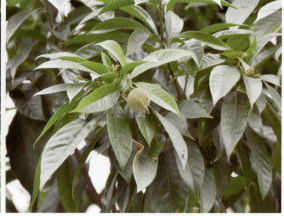

【基原】来源于大戟科 Euphorbiaceae 蝴蝶果属 Cleidiocarpon 蝴蝶果 Cleidiocarpon cavaleriei（Lévl.）Airy Shaw 的果实入药。

【形态特征】乔木，高达 25m。叶纸质，椭圆形，长 6~22cm，宽 1.5~6cm，顶端渐尖，稀急尖，基部楔形；小托叶 2 枚，钻状；托叶钻状，长 1.5~2.5mm，有时基部外侧有 1 个腺体；叶柄长 1~4cm，顶端枕状，基部具叶枕。圆锥状花序，长 10~15cm，雄花 7~13 朵密集成的团伞花序，疏生于花序轴，雌花 1~6 朵，生于花序的基部或中部，苞片披针形，长 2~4（8）mm。雄花：花萼裂片 4~5 枚，长 1.5~2mm；雄蕊 4~5 枚，花丝长 3~5mm，花药长约 0.5mm；不育雌蕊柱状，长约 1mm；花梗短或几无。雌花：萼片 5~8 枚，卵状椭圆形或阔披针形，长 3~5mm；

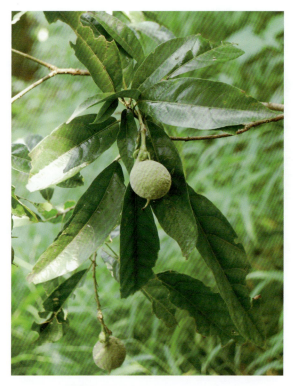

被短茸毛；副萼 5~8 枚，披针形或鳞片状，长 1~4mm，早落；子房被短茸毛，2 室，常 1 室发育，1 室仅具痕迹，花柱长约 7mm，上部 3~5 裂，裂片叉裂为 2~3 枚短裂片，密生小乳头。果呈偏斜的卵球形或双球形，具微毛，直径约 3cm 或 5cm，基部骤狭呈柄状，长 0.5~1.5cm，花柱基喙状，外果皮革质，中果皮薄革质，不开裂。花果期 5~11 月。

【生境】栽培。

【分布】广西、广东、海南、云南、贵州。越南也有分布。

【采集加工】秋季采收，将果实晒干。

【性味归经】味微苦、涩，性凉。

【功能主治】清热解毒，利咽。治咽喉炎，扁桃体炎。

【用法用量】10~15g，水煎服。

4.69.9 棒柄花

CLEIDII BREVIPETIOLATI CORTEX

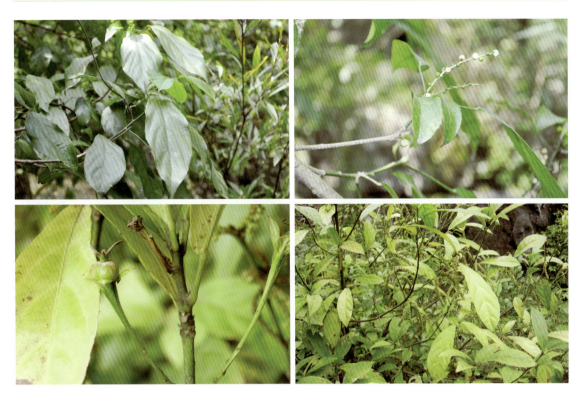

【基原】来源于大戟科 Euphorbiaceae 棒柄花属 *Cleidion* 棒柄花 *Cleidion brevipetiolatum* Pax et Hoffm. 的树皮入药。

【形态特征】小乔木，高 5~12m。叶薄革质，互生或近对生，倒卵形或披针形，长 7~21cm，宽 3.5~7cm，顶端短渐尖，向基部渐狭，基部钝，具斑状腺体数个，叶背面的侧脉腋具髯毛，上半部边缘具疏锯齿；侧脉 5~9 对；叶柄常长 1~3cm，有的短，长 3~8mm；托叶披针形，长约 3mm，早落。雌雄同株，雄花序腋生，长 5~9（20）cm，雄花 3~7 朵簇生于苞腋，苞片阔三角形，长 1.5mm，小苞片三角形，长 0.5mm。雌花，单朵腋生，花梗长 2~3.5（7）cm，基部具苞片 2~3 枚，三角形，长 1.5~2mm；果梗棒状，长 3~7.5cm。雄花：萼片 3 枚，椭圆形，长 2~2.5mm；雄蕊（40）55~65 枚，花丝长约 1mm，花药 4 室；花梗长 1~1.5mm，具关节，被微柔毛。雌花：萼片 5 枚，不等大，其中 3 枚披针形，长 6~7（20）mm，宽 2~3（6）mm，2 枚三角形，长 2~4mm，宽 0.5~1.5mm，花后增大；子房球形，密生黄色毛，花柱 3 枚，线状。蒴果扁球形，直径 1.2~1.5cm。花果期 3~10 月。

【生境】生于石灰岩山或山地常绿林中。

【分布】香港、广东、海南、广西、云南、贵州。越南也有分布。

【采集加工】夏、秋采收，将树皮晒干。

【性味归经】味苦，性寒。

【功能主治】利湿解毒，清热解表。治风热感冒，咽喉肿痛。

【用法用量】9~12g，水煎服。

4.69.10 鸡骨香

CROTI CRASSIFOLII RADIX

【别名】鸡脚香、驳骨消

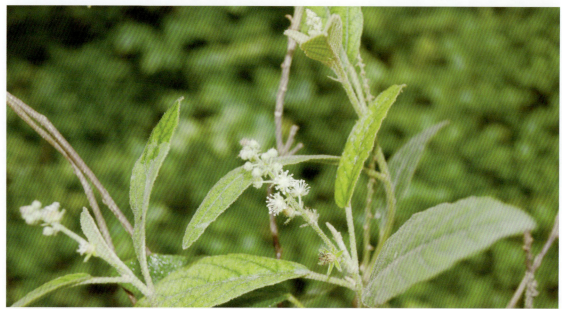

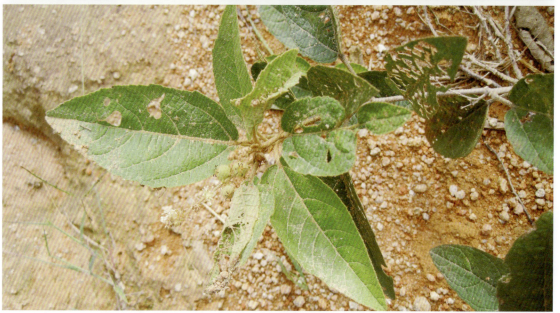

【基原】来源于大戟科 Euphorbiaceae 巴豆属 Croton 鸡骨香 Croton crassifolius Geisel. 的根入药。

【植物特征】小灌木，高 30~50cm，密被淡黄色星状毛。根粗壮，黄褐色。叶互生，卵状披针形或椭圆形，长 4~10cm，宽 2~6cm，顶端钝，基部圆或微心形，边缘稍有锯齿，齿间有腺体；基出脉 3~5 条；叶柄顶端有 2 枚具柄的杯状腺体。花雌雄同株，排成顶生的总状花序，雄花生于上部，雌花生于下部；雄花花蕾球形，花萼裂片卵形；花瓣长圆形，边缘有绵毛；雄蕊 20 枚；雌花花萼裂片披针形，边缘有具柄小腺体；无花瓣；花柱3枚，每枚4深裂。蒴果球形，直径约1cm，被星状毛，开裂为3个2裂分果爿。花期11月至翌年6月。

【生境】生于空旷荒地上。

【分布】我国华南和西南各地。印度和中南半岛余部也有分布。

【采集加工】全年可采。挖取根部，除净地上部分及须根、泥土，洗净，切成短段，晒干。

【药材性状】本品呈条状圆柱形，多已切成长2.5~4cm的短段，直径0.3~0.8cm，表面灰黄色，表皮稍粗糙，极易成碎片状脱落；质脆，易折断，断面黄色，木质部甚脆。气微香，味苦涩。以根条粗、色黄、气香者为佳。

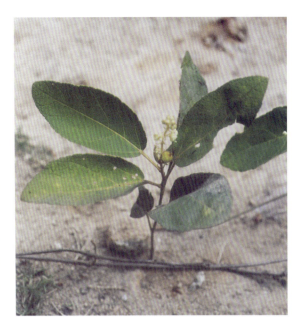

【性味归经】味辛、苦，性温。归脾、胃、肝经。

【功能主治】行气止痛，舒筋活络，祛风消肿。治风湿性关节痛，腰腿痛，胃痛，腹痛，疝气痛，痛经，黄疸，慢性肝炎，跌打肿痛。

【用法用量】9~15g，水煎服或研粉末，开水送服（0.9~1.5g）。

【附方】治胃、十二指肠溃疡：鸡骨香、两面针、高良姜、海螵蛸（乌贼骨）粉各6g，石菖蒲、甘草各3g。共研为细末，炼蜜为丸，每丸重6g。每次服1丸，每日3次，15日为1个疗程。

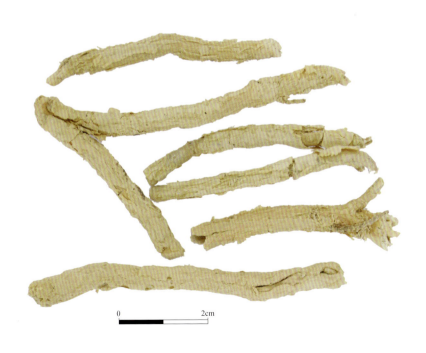

4.69.11 小叶双眼龙

CROTI LACHNOCARPI RADIX

【别名】漆大伯

【基原】来源于大戟科 Euphorbiaceae 巴豆属 *Croton* 毛果巴豆 *Croton lachnocarpus* Benth. 的根入药。

【形态特征】小灌木，高 1~1.5m；茎、枝灰黄色，被星状毛。叶互生，或上部有时数片聚集呈假轮生状，厚纸质，狭卵形或长椭圆形，长 5~10cm，宽 1.5~2.5cm，顶端短尖或短渐尖，基部圆，边缘有疏锯齿，齿端具腺体，老时上面近无毛；叶脉基部 3 出，最外 1 对弧形上升几达叶片

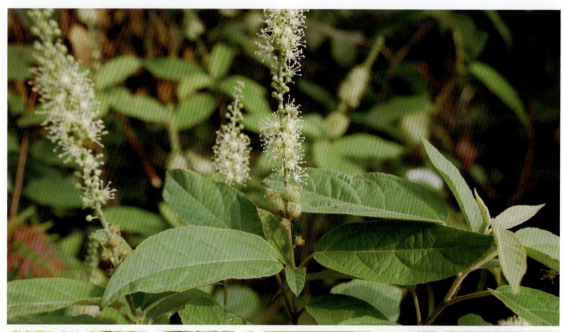

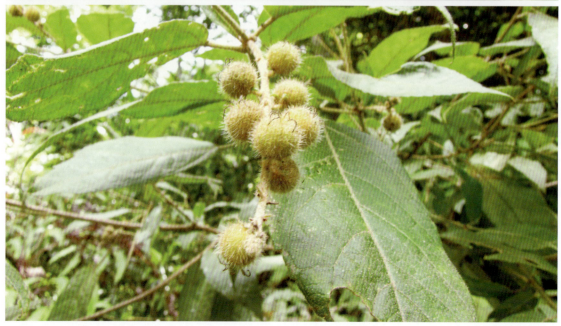

之顶，中脉中上部的 2 对侧脉短，斜举，网脉明显，网眼大；叶柄长约 3cm，顶端有 2 枚具柄的杯状腺体。总状花序顶生，长 7~15cm；花单性，雌雄同株并同序。雄花多数，密集于花序轴上部；花萼于蕾期呈球形，开放时 5 裂；花瓣 5 片，长圆形；雄蕊 10~20 枚，着生于花托上，雌花小，着生于花序轴的基部；花萼 5 裂；花瓣小；花柱 3 枚，各 2 裂。蒴果扁球形，直径达 1cm，被星状茸毛与长硬毛。

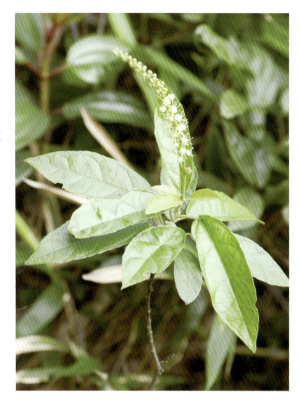

【生境】生于山坡、草地或灌丛中。

【分布】江西、湖南、贵州、广东、海南、香港、广西。

【采集加工】秋季采收，挖取根部，洗净，切片晒干。

【药材性状】本品为不规则的圆柱形斜片，长约 3.5cm，直径约 3cm，灰黄色或灰褐色，具不规则的纵皱纹，皮孔呈点状凸起，灰白色；切面有同心环纹，微具放射状纹理，木部淡黄色，皮部灰黄白色或灰棕色，易剥离；嘴嚼之有灼舌感。气微，味辛苦。以灰黄色、质坚、味辛苦者为佳。

【性味归经】味辛、苦，性温；有小毒。归肝、脾经。

【功能主治】祛风除湿，散瘀消肿。治风湿性关节痛，跌打肿痛，毒蛇咬伤。

【用法用量】9~15g，水煎或浸酒服。外用适量，鲜叶捣烂敷患处。

【注意】孕妇忌服。

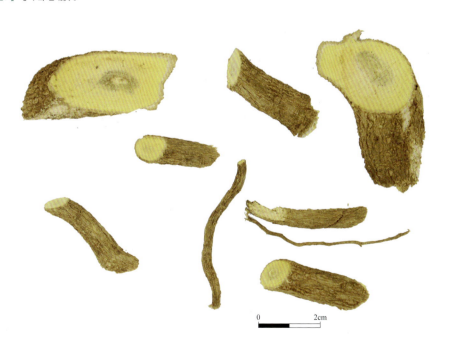

4.69.12 巴豆

CROTONIS FRUCTUS

【别名】江子、双眼龙

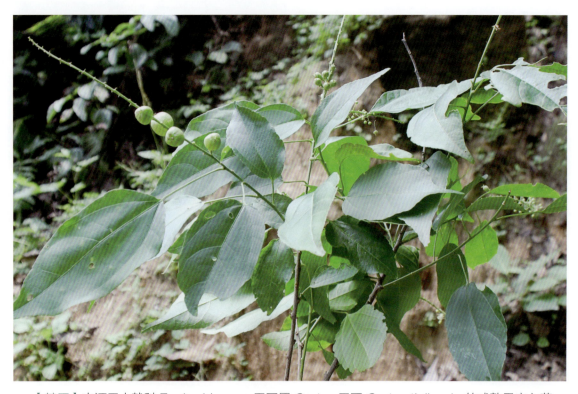

【基原】来源于大戟科 Euphorbiaceae 巴豆属 Croton 巴豆 Croton tiglium L. 的成熟果实入药。

【植物特征】常绿小乔木。高 3~5m。幼枝被星状毛。叶互生，膜质，卵形或长卵形，长 5~13cm，宽 3~6cm，顶端渐尖，基部钝圆，边缘有细齿，无毛或疏生星状毛；基出脉 3 条，中脉中上部有 2~3 对侧脉，网脉明显；叶柄长 2~5cm；腺体 2，无柄，着生在叶片近基的两侧边缘上。花春夏开，绿色，单性同株，排成顶生的总状花序；雄花生于花序上部；花萼裂片 5，卵形；花瓣 5 片，与花萼等长；雄蕊 15~20 枚，绕花盘边缘着生；雌花生于花序轴下部；花萼裂片 5，长圆形，有星状毛；无花瓣；子房倒卵形，密被星状毛。蒴果倒卵形，具 3 钝角；种子长卵形，淡黄色。花期 4~6 月；果期 7~9 月。

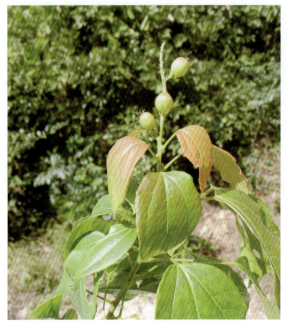

【生境】生于山地林中。

【分布】我国长江以南各地。亚洲南部和东南部均有分布。

【采集加工】秋季果实成熟、但尚未开裂时

采摘，晒干。

【药材性状】本品呈卵圆形，有纵沟 6 条和 3 钝棱，长 1.8~2.2cm，直径 1.4~2cm。表面灰黄色或黄棕色，粗糙，顶端平截，基部有萼和果梗痕。果皮薄，质硬而脆。果实 3 室，间有 4 室，每室含种子 1 枚。种子椭圆形至卵形，略扁，有隆起的种脊，外种皮薄而脆，内种皮白色，薄膜状。种仁黄白色，子叶 2 片，油质。气微弱，味初微涩，后有持久辛辣感。以颗粒大、皮薄、灰黄色、种子饱满、种仁黄白色者为佳。

【性味归经】味辛，性热；有大毒。归胃、大肠经。

【功能主治】泻下化积，逐水消肿。治寒积停滞，胸腹胀满。外用治恶疮、疥癣和疣痣。

【用法用量】0.15~0.3g，水煎服。内服常入丸、散。外用适量，研末涂患处，或捣烂以纱布包擦患处。

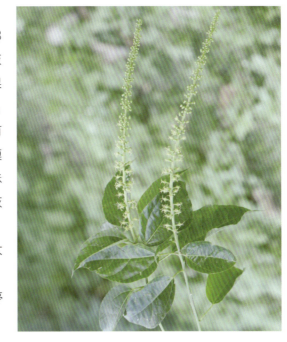

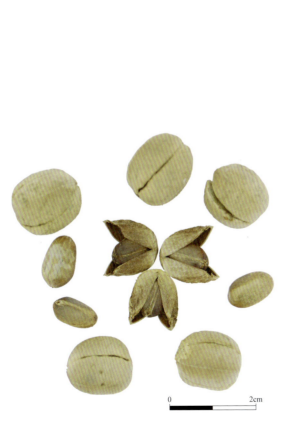

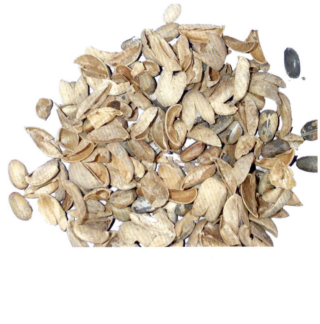

4.69 大戟科　073

4.69.13 黄桐

ENDOSPERMI CHINENSIS RADIX ET CORTEX

【别名】黄虫树

【基原】来源于大戟科 Euphorbiaceae 黄桐属 *Endospermum* 黄桐 *Endospermum chinense* Benth. 的树皮、根和叶入药。

【形态特征】乔木，高 6~20m，树皮灰褐色；嫩枝、花序和果均密被灰黄色星状微柔毛；小枝的毛渐脱落，叶痕明显，灰白色。叶薄革质，椭圆形至卵圆形，长 8~20cm，宽 4~14cm，顶端短尖至钝圆形，基部阔楔形、钝圆、截平至浅心形，全缘，两面近无毛或下面被疏生微星状毛，基部有 2 枚球形腺体；侧脉 5~7 对；叶柄长 4~9cm；托叶三角状卵形，长 3~4mm，具毛。花序生于枝条近顶部叶腋，雄花序长 10~20cm，雌花序长 6~10cm，苞片卵形，长 1~2mm；雄花：花萼杯状，有 4~5 枚浅圆齿；雄蕊 5~12 枚，2~3 轮，生于长约 4mm 的突起花托上，花丝长约 1mm。雌花：花萼杯状，长约 2mm，具 3~5 枚波状浅裂，被毛，宿存；花盘环状，2~4 齿裂；子房近球形，被微茸毛，2~3 室，花柱短，柱头盘状。果近球形，直径约 10mm，果皮稍肉质；种子椭圆形，长约 7mm。花期 5~8 月；果期 8~11 月。

【生境】生于山脊、斜坡林中。

【分布】广东、香港、海南、福建、广西、云南。印度、缅甸、泰国、越南也有分布。

【采集加工】夏、秋季采收，树皮、叶、根晒干。

【性味归经】味苦，性寒；有毒。

【功能主治】舒筋活络，祛瘀生新，消肿镇痛。治风寒湿痹；根治黄疸性肝炎。

【用法用量】6~10g，水煎服。

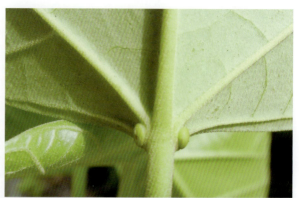
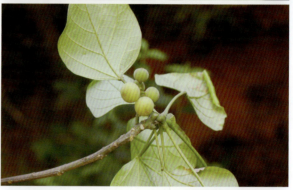
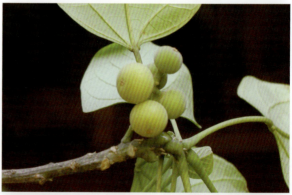
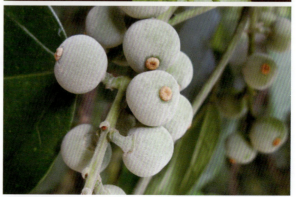

4.69.14 乳浆大戟

EUPHORBIAE ESULAE HERBA

【别名】猫眼草、烂疤眼、华北大戟、新疆大戟

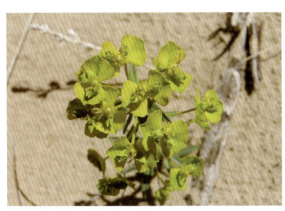
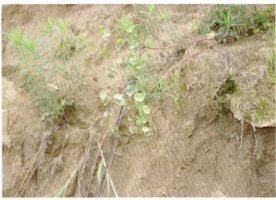

【基原】来源于大戟科 Euphorbiaceae 大戟属 Euphorbia 乳浆大戟 Euphorbia esula L. 的全草入药。

【形态特征】多年生草本，高 30~60cm，直径 3~5mm；不育枝常发自基部，较矮，有时发自叶腋。叶线形至卵形，变化极不稳定，长 2~7cm，宽 4~7mm，顶端尖或钝尖，基部楔形至平截；无叶柄；不育枝叶常为松针状，长 2~3cm，直径约 1mm；无柄；总苞叶 3~5 枚，与茎生叶同形；伞幅 3~5，长 2~4（5）cm；苞叶 2 枚，常为肾形，长 4~12mm，宽 4~10mm，顶端渐尖或近圆，基部近平截。花序单生于二歧分枝的顶端，基部无柄；总苞钟状，高约 3mm，直径 2.5~3.0mm，边缘 5 裂，裂片半圆形至三角形，边缘及内侧被毛；腺体 4，新月形，两端具角，角长而尖或短而钝，变异幅度较大，褐色；雄花多枚，苞片宽线形，无毛；雌花 1 枚，子房柄明显伸出总苞之外；子房光滑无毛；花柱 3 枚，分离；柱头 2 裂。蒴果三棱状球形，长与直径均为 5~6mm，具 3 个纵沟；花柱宿存；成熟时分裂为 3 个分果爿。种子卵球状，长 2.5~3.0mm，直

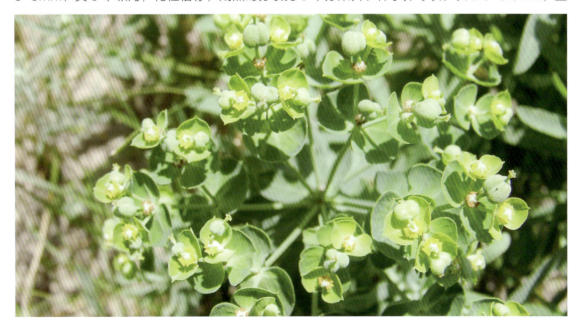

径2.0~2.5mm，成熟时黄褐色。花果期4~10月。

【生境】生于路旁、杂草丛、山坡、林下、河沟边、荒山、沙丘及草地。

【分布】我国除西南部高寒地区外，南北各地均产。欧洲中部和北部也有分布。

【采集加工】夏、秋季采收，将全草晒干。

【性味归经】味微苦，性平；有毒。

【功能主治】利尿消肿，散结，杀虫。治水肿，臌胀，瘰疬，皮肤瘙痒。

【用法用量】1~2g，水煎服。外用鲜品捣烂敷患处。

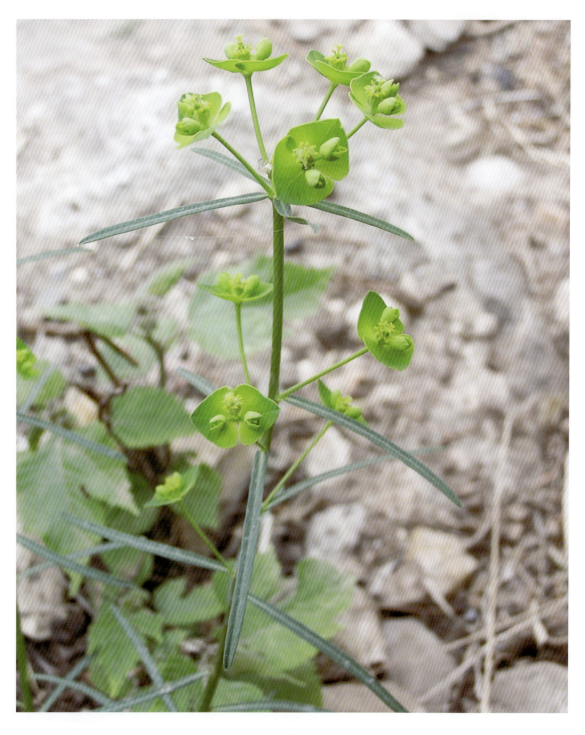

4.69.15　泽漆

EUPHORBIAE HELIOSCOPIAE HERBA

【别名】猫儿眼、猫眼草

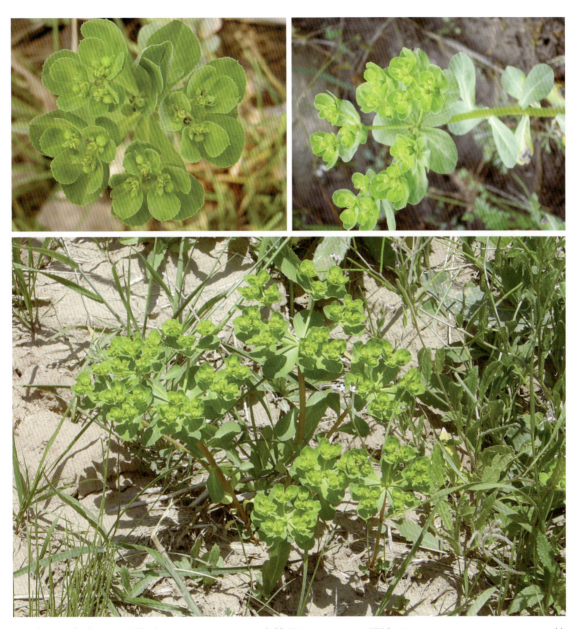

【基原】来源于大戟科 Euphorbiaceae 大戟属 Euphorbia 泽漆 Euphorbia helioscopia L. 的带根全草入药。

【形态特征】一年生或二年生草本，高 20~30cm，全株含有白色乳汁。茎基部多分枝，枝斜升，无毛或略有微疏毛，基部带紫红色，上部淡绿色。单叶互生，叶片倒卵形或匙形，长 1~3cm，宽 0.5~1.5cm，顶端钝圆或微凹，基部楔形，边缘在中部以上有细锯齿；茎顶端有 5 片轮生的叶状苞片，与茎叶相似，但较大；花无花被，多歧聚伞花序顶生，有 5 伞梗，每伞梗再分 2~3 小伞梗，分枝处有 3 枚轮生倒卵形苞叶，每小伞梗又第三回分为 2 叉状；总苞萼状，钟形，顶端 4 浅裂，有 4 枚腺体，肾形，着生于裂片弯缺处；雌花单生于总苞的中央，具长的子房柄，通常伸出总苞之外；子房 3 室，每室有 1 胚珠；花柱 3，基部多少合生。蒴果卵圆形，光滑无毛；种子卵形，表面有凸起的网纹，褐色。花期 5~6 月；果期 7~8 月。

【生境】生于山坡荒地、沟边、路边、旷野草丛及田地中。

【分布】除新疆、西藏外，全国大部分地区均有分布。

【采集加工】5~7 月开花时采收带根全草，除去泥沙，晒干。

【性味归经】味辛、苦，性凉；有毒。

【功能主治】行水消肿，化痰止咳，散结，截疟。治腹水肿满，小便不利，肺热咳嗽，痰饮喘咳，疟疾，菌痢，瘰疬，结核性瘘管，无名肿毒。

【用法用量】4.5~9g，水煎服。外用适量，熬膏涂敷患处。

【附方】① 治腹水胀满：泽漆 9g，泽泻、白术各 12g，茯苓、车前子各 15g，水煎服。

② 治肺热咳嗽：泽漆 6g，黄芩 9g，鱼腥草、桑白皮各 15g，水煎服。

③ 治淋巴结结核、结核性肛瘘：泽漆全草适量，水煎过滤，浓缩成流浸膏，涂于患处。

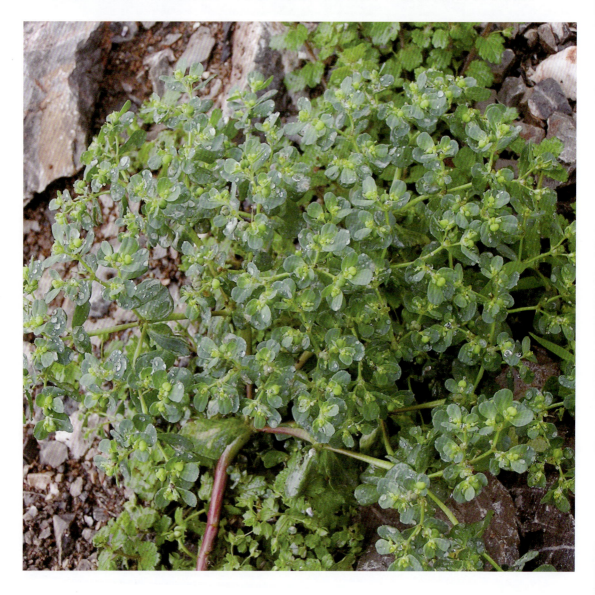

4.69.16 白苞猩猩草

EUPHORBIAE HETEROPHYLLAE HERBA

【别名】一品红、叶象花

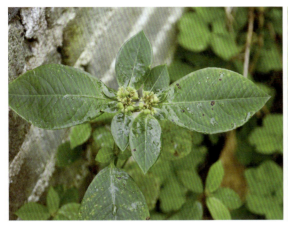
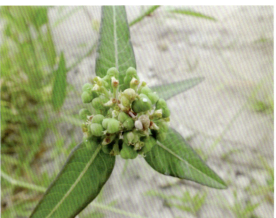

【基原】来源于大戟科 Euphorbiaceae 大戟属 Euphorbia 白苞猩猩草 Euphorbia heterophylla L. 的全草入药。

【形态特征】多年生草本，茎直立，高达 1m，被柔毛。叶互生，卵形至披针形，长 3~12cm，宽 1~6cm，顶端尖或渐尖，基部钝至圆，边缘具锯齿或全缘，两面被柔毛；叶柄长 4~12mm；苞叶与茎生叶同形，较小，长 2~5cm，宽 5~15mm，绿色或基部白色。花序单生，基部具柄，无毛；总苞钟状，高 2~3mm，直径 1.5~5mm，边缘 5 裂，裂片卵形至锯齿状，边缘具毛；腺体常 1 枚，偶 2 枚，杯状，直径 0.5~1mm。雄花多枚；苞片线形至倒披针形；雌花 1 枚，子房柄不伸出总苞外；子房被疏柔毛；花柱 3 枚；中部以下合生；柱头 2 裂。蒴果卵球状，长 5~5.5mm，直径 3.5~4mm，被柔毛。种子棱状卵形，长 2.5~3mm，直径约 2.2mm，被瘤状突起，灰色至褐色；无种阜。花果期 2~11 月。

【生境】逸生于海滨或村落的荒地、疏林下。

【分布】我国南部各地栽培或逸为野生。原产墨西哥和古巴等国。

【采集加工】夏、秋采收，全株晒干。

【性味归经】味苦、涩，性寒；有毒。

【功能主治】调经止血，止咳，接骨，消肿。治月经过多，风寒咳嗽，跌打损伤。外用治出血，骨折。

【用法用量】3~9g，水煎服。外用鲜品适量捣烂敷患处，2~3 天换药一次。

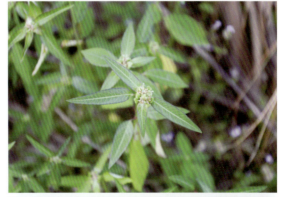
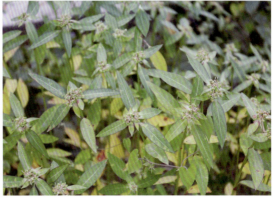

4.69.17　飞扬草

EUPHORBIAE HIRTAE HERBA

【别名】大乳汁草、大飞扬、节节花

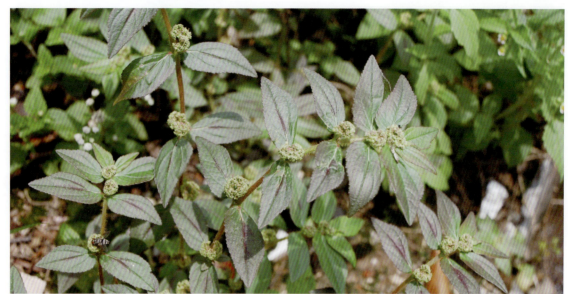

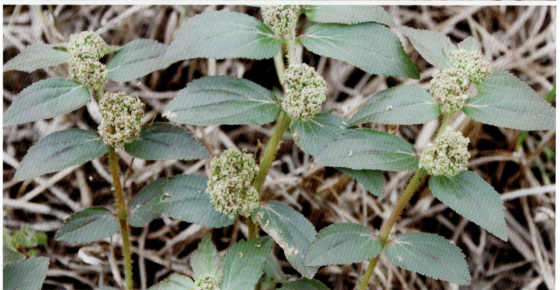

【基原】来源于大戟科 Euphorbiaceae 大戟属 Euphorbia 飞扬草 Euphorbia hirta L. 的全草入药。

【形态特征】为一年生草本，高 15~50cm，含白色乳汁，常淡红色或淡紫色，被长硬毛，基部分枝。单叶对生，长圆状被针形或卵状披针形，长 1~4cm，叶面中部常有紫斑，两面被毛；叶柄长 1~2mm；托叶小，披针形，边缘刚毛状撕裂。花序杯状，多数排列成密集的腋生头状花序，总花梗长约 0.5mm；总苞片钟状，外面密被短柔毛，顶 4 裂，腺体 4 枚，有白色花瓣状附属物；花单性，无花被，雌雄花生于同一总苞内；雌花单生于花序中央；雄花几朵位于雌花外围，每花仅 1 雄蕊。蒴果卵状三棱形，长 1.5mm，被短柔毛。花、果期 5~12 月。

【生境】生于村镇路旁或草地上。

【分布】我国南部各地。原产中美洲，现为世界热带地区杂草。

【采集加工】夏、秋二季采挖全草，洗净，晒干。

【药材性状】本品全长 15~50cm，地上部分被长硬毛。根细长而弯曲。茎近圆柱形，直径 1~3mm，表面黄褐色或浅棕红色；质脆，易折断，断面白色，中空。叶对生，常皱缩，易破碎，完整叶展平后椭圆状卵形或略近菱形，长 1~4cm，绿褐色，基部偏斜，边缘有细锯齿，有 3 条明显的基出叶脉。杯状聚伞花序密集成头状，腋生。蒴果卵状三棱形。无臭，味淡、微涩。以叶多、色绿者为佳。

【性味归经】味酸、辛，性凉；有小毒。归肺经、膀胱经、大肠经。

【功能主治】清热解毒，利湿止痒，通乳。治细菌性痢疾，阿米巴痢疾，肠炎，肠道滴虫，消化不良，支气管炎，肾盂肾炎。外用治湿疹、皮炎、皮肤瘙痒。

【用法用量】6~10g，水煎服。外用适量鲜品捣烂敷患处或煎水洗。

【注意】孕妇慎用。

【附方】① 治细菌性痢疾、急性肠炎、消化不良、肠道滴虫：飞扬草 20~40g。水煎，分 2~4 次口服。

② 治慢性气管炎：鲜飞扬草 30g，桔梗 9g。水煎 2 次，每次煎沸 2 小时，过滤，两次滤液混合浓缩至 60ml，加白糖适量。每次服 20ml，每日 3 次。10 天为一个疗程，连服两个疗程。

③ 治湿疹：飞扬草 1000g，黑面神 2000g，毛麝香 250g，加水 45000ml，煎成 15000ml。根据湿疹部位可选择坐浴、湿敷或外涂。有感染者加穿心莲内服。

④ 治脚癣：飞扬草 330g，白花丹 220g，小飞扬、乌桕叶、五色梅、杠板归各 110g。水煎 2 次，过滤去渣，浓缩成 1000ml。搽患处。

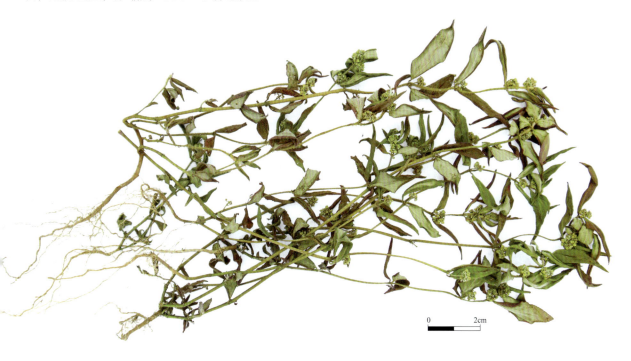

4.69.18 地锦草

EUPHORBIAE HUMIFUSAE HERBA

【别名】铺地锦、田代氏大戟

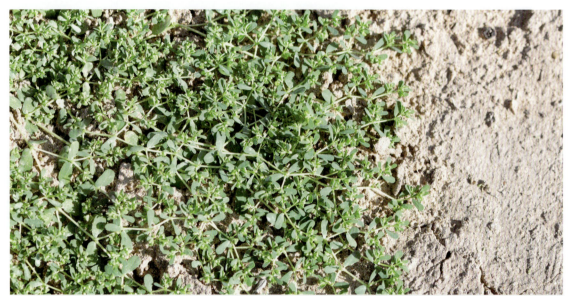

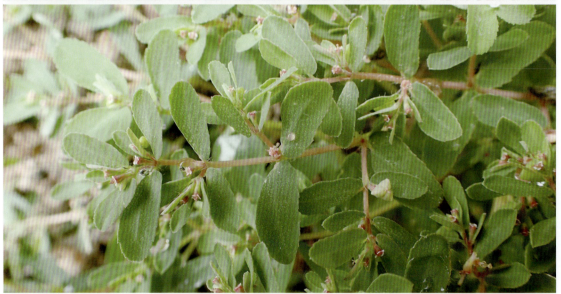

【基原】来源于大戟科 Euphorbiaceae 大戟属 *Euphorbia* 地锦草 *Euphorbia humifusa* Willd. 的全草入药。

【形态特征】一年生草本，高 10~15cm；茎纤细，匍匐，常自基部分枝，无毛，带紫红色。单叶对生，椭圆形，长 5~10mm，宽 4~5mm，顶端钝圆，基部偏斜，绿色或有时带紫红色，无毛或稍被毛。杯状聚伞花序单生于叶腋或侧枝顶端；总苞倒圆锥形，淡红色，4 裂，裂片长三角形，弯曲处有腺体 4 枚，横长圆形，具白色花瓣状附属物；雄花具 1 雄蕊，花丝短，无花被；雌花单生于花序中央，子房柄伸出总苞之外，无花被，子房 3 室，花柱 3，2 裂。蒴果由 3 个二瓣裂的分果瓣组成，三棱状球形；种子卵形，黑褐色，有白色粉霜，长约 1.2mm，宽约 0.7mm。花、果期 5~10 月。

【生境】生于荒地或路旁草地上。

【分布】黑龙江、陕西、河北、河南、安徽、江苏、浙江、湖北、湖南、广东、福建、四川、贵州。亚洲东部余部和欧洲也有分布。

【采集加工】夏、秋二季采收，除去杂质，晒干。

【药材性状】本品常皱缩卷曲；根细小。茎纤细，常自基部分枝，表面带紫红色，光滑无毛或疏生白色细柔毛；质脆，易折断，断面黄白色，中空。单叶对生，无柄或有淡红色短柄；叶片常皱缩或已脱落，完整叶片呈长椭圆形，长5~10mm，宽4~6mm，绿色或带紫红色，通常无毛或疏生细柔毛，顶端钝圆，基部偏斜，边缘具小锯齿。杯状聚伞花序腋生，细小。蒴果三棱状球形，表面光滑。种子细小，卵形，黑褐色。无臭，味微涩。以叶多、色绿、茎带紫红者为佳。

【性味归经】味辛，性平。归肝、大肠经。

【功能主治】清热解毒，利湿退黄，通经活血，止血消肿。治湿热痢疾，黄疸，咯血，吐血，血淋，便血，崩漏，乳汁不下，小儿疳积，跌打损伤，疮疡肿毒，毒蛇咬伤，烧、烫伤。

【用法用量】10~15g，水煎服。外用鲜品捣烂敷患处。

【注意】血虚无瘀及脾胃虚弱者慎用。

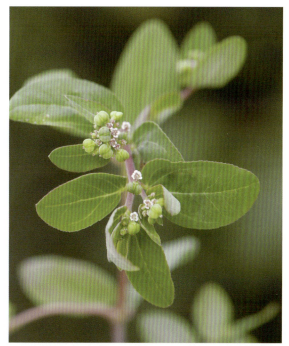

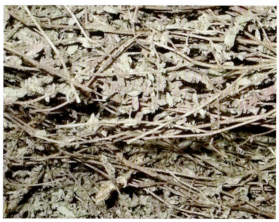

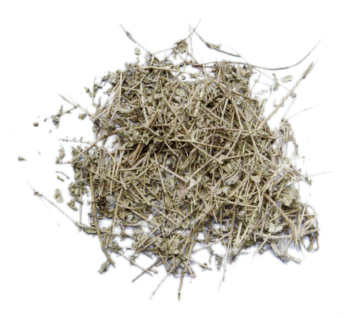

4.69.19 通奶草

EUPHORBIAE HYPERICIFOLIAE HERBA

【基原】来源于大戟科 Euphorbiaceae 大戟属 Euphorbia 通奶草 Euphorbia hypericifolia L. [E. indica Lam.] 的全草入药。

【形态特征】一年生草本。根纤细，长 10~15cm，直径 2~3.5mm，常不分枝，少数由末端分枝。茎直立，自基部分枝或不分枝，高 15~30cm，直径 1~3mm，无毛或被少许短柔毛。叶对生，狭长圆形或倒卵形，长 1~2.5cm，宽 4~8mm，顶端钝或圆，基部圆形，通常偏斜，不对

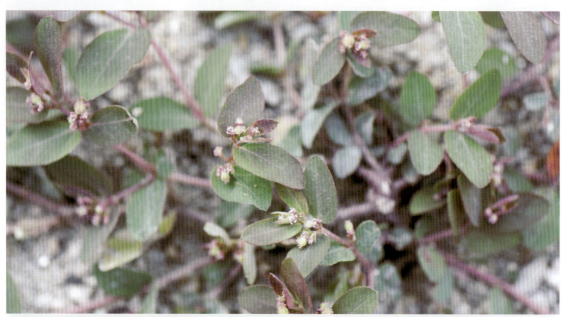

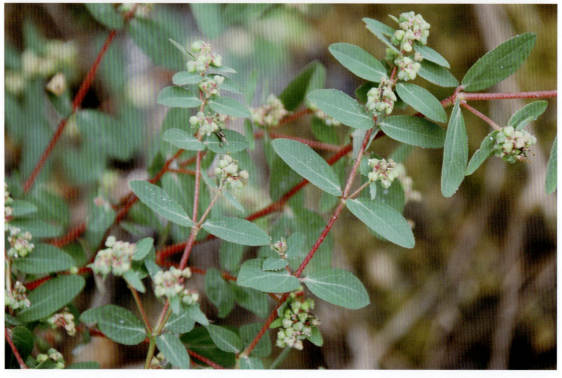

称，边缘全缘或基部以上具细锯齿，叶面深绿色，背面淡绿色，有时略带紫红色，两面被稀疏的柔毛，或叶面的毛早脱落；叶柄极短，长1~2mm；托叶三角形，分离或合生。苞叶2枚，与茎生叶同形。花序数个簇生于叶腋或枝顶，每个花序基部具纤细的柄，柄长3~5mm；总苞陀螺状，高与直径各约1mm或稍大；边缘5裂，裂片卵状三角形；腺体4枚，边缘具白色或淡粉色附属物。雄花数枚，微伸出总苞外；雌花1枚，子房柄长于总苞；子房三棱状，

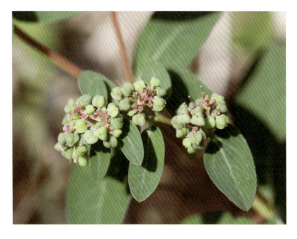

无毛；花柱3，分离；柱头2浅裂。蒴果三棱状，长约1.5mm，直径约2mm，无毛，成熟时分裂为3个分果爿。种子卵棱状，长约1.2mm，直径约0.8mm。花、果期8~12月。

【生境】生于路旁杂草地、旱地或石山山脚。

【分布】我国南部。世界热带地区余部也有分布。

【采集加工】夏、秋季采收，将全草晒干。

【性味归经】味辛、微苦，性平。

【功能主治】利尿，通乳，生肌。治刀伤出血，妇女乳汁不通，水肿，泄泻，痢疾，皮炎，烧、烫伤，疥癣。

【用法用量】15~30g，水煎服。外用鲜品捣烂敷患处。

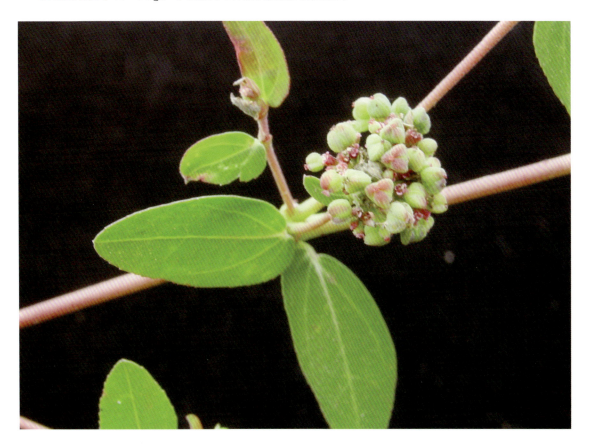

4.69.20　千金子

EUPHORBIAE SEMEN

【别名】续随子

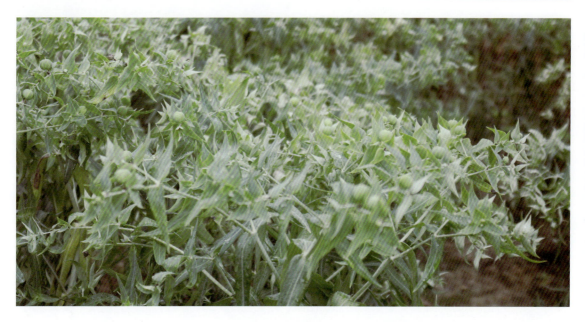

【基原】来源于大戟科 Euphorbiaceae 大戟属 *Euphorbia* 续随子 *Euphorbia lathyris* L. 的种子入药。

【形态特征】二年生草本。全株无毛。根柱状，长 20cm 以上，直径 3~7mm，侧根多而细。茎直立，基部单一，略带紫红色，顶部二歧分枝，灰绿色，高可达 1m。叶交互对生，于茎下部密集，于茎上部稀疏，线状披针形，长 6~10cm，宽 4~7mm，顶端渐尖或尖，基部半抱茎，全缘；

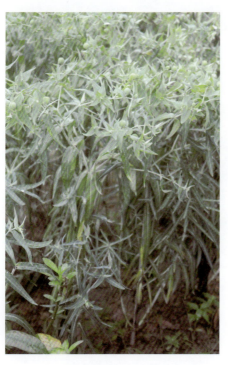

侧脉不明显；无叶柄；总苞叶和茎叶均为 2 枚，卵状长三角形，长 3~8cm，宽 2~4cm，顶端渐尖或急尖，基部近平截或半抱茎，全缘，无柄。花序单生，近钟状，高约 4mm，直径 3~5mm，边缘 5 裂，裂片三角状长圆形，边缘浅波状；腺体 4 枚，新月形，两端具短角，暗褐色。雄花多数，伸出总苞边缘；雌花 1 枚，子房柄几与总苞近等长；子房光滑无毛，直径 3~6mm；花柱细长，3 枚，分离；柱头 2 裂。蒴果三棱状球形，长与直径各约 1cm，光滑无毛，花柱早落，成熟时不开裂。种子柱状至卵球状，长 6~8mm，直径 4.5~6.0mm，褐色或灰褐色，无皱纹，具黑褐色斑点。花期 4~7 月；果期 6~9 月。

【生境】生于路旁、旷野。

【分布】吉林、辽宁、内蒙古、河北、陕西、甘肃、新疆、山东、江苏、安徽、浙江、江西、福建、河南、湖北、湖南、广西、四川、贵州、云南。

【采集加工】夏、秋二季果实成熟时采收，除去杂质，晒干。

【药材性状】本品呈椭圆形或倒卵形，长约 5mm，直径约 4mm。表面灰棕色或灰褐色，具不规则网状皱纹，网孔凹陷处灰黑色，形成细斑点。一侧有纵沟状种脊，顶端为突起的种阜或具脱落后的疤痕。种皮薄脆，种仁白色或黄白色，富油质。气微，味辛。

【性味归经】味辛，性温；有毒。归肝、肾、大肠经。

【功能主治】泻下逐水，破血消癥，解毒杀虫。治水肿，二便不利，经闭，疥癣癫疮，痈肿，毒蛇咬伤。

【用法用量】1~2g，去壳，去油用，多入丸、散服。外用适量捣烂敷患处。

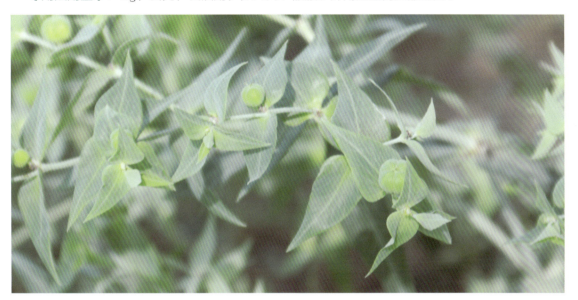

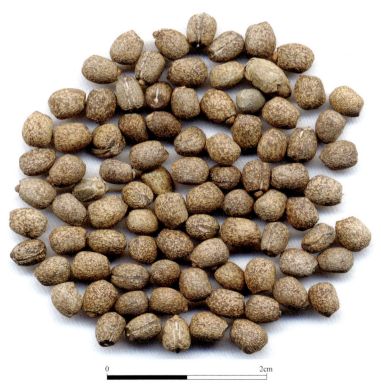

4.69.21 京大戟

EUPHORBIAE PEKINENSIS RADIX

【别名】龙虎草

【基原】来源于大戟科 Euphorbiaceae 大戟属 *Euphorbia* 大戟 *Euphorbia pekinensis* Rupr. 的根入药。

【形态特征】多年生草本，全株具乳汁。根圆锥形；初春根头萌发红芽后抽茎。茎高 30~90cm，单一或上部分枝，全株被白色短柔毛。单叶互生，近无柄，叶片长椭圆形或披针形，长 3~7cm，宽 5~12mm，全缘，顶端钝，背面稍被白粉，主脉乳白色而明显。伞形花序顶生或腋生，花黄绿色，顶生者有 5 伞梗，基部具轮生的卵形或卵状披针形苞片 5 枚，花序呈杯状，雌雄花均无花被，同生于坛形总苞片中，顶端 4 裂，内有雄花多数，每花仅由 1 雄蕊组成，中央有雌花 1 枚，具 1 雌蕊，常伸出总苞而下垂；子房球形，3 室。蒴果三棱状球形，表面有疣状突起。种子卵形，灰褐色，光滑。花期 4~5 月；果期 6~9 月。

【生境】生于山坡路旁、荒地、草丛、林缘及疏林下。

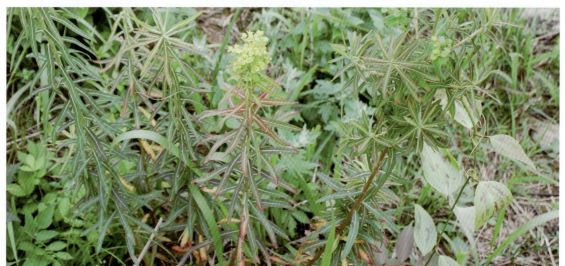

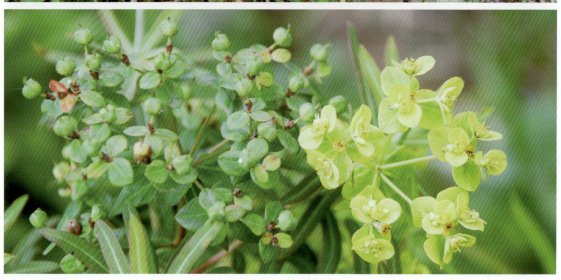

【分布】我国除新疆、西藏外，其余省区有分布。朝鲜和日本也有分布。

【采集加工】秋、冬二季采挖，除去茎芽及须根，洗净，晒干。

【药材性状】本品呈不规则的长圆锥形，略弯曲，常有分枝，长10~20cm，直径1~3cm，根头部膨大，有多数残留茎基及芽痕，表面灰棕色或棕褐色，粗糙，具纵纵皱纹和横向皮孔样凸起；支根少，多扭曲。质坚硬，不易折断，断面类白色或淡黄色，纤维性。气微，味微苦涩。以身干、根粗壮、断面色白、无泥沙、无须根者为佳。

【性味归经】味苦，性寒；有毒。归肺、脾、肾经。

【功能主治】泻水逐饮。治肾炎水肿，胸腔积液，腹水，血吸虫病硬肝化，痰饮积聚，气逆喘咳，二便不利。外用治疗疮疖痛。

【用法用量】1.5~3g。入丸、散服，每次1g；内服醋制用。外用鲜叶适量，捣烂敷患处。

【注意】孕妇及体弱者忌服。

【附方】① 治急、慢性肾炎水肿：京大戟洗净，刮去粗皮，切片，每500g加食盐9g，加水混匀，烘干呈淡黄色，研成细粉，装入胶囊内，每次1.5~2g，日服2次，隔日服1次，空腹时用温开水送服。6~9次为一疗程。禁食生冷、辛辣、鱼腥等。

② 治肝硬化腹水：京大戟洗净晒干，研粉，焙成咖啡色，装入胶囊，每粒0.3g，每3~7天服1次，每次10粒，儿童酌减。早饭后2小时用温开水送服，连服至腹水消失。腹水消失后可服人参荣丸调理。

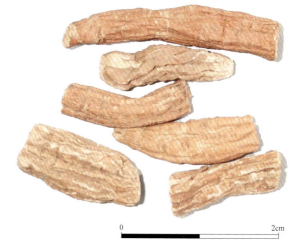

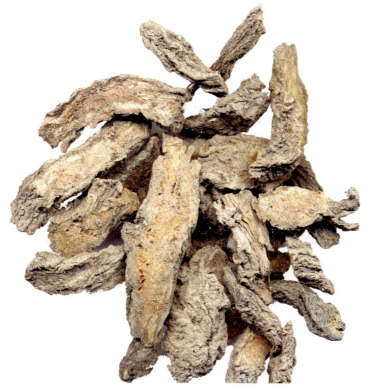

4.69.22 千根草

EUPHORBIAE THYMIFOLIAE HERBA

【别名】细叶飞扬草、小乳汁草、苍蝇翅

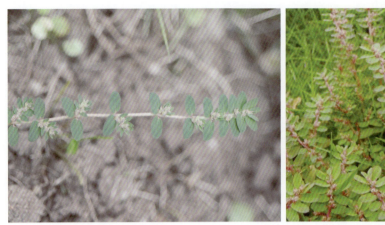
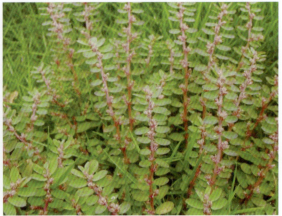

【基原】来源于大戟科 Euphorbiaceae 大戟属 *Euphorbia* 千根草 *Euphorbia thymifolia* L. 的全草入药。

【形态特征】一年生草本。根纤细，长约 10cm，具多数不定根。茎纤细，常呈匍匐状，自基部极多分枝，长可达 10~20cm，直径仅 1~2（3）mm，被稀疏柔毛。叶对生，椭圆形、长圆形或倒卵形，长 4~8mm，宽 2~5mm，顶端圆，基部偏斜，不对称，呈圆形或近心形，边缘有细锯齿，稀全缘，两面常被稀疏柔毛，稀无毛；叶柄极短，长约 1mm，托叶披针形或线形，长 1~1.5mm，易脱落。花序单生或数个簇生于叶腋，具短柄，长 1~2mm，被稀疏柔毛；总苞狭钟

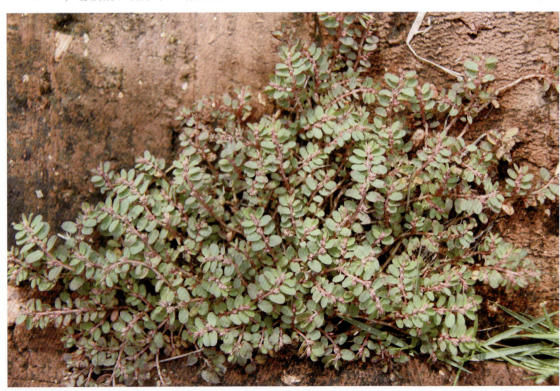

状至陀螺状，高约1mm，直径约1mm，外部被稀疏的短柔毛，边缘5裂，裂片卵形；腺体4枚，被白色附属物；雄花少数，微伸出总苞边缘；雌花1枚，子房柄极短；子房被贴伏的短柔毛；花柱3枚，分离；柱头2裂。蒴果卵状三棱形，长约1.5mm，直径1.3~1.5mm，被贴伏的短柔毛，成熟时分裂为3个分果爿。种子长卵状四棱形，长约0.7mm，直径约0.5mm，暗红色，每个棱面具4~5个横沟；无种阜。花、果期6~11月。

【生境】生于山坡草地、村边路旁沙质土上。

【分布】我国南部各地。东半球热带、亚热带余部地区也有分布。

【采集加工】夏、秋季采收，将全草晒干。

【性味归经】味酸、涩，性微凉。

【功能主治】清热利湿，收敛止痒。治细菌性痢疾，肠炎腹泻，痔疮出血。外用治湿疹，过敏性皮炎，皮肤瘙痒。

【用法用量】15~30g，水煎服。外用适量鲜品煎水熏洗患处。

【附方】① 治细菌性痢疾：千根草15~30g。水煎，分2次服。

② 治小儿腹泻：千根草500g，番石榴叶、山大颜各250g，加水3000ml，煎成2000ml。每次服20~30ml，每日3~4次。重度脱水者要适当输液。

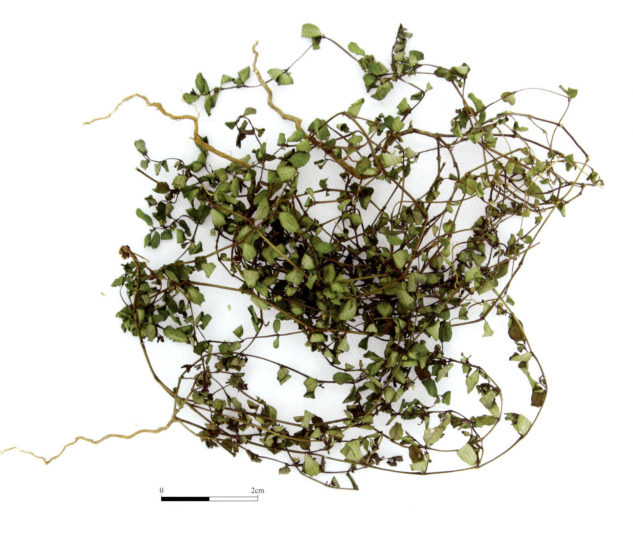

4.69.23 红背桂

EXCOECARIAE COCHINCHINENSIS FRUTEX

【别名】叶背红、金琐玉

【基原】来源于大戟科 Euphorbiaceae 海漆属 Excoecaria 红背桂 Excoecaria cochinchinensis Lour. 的全株入药。

【形态特征】常绿灌木，高达 2m。叶对生，稀兼有互生或近 3 片轮生，纸质，叶片狭椭圆形，长 6~14cm，宽 1.2~4cm，顶端长渐尖，基部渐狭，边缘有疏细齿，齿间距 3~10mm，两面均无毛，腹面绿色，背面紫红或血红色；侧脉 8~12 对，网脉不明显；叶柄长 3~10mm，无腺体；托叶卵形，顶端尖，长约 1mm。花单性，雌雄异株，雄花序长 1~2cm，雌花序由 3~5 朵花组成，略短于雄花序。雄花：花梗长约 1.5mm；苞片阔卵形，长和宽近相等，约 1.7mm，顶端凸尖而具细齿，基部于腹面两侧各具 1 腺体，每一苞片仅有 1 朵花；小苞片 2 枚，线形，长约 1.5mm，顶端尖，上部具撕裂状细齿，基部两侧亦各具 1 腺体；萼片 3 枚，披针形，长约 1.2mm，顶端有细齿；雄蕊长，伸出于萼片之外，花药圆形，略短于花丝。雌花：花梗粗壮，长 1.5~2mm；萼片 3 枚，

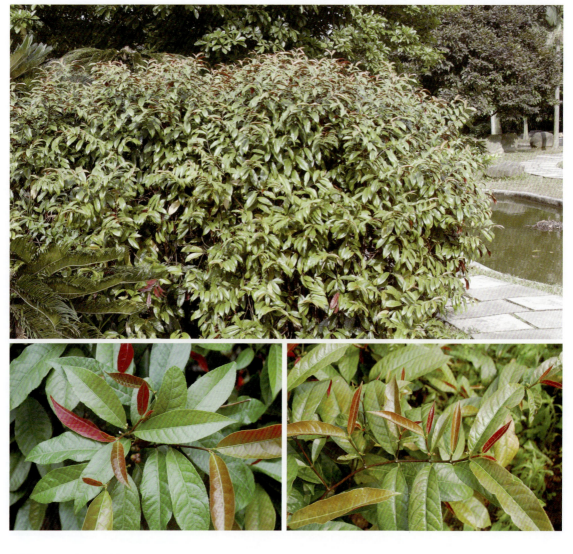

基部稍联合，卵形，长 1.8mm，宽近 1.2mm；子房球形，无毛，花柱 3，分离或基部多少合生，长约 2.2mm。蒴果球形，直径约 8mm，基部截平，顶端凹陷。花期几乎全年。

【生境】栽培。

【分布】广西西南部有野生，广东、海南、广西、云南、福建、澳门等地有栽培。东南亚各国也有分布。

【采集加工】夏、秋季采收，全株晒干。

【性味归经】味辛、微苦，性平；有小毒。

【功能主治】通经活络，止痛。治麻疹，腮腺炎，扁桃体炎，心绞痛，肾绞痛，腰肌劳损。

【用法用量】6~9g，水煎服。

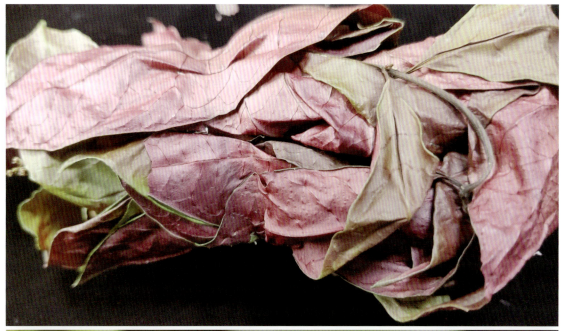

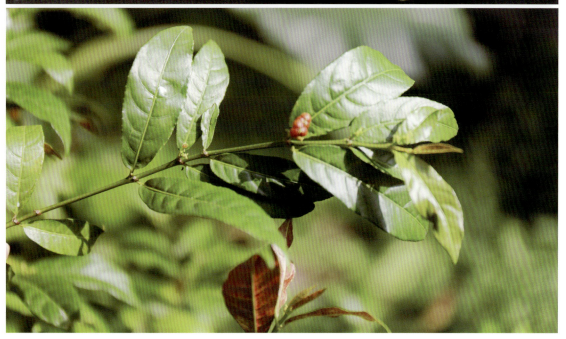

4.69.24 漆大姑

GLOCHIDII ERIOCARPI RAMULUS

【别名】漆大伯

【基原】来源于大戟科 Euphorbiaceae 算盘子属 *Glochidion* 毛果算盘子 *Glochidion eriocarpum* Champ. ex Benth. 的嫩枝叶入药。

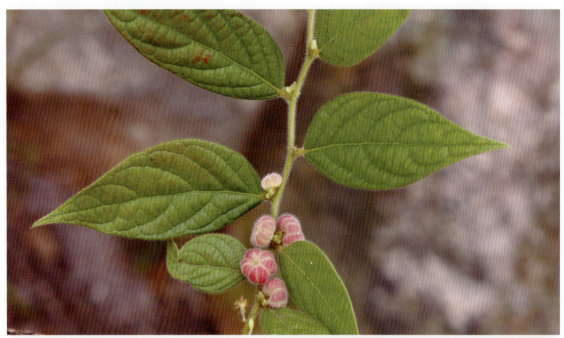

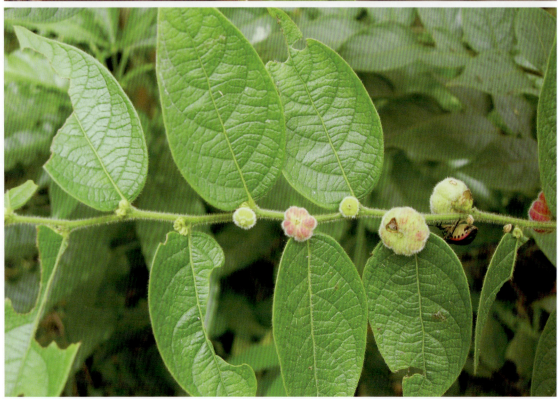

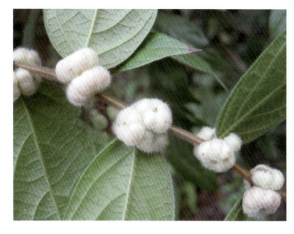

【形态特征】灌木，高 0.5~2m，多分枝；枝密被淡黄色柔毛。单叶互生，纸质，卵形或卵状披针形，长 4~5cm，有时可达 7cm，宽 1.5~3.5cm，顶端渐尖，基部圆或楔形，全缘，两面被长柔毛；侧脉每边 4~5 条；叶柄长 1~2mm；托叶钻状，长 3~4mm。花 2~4 朵簇生叶腋，有时单生；雄花有柄，萼片 6 片，长圆形，外面被柔毛，长 2.5~4mm；雄蕊 3 枚；雌花几无柄，萼片长圆形，长 2.5~3mm，不等大，两面被长柔毛；子房 5 室，密被柔毛。蒴果扁球形，宽 8~10mm，具 5 条纵沟，密被长柔毛，顶具宿存花柱。花、果期几乎全年。

【生境】生于山地疏林或灌木林中。

【分布】海南、广东、香港、福建、台湾、广西、云南、贵州。越南、泰国也有分布。

【采集加工】夏、秋采收，枝叶晒干。

【药材性状】本品嫩枝长 20~40cm，直径 0.2~0.4cm，密被淡黄色长柔毛。叶皱缩卷曲，展平呈卵形或卵状披针形，长 4~5cm，全缘，顶端渐尖，两面均被长柔毛，黄绿色；叶柄短，有黄色柔毛。气无，味苦涩。

【性味归经】味苦、涩，性微寒。归胃、大肠经。

【功能主治】清热利湿，解毒止痒。治肠炎，痢疾，剥脱性皮炎，皮肤湿疹。外用治漆树过敏，水田皮炎，皮肤瘙痒，荨麻疹。

【用法用量】15~30g，水煎服。外用适量，煎水洗或研末敷患处。

【附方】治过敏性皮炎：漆大姑叶、杠板归、千里光、盐肤木叶各 30~60g。煎水熏洗。

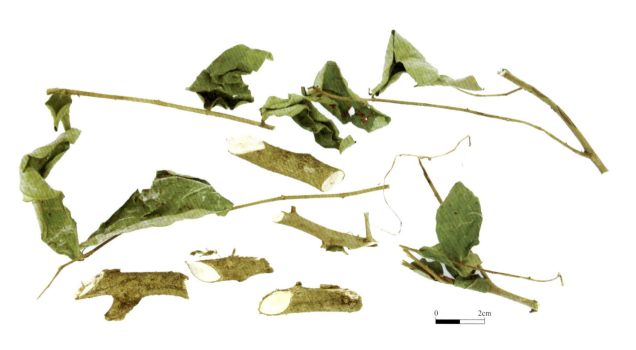

4.69.25　厚叶算盘子

GLOCHIDII HIRSUTI RADIX

【别名】大叶水榕、大洋算盘、水泡木

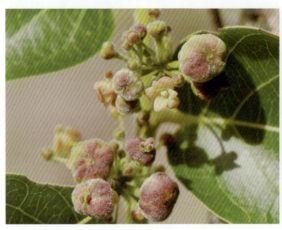
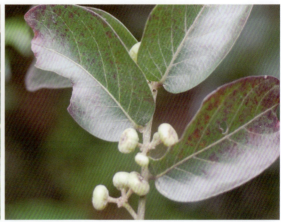

【基原】来源于大戟科 Euphorbiaceae 算盘子属 Glochidion 厚叶算盘子 Glochidion hirsutum (Roxb.) Voigt. [G. dasyphyllum K. Koch.] 的根、叶入药。

【形态特征】灌木或小乔木，高 1~8m；小枝密被长柔毛。叶片革质，卵形、长卵形或长圆形，长 7~15cm，宽 4~7cm，顶端钝或急尖，基部浅心形、截形或圆形，两侧偏斜，叶面疏被短柔毛，脉上毛被较密，老渐近无毛，背面密被柔毛；侧脉每边 6~10 条；叶柄长 5~7mm，被柔毛；托叶披针形，长 3~4mm。聚伞花序通常腋上生；总花梗长 5~7mm 或短缩。雄花：花梗长 6~10mm；萼片 6 片，长圆形或倒卵形，长 3~4mm，其中 3 片较宽，外面被柔毛；雄蕊 5~8 枚。雌花：花梗长 2~3mm；萼片 6 片，卵形或阔卵形，长约 2.5mm，其中 3 片较宽，外面被柔毛；子房圆球状，直径约 2mm，被柔毛，5~6 室，花柱合生呈近圆锥状，顶端截平。蒴果扁球状，直径 8~12mm，被柔毛，具 5~6 条纵沟。花、果期几乎全年。

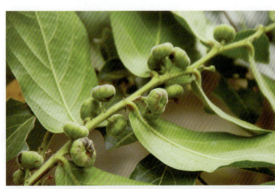

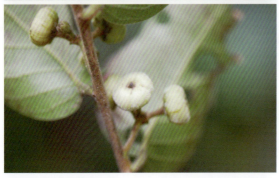

【生境】生于海拔 30~700m 的水沟边灌丛或山谷林中。

【分布】香港、广东、海南、福建、台湾、广西、云南、西藏。喜马拉雅山东段余部、泰国至越南也有分布。

【采集加工】夏、秋采收，根、叶晒干。

【性味归经】味涩、微甘，性平。

【功能主治】收敛固脱，祛风消肿。治风湿骨痛，跌打肿痛，脱肛，子宫下垂，白带，泄泻，肝炎。

【用法用量】15~30g，水煎服。

4.69.26 泡果算盘子

GLOCHIDII LANCEOLARII RADIX ET CAULIS

【别名】大叶算盘子、艾胶树

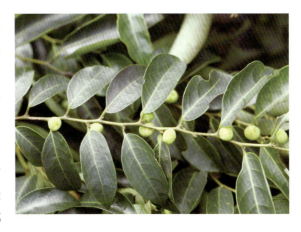

【基原】来源于大戟科 Euphorbiaceae 算盘子属 Glochidion 泡果算盘子 Glochidion lanceolarium (Roxb.) Voigt. [G. macrophyllum Benth.] 的茎、叶和根入药。

【形态特征】常绿灌木或乔木，高 1~3m，稀 7~12m；全株除子房和蒴果外均无毛。叶片革质，椭圆形、长圆形或长圆状披针形，长 6~16cm，宽 2.5~6cm，顶端钝或急尖，基部急尖或阔楔形而稍下延，两侧近相等，叶面深绿色，背面淡绿色，干后黄绿色；侧脉每边 5~7 条；叶柄长 3~5mm；托叶三角状披针形，长 2.5~3mm。花簇生于叶腋内，雌雄花分别着生于不同的小枝上或雌花 1~3 朵生于雄花束内。雄花：花梗长 8~10mm；萼片 6 片，倒卵形或长倒卵形，长约 3mm，黄色；雄蕊 5~6 枚。雌花：花梗长 2~4mm；萼片 6 片，3 片较大，3 片较小，大的卵形，小的狭卵形，长 2.5~3mm；子房圆球状，6~8 室，密被短柔毛，花柱合生呈卵形，长不及 1mm，约为子房长的一半，顶端近截平。蒴果近球状，直径 12~18mm，高 7~10mm，顶端常凹陷，边缘具 6~8 条纵沟，顶端被微柔毛，后变无毛。花期 4~9 月；果期 7 月至翌年 2 月。

【生境】生于海拔 30~300m 的平原、山坡灌丛或林中。

【分布】香港、广东、海南、广西、云南。越南、泰国、喜马拉雅山东部至西北部余部也有分布。

【采集加工】夏、秋采收，茎、叶、根晒干。

【性味归经】味微苦，性凉。

【功能主治】散瘀消炎。茎、叶治跌打损伤，牙龈炎，口腔炎。根治黄疸。

【用法用量】15~30g，水煎服。

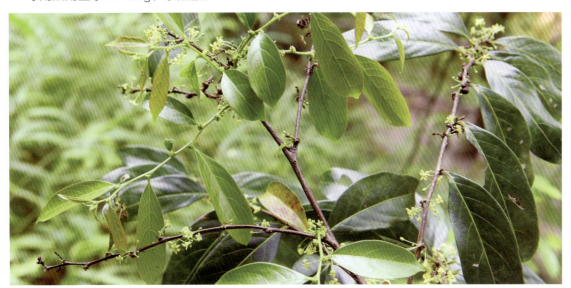

4.69.27 算盘子

GLOCHIDII PUBERI RADIX ET FOLIUM

【别名】算盘珠、馒头果

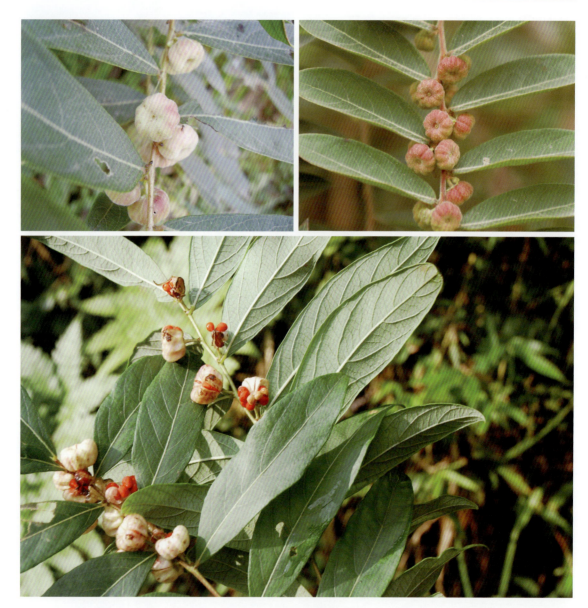

【基原】来源于大戟科 Euphorbiaceae 算盘子属 Glochidion 算盘子 Glochidion puberum (L.) Hutch. 的根和叶入药。

【形态特征】灌木，高 1~5m；小枝、叶片背面、萼片外面、子房和果实均密被短柔毛。叶片纸质或近革质，长圆形、长卵形，长 3~8cm，宽 1~2.5cm，顶端钝、急尖、短渐尖或圆，基部楔形至钝，叶面灰绿色，仅中脉被疏短柔毛或几无毛，背面粉绿色；侧脉每边 5~7 条，背面凸起，网脉明显；叶柄长 1~3mm；托叶三角形，长约 1mm。花小，雌雄同株或异株，2~5 朵簇生于叶腋内，雄花束常着生于小枝下部，雌花束则在上部，或有时雌花和雄花同生于一叶腋内。雄花：花梗长 4~15mm；萼片 6 片，长 2.5~3.5mm；雄蕊 3 枚，合生呈圆柱状。雌花：花梗长约 1mm；

萼片6片，与雄花的相似，但较短而厚；子房圆球状，5~10室，每室有2颗胚珠，花柱合生呈环状，长宽与子房几相等，与子房接连处缢缩。蒴果扁球状，直径8~15mm，边缘有8~10条纵沟，成熟时带红色，顶端具有环状而稍伸长的宿存花柱；种子近肾形，具三棱，长约4mm，朱红色。花期4~8月；果期7~11月。

【生境】生于山地及丘陵灌木丛中。

【分布】陕西、甘肃、江苏、安徽、浙江、江西、福建、台湾、河南、湖北、湖南、广东、海南、广西、四川、贵州、云南和西藏等地。

【采集加工】夏、秋采收，根、叶晒干。

【性味归经】味微苦、涩，性凉。

【功能主治】清热利湿，祛风活络。治感冒发热，咽喉痛，疟疾，急性胃肠炎，消化不良，痢疾，风湿性关节炎，跌打损伤，白带，痛经。

【用法用量】15~30g，水煎服。

【附方】① 治急性胃肠炎、消化不良：算盘子叶、桃金娘叶各等量，研粉。每服1g，每日3次。

② 治急、慢性细菌性痢疾：算盘子根、六月雪根各30g，铁扫帚根、甘草各15g，陈皮、陈芋头叶柄各9g，萹蓄60g。加水1000ml，煎至250ml，分2~3次服，1日服完。脱水的重症患者给予输液。

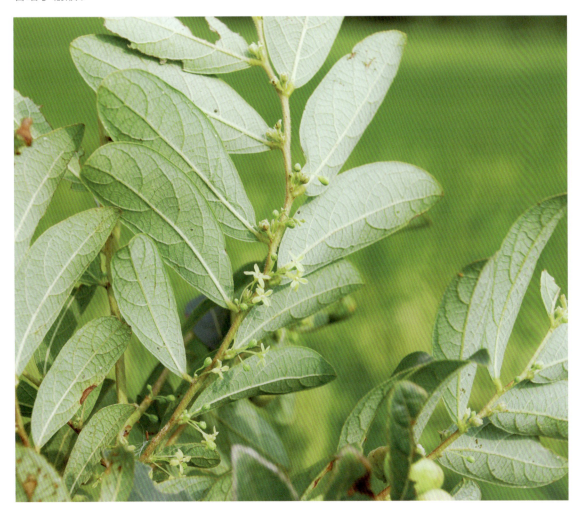

4.69.28 白背算盘子

GLOCHIDII WRIGHTII FOLIUM

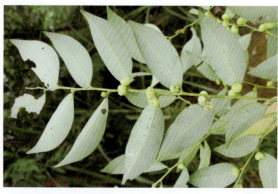
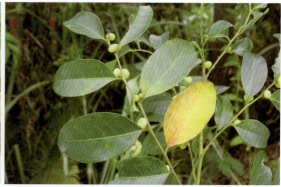

【基原】来源于大戟科 Euphorbiaceae 算盘子属 Glochidion 白背算盘子 Glochidion wrightii Benth. 的叶入药。

【形态特征】灌木或乔木，高 1~8m；全株无毛。叶片纸质，长圆形或长圆状披针形，常呈镰刀状弯斜，长 2.5~5.5cm，宽 1.5~2.5cm，顶端渐尖，基部急尖，两侧不相等，叶面绿色，背面粉绿色，干后灰白色；侧脉每边 5~6 条；叶柄长 3~5mm。雌花或雌雄花同簇生于叶腋内。雄花：花梗长 2~4mm；萼片 6 片，长圆形，长约 2mm，黄色；雄蕊 3 枚，合生。雌花：几无花梗；萼片 6 片，其中 3 片较宽而厚，卵形、椭圆形或长圆形，长约 1mm；子房圆球状，3~4 室，花柱合生呈圆柱状，长不及 1mm。蒴果扁球状，直径 6~8mm，红色，顶端有宿存的花柱。花期 5~9 月；果期 7~11 月。

【生境】生于海拔 50~300m 山坡疏林或灌丛中。

【分布】海南、香港、广东、湖南、福建、广西、云南。越南也有分布。

【采集加工】夏、秋采收，叶晒干。

【性味归经】味苦，性平。

【功能主治】清热利湿，活血止痛。治湿热泻痢，咽喉肿痛，疮疖肿痛，蛇伤，跌打损伤。

【用法用量】15~30g，水煎服。外用鲜品捣烂敷患处。

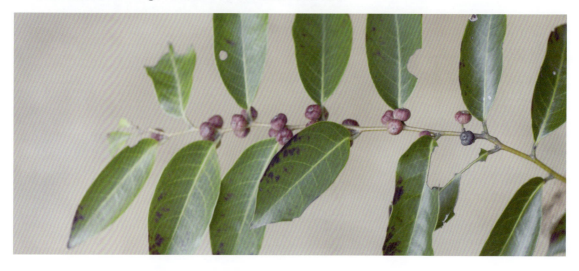

4.69.29 水柳

HOMONOIAE RIPARIAE RADIX

【别名】水椎木、水杨柳、细杨柳

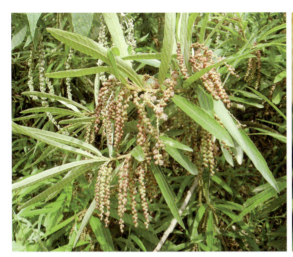
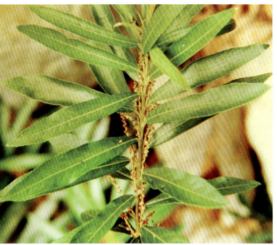

【基原】来源于大戟科 Euphorbiaceae 水柳属 Homonoia 水柳 Homonoia riparia Lour. 的根入药。

【形态特征】灌木，高 1~3m；小枝具棱，被柔毛。叶纸质，互生，线状长圆形或狭披针形，长 6~20cm，宽 1.2~2.5cm，顶端渐尖，具尖头，基部急狭或钝，全缘或具疏生腺齿，叶面疏生柔毛或无毛，背面密生鳞片和柔毛；侧脉 9~16 对，网脉略明显；叶柄长 5~15mm；托叶钻状，长 5~8mm，脱落。雌雄异株，花序腋生，长 5~10cm；苞片近卵形，长 1.5~2mm，小苞片 2 枚，三角形，长约 1mm，花单生于苞腋。雄花：花萼裂片 3 枚，长 3~4mm，被短柔毛，雄蕊众多，花丝合生成约 10 个雄蕊束，花药小，药室几分离；花梗长 0.2mm。雌花：萼片 5 枚，长圆形，顶端渐尖，长 1~2mm，被短柔毛；子房球形，密被紧贴的柔毛，花柱 3 枚，长 4~7mm，基部合生，柱头密生羽毛状突起。蒴果近球形。直径 3~4mm，被灰色短柔毛；种子近卵状，长约 2mm，外种皮肉质，干后淡黄色，具皱纹。花期 3~5 月；果期 4~7 月。

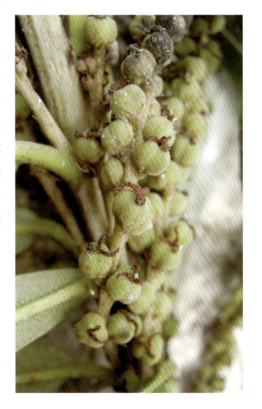

【生境】生于河边或溪涧边。

【分布】台湾、广东、海南、广西和云南。

【采集加工】夏、秋采收，将根晒干。

【性味归经】味苦，性寒。

【功能主治】清热利胆，消炎解毒。治急、慢性肝炎。

【用法用量】9~15g，水煎加红糖为引服。

4.69.30 盾叶木

MACARANGAE ADENANTHAE RADIX

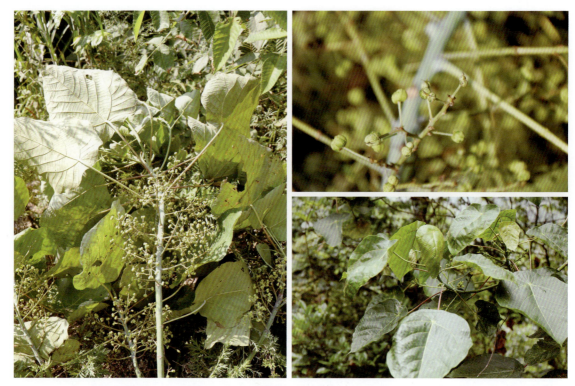

【基原】来源于大戟科 Euphorbiaceae 血桐属 Macaranga 盾叶木 Macaranga adenantha Gagnep. 的根入药。

【形态特征】乔木，高 3~10m；嫩枝粗壮，平滑，被白霜。嫩叶被黄褐色茸毛，成长叶纸质，阔卵形，长 13~20cm，宽 10~19cm，盾状着生，顶端骤短渐尖，基部通常截平，具斑状腺体 2~4 个，边全缘，两面无毛，叶下面具颗粒状腺体，有时沿脉序被疏毛；掌状脉 9 条，侧脉 6 对；叶柄长 10~14cm；托叶三角状卵形，长 6~10mm，宽 6mm，脱落。雄花序圆锥状，长 11~20cm，小花序轴呈"之"字形，被微柔毛，苞片线形，长 3~6mm，近顶部具 1 个盘状腺体，或呈鳞片状，无腺体，苞腋具多朵花集成的团伞花序。雄花：萼片 3 枚，卵形，长约 1mm，无毛；雄蕊 5~7 枚，花药 4 室；花梗长 1mm，被疏柔毛。雌花序圆锥状，长 5~7cm；苞片线形，长 2~6mm，具盘状腺体 1~3 个，小花序轴上的苞片小，无腺体。雌花：萼片 4 枚，三角形，长 1.5mm，被疏毛，宿存；子房 2 室，花柱 2 枚，长约 2mm，扁平，具乳头状突起。蒴果双球形，长 4mm，宽 7~8mm，具颗粒状腺体；果梗长约 8mm。花期 5~7 月；果期 7~10 月。

【生境】生于山谷或山坡常绿阔叶林中。

【分布】广东、广西、云南、贵州。越南北部也有分布。

【采集加工】夏、秋季采收根晒干。

【性味归经】味辛、甘，性平。

【功能主治】行气消胀，止痛。治腹胀，肝郁气滞之两胁胀痛。

【用法用量】6~12g，水煎服。

4.69.31 中平树

MACARANGAE DENTICULATAE RADIX
【别名】牢麻

【基原】来源于大戟科 Euphorbiaceae 血桐属 Macaranga 中平树 Macaranga denticulata (Bl.) Muell.-Arg. 的根入药。

【形态特征】乔木，高 3~10m；嫩枝、叶、花序和花均被锈色或黄褐色茸毛。叶纸质或近革质，三角状卵形或卵圆形，长 12~30cm，宽 11~28cm，盾状着生，顶端长渐尖，基部钝圆或近截平，稀浅心形，两侧腺体 1~2 个，背面密生柔毛或仅脉序上被柔毛，具颗粒状腺体，叶缘微波状或近全缘，具疏生腺齿；掌状脉 7~9 条，侧脉 8~9 对；叶柄长 5~20cm；托叶披针形，长 7~8mm，被茸毛，早落。雄花序圆锥状，长 5~10cm，苞片近长圆形，长 2~3mm，被茸毛，边缘具 2~4 个腺体，或呈鳞片状，长 1mm，苞腋具花 3~7 朵。雄花：花萼（2）3 裂，长约 1mm，雄蕊 9~16(21) 枚，花药 4 室；花梗长 0.5mm；雌花序圆锥状，长 4~8cm，苞片长圆形、卵形或叶状，长 5~7mm，边缘具腺体 2~6 个，或呈鳞片状。雌花：花萼 2 浅裂，长 1.5mm；子房 2 室，稀 3 室，沿背缝线具短柔毛，花柱 2(3) 枚，长 1mm；花梗长 1~2mm。蒴果双球形，长 3mm，宽 5~6mm，具颗粒状腺体；宿萼 3~4 裂；果梗长 3~5mm。花期 4~6 月；果期 5~8 月。

【生境】生于山谷疏林或旷野灌木林中。

【分布】海南、广东、广西、贵州、云南、西藏。尼泊尔、印度、缅甸、泰国、老挝、越南、马来西亚、印度尼西亚也有分布。

【采集加工】夏、秋季采收，根晒干。

【性味归经】味辛、苦，性寒。

【功能主治】行气止痛，清热利湿。治肝胃气滞所致胃脘疼痛、胸胁胀痛、湿热黄疸、湿疹、妇女白带腥臭、阴肿、阴痒等症。

【用法用量】3~10g，水煎服。

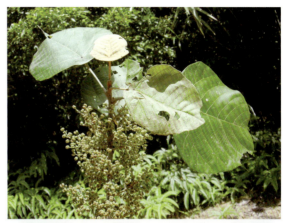

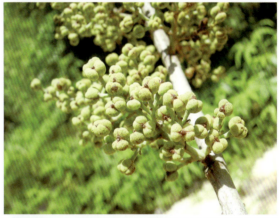

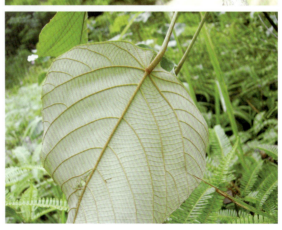

4.69.32　草鞋木

MACARANGAE HENRYI RADIX

【别名】鞋底叶树、大戟解毒树

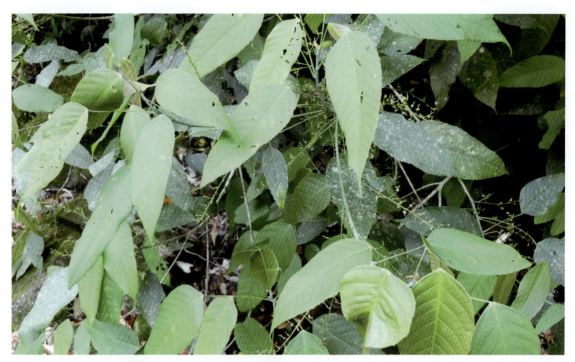

【基原】来源于大戟科 Euphorbiaceae 血桐属 Macaranga 草鞋木 Macaranga henryi（Pax et Hoffm.）Rehd. 的根入药。

【形态特征】灌木或乔木，高 2~6m。嫩枝、叶被锈色微柔毛，毛呈粉状脱落；小枝无毛，通常被白霜。叶纸质，卵状长圆形或长圆状披针形，长 10~25cm，宽 3.5~7cm，顶端长尖或尾状，基部钝圆或盾状，或基部微心形，具斑状腺体 2~4 个，边缘浅波状或近全缘，具腺齿；下面疏生颗粒状腺体，沿叶脉被毛，毛逐渐脱落；叶柄长 2.5~10cm；托叶披针形，长 5~8mm，被短柔毛，早落。雄花序圆锥状，长 6~10cm，无毛，苞片三角形，长约 1.5mm，花 3~5 朵，花梗长约 1mm。雄花：萼片 3 枚，长约 1mm；雄蕊 6~12 枚，花药 4 室。雌花序总状为少分枝的圆锥花序，长 5~12cm，无毛，苞片三角形，长约 2mm，有时在花序轴下部的 1~2 枚苞片叶状，长 1~3cm，宽 3~7mm。雌花：花萼酒瓶状，长约 3mm，顶部 4 浅齿或近截平，近基部疏生柔毛，开花时，花萼 2 纵裂；子房有软刺，花柱 2 枚，长 6~10mm，基部或下半部合生；花梗长 3~10mm，花长 7~15mm。蒴果双球形，长约 6mm，宽约 8mm，有颗粒状腺体和数条软刺。花期 3~5 月；果期 7~9 月。

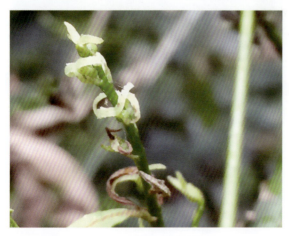

【生境】生于海拔 300~1400m 的山谷或

山坡常绿阔叶林中。

【分布】贵州、广西、云南。越南也有分布。

【采集加工】夏、秋季采集树根,洗净切片晒干。

【性味归经】味辛、苦,性寒。

【功能主治】行气止痛,清热利湿。治肝胃气滞所致胃脘疼痛、胸胁胀痛、湿热黄疸、湿疹、妇女白带腥臭、阴肿阴痒等症。

【用法用量】6~10g,水煎服。

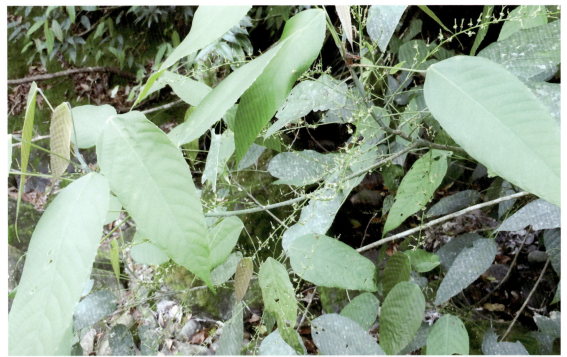

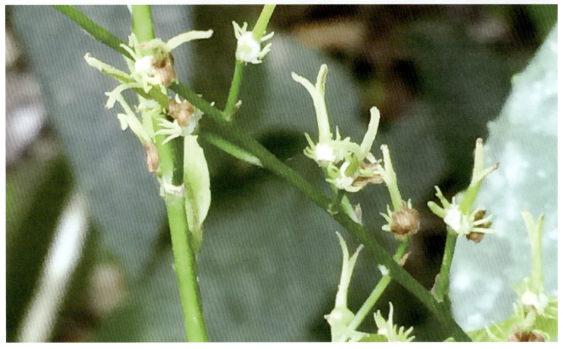

4.69.33　白背叶

MALLOTAE APELTAE RADIX

【别名】野桐、叶下白

【基原】来源于大戟科 Euphorbiaceae 野桐属 *Mallotus* 白背叶 *Mallotus apelta*（Lour.）Muell.-Arg. 的根入药。

【形态特征】白背叶为灌木或小乔木；小枝、叶柄和花序均被白色星状茸毛。叶互生，圆卵形或阔卵形，长 7~17cm，宽 5~14cm，基部近截形或截形，具 2 腺体，顶端渐尖，全缘或不规则 3 裂，有稀疏钝齿，叶面近无毛，背面灰白色，密被星状茸毛，有细密棕色腺点；叶柄长 1.5~8cm，密被柔毛。花单性，雌雄异株；圆锥花序顶生或腋生，长 8~30cm，被黄褐色茸毛；雄花簇生，萼片 3~4 枚，卵形，外被密毛，内面有红色腺点；无花瓣；雄蕊多数，花丝分离；雌花序不分枝，花单生；花萼钟状，不等的 5 裂，外被星状茸毛；无花瓣，子房 3 室，密生星状茸毛，花柱 3 枚。蒴果近球形，密生羽毛状软刺；种子圆形，黑色而有光泽。花期 6~9 月；果期 8~11 月。

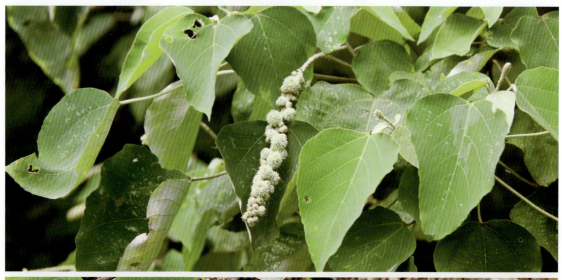

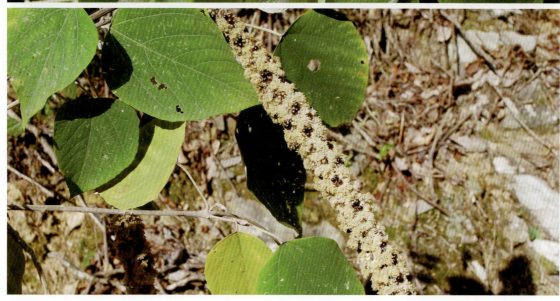

【生境】生于荒地灌丛或山坡疏林中。

【分布】香港、广东、海南、福建、江西、湖南、广西、云南。越南也有分布。

【采集加工】全年可采挖。挖取根部，除去须根，洗净，斩成块片或短段，晒干。

【药材性状】本品为不规则的块状或圆柱形短段，外表面黑褐色或黄褐色；根皮薄，可撕离，略带纤维性，木质部坚结，淡黄白色，纵向擘裂显细顺纹。气无，味微苦。以质坚实、无地上茎枝者为佳。

【性味归经】味微苦、涩，性平。

【功能主治】柔肝活血，健脾化湿，收敛固脱。治慢性肝炎，肝脾肿大，子宫脱垂，脱肛，白带，妊娠水肿。

【用法用量】15~30g，水煎服。

【附方】① 治妊娠水肿：白背叶、相思豆全草（去掉种子）、大风艾各300g。加水没过药面，煎3次，浓缩加糖适量，使成3000ml。每服30ml，每日3次。

② 治化脓性中耳炎：白背叶30g，加水250ml，煎2小时，去渣，用消毒纱布过滤3次，清液冷却后，加入防腐剂。先以白醋洗耳，拭干后滴入药液，每日3次，每次3~4滴。

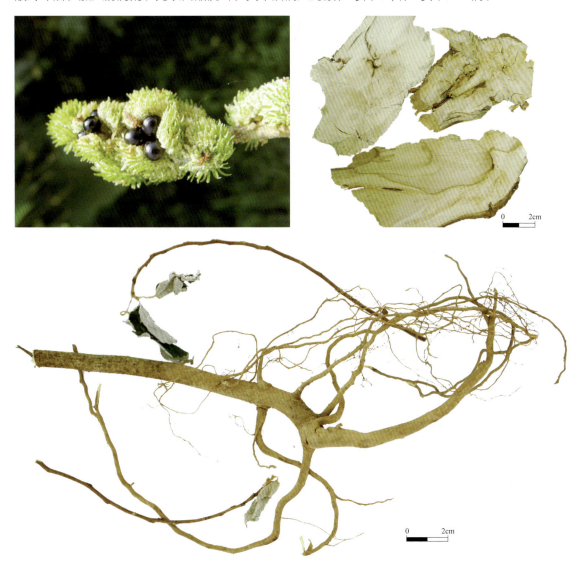

4.69.34 毛桐

MALLOTAE BARBATAE RADIX

【别名】紫糠木

【基原】来源于大戟科 Euphorbiaceae 野桐属 *Mallotus* 毛桐 *Mallotus barbatus*（Wall.）Muell.-Arg. 的根入药。

【形态特征】小乔木，高 3~4m。叶互生，纸质，卵状三角形或卵状菱形，长 13~35cm，宽 12~28cm，顶端渐尖，基部圆形或截形，边缘具锯齿或波状，上部有时具 2 裂片或粗齿，叶面除叶脉外无毛，背面密被黄棕色星状长茸毛，散生黄色颗粒状腺体；掌状脉 5~7 条，侧脉 4~6 对，近叶柄着生处有时具黑色斑状腺体数个；叶柄离叶基部 0.5~5cm 处盾状着生，长 5~22cm。花雌雄异株，总状花序顶生；雄花序长 11~36cm，下部常多分枝；苞片线形，长 5~7mm，苞腋具雄花 4~6 朵。雄花：花蕾球形或卵形；花梗长约 4mm；花萼裂片 4~5 枚，卵形，长 2~3.5mm，外面密被星状毛；雄蕊 75~85 枚；雌花序长 10~25cm；苞片线形，长 4~5mm，苞腋有雌花 1（2）朵。雌花：花梗长约 2.5mm；果时长达 6mm；花萼裂片 3~5 枚，卵形，长 4~5mm，顶端急尖；花柱 3~5 枚，基部稍合生，柱头长约 3mm，密生羽毛状突起。蒴果排列较稀疏，球形，直径 1.3~2cm，密被淡黄色星状毛和紫红色、长约 6mm 的软刺，形成连续厚 6~7mm 的厚毛层。花期 4~5 月；果期 9~10 月。

【生境】生于山谷、路旁灌木丛中。

【分布】湖北、四川、云南、贵州、广东、海南、广西等地。

【采集加工】夏、秋季采收，将根晒干。

【性味归经】味微苦、涩，性平。

【功能主治】清热利尿。治消化不良，肠炎腹泻，尿道炎，白带。

【用法用量】15~30g，煮糯米粥吃。外用适量捣烂敷患处。

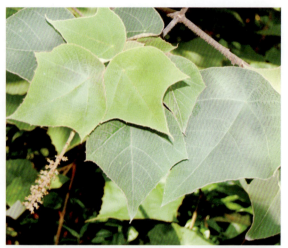
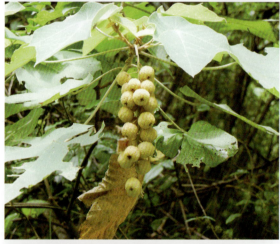
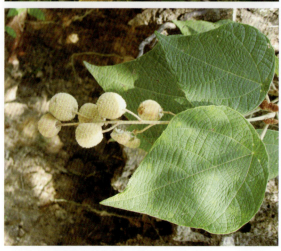

4.69.35 粗糠柴

MALLOTI PHILIPPENSIS RADIX ET FRUCTUS

【别名】香桂树

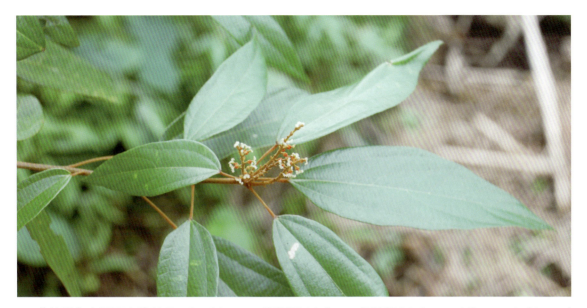

【基原】来源于大戟科 Euphorbiaceae 野桐属 *Mallotus* 粗糠柴 *Mallotus philippensis*（Lam.）Muell.-Arg. 的果实表面的粉状毛茸和根入药。

【形态特征】乔木，高达18m。叶互生，近革质，卵形、长圆形或卵状披针形，长5~18cm，宽3~6cm，顶端渐尖，基部圆形或楔形，边近全缘，叶面无毛，背面被灰黄色星状短茸毛，叶脉上具长柔毛，散生红色颗粒状腺体；基出脉3条，侧脉4~6对；近基部有褐色斑状腺体2~4个；叶柄长2~5（9）cm，两端稍增粗，被星状毛。花雌雄异株，花序总状，顶生或腋生，单生或数个簇生；雄花序长5~10cm，苞片卵形，长约1mm，雄花1~5朵簇生于苞腋，花梗长1~2mm。雄花：花萼裂片3~4枚，长圆形，长约2mm，密被星状毛，具红色颗粒状腺体；雄蕊15~30枚，药隔稍宽；雌花序长3~8cm，果序长达16cm，苞片卵形，长约1mm。雌花：花梗长1~2mm；花萼裂片3~5枚，卵状披针形，外面密被星状毛，长约3mm；子房被毛，花柱2~3枚，长3~4mm，柱头密生羽毛状突起。蒴果扁球形，直径6~8mm，具2（3）个分果爿，密被红色颗粒状腺体和粉末状毛。花期4~5月；果期5~8月。

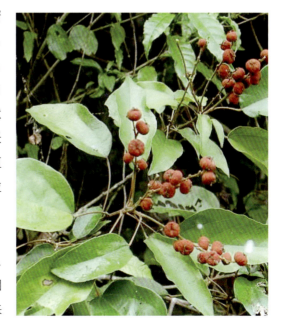

【生境】多生于山坡、丘陵杂木林或灌木丛中。

【分布】香港、广东、海南、福建、台湾、浙江、江苏、安徽、湖南、湖北、江西、广西、云南、四川、贵州。越南、印度、菲律宾、斯里兰卡、马来西亚等地也有分布。

【采集加工】根随时可采，腺毛及毛茸秋季采收，晒干。

【性味归经】味微苦、涩，性凉。

【功能主治】根：清热利湿。果上腺体粉末：驱虫。果腺毛：驱蛔虫、蛲虫、绦虫，治跌打损伤、烂疮、外伤出血。根：治急、慢性痢疾，咽喉肿痛。

【用法用量】15~30g，水煎服。果上腺体粉末：驱绦虫兼能驱蛲虫、线虫，用量成人每次服6~9g，小儿服1.5g。装入胶囊、丸剂、锭剂等内服。

【附方】驱绦虫：本品果上腺体粉末4.5g，咖啡碱2.1g，石榴皮碱0.9g，蓖麻油4.5g。

【附注】本品果实上腺毛有毒，过量则可引起中毒，发生恶心、呕吐、强烈下泻。解救方法：洗胃；内服蛋清、面糊、活性炭或鞣酸蛋白；大量饮淡盐水或静脉滴注5%葡萄糖盐水，对症治疗。

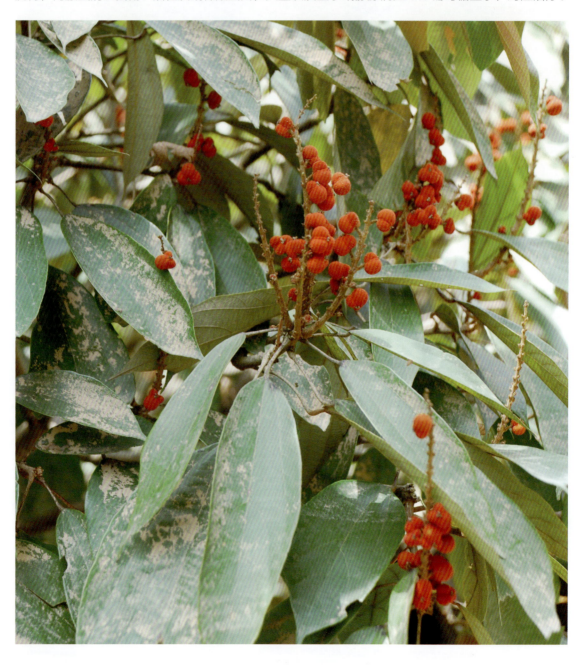

4.69.36 石岩枫

MALLOTI REPANDI RADIX ET CAULIS

【别名】倒挂金钩

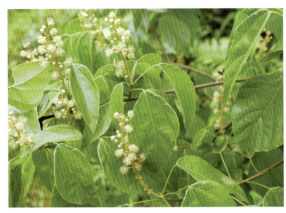
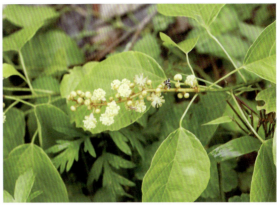

【基原】来源于大戟科 Euphorbiaceae 野桐属 *Mallotus* 石岩枫 *Mallotus repandus*（Willd.）Muell.-Arg. 的根、茎和叶入药。

【形态特征】攀援状灌木。叶互生，纸质或膜质，卵形或椭圆状卵形，长 3.5~8cm，宽 2.5~5cm，顶端急尖或渐尖，基部楔形或圆形，边全缘或波状，嫩叶两面均被星状柔毛；基出脉 3 条，有时稍离基，侧脉 4~5 对；叶柄长 2~6cm。花雌雄异株，总状花序或下部有分枝；雄花序顶生，稀腋生，长 5~15cm；苞片钻状，长约 2mm，密生星状毛，苞腋有花 2~5 朵；花梗长约 4mm。雄花：花萼裂片 3~4 枚，卵状长圆形，长约 3mm，外面被茸毛；雄蕊 40~75 枚，花丝长约 2mm，花药长圆形，药隔狭；雌花序顶生，长 5~8cm，苞片长三角形。雌花：花梗长约 3mm；花萼裂片 5 枚，卵状披针形，长约 3.5mm，外面被茸毛，具颗粒状腺体；花柱 2~3 枚，柱头长约 3mm，被星状毛，密生羽毛状凸起。蒴果具 2~3 个分果爿，直径约 1cm，密生黄色粉末状毛和具颗粒状腺体；种子卵形，直径约 5mm，黑色，有光泽。花期 3~5 月；果期 8~9 月。

【生境】生于山坡、丘陵疏林或灌木丛中。

【分布】香港、广东、海南、台湾、江苏、浙江、福建、江西、湖南、湖北、陕西、甘肃、安徽、四川、贵州。美国、印度、菲律宾、越南也有分布。

【采集加工】夏、秋季采收，根、茎、叶晒干。

【性味归经】味微辛，性温。

【功能主治】祛风活络，舒筋止痛。治风湿性关节炎，腰腿痛，产后风瘫。外用治跌打损伤。

【用法用量】30~60g，水煎服。外用鲜品捣烂敷患处。

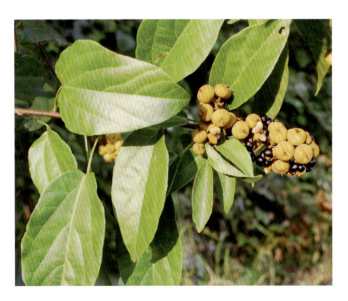

4.69.37 越南叶下珠

PHYLLANTHI COCHINCHINENSIS FRUTEX

【别名】牙脓草

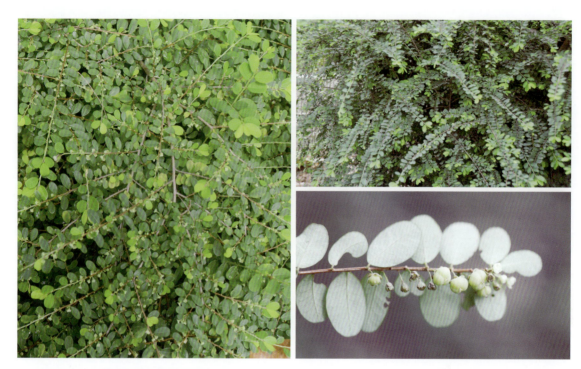

【基原】来源于大戟科 Euphorbiaceae 叶下珠属 Phyllanthus 越南叶下珠 Phyllanthus cochinchinensis Spreng. 的全株入药。

【形态特征】灌木。高达 2m。叶互生或 3~5 枚着生于小枝极短的凸起处，叶片革质，倒卵形、长倒卵形或匙形，长 1~2cm，宽 0.6~1.3cm，顶端钝或圆，稀凹缺，基部渐窄，边缘干后略背卷；中脉两面稍凸起，侧脉不明显；叶柄长 1~2mm；托叶褐红色，卵状三角形，长约 2mm，边缘有睫毛。花雌雄异株，1~5 朵着生于叶腋垫状凸起处。雄花：通常单生；花梗长约 3mm；萼片 6 枚，倒卵形或匙形，长约 1.3mm，宽 1~1.2mm，不相等，边缘膜质，基部增厚；雄蕊 3 枚，花丝合生成柱，花药 3 枚，顶部合生，下部叉开，药室平行，纵裂；花粉粒球形或近球形，有 6~10 个散孔；花盘腺体 6 枚，倒圆锥形。雌花：单生或簇生，花梗长 2~3mm；萼片 6 枚，外面 3 枚为卵形，内面 3 枚为卵状菱形，长 1.5~1.8mm，宽 1.5mm，边缘均为膜质，基部增厚；花盘近坛状，包围子房约 2/3；子房圆球形，直径约 1.2mm，3 室，花柱 3 枚，长 1.1mm。蒴果圆球形，直径约 5mm。花、果期 6~12 月。

【生境】生于旷野、林下或灌丛中。

【分布】香港、广东、海南、广西。越南也有分布。

【采集加工】夏、秋季采收，将全草晒干。

【性味归经】味甘、淡、微涩，性凉。

【功能主治】清热解毒，消肿止痛。治牙龈脓肿，哮喘。

【用法用量】9~15g，水煎服。外用适量。

4.69.38　余甘子
PHYLLANTHI FRUCTUS

【别名】油甘

【基原】来源于大戟科 Euphorbiaceae 叶下珠属 *Phyllanthus* 余甘子 *Phyllanthus emblica* L. 的果实入药。

【植物特征】灌木或小乔木。高 1~5m。树皮灰褐色；嫩枝被褐色短毛。叶互生，排成 2 列，线状长圆形，长 1~2cm，顶端圆，基部圆或略呈心形，边全缘；侧脉每边 6~8 条；叶柄长约 1mm；托叶线状披针形。花春夏季开放，无花瓣，多朵排成腋生的密伞花序，花序上仅具 1 雌花或全为雄花。雄花：萼片 6，倒卵形至倒披针形，长达 2.5mm；雄蕊 3，花丝合生成长约 1mm 的柱，腺体 6。雌花：萼与雄花相似；子房卵形，下半部包于杯状花盘内，花柱上部 2 裂，每裂

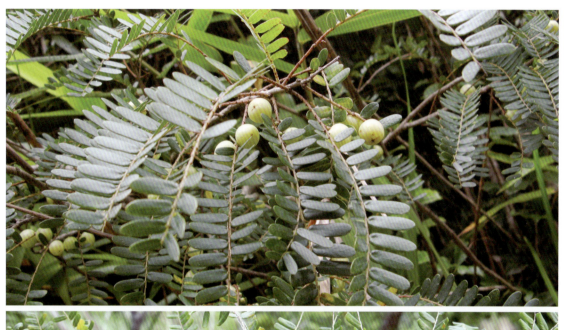

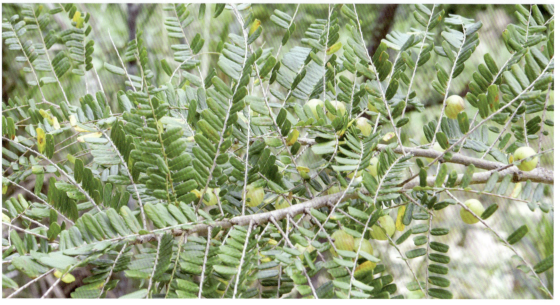

片再2条裂。蒴果呈核果状，圆球形，直径1~2cm，外果皮肉质，绿白色或淡黄白色，内果皮硬壳质；种子略带红色，长5~6mm，宽2~3mm。花期4~6月；果期7~9月。

【生境】生于斜坡谷地、草地及疏林中。

【分布】台湾、福建、广东、海南、香港、广西、贵州、云南、四川、湖南、江西等地。

【采集加工】冬季至次春采收果实晒干。

【药材性状】本品为球形或扁球形，直径1.2~2cm。表面棕褐色或墨绿色，有浅黄色颗粒状突起，具皱纹及不明显的6棱，果梗长约1cm。外果皮厚1~4mm，质硬而脆。内果皮黄白色，硬核样，表面略有6棱，背缝线的偏上部有数条筋脉纹，干后可裂成6瓣，种子6枚，近三棱形，棕色。气微，味酸涩，回甜。

【性味归经】味甘、酸、涩，性凉。归肺、胃经。

【功能主治】清热凉血，消食健胃，生津止咳。治血热血瘀，消化不良，感冒发热，咽喉痛，咳嗽，口干烦渴，牙痛。

【用法用量】3~9g，多入丸、散服。

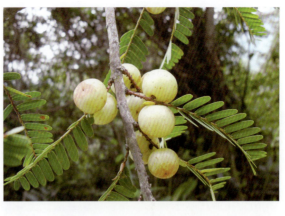

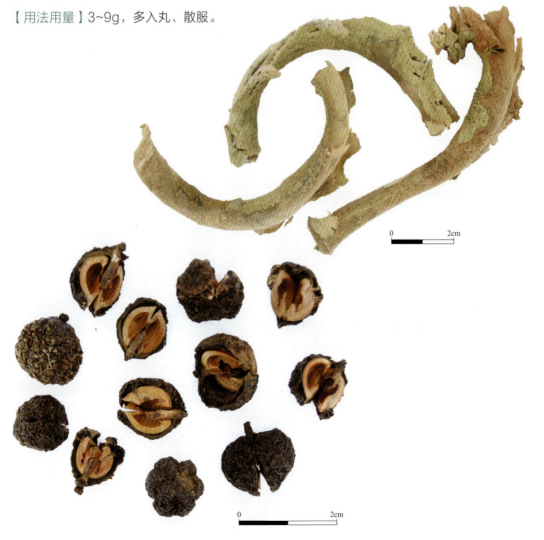

4.69.39 落萼叶下珠

PHYLLANTHI FLEXUOSI FRUTEX

【别名】红五眼、弯曲叶下珠

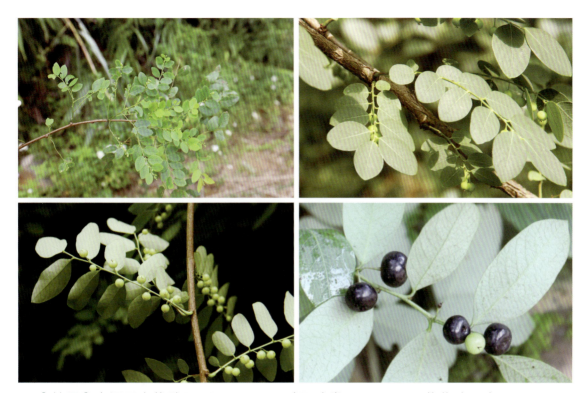

【基原】来源于大戟科 Euphorbiaceae 叶下珠属 Phyllanthus 落萼叶下珠 Phyllanthus flexuosus（Sieb. et Zucc.）Muell. Arg. 的全株入药。

【形态特征】灌木。高达 3m；枝条弯曲，小枝长 8~15cm，褐色；全株无毛。叶片纸质，椭圆形至卵形，长 2~4.5cm，宽 1~2.5cm，顶端渐尖或钝，基部钝至圆，背面稍带白绿色；侧脉每边 5~7 条；叶柄长 2~3mm；托叶卵状三角形，早落。雄花数朵和雌花 1 朵簇生于叶腋。雄花：花梗短；萼片 5 枚，宽卵形或近圆形，长约 1mm，暗紫红色；花盘腺体 5 枚；雄蕊 5 枚，花丝分离，花药 2 室，纵裂；花粉粒球形或近球形，具 3 孔沟，沟细长，内孔圆形。雌花：直径约 3mm；花梗长约 1cm；萼片 6 枚，卵形或椭圆形，长约 1mm；花盘腺体 6 枚；子房卵圆形，3 室，花柱 3 枚，顶端 2 深裂。蒴果浆果状，扁球形，直径约 6mm，3 室，每室 1 颗种子，基部萼片脱落；种子近三棱形，长约 3mm。花期 4~5 月；果期 6~9 月。

【生境】生于海拔 200~650m 山谷或溪畔疏林中。

【分布】我国东部各省区。日本也有分布。

【采集加工】夏、秋季采收，将全草晒干。

【性味归经】味辛、苦，性凉。

【功能主治】清热解毒，利尿，明目，消积。治痢疾，消化不良，肝炎，蛇伤，风湿病，肾盂肾炎，膀胱炎。

【用法用量】5~15g，水煎服。外用鲜品捣烂敷患处。

4.69.40 青灰叶下珠

PHYLLANTHI GLAUCI RADIX

【别名】鼻血树、黑籽棵、黑籽树、木本叶下珠

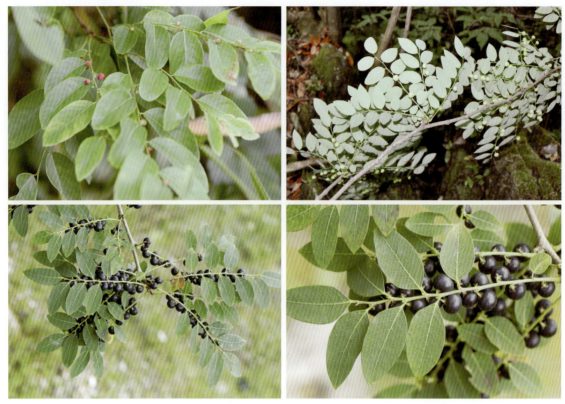

【基原】来源于大戟科 Euphorbiaceae 叶下珠属 Phyllanthus 青灰叶下珠 Phyllanthus glaucus Wall. ex Muell. Arg. 的根入药。

【形态特征】灌木。高达 4m；枝条圆柱形，小枝细柔；全株无毛。叶片膜质，椭圆形或长圆形，长 2.5~5cm，宽 1.5~2.5cm，顶端急尖，有小尖头，基部钝至圆，背面稍苍白色；侧脉每边 8~10 条；叶柄长 2~4mm；托叶卵状披针形，膜质。花直径约 3mm，数朵簇生于叶腋；花梗丝状，顶端稍粗。雄花：花梗长约 8mm；萼片 6 枚，卵形；花盘腺体 6 枚；雄蕊 5 枚，花丝分离，药室纵裂；花粉粒圆球形，具 3 孔沟，沟细长，内孔圆形。雌花：通常 1 朵与数朵雄花同生于叶腋；花梗长约 9mm；萼片 6 枚，卵形；花盘环状；子房卵圆形，3 室，每室 2 颗胚珠，花柱 3 枚，基部合生。蒴果浆果状，直径约 1cm，紫黑色，基部有宿存的萼片；种子黄褐色。花期 4~7 月；果期 7~10 月。

【生境】生于海拔 300~700m 山谷疏林中。

【分布】我国西南部至东南部各地。印度、尼泊尔也有分布。

【采集加工】夏、秋季采收，根晒干。

【性味归经】味酸、苦，性平。

【功能主治】祛风除湿，健脾消积。治风湿痹痛，小儿疳积。

【用法用量】9~15g，水煎服。

4.69.41 水油甘

PHYLLANTHI PARVIFOLII RADIX ET FOLIUM

【基原】来源于大戟科 Euphorbiaceae 叶下珠属 Phyllanthus 水油甘 Phyllanthus parvifolius Buch.-Ham. 的根和叶入药。

【形态特征】灌木，高达 2m；茎灰褐色；小枝略具 4 棱，上部稍扁，常密集于茎顶或老枝条的上部，长达 16cm；全株无毛。叶薄革质，长圆形或椭圆形，长 6~11mm，宽 2~4mm，顶端急尖，有褐红色锐尖头，基部偏斜，边缘背卷；侧脉每边 4~7 条；叶柄长约 1mm；托叶卵状三角形，长约 1mm，褐红色。花黄白色或白绿色，通常 2~4 朵雄花和 1 朵雌花同簇生于叶腋。雄花：花梗长 1~2mm；萼片 6 枚，不相等，卵状披针形或倒卵形，长约 1mm，边缘膜质；雄蕊 3 枚，花丝基部合生，花药长圆形，长约 0.2mm，药室平行，纵裂，药隔略突起成小尖头；花粉粒球形，具 4 孔沟，沟细长，内孔圆形；花盘腺体 6 枚。雌花：花梗长约 2mm；萼片与雄花的同形，长 1.2mm，宽 0.8~1mm；花盘杯状，顶端 6 浅裂；子房圆球形，直径约 1mm，3 室，花柱基部合生，上部 2 深裂，裂片略外弯。蒴果圆球状，直径约 3mm，成熟后开裂为 3 个具 2 瓣裂的分果爿，轴柱和萼片宿存。

【生境】生于山谷、溪边潮湿的岩石上。

【分布】海南、云南。印度也有分布。

【采集加工】夏、秋季采收，根、叶晒干。

【性味归经】味淡、涩，性平。

【功能主治】解表通窍。治外感头痛，鼻塞，目赤肿痛，关节痛。

【用法用量】9~15g，水煎服。

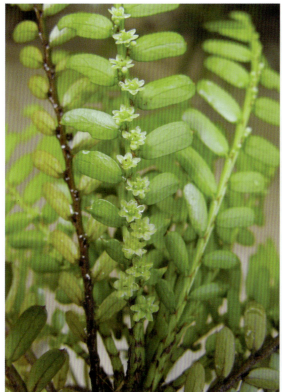
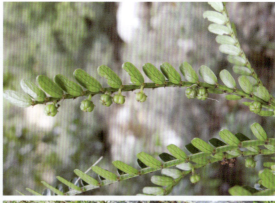
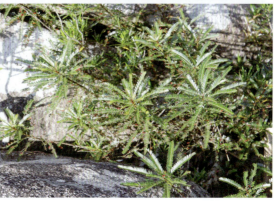

4.69.42　小果叶下珠

PHYLLANTHI RETICULATI RADIX

【别名】烂头钵、龙眼睛

【基原】来源于大戟科 Euphorbiaceae 叶下珠属 Phyllanthus 小果叶下珠 Phyllanthus reticulatus Poir. 的根入药。

【形态特征】灌木。高达 4m。叶片膜质至纸质，椭圆形、卵形至圆形，长 1~5cm，宽 0.7~3cm，顶端急尖、钝至圆，基部钝至圆，背面有时灰白色；叶脉通常两面明显，侧脉每边 5~7 条；叶柄长 2~5mm；托叶钻状三角形，长达 1.7mm，干后变硬刺状，褐色。通常 2~10 朵雄花和 1 朵雌花簇生于叶腋，稀组成聚伞花序。雄花：直径约 2mm；花梗纤细，长 5~10mm；萼片 5~6，2 轮，卵形或倒卵形，不等大，长 0.7~1.5mm，宽 0.5~1.2mm，全缘；雄蕊 5 枚，直立，其中 3 枚较长，花丝合生，2 枚较短而花丝离生，花药三角形，药室纵裂；花粉粒球形，具 3 沟孔；花盘腺体 5 枚，鳞片状，宽 0.5mm。雌花：花梗长 4~8mm，纤细；萼片 5~6 枚，2 轮，不等大，宽卵形，长 1~1.6mm，宽 0.9~1.2mm，外面基部被微柔毛；花盘腺体 5~6 枚，长圆形或倒卵形；子房圆球形，4~12 室，花柱分离，顶端 2 裂。蒴果呈浆果状，球形或近球形，直径约 6mm，红色，干后灰黑色。花期 3~6 月；果期 6~10 月。

【生境】生于山地林中或灌木丛中。

【分布】江西、福建、台湾、湖南、海南、广东、香港、广西、贵州、云南、四川。南亚和东南亚余部、非洲热带、澳大利亚也有分布。

【采集加工】夏、秋季采收，根切片晒干。

【性味归经】味涩，性平。

【功能主治】消炎，收敛，止泻。治痢疾，肠炎、肠结核、肝炎、肾炎、小儿疳积。

【用法用量】6~15g，水煎服。

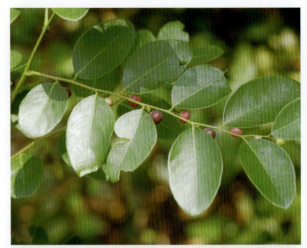

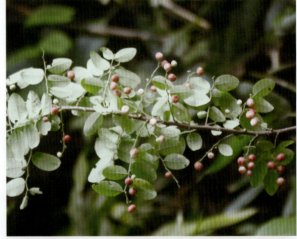

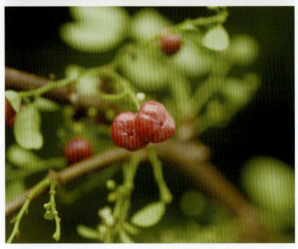

4.69.43 叶下珠

PHYLLANTHI URINARII HERBA

【别名】阴阳草、假油树、珍珠草、珠仔草

【基原】来源于大戟科 Euphorbiaceae 叶下珠属 Phyllanthus 叶下珠 Phyllanthus urinaria L. 的全草入药。

【形态特征】一年生草本，高10~60cm。叶片纸质，因叶柄扭转而呈羽状排列，长圆形或倒卵形，长4~10mm，宽2~5mm，顶端圆、钝或急尖而有小尖头，背面灰绿色，近边缘或边缘有1~3列短粗毛；侧脉每边4~5条，明显；叶柄极短；托叶卵状披针形，长约1.5mm。花雌雄同株，直径约4mm。雄花：2~4朵簇生于叶腋，通常仅上面1朵开花，下面的很小；花梗长约0.5mm，基部有苞片1~2枚；萼片6枚，倒卵形，长约0.6mm，顶端钝；雄蕊3枚，花丝全部合生成柱状；花粉粒长球形，通常具5孔沟，少数3、4、6孔沟，内孔横长椭圆形；花盘腺体6枚，分离，与萼片互生。雌花：单生于小枝中下部的叶腋内；花梗长约0.5mm；萼片6枚，近相等，卵状披针形，长约1mm，边缘膜质，黄白色；花盘圆盘状，边全缘；子房卵状，有鳞片状凸起，花柱分离，顶端2裂，裂片弯卷。蒴果圆球状，直径1~2mm，红色。花期4~6月；果期7~11月。

【生境】生于旷野草地、山坡、旱田、村旁等处。

【分布】我国秦岭以南各地。现世界泛热带地区余部也有分布。

【采集加工】夏、秋季采收，将全草晒干。

【性味归经】味甘、微苦，性凉。

【功能主治】清热散结，健胃消积。治痢疾，肾炎水肿，泌尿系统感染，暑热，目赤肿痛，小儿疳积。

【用法用量】15~30g，水煎服。

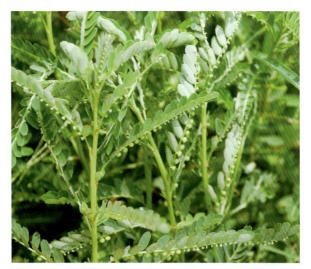

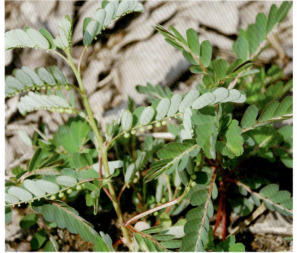

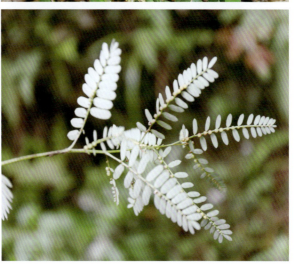

4.69.44　黄珠子草

PHYLLANTHI VIRGATI HERBA

【别名】乳痈根、细叶油树

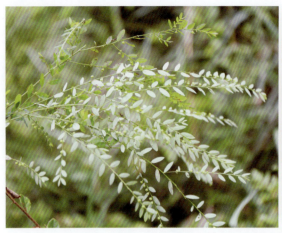
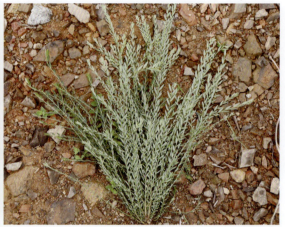

【基原】来源于大戟科 Euphorbiaceae 叶下珠属 Phyllanthus 黄珠子草 Phyllanthus virgatus Forst. f. 的全草入药。

【形态特征】一年生草本。通常直立，高达60cm；茎基部具窄棱，或有时主茎不明显；枝条通常自茎基部发出，上部扁平而具棱；全株无毛。叶片近革质，线状披针形、长圆形或狭椭圆形，长5~25mm，宽2~7mm，顶端钝或急尖，有小尖头，基部圆而稍偏斜；几无叶柄；托叶膜质，卵状三角形，长约1mm，褐红色。通常2~4朵雄花和1朵雌花同簇生于叶腋。雄花：直径约1mm；花梗长约2mm；萼片6枚，宽卵形或近圆形，长约0.5mm；雄花3朵，花丝分离，花药近球形；花粉粒圆球形，直径为23μm，具多合沟孔；花盘腺体6枚，长圆形；雌花：花梗长约5mm；花萼深6裂，裂片卵状长圆形，长约1mm，紫红色，外折，边缘稍膜质；花盘圆盘状，不分裂；子房圆球形，3室，具鳞片状凸起，花柱分离，2深裂几达基部，反卷。蒴果扁球形，直径2~3mm，紫红色，有鳞片状凸起；果梗丝状，长5~12mm；萼片宿存；种子小，长0.5mm，具细疣点。花期4~5月；果期6~11月。

【生境】生于旷野草地、山坡、旱田、村旁等处。

【分布】我国长江流域以南各地。东南亚各国和印度、太平洋群岛余部也有分布。

【采集加工】夏、秋季采收，将全草晒干。

【性味归经】味甘，性平。

【功能主治】清热散结，健胃消积。治小儿疳积，乳腺炎。

【用法用量】6~10g，水煎服。

【附方】① 治小儿疳积：鲜全草9~10g，水煎服，或蒸猪瘦肉服。

② 治乳腺炎：鲜全草捣烂外敷，并用全草水煎洗患处。

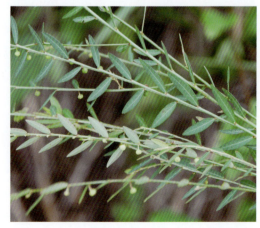

4.69.45 蜜甘草

PHYLLANTHI USSURIENSIS HERBA

【别名】东北油柑、山丁草、蜜柑草

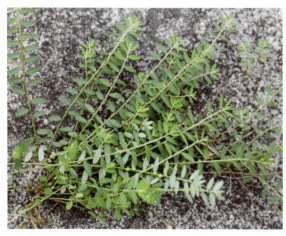
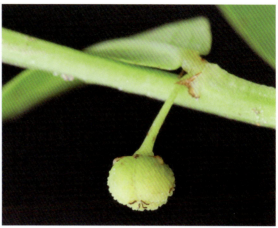

【基原】来源于大戟科 Euphorbiaceae 叶下珠属 Phyllanthus 蜜甘草 Phyllanthus ussuriensis Rupr. et Maxim. 的全草入药。

【形态特征】一年生草本，高达 60cm；茎直立，常基部分枝，枝条细长；小枝具棱；全株无毛。叶片纸质，椭圆形至长圆形，长 5~15mm，宽 3~6mm，顶端急尖至钝，基部近圆，下面白绿色；侧脉每边 5~6 条；叶柄极短或几乎无叶柄；托叶卵状披针形。花雌雄同株，单生或数朵簇生于叶腋；花梗长约 2mm，丝状，基部有数枚苞片。雄花：萼片 4，宽卵形；花盘腺体 4，分离，与萼片互生；雄蕊 2，花丝分离，药室纵裂。雌花：萼片 6，长椭圆形，果时反折；花盘腺体 6，长圆形；子房卵圆形，3 室，花柱 3，顶端 2 裂。蒴果扁球状，直径约 2.5mm，平滑；果梗短；种子长约 1.2mm，黄褐色，具有褐色疣点。花期 7 月，果期 8~9 月。

【生境】生于多石砾山坡、林缘湿地及河岸石碇子缝间等处。

【分布】黑龙江、吉林、辽宁、山东、江苏、安徽、浙江、江西、福建、台湾、湖北、湖南、广东、广西；朝鲜、俄罗斯远东地区、蒙古、日本也有分布。

【采集加工】夏、秋季采收全草，洗净，晒干。

【性味归经】味苦，性寒。归胃、大肠经。

【功能主治】清热利尿，明目，消积，止泻，利胆。治小便失禁，淋病，黄疸性肝炎，吐血，痢疾，外痔。

【用法用量】6~10g，水煎服。

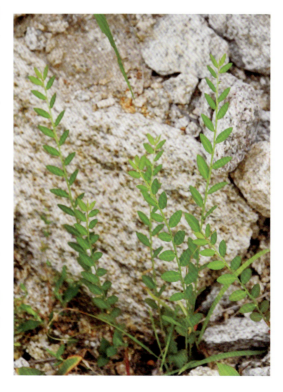

4.69.46　蓖麻子

RICINI SEMEN

【别名】老麻了、草麻

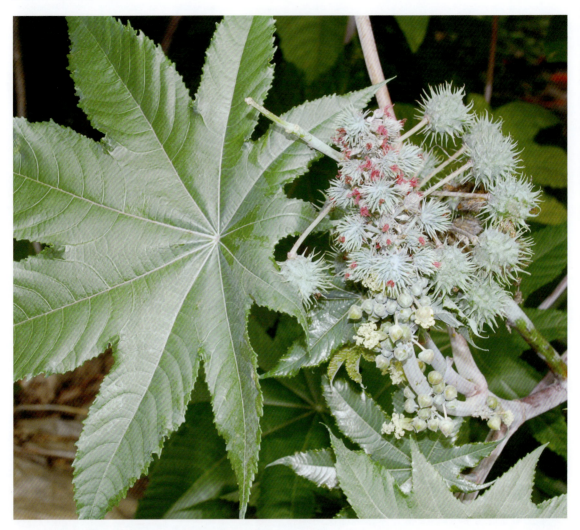

【基原】来源于大戟科 Euphorbiaceae 蓖麻属 Ricinus 蓖麻 Ricinus communis L. 的成熟种子入药。

【形态特征】灌木或小乔木，高可达 5m；茎中空，幼嫩部分被白粉。单叶互生，盾形，直径 20~30cm，掌状深裂，裂片 7~11，卵状披针形或长圆形，顶端短尖或渐尖，边缘有锯齿，主脉与裂片同数，辐射状；侧脉羽状，网脉明显；叶柄顶端有腺体；托叶长圆形，长 2~3cm，宽约 1cm。圆锥花序顶生或与叶对生，雄花生于花序下部，雌花生于花序上部；雄花的萼片披针形或椭圆形，无毛；雄蕊极多，花丝合生成束，药室近球形，分离；雌花的萼片 5，卵状披针形或线状长圆形，早落；花柱 3，2 裂，红色，具乳头状突起。蒴果长圆形或球形，直径 1.5~2.5cm，由 3 个 2 裂的分果爿组成，具软刺；种子长约 1.5cm，有灰白色斑纹及突起种阜。花期几全年。

【生境】逸生于旷野、路旁、村旁。

【分布】我国各地均有栽培。原产非洲。

【采集加工】秋季采摘成熟果实，晒干，除去果壳，收集种子。

【药材性状】本品呈椭圆形或卵形，稍扁，长1~2cm，宽0.5~1cm，腹面较平，背面隆起，光滑，有灰白色与黑褐色或黄棕色与红棕色相间的花斑纹；种阜灰白色或浅棕色，突起。种皮薄而脆；胚乳肥厚，白色，富油质，子叶2片，菲薄。无臭，味微苦、辛。以饱满、光亮、花纹明显者为佳。

【性味归经】味甘、辛，性平；有毒。归大肠、肺经。

【功能主治】消肿，排脓，拔毒。治子宫脱垂，脱肛，捣烂敷头顶百会穴；难产，胎盘不下，捣烂敷足心涌泉穴；面神经麻痹，捣烂外敷，病左敷左，病右敷右；疮疡化脓未溃、淋巴结结核，竹、木、金属刺入肉，捣成膏状外敷。

【用法用量】外用适量，捣烂敷患处。

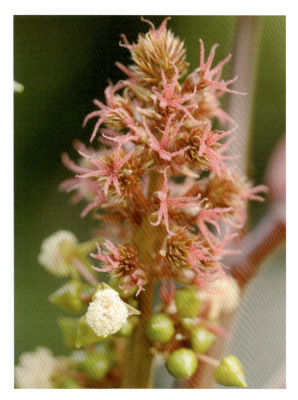

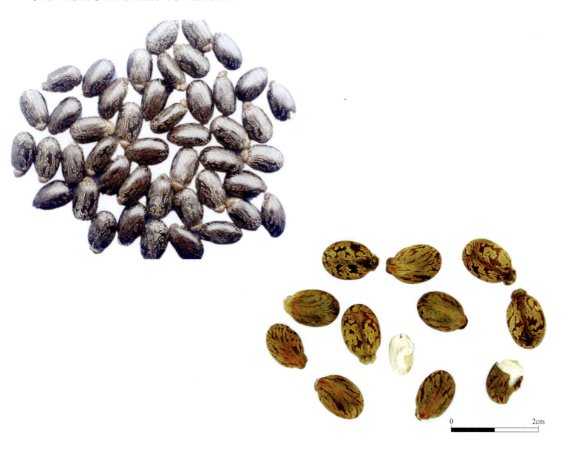

4.69 大戟科

4.69.47 山乌桕

SAPII DISCOLORIS RADIX ET CORTEX

【别名】红心乌桕

【基原】来源于大戟科 Euphorbiaceae 乌桕属 Sapium 山乌桕 Sapium discolor（Champ. ex Benth.）Muell.Arg. 的根皮、树皮、叶入药。

【形态特征】乔木，高 3~15m。叶互生，纸质，嫩时呈淡红色，叶椭圆形或长卵形，长 4~10cm，宽 2.5~5cm，顶端钝或短渐尖，基部短狭或楔形，背面近缘常有数个圆形的腺体；中脉在两面均凸起，侧脉纤细，8~12 对；叶柄纤细，长 2~7.5cm，顶端具 2 毗连的腺体；托叶小。花单性，雌雄同株，密集成长 4~9cm 的顶生总状花序，雌花生于花序轴下部，雄花生于花序轴上部或有时整个花序全为雄花。雄花：花梗丝状，长 1~3mm；苞片卵形，长约 1.5mm，宽近 1mm，顶端锐尖，基部两侧各具一长圆形或肾形，长约 2mm、宽近 1mm 的腺体，每一苞片内有 5~7 朵花；小苞片小，狭，长 1~1.2mm；花萼杯状，具不整齐的裂齿；雄蕊 2 枚，少有 3 枚，花丝短，花药球形。雌花：花梗粗壮，圆柱形，长约 5mm；苞片几与雄花的相似，每一苞片内仅有 1 朵花；花萼 3 深裂几达基部；子房卵形，3 室，花柱粗壮，柱头 3 枚，外反。蒴果黑色，球形，直径 1~1.5cm，分果爿脱落后而中轴宿存，种子近球形。花期 4~6 月。

【生境】生于山谷或山坡混交林中。

【分布】我国长江以南各地。越南、老挝、泰国、马来西亚也有分布。

【采集加工】夏、秋采收，根皮、树皮、叶晒干。

【性味归经】味苦，性寒；有小毒。

【功能主治】泻下逐水，散瘀消肿。根皮、树皮：治肾炎水肿，肝硬化腹水，大、小便不通。叶：外用治跌打肿痛，毒蛇咬伤，过敏性皮炎，湿疹，带状疱疹。

【用法用量】3~9g，水煎服。外用适量，鲜叶捣烂敷患处，或煎水外洗。

【注意】孕妇及体虚者忌服。

【附方】治毒蛇咬伤：山乌桕根 9g，水煎冲酒服，并用鲜叶捣烂敷伤口周围。

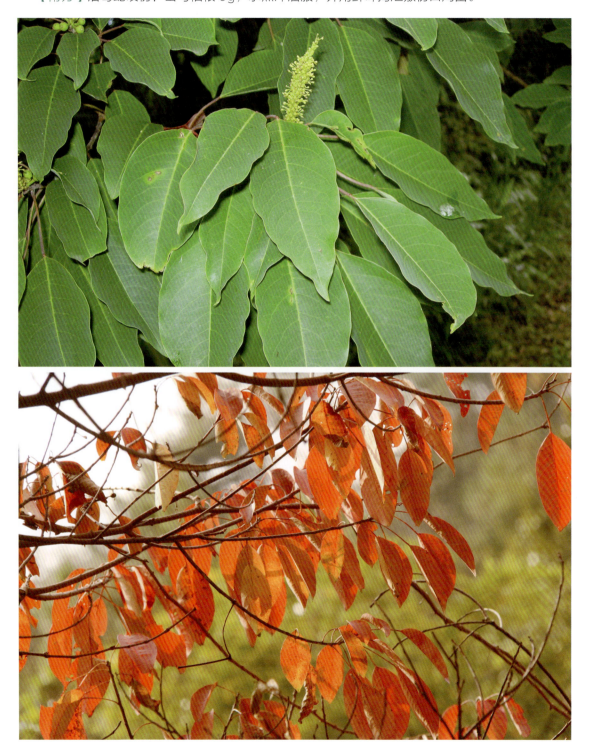

4.69.48 乌桕

SAPII SEBIFERI FOLIUM ET CORTEX

【别名】白乌桕

【基原】来源于大戟科 Euphorbiaceae 乌桕属 *Sapium* 乌桕 *Sapium sebiferum*（L.）Roxb. 的根皮、树皮及叶入药。

【形态特征】乔木。高可达 15m。叶互生，纸质，叶片菱形、菱状卵形或稀有菱状倒卵形，长 3~8cm，宽 3~9cm，顶端骤然紧缩具长短不等的尖头，基部阔楔形或钝，全缘；侧脉 6~10 对；叶柄纤细，长 2.5~6cm，顶端具 2 腺体；托叶顶端钝，长约 1mm。花单性，雌雄同株，聚集成

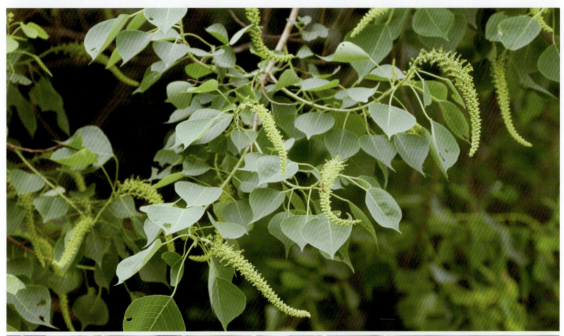

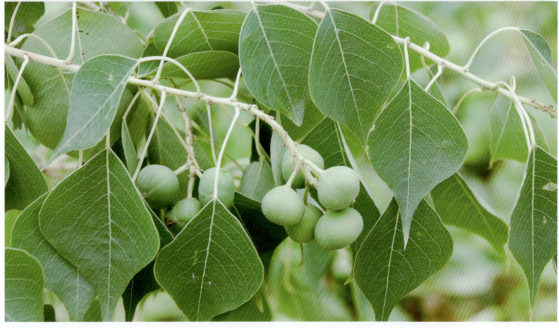

顶生长 6~12cm 的总状花序，雌花通常生于花序轴最下部或罕有在雌花下部亦有少数雄花着生，雄花生于花序轴上部或有时整个花序全为雄花。雄花：花梗纤细，长 1~3mm，向上渐粗；苞片阔卵形，长和宽近相等约 2mm，顶端略尖，基部两侧各具一近肾形的腺体，每一苞片内具花 10~15 朵；小苞片 3 枚，不等大，边缘撕裂状；花萼杯状，3 浅裂，裂片钝，具不规则的细齿；雄蕊 2 枚，罕有 3 枚。雌花：花梗粗壮，长 3~3.5mm；苞片深 3 裂，裂片渐尖，基部两侧的腺体与雄花的相同，每一苞片内仅 1 朵雌花，间有 1 雌花和数雄花同聚生于苞腋内；花萼 3 深裂；子房卵球形，平滑，3 室，花柱 3，基部合生，柱头外卷。蒴果梨状球形，成熟时黑色，直径 1~1.5cm。花期 4~8 月。

【生境】生于山坡疏林或灌木丛中及丘陵旷野、村边、路旁。

【分布】香港、广东、海南、广西、福建、台湾、江苏、浙江、山东、安徽、江西、湖南、贵州、甘肃、四川及云南等地。日本、越南、印度也有分布。

【采集加工】夏、秋季采收，根皮、树皮、叶晒干备用或鲜用。

【性味归经】味苦，性微温；有小毒。

【功能主治】利尿，解毒，杀虫，通便。治血吸虫病，肝硬化腹水，大小便不利，毒蛇咬伤。外用治疔疮，鸡眼，乳腺炎，跌打损伤，湿疹，皮炎。

【用法用量】根皮、树皮 3~9g，叶 9~15g，水煎服。外用适量，鲜叶捣烂敷患处，或煎水洗。

【附方】① 治血吸虫病：乌桕树叶 6~15g，水煎服。20~30 天为 1 个疗程。

② 治疔疮：乌桕树内皮捣烂（或烤干研粉）加冰片少许，用蛋清调匀外敷。

③ 治鸡眼：将乌桕叶及嫩枝煎成浸膏，患处用温水浸泡，使鸡眼软化，消毒后用刀削除鸡眼厚皮，并用针挑破患处，擦掉血迹，将浸膏涂于患处，用胶布贴固，每日换药 1 次，换药前先将黑色痂皮挑去（初用有刺激感，逐日减轻），一般 3~6 次即愈。

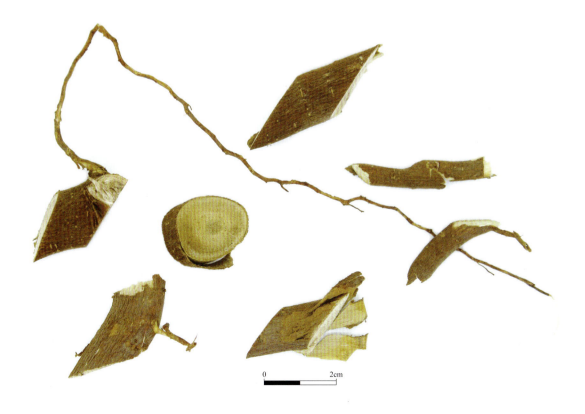

4.69.49 艾堇

SAUROPI BACCIFORMIS HERBA

【别名】艾堇守宫木、红果草

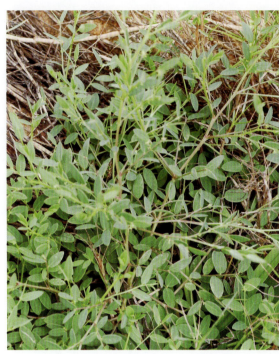
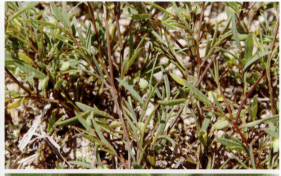
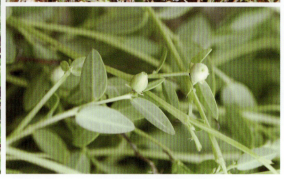

【基原】来源于大戟科 Euphorbiaceae 守宫木属 Sauropus 艾堇 Sauropus bacciformis（L.）Airy Shaw [Agyneia bacciformis（L.）A. Juss.] 的全草入药。

【形态特征】一年多或多年生草本。高 14~60cm；茎匍匐状或斜升，单生或自基部有多条斜生或平展的分枝；枝条具锐棱或具狭的膜质的枝翅；全株均无毛。叶片鲜时近肉质，干后变膜质，形状多变，长圆形、椭圆形、倒卵形、近圆形或披针形，长 1~2.5cm，宽 2~12mm，顶端钝或急尖，具小尖头，基部圆或钝，有时楔形，侧脉不明显；叶柄长约 1mm；托叶狭三角形，长约 2mm，顶端具芒尖。花雌雄同株；雄花：直径 1~2mm，数朵簇生于叶腋；花梗长 1~1.5mm；萼片宽卵形或倒卵形，内面有腺槽，顶端具不规则的圆齿；花盘腺体 6 枚，肉质，与萼片对生，黄绿色；雄蕊 3 枚，长 3~4mm，花丝合生；雌花单生于叶腋，直径 3~4mm；花梗长 1~1.5mm；萼片长圆状披针形，长 2~2.5mm，顶端渐尖，内面具腺槽，无花盘；子房 3 室，花柱 3，分离，顶端 2 裂。蒴果卵珠状，直径 4~4.5mm，高约 6mm，幼时红色，成熟时开裂为 3 个 2 裂的分果爿；种子浅黄色，长 3.5mm，宽 2mm。

【生境】生于干燥的沙质土或岩石积土上，多见于海滨地区。

【分布】广西、广东、海南和台湾。

【采集加工】夏、秋季采收，将全草晒干。

【性味归经】味甘淡、微涩，性平。

【功能主治】清热利尿，理气化痰。治肺热咳嗽，胸肋外伤，血尿，小便混浊。

【用法用量】3~9g，水煎服。

4.69.50 龙脷叶

SAUROPI FOLIUM

【别名】龙舌叶

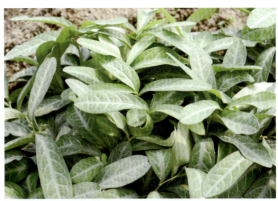

【基原】来源于大戟科 Euphorbiaceae 守宫木属 Sauropus 龙脷叶 Sauropus spatulifolius Beille [Sauropus rostratus Miq.] 的叶片入药。

【形态特征】小灌木，高 30~40cm；枝多少扭曲，下部斜倚。单叶互生，稍肉质，倒披针状匙形或长圆状匙形，长 5~10cm，宽 2.5~4cm，顶端圆，基部楔尖或渐狭，上面深绿色或淡蓝绿色，中脉和侧脉附近常为苍白色。花小，紫红色，单性，雌雄同株，雄花几朵簇生或组成腋生聚伞花序，雌花常于叶腋单生或双生；雄花花萼盘状，雌花花萼陀螺状，均无花瓣。蒴果大如豌豆，外有宿萼包被。花期 2~10 月。

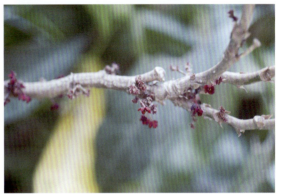

【生境】栽培。

【分布】华南地区有栽培。原产苏门答腊。

【采集加工】全年可采收，摘取叶片，阴干（不宜曝晒，否则色黄质软）。或晾至七八成干时，叠齐扎把，用蒲席片遮盖，晒至足干。

【药材性状】叶片纸质，似舌形，长 6~9cm 或过之，宽 2.5~4cm，顶端钝或浑圆，基部楔形或渐狭，全缘，上面深绿色，常有灰白色花斑，下面黄绿色，中脉突出，侧脉 5~6 对，近边缘分枝连接。质柔韧，不易破碎。气微，味淡、微苦。以叶片大而完整、色深绿者为佳。

【性味归经】味甘、淡，性平。归肺、胃经。

【功能主治】清热化痰，润肺通便，化痰止咳。治肺燥咳嗽，急性支气管炎，支气管哮喘，咯血，口干，肺痨，失音，喉痛，大便秘结。

【用法用量】6~15g，水煎服。

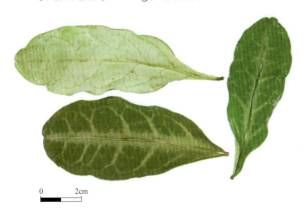
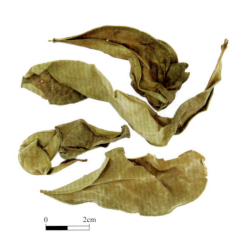

4.69.51 叶底珠

SECURINEGAE SUFFRUTICOSAE FRUTEX

【别名】一叶萩

【基原】来源于大戟科 Euphorbiaceae 白饭树属 Securinega 叶底珠 Securinega suffruticosa (Pall.) Rehd. 的全株入药。

【形态特征】灌木，高 1~3m，多分枝。叶片纸质，椭圆形或长椭圆形，稀倒卵形，长 1.5~8cm，宽 1~3cm，顶端急尖至钝，基部钝至楔形，全缘或间中有不整齐的波状齿或细锯齿，背面浅绿色；侧脉每边 5~8 条；叶柄长 2~8mm；托叶卵状披针形，长 1mm，宿存。花小，雌雄异株，簇生于叶腋。雄花：3~18 朵簇生；花梗长 2.5~5.5mm；萼片通常 5 枚，椭圆形，长 1~1.5mm，宽 0.5~1.5mm，全缘或具不明显的细齿；雄蕊 5 枚，花丝长 1~2.2mm，花药卵圆形，长 0.5~1mm；退化雌蕊圆柱形，高 0.6~1mm，顶端 2~3 裂。雌花：花梗长 2~15mm；萼片 5 枚，椭圆形至卵形，长 1~1.5mm，近全缘，背部呈龙骨状凸起；花盘盘状，全缘或近全缘；子房卵圆形，3（2）室，花柱 3 枚，长 1~1.8mm，分离或基部合生，直立或外弯。蒴果三棱状扁球形，直径约 5mm，成熟时淡红褐色，有网纹，3 片裂；果梗长 2~15mm，基部常有宿存的萼片；种子卵形而一侧扁压状，长约 3mm，褐色而有小疣状凸起。花期 3~8 月；果期 6~11 月。

【生境】生于山坡、河边灌木丛中。

【分布】东北、华北、华东及河南、陕西、四川、湖南、广东、广西等地。俄罗斯远东地区、朝鲜半岛、日本也有分布。

【采集加工】夏、秋采收，全株晒干。

【性味归经】味甘、苦，性平；有毒。

【功能主治】祛风活血，补肾强筋。治面神经麻痹，小儿麻痹后遗症，眩晕，耳聋，神经衰弱，嗜睡症，阳痿。

【用法用量】3~6g，水煎服。

【附方】① 治面神经麻痹：面部穴位注射本品提出的硝酸一叶萩碱 3~4mg，每日 1 次，12 次为一个疗程。

② 治小儿麻痹后遗症：硝酸一叶萩碱按年龄体重不同，剂量为 4~14mg（0.2~0.3mg/kg 体重）穴位注射（穴位请参阅各地新针疗法手册），每日 1 次。10~15 天为一个疗程。患者用药后，可使患肢血液循环改善，温度增高，肌力增加，功能改进。

③ 治眩晕、耳聋、兴奋性降低的神经衰弱、嗜睡症：硝酸一叶萩碱 2mg，皮下或肌内注射，每日 1 次，10~15 天为一个疗程。

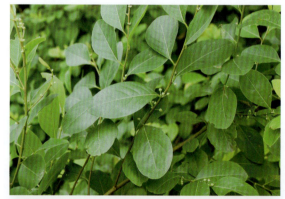

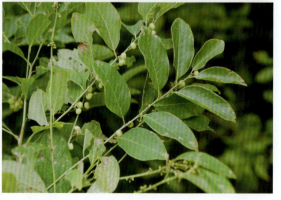

4.69.52 白饭树

SECURINEGAE VIROSAE HERBA

【别名】鱼眼木、白倍子

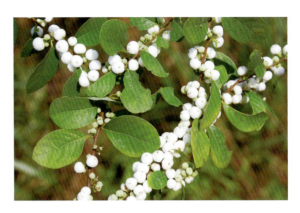

【基原】来源于大戟科 Euphorbiaceae 白饭树属 Securinega 白饭树 Securinega virosa (Roxb. ex Willd.) Pax et K. Hoffm. [Flueggea virosa (Roxb. ex Willd.) Voigt] 的全株入药。

【形态特征】灌木，高 1~6m；小枝具纵棱槽，有皮孔；全株无毛。叶片纸质，椭圆形、长圆形、倒卵形或近圆形，长 2~5cm，宽 1~3cm，顶端圆至急尖，有小尖头，基部钝至楔形，全缘，背面白绿色；侧脉每边 5~8 条；叶柄长 2~9mm；托叶披针形，长 1.5~3mm，边缘全缘或微撕裂。花小，淡黄色，雌雄异株，多朵簇生于叶腋；苞片鳞片状，长不及 1mm。雄花：花梗纤细，长 3~6mm；萼片 5 枚，卵形，长 0.8~1.5mm，宽 0.6~1.2mm；雄蕊 5 枚，花丝长 1~3mm，花药椭圆形，长 0.4~0.7mm；花盘腺体 5 枚，与雄蕊互生；退化雌蕊通常 3 深裂，高 0.8~1.4mm，顶端弯曲。雌花：3~10 朵簇生，有时单生；花梗长 1.5~12mm；萼片与雄花的相同；花盘环状，顶端全缘，围绕子房基部；子房卵圆形，3 室，花柱 3 枚，长 0.7~1.1mm，基部合生，顶部 2 裂，裂片外弯。蒴果浆果状，近圆球形，直径 3~5mm，成熟时果皮淡白色，不开裂。花期 3~8 月；果期 7~12 月。

【生境】生于山坡草丛中。

【分布】华东、华南及西南各地。南亚和东南亚余部、非洲东部和西部各国、大洋洲热带地区也有分布。

【采集加工】全株鲜用。

【性味归经】味苦、微涩，性凉；有小毒。

【功能主治】清热解毒，消肿镇痛，止痒。治寒热疬症，跌打，湿疹，疮疖。

【用法用量】9~15g，水煎服。外用煎水洗或鲜叶捣烂敷患处。

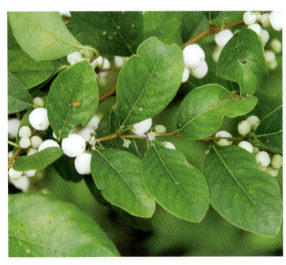
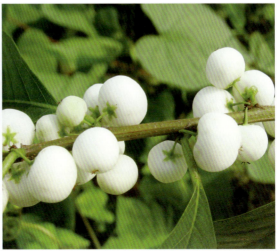

4.69.53 广州地构叶

SPERANSKIAE CANTONENSIS HERBA

【别名】透骨草

【基原】来源于大戟科 Euphorbiaceae 地构叶属 Speranskia 广州地构叶 Speranskia cantonensis（Hance）Pax et Hoffm. 的全株入药。

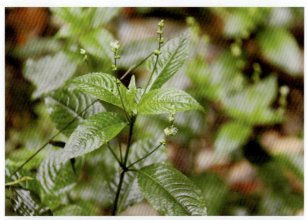

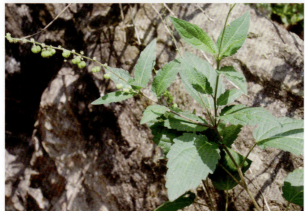

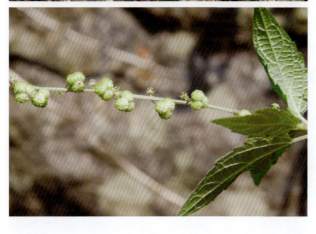

【形态特征】亚灌木，高 50~70cm。叶纸质，卵形或卵状椭圆形至卵状披针形，长 2.5~9cm，宽 1~4cm，顶端急尖，基部圆形或阔楔形，边缘具圆齿或钝锯齿，齿端有黄色腺体，两面均被短柔毛；侧脉 4~5 对；叶柄长 1~3.5cm，被疏长柔毛，顶端常有黄色腺体。总状花序长 4~8cm，果时长约 15cm，通常上部有雄花 5~15 朵，下部有雌花 4~10 朵，位于花序中部的雌花两侧有时有雄花 1~2 朵；苞片卵形或卵状披针形，长 1~2mm，被疏毛；雄花 1~2 朵生于苞腋；花梗长 1~2mm；花萼裂片卵形，长约 1.5mm，顶端渐尖，外面被疏柔毛；花瓣倒心形或倒卵形，长不及 1mm，无毛，膜质；雄蕊 10~12 枚，花丝无毛；花盘有离生腺体 5 枚。雌花：花梗长约 1.5mm，花后长达 6mm；花萼裂片卵状披针形，长 1~1.5mm，顶端急渐尖，外面疏被柔毛，无花瓣；子房球形，直径约 2mm，具疣状突起和疏柔毛；花柱 3，各 2 深裂，裂片呈羽状撕裂。蒴果扁球形，直径约 7mm，具瘤状突起。花期 2~5 月；果期 10~12 月。

【生境】生于草地灌丛中。

【分布】河北、陕西、甘肃、湖北、湖南、江西、广东、广西、四川、贵州、云南。

【采集加工】夏、秋采收，将全株晒干。

【性味归经】味苦，性平。

【功能主治】祛风湿，通经络，破瘀止痛。治风湿痹痛，癥瘕积聚，瘰疬，疔疮肿毒，跌打损伤。

【用法用量】15~30g。外用鲜品捣烂敷患处。

4.69.54　油桐叶

VERNICIAE FORDII FOLIUM

【别名】三年桐、罂子桐、虎子桐

【基原】来源于大戟科 Euphorbiaceae 油桐属 *Vernicia* 油桐 *Vernicia fordii* (Hemsl.) Airy Shaw [*Aleurites fordii* Hemsl.] 的叶入药。

【形态特征】落叶乔木，植株高 4~8m，含有乳汁；枝粗壮，无毛。单叶互生，叶柄长 4~12cm，顶端两侧有 2 枚淡红色腺体；叶片卵形或卵状圆形，长 8~15cm，宽 3~12cm，基部心形或截形，全缘，稀为 3 浅裂，顶端尖或急尖，幼嫩时两面被黄褐色短柔毛。花雌雄同株，排列成疏松、顶生的圆锥状聚伞花序，先于叶开放；萼片 2~3；花瓣 5，白色，具淡红色条纹；雄蕊 8~20，排列成 2 轮，花丝基部合生；雌花子房 3~5 室，每室 1 胚珠，花柱 3~5，柱头 2 裂。核果直径 4~6cm，近球形，顶端尖，表面平滑。种子具厚壳状种皮，阔卵形，长 2~3cm。花期 5 月；果期 10~11 月。

【生境】生于山地、山谷疏林中。

【分布】长江流域以南各地有栽培。现世界温带地区有栽培。

【采集加工】夏、秋季采摘叶，晒干。

【药材性状】干燥叶多卷曲皱缩或破碎，完整者展平后呈阔卵形或卵状圆形，长 8~15cm，宽 3~12cm，基部多为心形，稀为截形，靠叶柄两侧可见 2 枚紫黑色腺体，边缘全缘，稀有呈不明显 3 裂，顶端尖或突尖，表面绿褐色，背面色稍浅，有长 4~12cm 的叶柄。气微，味淡。以身干、叶完整、无杂质者为佳。

【性味归经】味甘、微辛，性寒。

【功能主治】消肿解毒。治痈肿，丹毒，臁疮，疥癣，冻疮，烫伤，痢疾。

【用法用量】15~30g，水煎服。外用鲜品捣烂敷患处或烧灰研末敷。

【附注】本种的根、种子及花均药用。种子与叶功效近同。根治食积痞满，水肿，哮喘，瘰疬，驱蛔虫。花外治热毒疮，天疱疮，烧伤。

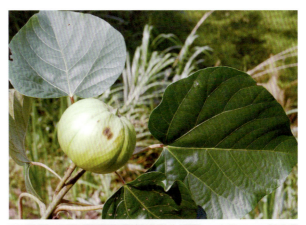

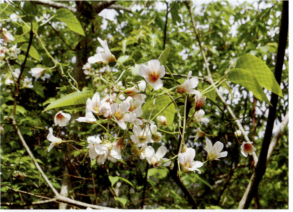

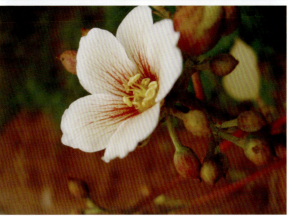

4.69.55　千年桐

VERNICIAE PIX ET FOLIUM

【别名】木油桐、皱桐

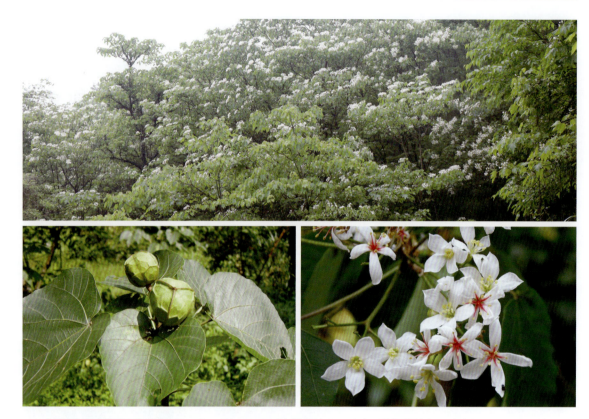

【基原】来源于大戟科 Euphorbiaceae 油桐属 Vernicia 千年桐 Vernicia montana Lour. [Aleurites montana (Lour.) Wils.] 的叶和油脂入药。

【形态特征】落叶乔木，高达 20m。枝条无毛，散生突起皮孔。叶阔卵形，长 8~20cm，宽 6~18cm，顶端短尖至渐尖，基部心形至截平，全缘或 2~5 裂。裂缺常有杯状腺体，两面初被短柔毛，成长叶仅下面基部沿脉被短柔毛，掌状脉 5 条；叶柄长 7~17cm，无毛，顶端有 2 枚具柄的杯状腺体。花序生于当年生已发叶的枝条上，雌雄异株或有时同株异序；花萼无毛，长约 1cm，2~3 裂；花瓣白色或基部紫红色且有紫红色脉纹，倒卵形，长 2~3cm，基部爪状。雄花：雄蕊 8~10 枚，外轮离生，内轮花丝下半部合生，花丝被毛。雌花：子房密被棕褐色柔毛，3 室，花柱 3 枚，2 深裂。核果卵球状，直径 3~5cm，具 3 条纵棱，棱间有粗疏网状皱纹，有种子 3 颗，种子扁球状，种皮厚，有疣突。花期 4~5 月。

【生境】多为人工栽培；喜生于温暖向阳处。

【分布】我国西南部至东南部各地。缅甸、泰国、越南及东南亚各国均有栽培。

【采集加工】叶夏、秋采收，冬季采收种子并压榨油脂备用。

【性味归经】味苦，性凉。

【功能主治】祛风湿。治风湿痹痛，水火烫伤。

【用法用量】10~20g，水煎服。油脂外用敷患处。

4.70 虎皮楠科

4.70.1 牛耳枫

DAPHNIPHYLLI CALYCINI RADIX ET FOLIUM

【别名】老虎耳

【基原】来源于虎皮楠科 Daphniphyllaceae 虎皮楠属 *Daphniphyllum* 牛耳枫 *Daphniphyllum calycinum* Benth. 的根和叶入药。

【形态特征】灌木，高 1.5~4m。叶纸质，阔椭圆形或倒卵形，长 12~16cm，宽 4~9cm，顶端钝或圆形，具短尖头，基部阔楔形，全缘，略反卷，干后两面绿色，叶面具光泽，叶背多少被白粉，具细小乳突体，侧脉 8~11 对，在叶面清晰，叶背突起；叶柄长 4~8cm，上面平或略具槽，径约 2mm。总状花序腋生，长 2~3cm，雄花花梗长 8~10mm；花萼盘状，径约 4mm，3~4 浅裂，裂片阔

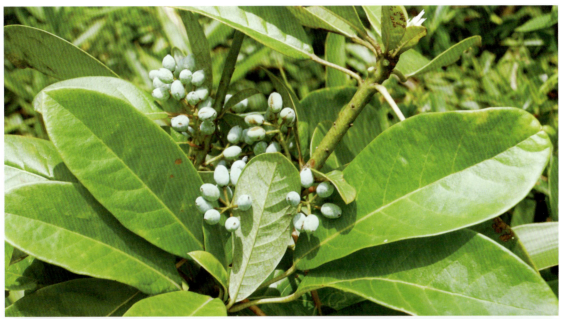

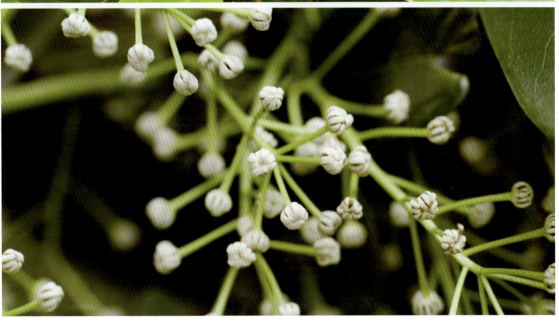

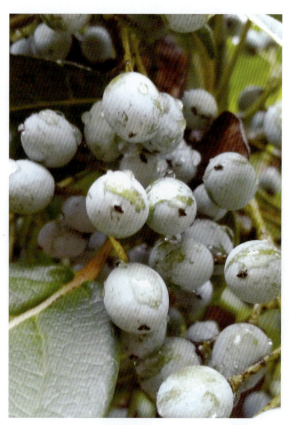

三角形；雄蕊9~10枚，长约3mm，花药长圆形，侧向压扁，药隔发达伸长，顶端内弯，花丝极短；雌花花梗长5~6mm；苞片卵形，长约3mm；萼片3~4枚，阔三角形，长约1.5mm；子房椭圆形，长1.5~2mm，花柱短，柱头2枚，直立，顶端外弯。果序长4~5cm，密集排列；果卵圆形，较小，长约7mm，被白粉，具小疣状突起，顶端具宿存柱头，基部具宿萼。花期4~6月；果期8~11月。

【生境】多生于海拔60~850m的疏林或灌丛中。

【分布】海南、香港、广东、福建、江西、湖南、广西、贵州等省区。越南、日本也有分布。

【采集加工】夏、秋采收，将根、叶晒干。

【性味归经】味辛、苦，性凉。

【功能主治】清热解毒，活血舒筋。治感冒发热，扁桃体炎，风湿关节痛；跌打肿痛，骨折，毒蛇咬伤，疮疡肿毒。

【用法用量】12~18g，水煎服。外用适量，鲜叶捣烂敷或煎水洗患处。

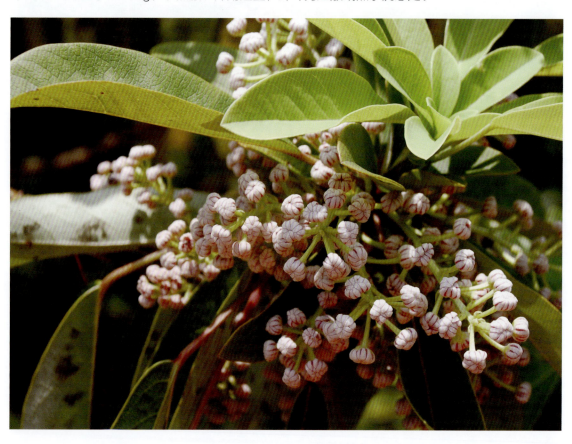

4.70.2　交让木

DAPHNIPHYLLI MACROPODII SEMEN ET FOLIUM

【别名】山黄树

【基原】来源于虎皮楠科 Daphniphyllaceae 虎皮楠属 *Daphniphyllum* 交让木 *Daphniphyllum macropodum* Miq. 的叶和种子入药。

【形态特征】灌木或小乔木，高 3~10m；小枝粗壮，暗褐色，具圆形大叶痕。叶革质，长圆形至倒披针形，长 14~25cm，宽 3~6.5cm，顶端渐尖，顶端具细尖头，基部楔形至阔楔形，叶面具光泽，干后叶面绿色，叶背淡绿色，无乳突体，有时略被白粉，侧脉纤细而密，12~18 对，两面清晰；叶柄紫红色，粗壮，长 3~6cm。雄花序长 5~7cm，雄花花梗长约 0.5cm；雄蕊 8~10 枚，花药长为宽的 2 倍，约 2mm，花丝短，长约 1mm，背部压扁，具短尖头；雌花序长 4.5~8cm；花梗长 3~5mm；子房基部具大小不等的不育雄蕊 10 枚；子房卵形，长约 2mm，多少被白粉，花柱极短，柱头 2 枚，外弯，扩展。果椭圆形，长约 10mm，径 5~6mm，顶端具宿存柱头，基部圆形，暗褐色，有时被白粉，具疣状皱褶，果梗长 10~15cm，

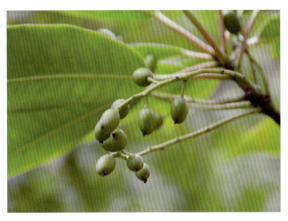

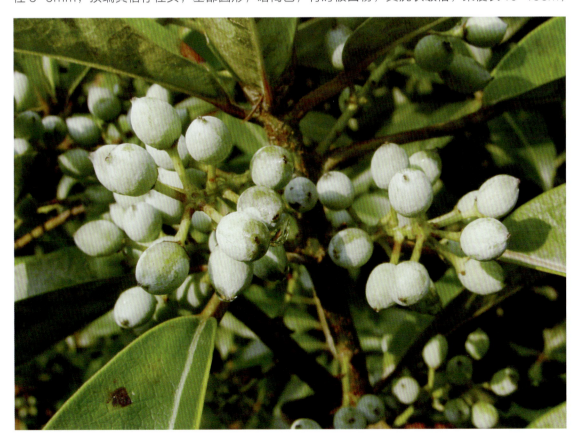

纤细。花期3~5月；果期8~10月。

【生境】生于海拔650~1200m阔叶林中。

【分布】长江流域以南各地。日本、朝鲜也有分布。

【采集加工】叶、种子常鲜用。

【性味归经】味苦，性凉。

【功能主治】消肿拔毒。治疮疖肿毒。

【用法用量】外用适量种子和叶，加食盐捣烂敷患处。

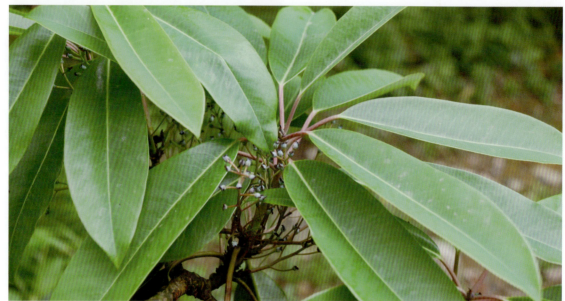

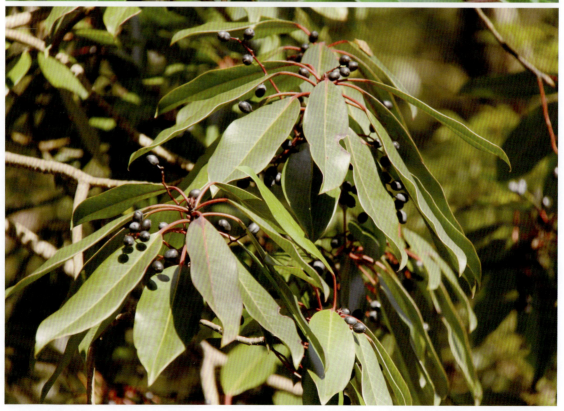

4.70.3 虎皮楠

DAPHNIPHYLLI OLDHAMII RADIX

【别名】四川虎皮楠、南宁虎皮楠

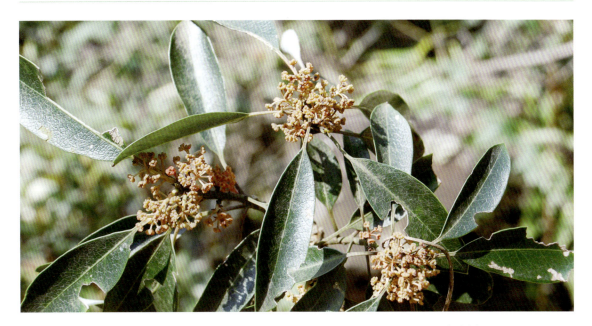

【基原】来源于虎皮楠科 Daphniphyllaceae 虎皮楠属 Daphniphyllum 虎皮楠 Daphniphyllum oldhamii (Hemsl.) Rosenth. 的根入药。

【形态特征】乔木，高 5~10m，稀有灌木。叶纸质，披针形、倒卵状披针形、长圆形或长圆状披针形，长 9~14cm，宽 2.5~4cm，最宽处常在叶的上部，顶端急尖、渐尖或短尾尖，基部楔形或钝，边缘反卷，干后叶面暗绿色，具光泽，叶背通常明显被白粉，具细小乳突体，侧脉纤细，8~15 对，两面突起，网脉在叶面明显突起；叶柄长 2~3.5cm，纤细，上面具槽。雄花序长 2~4cm，较短；花梗长约 5mm，纤细；花萼小，不整齐 4~6 裂，三角状卵形，长 0.5~1mm，具细齿；雄蕊 7~10 枚，花药卵形，长约 2mm，花丝极短，长约 0.5mm；雌花序长 4~6cm，序轴及总梗纤细；花梗长 4~7mm，纤细；萼片 4~6 枚，披针形，具齿；子房长卵形，长约 1.5mm，被白粉，柱头 2 枚，叉开，外弯或拳卷。果椭圆或倒卵圆形，长约 8mm，径约 6mm，暗褐至黑色，具不明显疣状突起，顶端具宿存柱头，基部无宿存萼片或多少残存。花期 3~5 月；果期 8~11 月。

【生境】生于山地阔叶林中。

【分布】长江流域以南各地。朝鲜、日本。

【采集加工】夏、秋采收，将根晒干。

【性味归经】味辛、苦，性凉。

【功能主治】清热解毒，活血散瘀。治感冒发热，咽喉肿痛，毒蛇咬伤，骨折创伤。

【用法用量】15~30g，水煎服。外用鲜品捣烂敷患处。

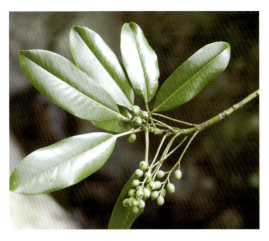

4.71 鼠刺科

4.71.1 鼠刺

ITEAE CHINENSIS RADIX ET FLOS

【别名】老鼠刺

【基原】来源于鼠刺科 Escalloniaceae 鼠刺属 *Itea* 鼠刺 *Itea chinensis* Hook. et Arn. 的根和花入药。

【形态特征】小乔木，高 4~10m；幼枝黄绿色，无毛；老枝棕褐色，具纵棱条。叶薄革质，倒卵形或卵状椭圆形，长 5~12（15）cm，宽 3~6cm，顶端锐尖，基部楔形，边缘上部具不明显圆齿状小锯齿，呈波状或近全缘，叶面深绿色，背面淡绿色；中脉下陷，下面明显突起，侧脉 4~5 对，弧状上弯，在近缘处相联结，两面无毛；叶柄长 1~2cm，无毛，上面有浅槽沟。腋生总状花序，通常短于叶，长 3~7（9）cm，单生或稀 2~3 束生，直立；花序轴及花梗被短柔毛；花多数，2~3 个簇生，稀单生；花梗细，长约 2mm，被短毛；苞片线状钻形，长 1~2mm；萼筒浅杯状，被疏柔毛，萼片三角状披针形，长 1.5mm，被微毛；花瓣白色，披针形，长 2.5~3mm，花时直立，顶端稍内弯，无毛；雄蕊与花瓣近等长或稍长于花瓣；花丝有微毛；子房上位，被密长柔毛；柱头头状。蒴果长圆状披针形，长 6~9mm，被微毛，具纵条纹。花期 3~5 月；果期 5~12 月。

【生境】生于山地山坡疏林、灌丛中。

【分布】香港、广西、云南、广东。不丹、老挝、印度、越南也有分布。

【采集加工】夏、秋采收，将根、花晒干。

【性味归经】味苦，性温。

【功能主治】祛风除湿，滋补强壮，止咳，解毒，消肿。治身体虚弱，劳伤脱力，产后风痛，跌打损伤，腰痛白带，治咳嗽，咽喉肿痛。

【用法用量】根 30~60g，花 18~21g，水煎，冲黄酒、白糖，早晚饭前各服 1 次。

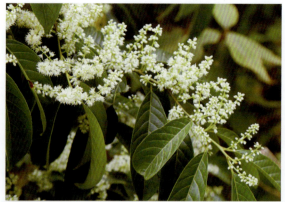
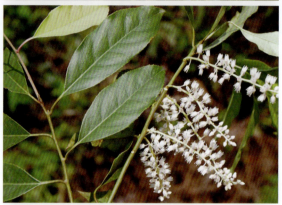
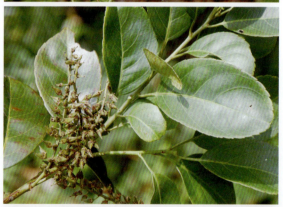
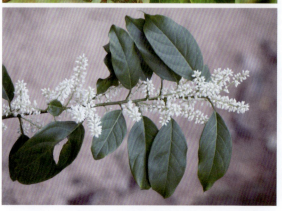

4.71.2 滇鼠刺

ITEAE YUNNANENSIS RADIX

【别名】云南鼠刺

【基原】来源于鼠刺科 Escalloniaceae 鼠刺属 *Itea* 滇鼠刺 *Itea yunnanensis* Franch. 的根入药。

【形态特征】灌木或小乔木，高 1~10m；幼枝黄绿色，具纵条纹。叶薄革质，卵形或椭圆形，长 5~10cm，宽 2.5~5cm，顶端急尖或短渐尖，基部钝或圆形，边缘具刺状锯齿，上面深绿色，下面淡绿色，两面均无毛；中脉在上面下陷，下面明显突起；叶柄长 5~15mm，上面具槽沟。顶生总状花序，俯弯至下垂，长达 20cm；花序轴及花梗被短柔毛；苞片钻形，长约 1mm；花多数，常 3 枚簇生；萼筒浅杯状；萼片三角状披针形，长 1~1.5mm，被微柔毛；花瓣淡绿色，线状披针形，长约 2.5mm，花时直立，顶端稍内弯；雄蕊常短于花瓣；花丝长约 2mm，无毛；花药长圆形；子房半下位，无毛，心皮 2 枚，紧贴；花柱单生，有纵沟，柱头头状。蒴果锥状，长 5~6mm，无毛。花、果期 5~12 月。

【生境】生于海拔 1100~3000m 的针阔叶林、杂木林下。

【分布】云南、四川、西藏、贵州和广西。

【采集加工】夏、秋季采集树根，洗净晒干。

【性味归经】味甘，性平。

【功能主治】清热止咳，滋补肝肾。治劳虚咳嗽、咽喉干痛、目赤、跌打损伤等。

【用法用量】5~10g，水煎服。

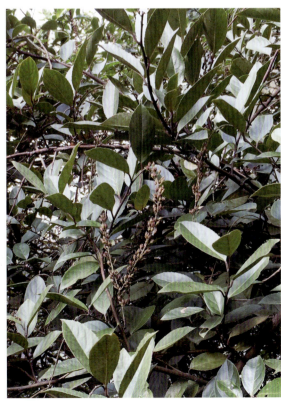
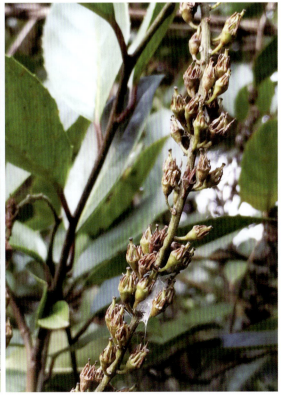

4.72 绣球科

4.72.1 四川溲疏

DEUTZIAE SETCHUENENSIS RAMUS ET FRUCTUS

【别名】川溲疏

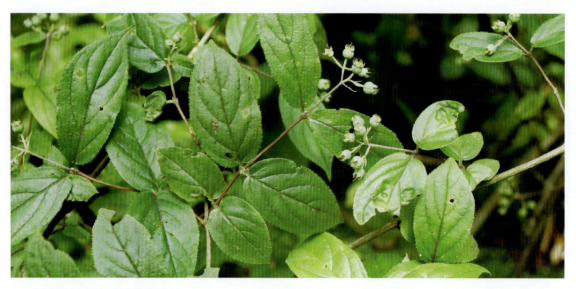

【基原】来源于绣球花科 Hydrangeaceae 溲疏属 Deutzia 四川溲疏 Deutzia setchuenensis Franch. 的枝、叶和果实入药。

【形态特征】灌木,高约2m。叶纸质或膜质,卵形、卵状长圆形或卵状披针形,长2~8cm,宽1~5cm,顶端渐尖或尾状,基部圆形或阔楔形,边缘具细锯齿,叶面深绿色,被3~5辐线星状毛,背面干后黄绿色,被4~7辐线星状毛,侧脉每边3~4条,背面明显隆起,网脉不明显隆起;叶柄长3~5mm,被星状毛。伞房状聚伞花序长1.5~4cm,直径2~5cm,有花6~20朵;花序梗柔弱,被星状毛;花蕾长圆形或卵状长圆形;花冠直径1.5~1.8cm;花梗长3~10mm;花瓣白色,卵状长圆形,长5~8cm,宽2~3cm;萼筒杯状,长宽均约3mm,密被星状毛,裂片阔三角形,长约1.5mm,宽2~3mm,顶端急尖,外面密被星状毛;花蕾时内向镊合状排列;外轮雄蕊长5~6mm,花丝顶端2齿,齿长圆形,扩展,约与花药等长或较长,花药具短柄,内轮雄蕊较短,花丝顶端2浅裂,花药从花丝内侧近中部伸出;花柱3枚,长约3mm。蒴果球形,直径4~5mm,宿存萼裂片内弯。花期4~7月;果期6~9月。

【生境】生于山谷疏林下或溪边。

【分布】四川、贵州、广西、湖北、湖南、江西、福建、广东。

【采集加工】夏、秋季采收,枝、叶、果实晒干。

【性味归经】味苦,性微寒。

【功能主治】清热除烦,利尿消积。治外感暑湿,身热烦渴,热淋涩痛,小便不利,热结膀胱,小儿疳积,风湿痹痛,湿热疮毒。

【用法用量】10~30g,水煎服。

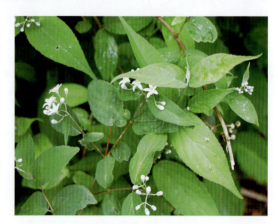

4.72.2 常山

DICHROAE RADIX

【别名】蜀漆、土常山、白常山

【基原】来源于绣球科 Hydrangeaceae 常山属 Dichroa 常山 Dichroa febrifuga Lour. 的根入药。

【形态特征】常山为落叶灌木，高 1~2m；茎圆柱形或有不明显的 4 钝棱，通常紫色。叶对生，纸质，通常椭圆形或倒卵状椭圆形，长 6~22cm，宽 4~8cm，顶端渐尖，基部楔尖或渐狭，边缘有锯齿，干时常变蓝黑色，仅下面有时疏被柔毛；叶柄长达 5cm。伞房状圆锥花序，顶生或生于上部叶腋；花两性，蓝色，直径约 8mm，其上无不孕放射花；萼倒圆锥状，5~6 浅裂，花瓣椭圆形，反折；雄蕊 10~20 枚，花丝常有斑点；花柱 4~6 枚，棒状。浆果近球形，直径约 5mm，蓝色。花期 3~5 月；果期 8~9 月。

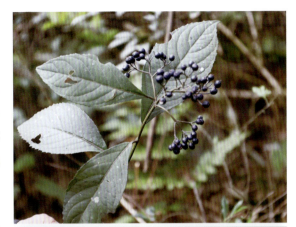

【生境】生于山野阴湿地方，现已有栽培。

【分布】长江以南各地。印度尼西亚、印度、日本、缅甸、中南半岛余部、菲律宾也有分布。

【采集加工】秋季采收。挖取根，除去须根，洗净，晒干。

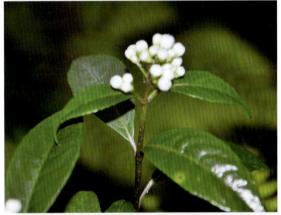

【药材性状】本品呈圆柱状，常弯曲扭转，或有分枝，长 9~15cm，直径 0.5~2cm，棕黄色，具细纵纹，外皮易剥落，剥落处露出光滑、淡黄色木部；质坚硬，不易折断，强折时有粉尘状物散出；横切面黄白色，有放射状纹理。气微，味苦。以质坚硬、断面淡黄色者为佳。

【性味归经】味苦、辛，性寒；有小毒。归肺、肝、心经。

【功能主治】截疟，涌吐痰涎。治间日疟，三日疟，恶性疟疾。

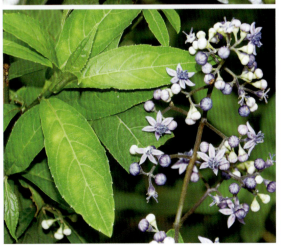

【用法用量】5~10g，水煎服。

【注意】孕妇忌服，老年体弱者慎用。

【附方】治疟疾：常山、槟榔、知母各 9g，贝母、草果各 6g，乌梅 3 个，生姜 3 片，红枣 3 个。水煎，于发作前 4 小时服。

4.72.3 中国绣球

HYDRANGEAE CHINENSIS RADIX

【别名】狭瓣绣球、伞形绣球、绿瓣绣球

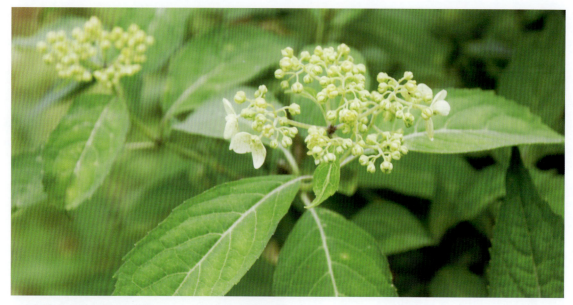

【基原】来源于绣球科 Hydrangeaceae 绣球属 Hydrangea 中国绣球 Hydrangea chinensis Maxim. 的根入药。

【形态特征】灌木，高 0.5~2m。叶薄纸质至纸质，长圆形或狭椭圆形，有时近倒披针形，长 6~12cm，宽 2~4cm，顶端渐尖或短渐尖，具尾状尖头或短尖头，基部楔形，边缘近中部以上具疏钝齿或小齿，两面被疏短柔毛或仅脉上被毛；侧脉 6~7 对；叶柄长 0.5~2cm，被短柔毛。伞形状或伞房状聚伞花序顶生；分枝 5 或 3，被短柔毛；不育花萼片 3~4 枚，椭圆形、卵圆形、倒卵形或扁圆形，结果时长 1.1~3cm，宽 1~3cm，全缘或具数小齿；孕性花萼筒杯状，长约 1mm，宽约 1.5mm，萼齿披针形或三角状卵形，长 0.5~2mm；花瓣黄色，椭圆形或倒披针形，长 3~3.5mm，顶端略尖，基部具短爪；雄蕊 10~11 枚，近等长，盛开时长 3~4.5mm；子房近半下位，花柱 3~4 枚。蒴果卵球形，长 3.5~5mm，宽 3~3.5mm，顶端突出部分长 2~2.5mm，稍长于萼筒；种子淡褐色，椭圆形、卵形或近圆形，长 0.5~1mm，宽 0.4~0.5mm，略扁，无翅，具网状脉纹。花期 5~6 月；果期 9~10 月。

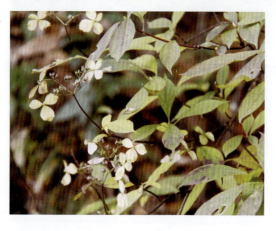

【生境】生于溪边、山谷、疏林下和灌丛中。

【分布】江西、福建、台湾、浙江、江苏、安徽、湖南、广东、广西、云南、贵州。

【采集加工】夏、秋采收，根切片晒干。

【性味归经】味微辛、苦，性凉。

【功能主治】活血止痛，截疟，清热利尿。治跌打损伤，骨折，疟疾，头痛，麻疹，小便淋痛。

【用法用量】3~9g，水煎服。外用鲜品捣烂敷患处。

4.72.4 绣球

HYDRANGEAE MACROPHYLLAE FRUTEX

【别名】八仙花、粉团花

【基原】来源于绣球科 Hydrangeaceae 绣球属 Hydrangea 绣球 Hydrangea macrophylla (Thunb.) Ser. 的全株入药。

【形态特征】灌木，高 1~4m。叶纸质或近革质，倒卵形或阔椭圆形，长 6~15cm，宽 4~11.5cm，顶端骤尖，具短尖头，基部钝圆或阔楔形，边缘于基部以上具粗齿，两面无毛或仅下面中脉两侧被稀疏卷曲短柔毛，脉腋间常具少许髯毛；侧脉 6~8 对，小脉网状，两面明显；叶柄粗壮，长 1~3.5cm，无毛。伞房状聚伞花序近球形，直径 8~20cm，具短的总花梗，分枝粗壮，近等长，密被紧贴短柔毛，花密集，多数不育；不育花萼片 4 枚，近圆形或阔卵形，长 1.4~2.4cm，宽 1~2.4cm，粉红色、淡蓝色或白色；孕性花极少数，具 2~4mm 长的花梗；萼筒倒圆锥状，长 1.5~2mm，萼齿卵状三角形，长约 1mm；花瓣长圆形，长 3~3.5mm；雄蕊 10 枚，近等长，不突出或稍突出，花药长圆形，长约 1mm；子房大半下位，花柱 3 枚，结果时长约 1.5mm，柱头稍扩大，半环状。蒴果未成熟，长陀螺状，连花柱长约 4.5mm，顶端突出部分长约 1mm，约等于蒴果长度的 1/3。花期 6~8 月。

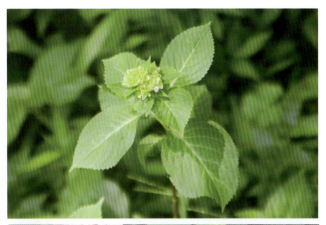

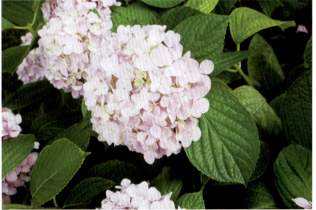

【生境】栽培。

【分布】我国各地庭园与民间常有栽培。日本、朝鲜也有分布。

【采集加工】夏、秋采收，将全株晒干。

【性味归经】味苦、微辛，性寒；有小毒。

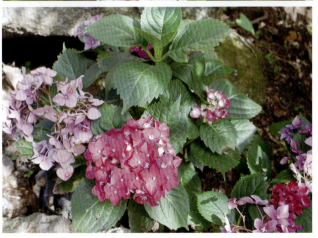

【功能主治】清热，抗疟。治疟疾，心热惊悸，烦躁。

【用法用量】9~12g，水煎服。

4.72.5 圆锥绣球

HYDRANGEAE PANICULATAE RADIX

【别名】水亚木、土常山

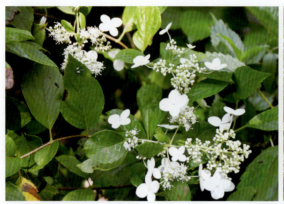
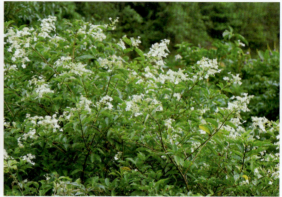

【基原】来源于绣球科 Hydrangeaceae 绣球属 Hydrangea 圆锥绣球 Hydrangea paniculata Sieb. 的根入药。

【形态特征】灌木或小乔木，高 1~5m。叶纸质，2~3 片对生或轮生，卵形或椭圆形，长 5~14cm，宽 2~6.5cm，顶端渐尖或急尖，具短尖头，基部圆形或阔楔形，边缘有密集稍内弯的小锯齿，叶面无毛或有稀疏糙伏毛，背面于叶脉和侧脉上被紧贴长柔毛；侧脉 6~7 对，上部微弯，小脉稠密网状，下面明显；叶柄长 1~3cm。圆锥状聚伞花序尖塔形，长达 26cm，序轴及分枝密被短柔毛；不育花较多，白色；萼片 4 枚，阔椭圆形或近圆形，不等大，结果时长 1~1.8cm，宽 0.8~1.4cm，顶端圆或微凹，全缘；孕性花萼筒陀螺状，长约 1.1mm，萼齿短三角形，长约 1mm，花瓣白色，卵形或卵状披针形，长 2.5~3mm，渐尖；雄蕊不等长，长的长达 4.5mm，短的略短于花瓣，花药近圆形，长约 0.5mm；子房半下位，花柱 3 枚，钻状，长约 1mm，直，基部联合，柱头小，头状。蒴果椭圆形，不连花柱长 4~5.5mm，宽 3~3.5mm，顶端突出部分圆锥形。花期 7~8 月；果期 10~11 月。

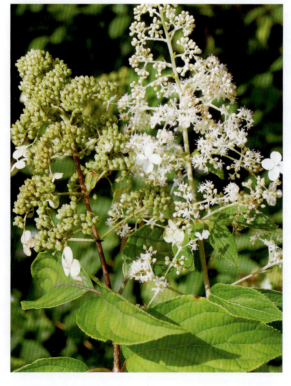

【生境】生于溪边或湿地上。

【分布】福建、浙江、江西、安徽、湖南、湖北、广东、广西、贵州和云南等省区。日本也有分布。

【采集加工】夏、秋采收，根晒干。

【性味归经】味辛，性凉；有小毒。

【功能主治】截疟退热，消肿和中。治疟疾，食积不化，胸腹胀满。

【用法用量】6~9g，水煎服。

4.72.6 腊莲绣球

HYDRANGEAE STRIGOSAE RADIX

【别名】土常山、羊耳朵树、倒卵腊莲绣球、长叶腊莲绣球、八仙腊莲绣球

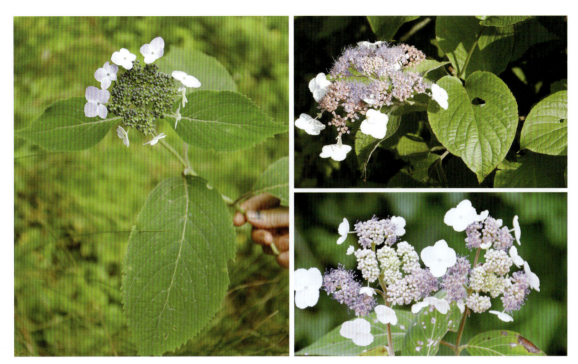

【基原】来源于绣球花科 Hydrangeaceae 绣球花属 *Hydrangea* 腊莲绣球 *Hydrangea strigosa* Rehd. 的根入药。

【形态特征】灌木，高 1~3m。叶纸质，长圆形、卵状披针形或倒卵状倒披针形，长 8~28cm，宽 2~10cm，顶端渐尖，基部楔形、钝或圆形，边缘有具硬尖头的小齿或小锯齿，干后叶面黑褐色，被稀疏糙伏毛或近无毛，背面灰棕色，脉上的毛更密；中脉粗壮，上面平坦，下面隆起，侧脉 7~10 对，弯拱，沿边缘长延伸；叶柄长 1~7cm，被糙伏毛。伞房状聚伞花序大，直径达 28cm，顶端稍拱，分枝扩展，密被灰白色糙伏毛；不育花萼片 4~5 枚，阔卵形、阔椭圆形或近圆形，结果时长 1.3~2.7cm，宽 1.1~2.5cm；孕性花淡紫红色，萼筒钟状，长约 2mm，萼齿三角形，长约 0.5mm；花瓣长卵形，长 2~2.5mm，初时顶端稍联合，后分离，早落；雄蕊不等长，较长的长约 6mm，较短的长约 3mm，花药长圆形，长约 0.5mm；子房下位，花柱 2 枚，结果时长约 2mm，近棒状，直立或外弯。蒴果坛状，不连花柱长和宽 3~3.5mm，顶端截平，基部圆。花期 7~8 月；果期 11~12 月。

【生境】生于林下、溪边。

【分布】江西、浙江、湖南、湖北、广东、广西、云南、四川、贵州。

【采集加工】夏、秋采收，根晒干。

【性味归经】味辛，性凉；有小毒。

【功能主治】截疟退热，消肿和中。治疟疾，食积不化，胸腹胀满。

【用法用量】6~9g，水煎服。

4.72.7　星毛冠盖藤

PILEOSTEGIAE TOMENTELLAE RADIX

【别名】星毛青棉花

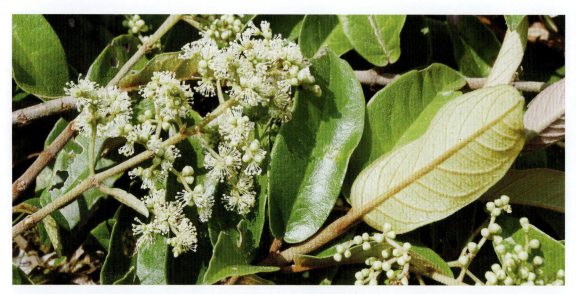

【基原】来源于绣球花科 Hydrangeaceae 冠盖藤属 *Pileostegia* 星毛冠盖藤 *Pileostegia tomentella* Hand.-Mazz. 的根入药。

【形态特征】常绿攀援灌木，长达 16m。叶革质，长圆形或倒卵状长圆形，稀倒披针形，长 5~10（18）cm，宽 2.5~5（8）cm，顶端急尖或阔急尖，尖头突出，基部圆形或近叶柄处稍凹入呈心形，稀小枝最上两叶宽楔形，边近全缘或近顶端具三角形粗齿或不规则波状，背卷，嫩叶面疏被星状毛，以后脱落，干时灰绿色或黄绿色，背面密被毛，以叶脉上被毛较密，侧脉每边 8~13 条；叶柄长 1.2~1.5cm。伞房状圆锥花序顶生，长和宽均 10~25cm；苞片线形或钻形，长 5~10mm，宽 1~2mm，被星状毛；花白色；花梗长约 2mm；萼筒杯状，高约 2mm，裂片三角形，疏被星状毛；花瓣卵形，长约 2mm，早落，无毛；雄蕊 8~10 枚，花丝长 5~6mm；花柱长约 1.5mm，柱头圆锥状，4~6 裂，被毛。蒴果陀螺状，平顶，直径约 4mm，被稀疏星状毛，具宿存花柱和柱头，具棱，暗褐色；种子细小，连翅长约 2mm，棕色。花期 3~8 月；果期 9~12 月。

【生境】生于山地阔叶林内和河边，攀援于树上或石上。

【分布】香港、广东、广西、湖南、福建、江西。

【采集加工】夏、秋采收，根晒干。

【性味归经】味辛、苦，性温。

【功能主治】祛风除湿，散瘀止痛。治风湿痹痛，腰腿酸痛，跌打损伤，骨折，外伤出血，痈肿疮毒。

【用法用量】15~30g，水煎服。外用鲜品捣烂敷患处。

4.72.8 冠盖藤

PILEOSTEGIAE VIBURNOIDIS RADIX ET CAULIS

【别名】青棉花藤

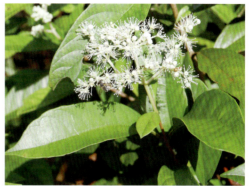

【基原】来源于绣球花科 Hydrangeaceae 冠盖藤属 Pileostegia 冠盖藤 Pileostegia viburnoides Hook. f. et Thoms. 的根、藤、叶入药。

【形态特征】常绿攀援状灌木，长达 15m；小枝圆柱形，灰色或灰褐色，无毛。叶对生，薄革质，椭圆状倒披针形或长椭圆形，长 10~18cm，宽 3~7cm，顶端渐尖或急尖，基部楔形或阔楔形，边全缘或稍波状，常稍背卷，有时近顶端有稀疏蜿蜒状齿缺，叶面绿色或暗绿色，具光泽，无毛，背面干后黄绿色，无毛或主脉和侧脉交接处穴孔内有长柔毛，少具稀疏星状柔毛，侧脉每边 7~10 对，上面凹入或平坦，下面明显隆起，第三级小脉不明显或稀疏；叶柄长 1~3cm。伞房状圆锥花序顶生，长 7~20cm，宽 5~25cm，无毛或稍被褐锈色微柔毛；苞片和小苞片线状披针形，长 4~5cm，宽 1~3mm，无毛，褐色；花白色；花梗长 3~5mm；萼筒圆锥状，长约 1.5mm，裂片三角形，无毛；花瓣卵形，长约 2.5mm，雄蕊 8~10 枚；花丝纤细，长 4~6mm；花柱长约 1mm，无毛，柱头圆锥形，4~6 裂。蒴果圆锥形，长 2~3mm，具 5~10 肋纹或棱。花期 7~8 月；果期 9~12 月。

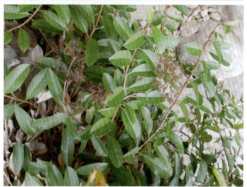

【生境】生于山谷树林中，常攀援于乔木或石壁上。

【分布】台湾、福建、浙江、安徽、江西、湖南、广东、广西、贵州、四川、云南等省区。日本、越南、印度也有分布。

【采集加工】夏、秋采收，将根、藤、叶晒干。

【性味归经】味苦，性温。

【功能主治】祛风除湿，散瘀止痛，接骨。治腰腿酸痛，风湿麻木。外用治跌打损伤，骨折，外伤出血。

【用法用量】15~30g，水煎或泡酒服。外用适量，根、藤或叶捣烂敷患处。

【附方】治外伤出血：青棉花藤根皮或叶干燥研细粉，外敷伤处。

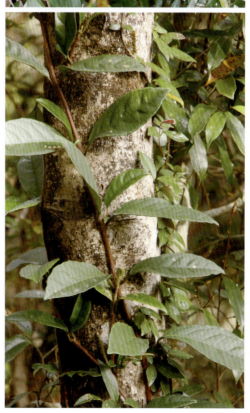

4.72.9 钻地风

SCHIZOPHRAGMAE INTEGRIFOLIAE RADIX ET CAULIS

【别名】全叶钻地风、桐叶藤、利筋藤

【基原】来源于绣球花科 Hydrangeaceae 钻地风属 *Schizophragma* 钻地风 *Schizophragma integrifolium* Oliv. 的根和藤入药。

【形态特征】木质藤本。叶纸质，椭圆形、长椭圆形或阔卵形，长 8~20cm，宽 3.5~12.5cm，顶端渐尖或急尖，具狭长或阔短尖头，基部阔楔形、圆形至浅心形，边全缘或上部或多或少具仅有硬尖头的小齿，叶面无毛，背面有时沿脉被疏短柔毛，后渐变近无毛，脉腋间常具髯毛；侧脉 7~9 对，弯拱或下部稍直，下面凸起，小脉网状，较密，下面微凸；叶柄长 2~9cm，无毛。伞房状聚伞花序密被褐色、紧贴的短柔毛，结果时毛渐稀少；不育花萼片单生或偶有 2~3 片聚生于花柄上，卵状披针形、披针形或阔椭圆形，结果时长 3~7cm，宽 2~5cm，黄白色；孕性花萼筒陀螺状，长 1.5~2mm，宽 1~1.5mm，基部略尖，萼齿三角形，长约 0.5mm；花瓣长卵形，长 2~3mm，顶端钝；雄蕊近等长，盛开时长 4.5~6mm，花药近圆形，长约 0.5mm；子房近下位，花柱和柱头长约 1mm。蒴果钟状或陀螺状，较小，全长 6.5~8mm，宽 3.5~4.5mm。花期 6~7 月；果期 10~11 月。

【生境】生于山坡疏林内或林缘。

【分布】海南、江苏、浙江、安徽、江西、福建、湖北、湖南、广西、云南、四川、贵州、广东。

【采集加工】夏、秋采收，根、藤晒干。

【性味归经】味淡，性凉。

【功能主治】舒筋活络，祛风活血。治风湿筋骨疼痛，四肢关节酸痛。

【用法用量】9~15g，水煎服。

【附方】治风湿筋骨痛：钻地风根 15g，马兰根 30g，川牛膝 9g，枇杷根 30g，三白草根 15g，猪瘦肉 90g，加甜酒煮服。

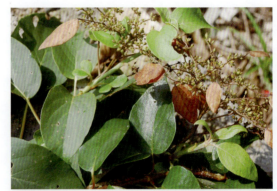
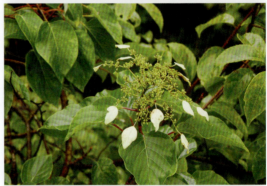
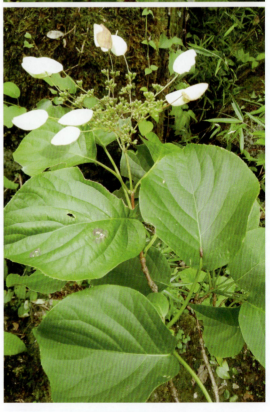

4.73 蔷薇科

4.73.1 仙鹤草

AGRIMONIAE HERBA

【别名】止血草

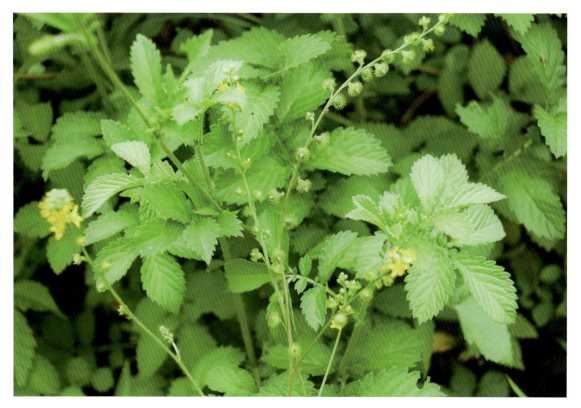

【基原】来源于蔷薇科 Rosaceae 龙芽草属 Agrimonia 龙芽草 Agrimonia pilosa Ledeb. [Agrimonia pilosa Ledeb var. japonica（Miq.）Nakai] 的地上部分入药。

【形态特征】多年生草本，高 30~100cm，密生长柔毛。奇数羽状复叶互生，有小叶 5~7 枚，叶轴上常附有多枚小型的小叶；小叶椭圆状卵形、倒卵形或长椭圆形，长 3~6.5cm，宽 1.5~3cm，边缘具锯齿，两面密生长柔毛，背面具多数腺点，无小叶柄；复叶柄长 1~2cm，叶轴与复叶柄均被柔毛；托叶明显，卵形。总状花序顶生或腋生，花黄色；苞片细小；花直径 0.6~1cm；萼筒杯状，外面有槽，顶端具钩状刺毛，萼裂片 5 片；花瓣 5 片；雄蕊 10 枚；心皮 2 枚。瘦果倒圆锥形，具宿存的萼裂片。花、果期 5~12 月。

【生境】生于荒野山坡及路旁及旷地。

【分布】遍及全国。朝鲜、日本及俄罗斯也有分布。

【采集加工】夏、秋二季茎叶茂盛采割，除去杂质，晒干。

【药材性状】本品全长 50~100cm，全体被白色柔毛。茎下部圆柱形，近木质，直径 4~6mm，

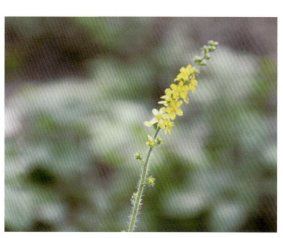

红棕色，上部方柱形，四面略有凹沟，绿褐色，节明显；体轻，质硬，易折断，断面中空。单数羽状复叶互生，暗绿色，常皱缩卷褶；小叶片质脆易碎，有大小两种，相间生于叶轴上，顶端小叶较大，完整小叶片展平后呈卵形或长椭圆形，边缘有锯齿；托叶2片，斜卵形。总状花序细长；花萼下部呈筒状，萼筒上部有钩刺，顶端5裂；花瓣黄色。气微，味微苦。以质嫩、叶多者为佳。

【性味归经】味苦、涩，性平。归肝、心经。

【功能主治】收敛止血，消炎止痢。冬芽：驱虫。治呕血，咯血，衄血，尿血，便血，功能性子宫出血，胃肠炎，痢疾，肠道滴虫。外用治痈疔疮，阴道滴虫。

【用法用量】15~50g（鲜全草可用100g），水煎服。外用适量，鲜草捣敷或煎浓汁及熬膏涂局部。

【附方】① 治肺结核咯血：鲜仙鹤草50g，鲜墨旱莲15g，侧柏叶16g，水煎服。

② 治胃肠炎、痢疾：仙鹤草50g，水煎服。

③ 治绦虫病：a. 仙鹤草冬芽石灰水法提取物：成人2g，小儿1.6g。同时服酚酞，成人0.5g，小儿0.3g。如以硫酸镁导泻，则需间隔1.5小时后服。b. 仙鹤草冬芽石油醚法提取物：成人1.5~1.7g，小儿1~1.3g，早晨空腹1次顿服。

④ 治阴道滴虫：仙鹤草全草制成200%的浓缩液，以药棉蘸药液，每日搽阴道1次，7日为一个疗程。

⑤ 治痈疖疔疮、炎性外痔：仙鹤草全草熬膏涂患部，每日1次。

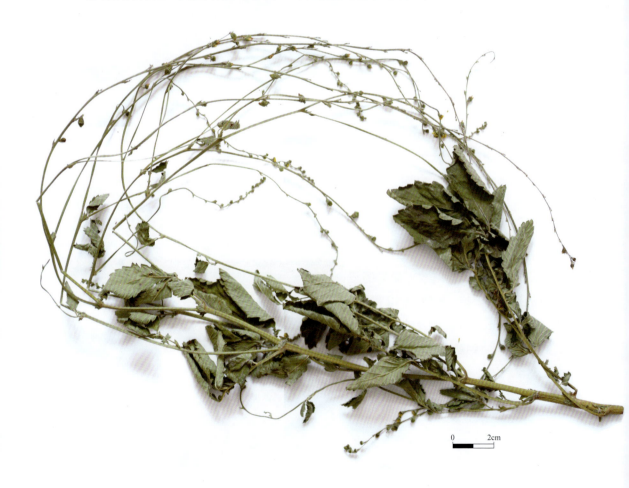

4.73.2 桃仁
PERSICAE SEMEN

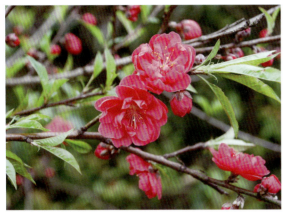
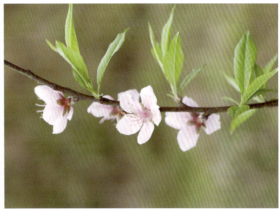

【基原】来源于蔷薇科 Rosaceae 桃属 *Amygdalus* 桃 *Amygdalus persica* L. [*Prunus persica* (L.) Batsch] 的成熟种子入药。

【形态特征】小乔木。高达 8m。小枝绿色或变棕色，无毛；冬芽圆锥形，常 3 个簇生。叶互生，长圆形或倒卵状披针形，长 5~16cm，顶端渐尖，基部宽楔形，边缘有锯齿，两面无毛或下面脉腋有短柔毛；侧脉每边 6~12 条；叶柄长 1~2cm，常有腺体。花单生，近无梗，先叶开放，粉红色，直径 2~2.5cm；萼管钟形，外面被柔毛，檐部 5 裂，裂片卵形至长圆形；花瓣 5，椭圆形或倒卵形；雄蕊 20~30 枚，花药红色；子房上位，被短柔毛；核果卵球形，长 3~7cm 或更大，淡绿色至淡黄色，具红晕、密被短柔毛；核呈扁椭圆球形，顶尖，表面具沟和孔穴。花期 3~4 月；果实成熟期因品种而异，常为 7~9 月。

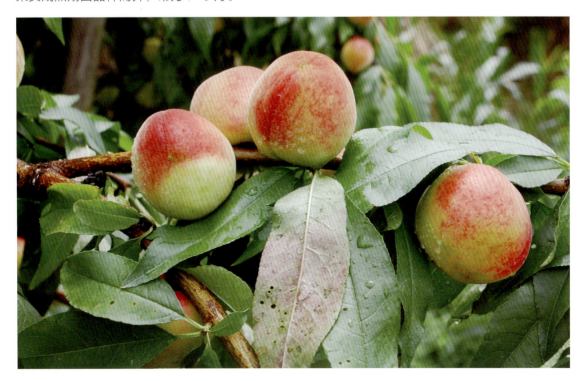

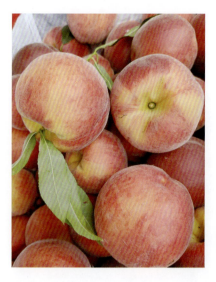

【生境】主要为栽培。

【分布】现全国各地常有栽培。原产我国，现世界广为栽培。

【采集加工】夏、秋季果实成熟时采摘，取种子，晒干。

【药材性状】本品呈扁长卵形，长1.2~1.8cm，宽0.8~1.2cm，厚0.2~0.4cm。一端尖，另一端钝圆形而稍偏斜。边缘较薄。表面黄棕色至红棕色，有皱纹和很多颗粒状突起，自合点散射出多数纵向维管束，尖端一侧有一条短线状种脐。种皮薄而脆，子叶两片，乳白色，富油质。气微，味微苦。以粒大、扁平、饱满、不泛油者为佳。

【性味归经】味苦、甘，性平。归心、肝、大肠经。

【功能主治】活血祛瘀，润肠通便。治经闭，痛经，癥瘕痞块，瘀血肿痛，跌打损伤，肠燥便秘，咳嗽气喘。

【用法用量】5~10g，水煎服。

【附方】① 治血滞经闭：桃仁、红花各9g，丹参15g，牛膝12g。水煎服。

② 治产后恶露不尽：桃仁4.5g，红花6g，丹参、益母草各12g，川芎3g，赤芍9g。水煎服。

③ 治跌打损伤：桃仁、柴胡、红花各9g，丹参15g，天花粉12g。水煎服。

④ 治大便秘结：桃仁9g，火麻仁15g，郁李仁12g。水煎服。

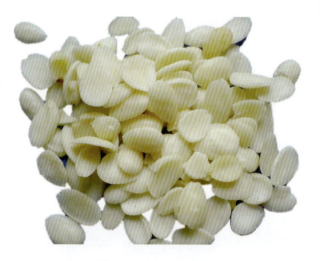

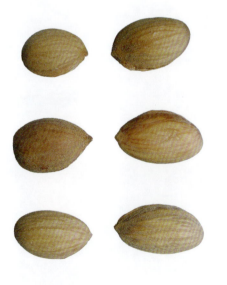

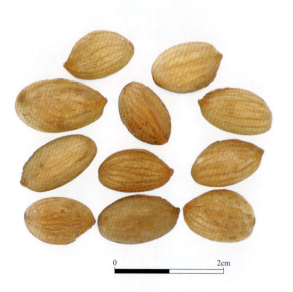

4.73.3 乌梅

MUME FRUCTUS

【别名】梅实、梅干

【基原】来源于蔷薇科 Rosaceae 梅属 Armeniaca 梅 Armeniaca mume Sieb. [Prunus mume Sieb. et Zucc.] 的近成熟果实入药。

【形态特征】小乔木，高达 10m；小枝淡绿色或棕色，光滑无毛。单叶互生，叶片卵形或圆卵形，长 4~8cm，顶端尾尖，基部圆，边缘具锐利小锯齿，幼时两面被短柔毛，后变无毛或仅脉腋内有短柔毛；侧脉每边 4~5 条；叶柄长 1~2cm，常具腺体。冬春间先叶开花，单生，稀双生，白色；花梗长 1~3mm；萼管宽钟形，绿色或绿紫色，檐部 5 裂，裂片卵形；花瓣 5 片，倒卵形，着生于萼管口处；雄蕊多数，花丝分离；雌蕊 1 枚，子房上位，密被柔毛，花柱单一，柱头头状。核果近球形，直径 2~3cm，成熟时黄色，核椭圆状扁球形，具纵沟纹和小孔穴。花期冬春季；果期 5~6 月。

【生境】栽培。

【分布】全国大多数地区有栽培。原产我国南方。日本和朝鲜也有分布。

【采集加工】夏季果实近成熟时采摘。用文火焙或烟熏烤，温度保持在 40℃左右，焙 2~3 昼夜，然后闷 2~3 天，使其变成黑色。

【药材性状】呈不规则的球形或扁球形，直径 1.5~3cm。表面棕黑色或乌黑色，皱缩不平，在放大镜下可见有细毛茸。一端有圆形的果柄痕。果肉柔软，乌黑色或黑棕色。核坚硬，椭圆形，棕黄色，表面有小凹点；内含淡黄色种子 1 枚，形状及气味酷似杏仁。气微或具烟熏气，味极酸。以个大、体重、肉厚、乌黑、完整、味极酸者为佳。

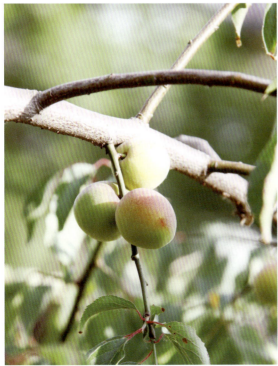
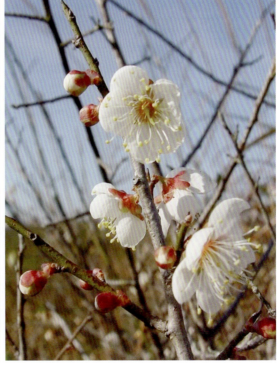

【性味归经】味酸、涩，性平。归肝、脾、肺、大肠经。

【功能主治】敛肺涩肠，生津止渴，驱蛔止痢。治肺虚久咳，口干烦渴，胆道蛔虫，胆囊炎，细菌性痢疾，慢性腹泻，月经过多，癌瘤，牛皮癣。外用治疮疡久不收口，鸡眼，胬肉，头疮，牛皮癣。

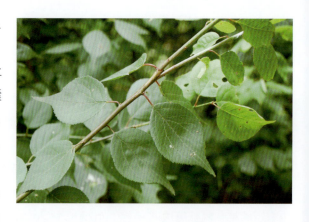

【用法用量】3~9g，水煎服。外用适量，烧成炭研细粉外敷，乌梅肉湿润后捣烂涂患处。

【附方】① 治胆道蛔虫病：a. 乌梅 9g，黄连（或黄柏）9~12g，木香、川椒各 6~9g，大黄、干姜各 9g，细辛 1.8~3g，使君子 12~15g，槟榔 12g，苦楝皮 15g。水煎服，每日 1 剂。病情重者可服 2 剂，分 4~6 次服。b. 乌梅、苦楝皮、白芍各 9g，枳壳 6g，柴胡 4.5g，甘草 3g。水煎服。每日 1 剂，早晚空腹服。便秘加大黄、芒硝；呕吐加黄连、生姜，舌苔白腻加川椒，腹痛剧烈配合注射阿托品。

② 治急性细菌性痢疾：乌梅熬成 10% 乌梅汤，并加入少许红糖。每次服 100ml，每日 3 次，7 天为一个疗程。

③ 治胆囊炎、胆石症、胆道感染：乌梅、五味子各 18g，红木香（长梗南五味子）15g。水煎 2 次，得 400ml，分 2 次服。

④ 治鼻息肉：乌梅肉炭、硼砂各 9g，冰片 1g，共研细末，撒患处，或用香油调搽。

⑤ 治阴茎癌、宫颈癌：乌梅 27 个，卤水 1000ml。放于砂锅或搪瓷缸内，煮沸后小火持续 20 分钟左右，放置 24 小时过滤备用。每服 3ml，每日 6 次，饭前、饭后各服 1 次。可同时外用做搽剂。服药期间禁吃红糖、白酒、酸、辣等刺激性食物。

⑥ 治牛皮癣：鲜乌梅 1000g，水煎，去核。浓缩成膏为 500g。每服 9g（半汤匙），加糖适量，开水冲服或直接吞服，每日 3 次。

⑦ 治鸡眼、脚垫：乌梅 30g，食盐 9g，醋 15ml，温开水 50ml。先将食盐溶在温开水中，放入乌梅浸 24 小时（新鲜乌梅可浸 12 小时），然后将乌梅核去掉，取乌梅肉加醋捣成泥状，即可外用。涂药前，患处用温开水浸泡，用刀刮去表面角质层。每日换药 1 次，连续 3~4 次。

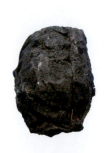
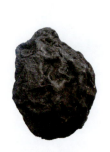
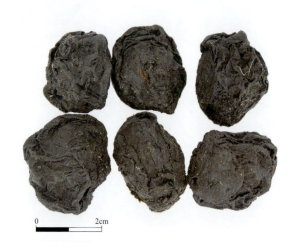

4.73.4　苦杏仁

ARMENIACAE SEMEN AMARUM

【别名】杏仁

【基原】来源于蔷薇科 Rosaceae 杏属 Armeniaca 杏 Armeniaca vulgaris Lam. [Prunus armeniaca L.]、野杏 Armeniaca vulgaris Lam. var. ansu（Maxim.）Yu et Lu.、山杏 Armeniaca sibirica（L.）Lam. 和东北杏 Armeniaca mandshurica（Maxim.）Skv. 的成熟种子入药。

【形态特征】A. 杏为小乔木，高一般 5~8m；树皮灰褐色，纵裂；当年生小枝红褐色，无毛，具多数皮孔。叶阔卵形至近圆形，长 5~9cm，宽 4~8cm，顶端短尖至短渐尖，基部圆形或近心形，边缘有钝圆齿，两面无毛或有时下面脉腋间有柔毛；叶柄长 2~3.5cm，近顶端有 2 腺体。花白色或略带红色，单生，直径 2~3cm；花梗长 1~3mm，被短柔毛；花萼裂片 5，卵形或长卵形，顶端短尖或钝圆，花后反折；花瓣 5，圆形或倒卵形，基部具短爪；雄蕊 20~45 枚，稍短于花瓣；子房卵形，被短柔毛，花柱稍长或几与雄蕊等长，下部被毛。核果近球形，直径约 2.5cm，成熟时黄白色或黄红色，常具红晕，微被短柔毛，具沟槽，成熟时不开裂，果肉多汁；核卵形或椭圆形，两侧压扁，表面平滑或稍粗糙；种子扁圆形。花期 3~4 月；果期 6~7 月。

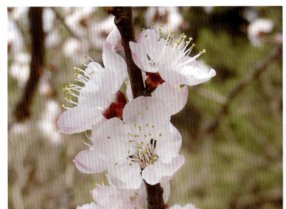
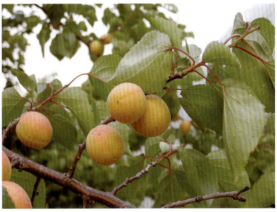
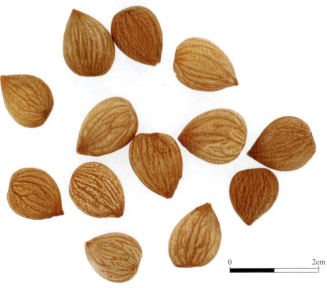

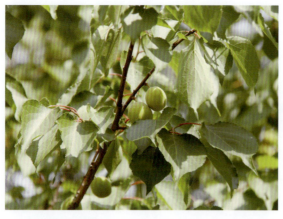
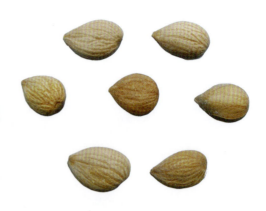

【生境】栽培。

【分布】全国各地，多数为栽培，少数逸为野生。世界各地均有栽培。

【形态特征】B. 野杏与杏不同之处在于叶片基部楔形或宽楔形；花常2朵，淡红色；果实近球形，红色；核卵球形，离肉，表面粗糙而有网纹，腹棱常锐利。

【生境】栽培。

【分布】主产我国北部，多数为栽培，少数逸为野生。日本、朝鲜也有分布。

【形态特征】C. 山杏为灌木或小乔木，高2~5m；树皮暗灰色；小枝无毛，稀幼时疏生短柔毛，灰褐色或淡红褐色。叶片卵形或近圆形，长5~10cm，宽3~7cm，顶端长渐尖至尾尖，基部圆形至近心形，叶边有细钝锯齿，两面无毛，稀下面脉腋间具短柔毛；叶柄长2~3.5cm，无毛，有或无小腺体。花单生，直径1.5~2cm，先于叶开放；花梗长1~2mm；花萼紫红色；萼筒钟形，基部微被短柔毛或无毛；萼片长圆状椭圆形，顶端尖，花后反折；花瓣近圆形或倒卵形，白色或粉红色；雄蕊几与花瓣近等长；子房被短柔毛。果实扁球形，直径1.5~2.5cm，黄色或橘红色，有时具红晕，被短柔毛；果肉较薄而干燥，成熟时开裂，味酸涩不可食，成熟时沿腹缝线开裂；核扁球形，易与果肉分离，两侧扁，顶端圆形，基部一侧偏斜，不对称，表面较平滑，腹面宽而锐利；种仁味苦。花期3~4月；果期6~7月。

【生境】生于海拔700~2000m干燥向阳山坡上、丘陵草原或与落叶乔灌木混生。

【分布】黑龙江、吉林、辽宁、内蒙古、甘肃、河北、山西等地。蒙古东部和东南部、俄罗斯远东和西伯利亚余部也有分布。

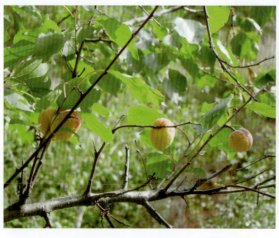
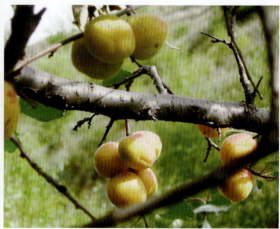

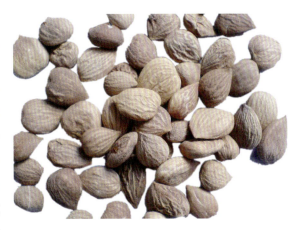

【形态特征】D. 东北杏为乔木，高达 15m；树皮木栓质发达，深裂，暗灰色；嫩枝无毛，淡红褐色或微绿色。叶片宽卵形至宽椭圆形，长 5~13cm，宽 3~6cm，顶端渐尖至尾尖，基部宽楔形至圆形，有时心形，叶边具不整齐的细长尖锐重锯齿，幼时两面具毛，逐渐脱落，老时仅下面脉腋间具柔毛；叶柄长 1.5~3cm，常有 2 腺体。花单生，直径 2~3cm，先于叶开放；花梗长 7~10mm，无毛或幼时疏生短柔毛；花萼带红褐色，常无毛；萼筒钟形；萼片长圆形或椭圆状长圆形，顶端圆钝或急尖，边常具不明显细小锯齿；花瓣宽倒卵形或近圆形，粉红色或白色；雄蕊多数，与花瓣近等长或稍长；子房密被柔毛。果实近球形，直径 1.5~2.6cm，黄色，有时向阳处具红晕或红点，被短柔毛；果肉稍肉质或干燥，味酸或稍苦涩，果实大的类型可食，有香味；核近球形或宽椭圆形，长 13~18mm，宽 11~18mm，两侧扁，顶端圆钝或微尖，基部近对称，表面微具皱纹，腹棱钝，侧棱不发育，具浅纵沟，背棱近圆形；种仁味苦，稀甜。花期 4 月，果期 5~7 月。

【生境】生于海拔 400~1000m 开阔的向阳山坡灌木林或杂木林下。

【分布】吉林、辽宁。俄罗斯远东和朝鲜北部也有分布。

【采集加工】夏季采收成熟的果实，除去果肉及核壳，取出种子，晒干。

【药材性状】本品呈卵形或椭圆形，压扁，长 1~1.9cm，宽 0.8~1.5cm，厚 5~8mm，上端尖，下端钝圆，较肥厚，且左右不对称，黄棕色至深棕色，上端一侧有短线形种脐，下端合点处向上具多数深棕色的脉纹。种皮薄，除去种皮，可见乳白色子叶 2 片，富油质。无臭，味苦。以颗粒饱满、完整者为佳。

【性味归经】味苦，性微温；有小毒。归肺、大肠经。

【功能主治】降气止咳平喘，润肠通便。治咳嗽，气喘，便秘。

【用法用量】4.5~9g，水煎服，宜后下。服用勿过量，婴儿慎用。

【附方】治咳嗽气喘：杏仁、紫苏子各 9g，麻黄、贝母、甘草各 6g，水煎服。

【附注】本品含苦杏仁苷（amygdaline），水解后产生有毒物质氢氰酸，故内服不能过量。

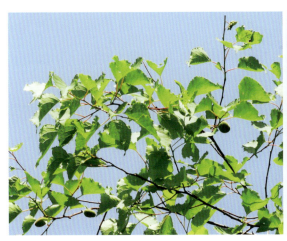
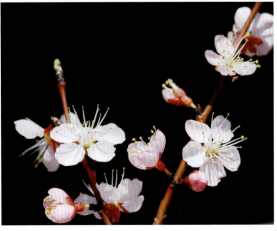

4.73.5 欧李

PRUNI SEMEN

【基原】来源于蔷薇科 Rosaceae 樱属 Cerasus 欧李 Cerasus humilis（Bunge）Sok. [Prunus humilis Bunge] 的种子入药。

【形态特征】落叶灌木，高 0.4~1.5m。小枝灰褐色或棕褐色。冬芽卵形，疏被短柔毛或几无毛。叶片倒卵状长椭圆形或倒卵状披针形，长 2.5~5cm，宽 1~2cm，中部以上最宽，顶端急尖或短渐尖，基部楔形，边有单锯齿或重锯齿，上面深绿色，无毛，下面浅绿色，无毛或被稀疏短柔毛，侧脉 6~8 对；叶柄长 2~4mm；托叶线形，长 5~6mm，边有腺体。花单生或 2~3 花簇生，花叶同开；花梗长 5~10mm，被稀疏短柔毛；萼筒长宽近相等，约 3mm，外面被稀疏柔毛，萼片三角卵圆形，顶端急尖或圆钝；花瓣白色或粉红色，长圆形或倒卵形；雄蕊 30~35 枚；花柱与雄蕊近等长。核果成熟后近球形，红色或紫红色，直径 1.5~1.8cm；核表面除背部两侧外无棱纹。花期 4~5 月，果期 7~8 月。

【生境】生于阳坡沙地、山地灌丛及半固定沙丘上。

【分布】东北三省、内蒙古、河北、山东、河南。

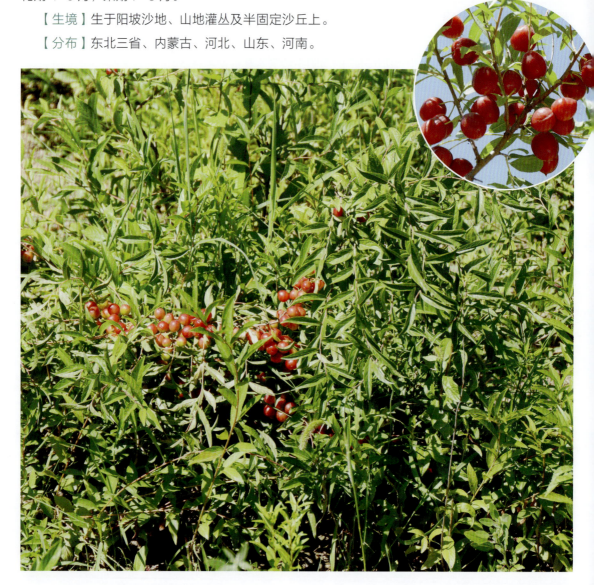

【采集加工】夏、秋季采摘果实，剥取果皮，打破果壳，获取种子，洗净，晒干。

【性味归经】味辛、苦、甘，性平。

【功能主治】有润肠通便，利水消肿的功效。治津枯肠燥、食积气滞、腹胀便秘、下腹水肿、脚气、小便淋痛、心腹疼痛、眼翳、年老体弱、病后体虚、产后血虚等，水煎服。

【用法用量】3~10g，水煎服。外用适量。

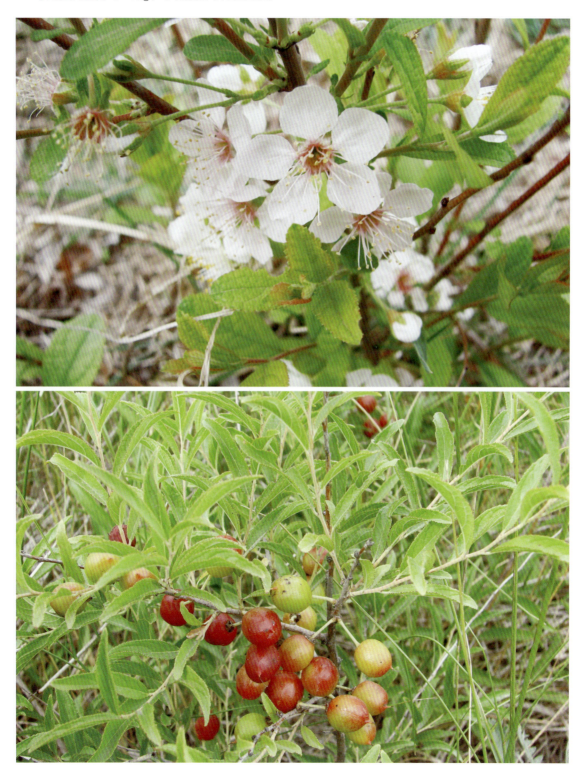

4.73.6 郁李仁

PRUNI SEMEN

【别名】秧李

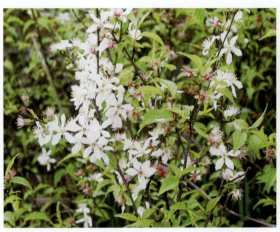
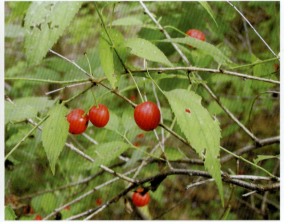

【基原】来源于蔷薇科 Rosaceae 樱属 Cerasus 郁李 Cerasus japonica（Thunb.）Lois. [Prunus japonica Thunb.] 的成熟种子入药。

【形态特征】灌木，高约 1.5m；小枝纤细，灰褐色，无毛。单叶互生，卵形或卵状披针形，长 3~7cm，宽 1.5~2.5cm，顶端渐尖，基部圆形或楔形，边缘具锐利重锯齿，无毛；侧脉 5~8 对；叶柄长 2~3mm；托叶线形，长 4~6mm，边缘具腺齿，早落。花 2~3 朵簇生于叶腋，直径 1.5cm；花梗长 5~10mm，无毛；萼筒陀螺形，长宽近相等，无毛或被短柔毛，裂片 5，椭圆形，较萼筒长，花后反折；花瓣白色或淡红色，倒卵形；雄蕊多枚，离生，较花瓣短；花柱约与雄蕊等长或较长，无毛。核果近球形，直径约 1cm，成熟时暗红色，有光泽。花期 5 月；果期 7~8 月。

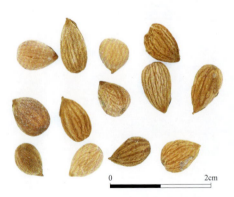

【生境】生于山地林中。

【分布】黑龙江、吉林、辽宁、河北、山东、江苏、浙江、湖南、广东、江西、福建。日本、朝鲜也有分布。

【采集加工】夏、秋二季采收成熟果实，除去果肉及核壳，取出种子，晒干。

【药材性状】本品呈卵形，长 5~8mm 或稍过之，直径 3~5mm，表面黄白色或浅棕色，顶端渐尖，基部钝圆，种脐位于顶端，线形，合点位于基部，向上具多条纵脉纹。种皮薄，除去种皮可见富油质的乳白色子叶 2 片。气微，味微苦。以颗粒饱满、大小均匀、完整、色黄白或灰白者为佳。

【性味归经】味辛、苦、甘，性平，归脾、大肠、小肠经。

【功能主治】润肠通便，下气利水，消肿。治大肠气滞，肠燥便秘，水肿腹满，脚气浮肿，小便不利。

【用法用量】3~10g，水煎服。

【注意】孕妇慎用。

4.73.7 毛叶木瓜

CHAENOMELEI CATHAYENSIS FRUCTUS

【别名】西南木瓜、狭叶木瓜

【基原】来源于蔷薇科 Rosaceae 木瓜属 Chaenomeles 毛叶木瓜 Chaenomeles cathayensis (Hemsl.) Schneid. 的果实入药。

【形态特征】落叶灌木至小乔木，高 2~6m；枝条直立，具短枝刺。叶片椭圆形、披针形至倒卵披针形，长 5~11cm，宽 2~4cm，顶端急尖，基部楔形至宽楔形，幼时上面无毛，下面密被褐色茸毛；托叶草质，肾形、耳形或半圆形，边缘有芒状细锯齿，下面被褐色茸毛。花先叶开放，2~3 朵簇生于二年生枝上，花梗短粗或近于无梗；花直径 2~4cm；萼筒钟状，外面无毛或稍有短柔毛；萼片直立，卵圆形至椭圆形，长 3~5mm，宽 3~4mm，顶端圆钝至截形；花瓣倒卵形或近圆形，长 10~15mm，宽 8~15mm，淡红色或白色；雄蕊 45~50，长约花瓣之半；花柱 5，基部

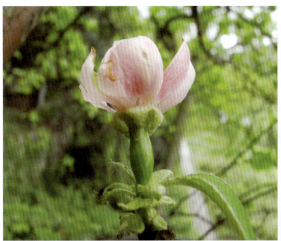
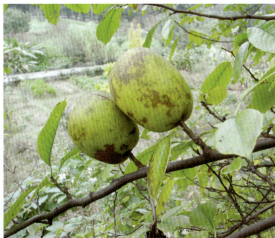
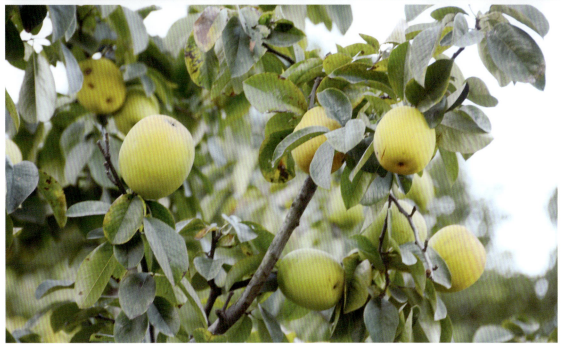

合生。果实卵球形或近圆柱形,顶端有突起,长 8~12cm,宽 6~7cm,黄色有红晕,味芳香。花期 3~5 月;果期 9~10 月。

【生境】生于海拔 900~2500m 的山坡林边、道旁。

【分布】陕西、甘肃、江西、湖北、湖南、四川、云南、贵州、广西。

【采集加工】9~10 月采摘近成熟的果实,切片晒干。

【性味归经】味酸、涩,性平。

【功能主治】和胃化湿,舒筋活络。治呕吐腹泻,腰膝酸痛,脚气肿痛,腓肠肌痉挛。

【用法用量】5~10g,水煎服。

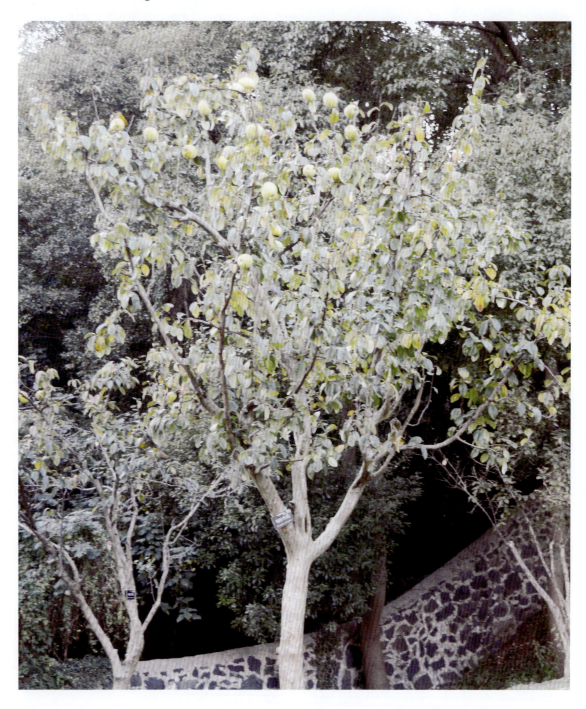

4.73.8 光皮木瓜

CHAENOMELEI SINENSIS FRUCTUS

【别名】木桃

【基原】来源于蔷薇科 Rosaceae 木瓜属 Chaenomeles 木瓜 Chaenomeles sinensis (Thouin) Koehne 的成熟果实入药。

【形态特征】木瓜为大灌木或小乔木，高 5~10m；小枝紫红色或紫褐色，仅嫩部被柔毛。叶互生，纸质，椭圆状卵形或椭圆状长圆形，很少倒卵形，长 5~8cm，宽 3.5~5.5cm，顶端常短尖，基部楔形，边缘密生芒刺状锐利锯齿，齿的顶端具腺体，嫩叶被茸毛；叶柄长通常不及 1cm，有腺体。花粉红色，有长 5~10mm 的花梗，单生叶腋；萼钟状，无毛，裂片渐尖，稍反折；花冠大，直径 2.5~3cm；雄花多数；花柱 4 或 5，基部合生。梨果的轮廓近椭圆形，长 10~15cm，木质，近褐色，成熟时有香气，5 室；种子多数。花期 4 月；果期 9~10 月。

【生境】栽培。

【分布】海南、广东、山东、陕西、湖北、江西、安徽、江苏、浙江、广西。

【采集加工】夏、秋二季果实绿黄色时采摘，剖成二瓣或四瓣，置沸水中烫后，晒干。

【药材性状】本品多呈条状或阔条状，厚 2~3.5cm，长 4~9cm，外表面红棕色，平滑不皱，略粗糙，剖开面平坦，果肉颗粒状，较厚；种子多数，每室 40~50 颗，密集，红棕色。气微，味涩，微酸，嚼之有沙粒感。以质坚实、味酸者为佳。

【性味归经】味酸涩，性温。归肝、脾经。

【功能主治】和脾敛肺，平肝舒筋，止痛，清暑消毒，祛风湿。治腓肠肌痉挛，腰膝酸痛，吐泻腹痛，风湿性关节炎，肺炎，支气管炎，肺结核，咳嗽，跌打损伤，扭伤。

【用法用量】5~10g，水煎服。

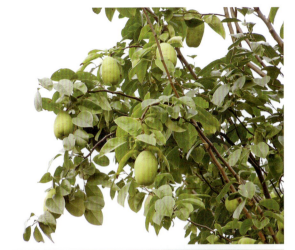

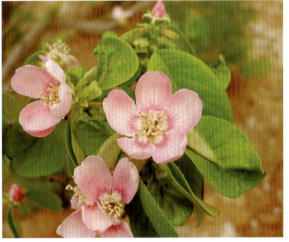

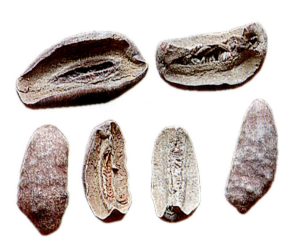

4.73.9 木瓜

CHAENOMELIS FRUCTUS

【别名】贴梗海棠

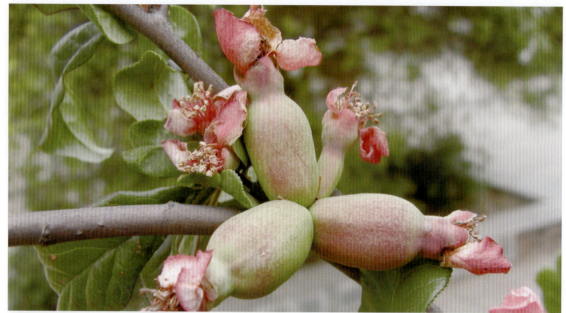

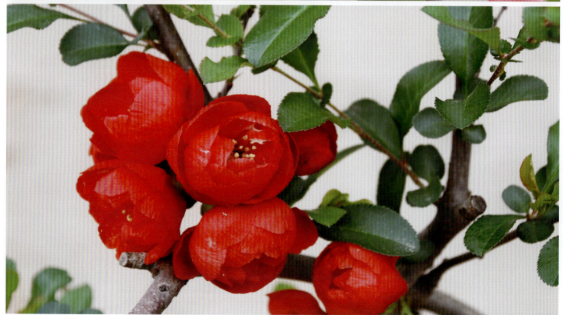

【基原】来源于蔷薇科 Rosaceae 木瓜属 Chaenomeles 皱皮木瓜 Chaenomeles speciosa (Sweet) Nakai 的近成熟果实入药。

【形态特征】落叶灌木,高达 2m,小枝开展,褐色,无毛,有刺。单叶互生,叶片卵形至椭圆形,长 3~10cm,宽 1.5~5cm,顶端急尖或钝圆,基部楔形或宽楔形,边缘有锐锯齿,齿尖开展,两面无毛,或在萌蘖枝上的叶沿背面脉上有短柔毛;托叶大,草质,常为肾形或半圆形,长 0.5~1cm,有重锯齿,通常早落;叶柄长 3~15mm。花簇生,先叶或与叶同时开放,花柄长约

3mm 或近于无柄,花直径 3~5cm;萼片直立,约为萼筒长的一半,顶端钝圆,全缘或有齿,内面或边缘有黄色茸毛;花瓣猩红色,稀为淡红色或乳白色,倒卵形或近圆形,基部延伸成短爪;花柱 5,基部合生,无毛或稍有柔毛。果实球形或卵形,直径 4~6cm,黄色或黄绿色,味芳香,果梗短或近于无柄。花期 3~4月;果期 9~10月。

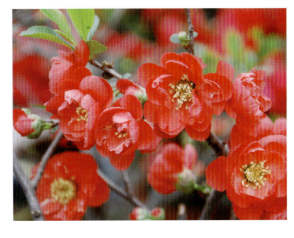

【生境】生于山坡、林下或林缘。

【分布】甘肃、陕西、四川、贵州、云南等省;现各地多有栽培。

【采集加工】夏、秋二季,果实绿黄色时采摘。将果实置沸水中烫至外皮显灰白色,捞出,对半纵剖后晒干。

【药材性状】本品干燥的果实为长圆形,通常纵剖成两半,长 4~9cm,宽 2~5cm,厚 1~2.5cm,外皮棕红色或紫红色,因干缩而多不规则深褶和皱纹,边缘向内卷曲,剖面淡红棕色,细腻,中央有凹陷的子房室,种子大多数已脱落;种子三角形略扁平,红棕色。气微,味酸。以个大、皮皱、紫红色者为佳。

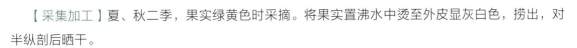

【性味归经】味酸,性温。归肝、脾经。

【功能主治】平肝舒筋,和胃化湿。治湿痹拘挛,腰膝关节酸重疼痛,吐泻转筋,脚气水肿。

【用法用量】6~9g,水煎服。

【附方】治风湿性关节炎:木瓜、豨莶草、老鹳草各 9g,水煎服。

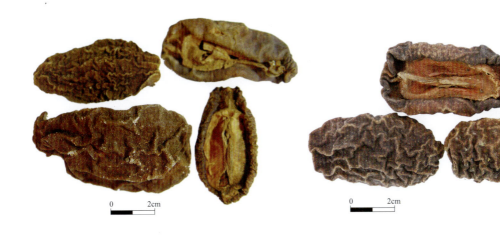

4.73.10 山楂

CRATAEGI FRUCTUS

【别名】南山楂、山楂子、山楂粒

【基原】来源于蔷薇科 Rosaceae 山楂属 *Crataegus* 山里红 *Crataegus pinnatifida* Bunge var. *major* N. E. Br. 或山楂 *Crataegus pinnatifida* Bunge 及野山楂 *Crataegus cuneata* Sieb. et Zucc. 的成熟果实入药。

【植物特征】A. 山楂：落叶乔木。高达 6m，刺长 1~2cm。叶片宽卵形或三角状卵形，稀菱状卵形，长 5~10cm，宽 4~7.5cm，顶端短渐尖，基部截形至宽楔形，常两侧各有 3~5 羽状深裂片，裂片卵状披针形或带形，顶端短渐尖，边缘有尖锐稀疏不规则重锯齿，侧脉 6~10 对；叶柄长 2~6cm，无毛；托叶草质，镰形，边缘有锯齿。伞房花序具多花，直径 4~6cm，总花梗和花梗均被柔毛，花梗长 4~7mm；花直径约 1.5cm；萼筒钟状，长 4~5mm，外面密被灰白色柔毛；萼片三角状卵形至披针形，顶端渐尖，全缘，约与萼筒等长，内外两面均无毛，或在内面顶端有髯毛；花瓣倒卵形或近圆形，长 7~8mm，宽 5~6mm，白色；雄蕊 20 枚，短于花瓣，花药粉红色。果实近球形或梨形，直径 1~1.5cm，深红色，有浅色斑点；小核 3~5，外面稍具棱，内面两侧平滑；萼片脱落很迟，顶端留一圆形深洼。花期 5~6 月，果期 9~10 月。

【生境】生于海拔 100~1500m 山坡林边或灌木丛中。

【分布】黑龙江、吉林、辽宁、内蒙古、河北、河南、山东、山西、陕西、江苏等地。朝鲜和俄罗斯西伯利亚也有分布。

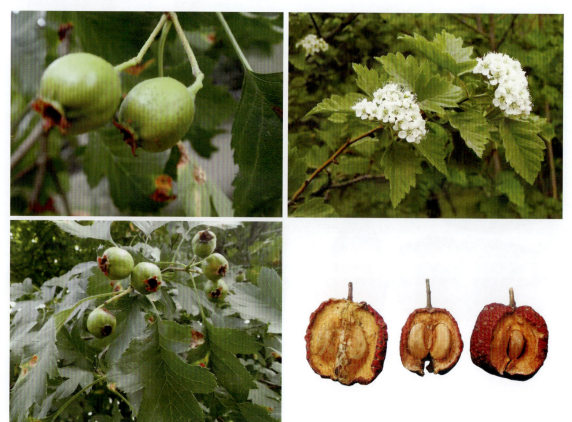

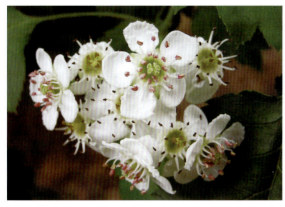
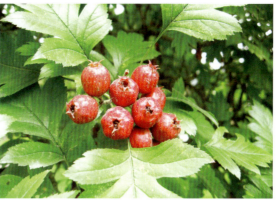
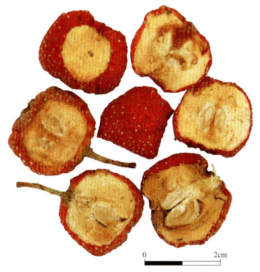

【植物特征】B. 山里红：与山楂比较，山里红的叶片大，分裂较浅，果实较大，直径达 2.5cm。

【生境】栽培为主。

【分布】黑龙江、吉林、辽宁、内蒙古、河北、河南、山东、山西、陕西等地。

【植物特征】C. 野山楂：落叶灌木。高 1~1.5m。枝上常有长 5~8mm 的针刺，嫩枝被柔毛，老枝无毛。叶互生，有托叶，叶片纸质或微带革质，阔倒卵形或长圆状倒卵形，长 2~6cm，宽近 4.5cm，基部楔尖，上部边缘有锐利重锯齿，常 3~7 浅裂，下面初时被疏柔毛，后变光秃；叶柄有翅，长 4~15mm。花白色，直径约 1.5cm，排成顶生伞房花序，总花梗和花梗均被柔毛；花瓣近圆形或稍扁的圆形；雄蕊多枝，花丝基部联合。梨果圆球形或扁球形，直径 1.5~2cm，红色或黄色，顶部附有反折的宿萼裂片，内含 4~5 个平滑的小核。花期 5~6 月；果期 9~11 月。

【生境】生于山谷或山地灌丛中。

【分布】河南、浙江、江苏、安徽、湖南、湖北、江西、福建、广东、广西、云南、贵州等地。日本也有分布。

【采集加工】秋季采摘成熟果实，切片，晒干，或用沸水稍烫片刻，然后压扁，晒干。

【药材性状】本品为圆形片，皱缩不平，直径 1~2.5cm，厚 2~4mm。外皮红色，具皱纹，有灰白色小斑点。果肉深黄色至浅棕色。中部横切片具 5 粒浅黄色果核，但核多脱落而中空。有的片上可见短而细的果梗或花萼残迹。气微清香，味酸、微甜。以大小均匀、色红、不带果柄者为佳。

【性味归经】味酸、甘,性微温。归脾、胃、肝经。

【功能主治】消食化滞,散瘀止痛,化浊降脂。治积滞,消化不良,泻痢腹痛,小儿疳积,细菌性痢疾,肠炎,瘀血经闭,产后腹痛,高脂血症,高血压病,绦虫病,冻疮。

【用法用量】10~16g,水煎服。

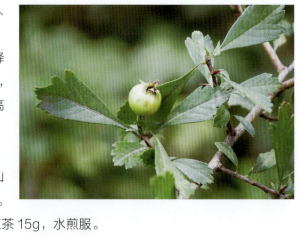

【附方】① 治伤食腹胀、消化不良:炒山楂、炒麦芽、炒莱菔子、陈皮各 10g,水煎服。

② 治细菌性痢疾:山楂、红糖各 50g,红茶 15g,水煎服。

③ 治高脂血症:山楂根、茶树根、荠菜花、玉米须各 50g。水煎服,每天 1 剂。

④ 治绦虫病:鲜山楂 1000g(干果 500g),小儿酌减,去核,洗净,下午 3 时开始当水果吃,晚 10 时吃完,不吃晚饭。次晨用槟榔 100g 加水煎至 1 小茶杯,服后卧床休息。要大便时,尽量坚持一段时间再大便。即可排出完整绦虫。

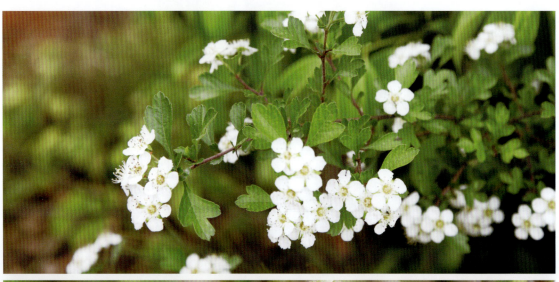

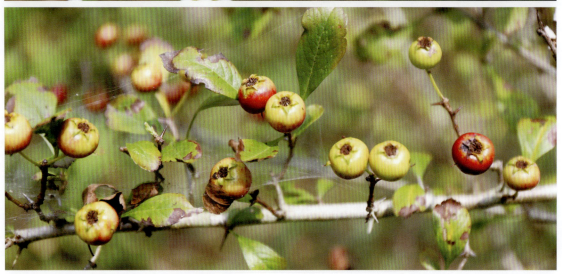

4.73.11 蛇莓

DUCHESNEAE INDICAE HERBA

【别名】蛇泡草、蛇盘草

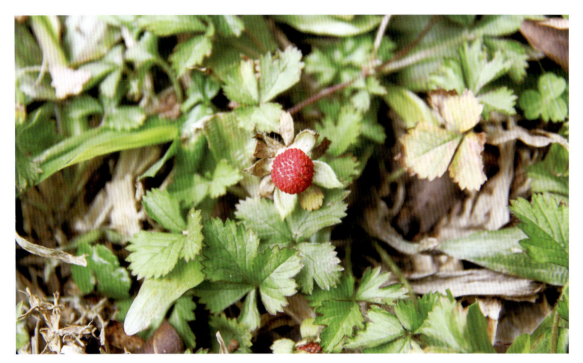

【基原】来源于蔷薇科 Rosaceae 蛇莓属 Duchesnea 蛇莓 Duchesnea indica（Andr.）Focke 的全草入药。

【形态特征】多年生草本，全体被白色柔毛；根茎较粗壮；茎长而纤细，匍匐。三出复叶，互生，基生叶的叶柄长 6~10cm，茎生叶的叶柄长 1~7cm，小叶片卵状菱形或倒卵形，长 1.5~4cm，宽 1~3cm，两侧小叶片较小，顶端钝圆，基部楔形而偏斜，边缘具钝锯齿，两面散生柔毛，或表面近于无毛；托叶卵状或卵状披针形，边缘有时有缺刻，与叶柄分离。花单生于叶腋，黄色，直径 1~2cm，花柄长于叶柄，柔弱；副萼片 5 枚，椭圆形，顶端通常 3 裂，绿色；萼片 5 枚，较副萼小，并与副萼互生，宿存；花瓣 5 枚，倒卵形；雄蕊多数；雌蕊多数，离生，着生于稍凸起的花托上。瘦果小，多数，着生于球形凸起的肉质花托上，集成聚合果，近球形或长椭圆形，直径 1~1.5cm，鲜红色，并为宿存花萼包围。花期 4 月；果期 5~6 月。

【生境】生于山坡、村边路旁较潮湿肥沃之地。

【分布】我国东部至西南部各地。阿富汗至日本，南至印度、印度尼西亚、欧洲、美洲也有分布。

【采集加工】春、秋季采收全草，洗净，晒干或鲜用。

【药材性状】干燥全草多皱缩卷曲，全体被白色绢状毛。匍匐茎细长，黄褐色。叶多皱缩破碎，三出复叶，基生或互生，叶柄长 5~8cm，叶柄基部有 2 枚广披针形的托叶，完整小叶片菱状卵形，长 1.5~3cm，宽 1.2~2cm，顶端钝，基部宽楔形，边缘具钝圆齿，两面散生柔毛或表面近无毛。花茎生于叶腋，花梗长达 5.5cm；花瓣、花萼多脱落，留有膨大凸起的球形花托。气微，味苦。以干燥，色灰绿、叶多、无杂质者为佳。

【性味归经】味甘、苦，性寒；有小毒。归肝、脾经。

【功能主治】清热，凉血，消肿，解毒。治热病，惊痫，咳嗽，小儿高热惊风，咽喉肿痛，白喉，黄疸性肝炎，细菌性痢疾，阿米巴痢疾，月经过多，吐血。外用治腮腺炎，毒蛇咬伤，眼结膜炎，疔疮肿毒，带状疱疹，火烫伤，湿疹。亦可试治癌症。

【用法用量】15~25g，水煎服或捣烂取汁服。外用捣敷或研末撒。

【附方】① 治白喉：鲜蛇莓（全草）用冷水洗净，捣烂成泥状，加两倍重量冷开水浸泡 4~6 小时，过滤，即成 50% 浸剂，可加入白糖调味。每日服 4 次，3 岁以下，首次 50ml，以后 20~30ml；3~5 岁，首次 80ml，以后 40~50ml；6~10 岁，首次 100ml，以后 60ml；10 岁以上，首次 150ml，以后 100ml。

② 治急性细菌性痢疾：鲜蛇莓（全草）100g，水煎服。

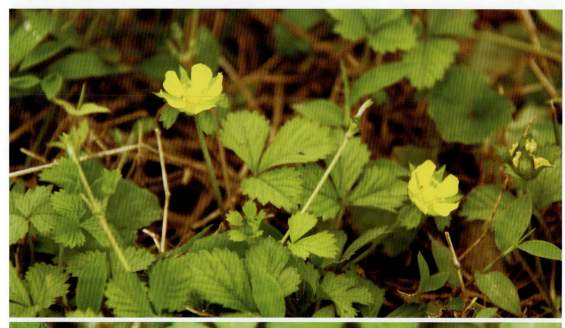

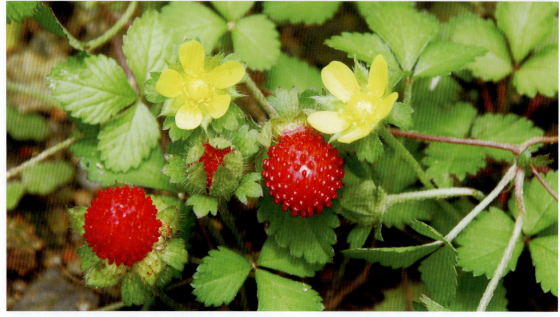

4.73.12 枇杷叶

ERIOBOTRYAE FOLIUM

【别名】卢橘

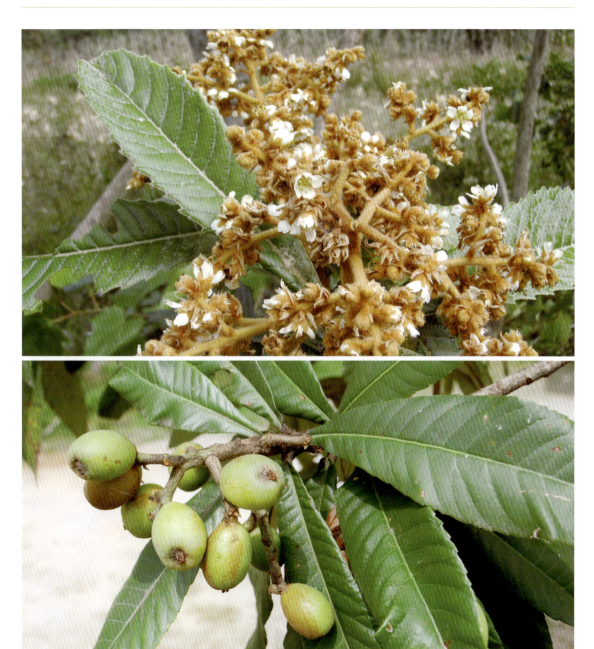

【基原】来源于蔷薇科 Rosaceae 枇杷属 *Eriobotrya* 枇杷 *Eriobotrya japonica*（Thunb.）Lindl. 的叶入药。

【形态特征】常绿小乔木，高 5~7m；小枝粗壮，密被锈色茸毛。叶革质，长椭圆形或倒卵形，长 12~30cm，宽 3~9cm，顶端渐尖或短尖，基部楔形，下延，边缘有疏锯齿，叶面无毛，背面密被灰褐色茸毛；侧脉 11~20 对；叶柄长 6~10mm。圆锥花序顶生，长 10~15cm，花梗和总花梗密被锈色茸毛；花白色，芳香；花萼壶形，被茸毛，5 裂；花瓣 5 片，卵形；雄蕊约 20 枚；

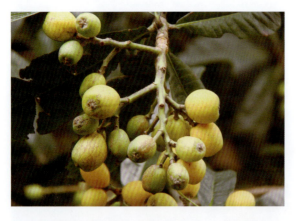

子房下位,花柱5枚,离生。果椭圆形或球形,直径2~3.5cm,成熟时黄色或橙色。花期10~12月;果期5~6月。

【生境】栽培。

【分布】甘肃、陕西、河南及长江以南各地。日本、印度、越南、缅甸、泰国、印度尼西亚也有栽培。

【采集加工】全年可采,将叶晒干。

【药材性状】叶片较少破碎,呈倒卵形或长卵形,长12~30cm,宽4~9cm,边缘具疏毛,中脉显著突起,叶面灰绿色至黄棕色,光亮,背面被毛;革质,甚脆,易折断。气微,味甘淡。以灰绿色、叶面具光泽、无枝梗、不破碎者为佳。

【性味归经】味苦,性微寒。归肺、胃经。

【功能主治】化痰止咳,和胃降气。治支气管炎,痰多喘促,肺热咳喘,胃热呕吐,烦热口渴。

【用法用量】6~10g,水煎服。

【附方】① 治支气管炎:枇杷叶、野菊花各10g,白茅根、墨旱莲、柏子仁各9g,水煎服,每天1剂。

② 治慢性气管炎:枇杷叶2.1g,黄芪、陈皮各1.3g,炮附子、白芍、炙甘草各0.9g,肉桂、干姜各0.8g。以上为一日量,共为细粉,水泛为丸,每日分2次服,连服2个月。

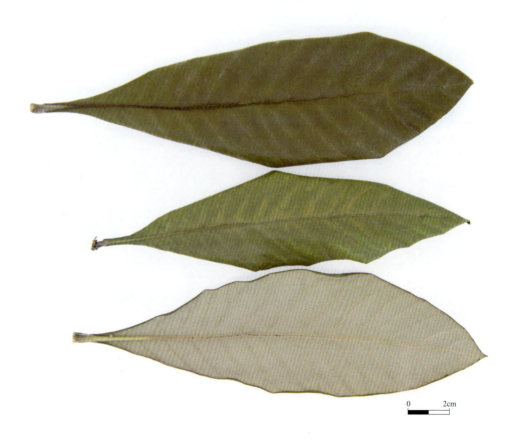

4.73.13　草莓

FRAGARIAE ANANASSAE FRUCTUS

【别名】凤梨草莓、红莓、洋莓、地莓

【基原】来源于蔷薇科 Rosaceae 草莓属 *Fragaria* 草莓 *Fragaria ananassa* Duch. 的果实入药。

【形态特征】多年生草本，高 10~40cm。茎低于叶或近相等，密被开展黄色柔毛。三出复叶，小叶具短柄，质地较厚，倒卵形或菱形，稀近圆形，长 3~7cm，宽 2~6cm，顶端圆钝，基部阔楔形，侧生小叶基部偏斜，边缘具缺刻状锯齿，锯齿急尖，叶面深绿色，几无毛，背面淡白绿色，疏生毛，沿脉较密；叶柄长 2~10cm，密被开展黄色柔毛。聚伞花序，有花 5~15 朵，花序下面具一短柄的小叶；花两性，直径 1.5~2cm；萼片卵形，比副萼片稍长，副萼片椭圆状披针形，全缘，稀深 2 裂，果时扩大；花瓣白色，近圆形或倒卵状椭圆形，基部具不明显的爪；雄蕊 20 枚，不等长；雌蕊极多。聚合果大，直径达 3cm，鲜红色，宿存萼片直立，紧贴于果实；瘦果尖卵形，光滑。花期 4~5 月；果期 6~7 月。

【生境】栽培。

【分布】华南地区有栽培。原产美洲。

【采集加工】冬、春季采收，果实鲜用。

【性味归经】味甘、微酸，性凉。

【功能主治】清热止渴，健胃消食。治口渴，食欲不振，消化不良。

【用法用量】适量鲜果食用。

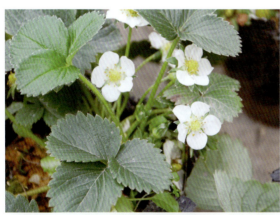

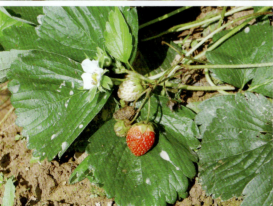

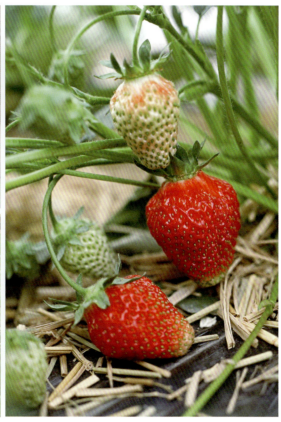

4.73.14 黄毛草莓

FRAGARIAE NILGERRENSIS HERBA

【别名】锈毛草莓、野草莓

【基原】来源于蔷薇科 Rosaceae 草莓属 Fragaria 黄毛草莓 Fragaria nilgerrensis Schltdl. ex J. Gay 的全草入药。

【形态特征】多年生草本，粗壮，密集成丛，高 5~25cm，茎密被黄棕色绢状柔毛，几与叶等长；小叶具短柄，倒卵形或椭圆形，长 1~4.5cm，宽 0.8~3cm，顶端圆钝；顶生小叶基部楔形，侧生小叶基部偏斜，上面深绿色，下面淡绿色，被黄棕色绢状柔毛；叶柄长 4~18cm，密被黄棕色绢状柔毛。聚伞花序 2~5 朵，花序下部具一或三出有柄的小叶；花两性，直径 1~2cm；萼片卵状披针形，比副萼片宽或近相等，副萼片披针形，全缘或 2 裂，果时增大；花瓣白色，圆形，基部有短爪；雄蕊 20 枚，不等长。聚合果圆形，白色、淡白黄色或红色，宿存萼片直立，紧贴果实；瘦果卵形，光滑。花期 4~7 月；果期 6~8 月。

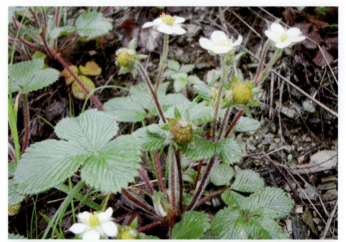

【生境】生于海拔 700~3000m 的山坡草地或沟边林下。

【分布】陕西、湖北、四川、云南、湖南、重庆、贵州、台湾。尼泊尔、印度东部、越南北部也有分布。

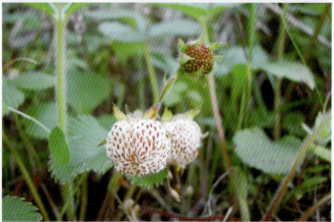

【采集加工】5~10 月采集全草，洗净，切段，阴干备用。

【性味归经】味甘、苦，性寒。

【功能主治】祛风止咳、清热解毒。治风热咳嗽、百日咳、口腔炎、口腔溃疡、痢疾、尿血、疮疖、腰椎结核、骨折、小儿疳积等。

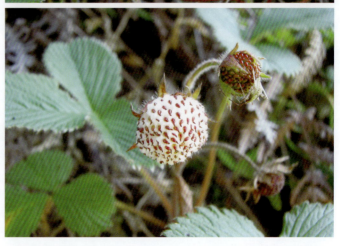

【用法用量】10~15g，水煎服。

4.73.15 路边青

GEI ALEPPICI HERBA

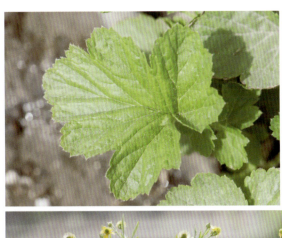
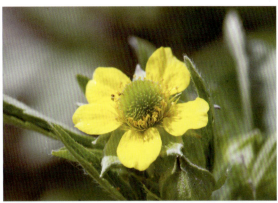
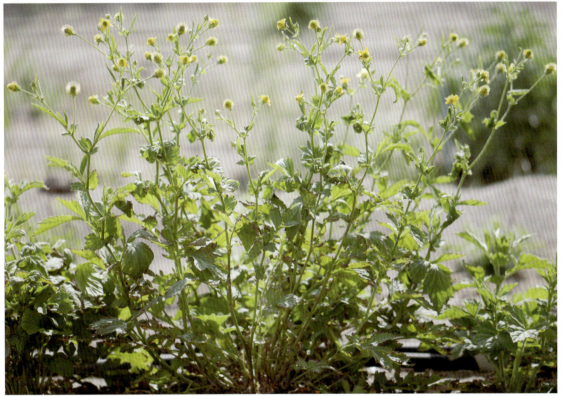

【基原】来源于蔷薇科 Rosaceae 路边青属 *Geum* 路边青 *Geum aleppicum* Jacq. 全草或根入药。

【形态特征】多年生草本，高 40~80cm。茎直立，被开展的粗硬毛，稀无毛。基生叶为极不整齐的大头羽状复叶，具小叶 3~13，顶生小叶最大，菱状卵形或宽扁圆形，长 4~8cm，宽 5~10cm，边缘具浅裂片或不规则的粗锯齿，两面绿色，被稀疏硬毛，茎生叶 3~5，三浅裂或羽状裂；茎生托叶大，卵形，边缘具齿。花单朵顶生；花梗被毛；花直径 1~1.5cm；花瓣黄色，几圆，比萼片长；萼片卵状三角形，副萼片狭小，披针形，顶端尖，稀 2 裂，是萼片长的 1/2，外面密被短柔毛及长柔毛；花柱线形，顶生，上部扭曲，成熟后自扭曲处脱落。聚合果倒卵球形，瘦果被毛，花柱宿

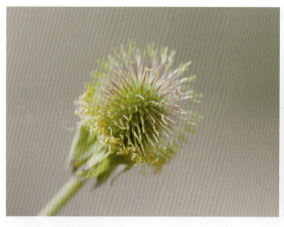
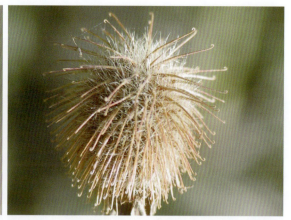

存,顶端具钩状喙。花期6~7月。

【生境】生于山坡草地、林缘或溪旁。

【分布】我国北方及西南各地。广布北半球温带及暖温带。

【采集加工】夏季采挖,切碎晒干。

【性味归经】味辛、甘,性平。

【功能主治】清热解毒,消肿止痛。治肠炎,痢疾,小儿惊风,腰腿痛,跌打损伤,月经不调,白带;外用治疗疮,痈肿。

【用法用量】6~10g,水煎服。外用适量,鲜品捣烂敷患处。

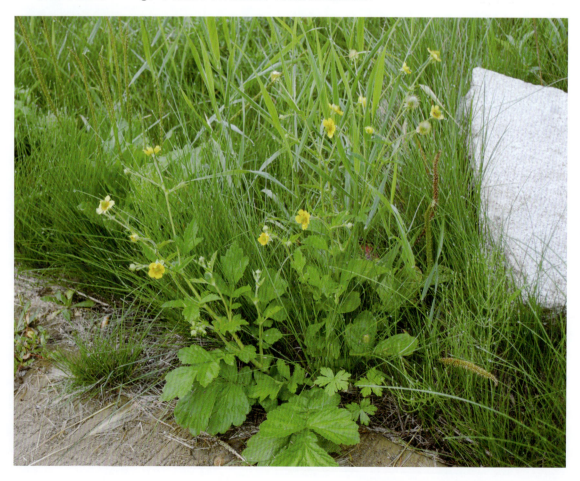

4.73.16 棣棠花

KERRIAE JAPONICAE RAMUS ET FRUCTUS

【别名】棣棠

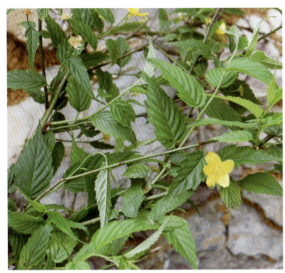
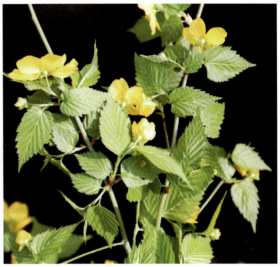

【基原】来源于蔷薇科 Rosaceae 棣棠花属 Kerria 棣棠花 Kerria japonica（L.）DC. 的嫩枝叶、花入药。

【形态特征】落叶灌木，高 1~2m，稀达 3m；小枝绿色，圆柱形，无毛，常拱垂，嫩枝有棱角。叶互生，三角状卵形或卵圆形，顶端长渐尖，基部圆形、截形或微心形，边缘有尖锐重锯齿，两面绿色，叶面无毛或有稀疏柔毛，背面沿脉或脉腋有柔毛；叶柄长 5~10mm，无毛；托叶膜质，带状披针形，有缘毛，早落。单花，着生在当年生侧枝顶端，花梗无毛；花直径 2.5~6cm；萼片卵状椭圆形，顶端急尖，有小尖头，全缘，无毛，果时宿存；花瓣黄色，宽椭圆形，顶端下凹，比萼片长 1~4 倍。瘦果倒卵形至半球形，褐色或黑褐色，表面无毛，有皱褶。花期 4~6 月；果期 6~8 月。

【生境】生于山涧、岩石旁或灌丛中。

【分布】甘肃、陕西、山东、河南、湖北、江苏、安徽、浙江、福建、江西、湖南、四川、贵州、云南等地。

【采集加工】夏、秋季采收嫩枝叶、花，晒干。

【性味归经】味苦、涩，性平。

【功能主治】花：化痰止咳。嫩枝叶：祛风利湿，解毒。花：治肺结核咳嗽。嫩枝叶：治风湿关节痛，小儿消化不良；痈疖肿毒，荨麻疹，湿疹。

【用法用量】花 3~9g，嫩枝叶 9~18g，水煎服。外用适量煎水洗患部。

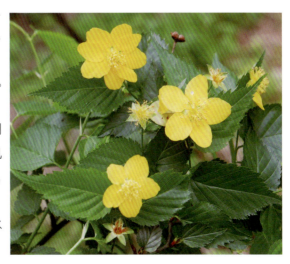

4.73.17 腺叶桂樱

LAUROCERASI PHAEOSTICTI ARBOR

【别名】腺叶野樱、黑星樱、墨点桂樱、墨点樱桃、腺叶稠李

【基原】来源于蔷薇科 Rosaceae 桂樱属 Laurocerasus 腺叶桂樱 Laurocerasus phaeosticta (Hance) S. K. Schenid. 的全株入药。

【形态特征】小乔木，高 4~12m。叶片近革质，狭椭圆形、长圆形或长圆状披针形，稀倒卵状长圆形，长 6~12cm，宽 2~4cm，顶端长尾尖，基部楔形，叶边全缘，有时在幼苗或萌蘖枝上的叶具锐锯齿，两面无毛，背面散生黑色小腺点，基部近叶缘常有 2 枚较大扁平基腺，侧脉 6~10 对，在上面稍突起，下面明显突出；叶柄长 4~8mm，无腺体，无毛；托叶小，无毛，早落。总状花序单生于叶腋，具花数朵至 10 余朵，长 4~6cm，无毛，生于小枝下部叶腋的花序，其腋外叶早落，生于小枝上部的花序，其腋外叶宿存；花梗长 3~6mm；苞片长达 4mm，无毛，早落；花直径 4~6mm；花萼外面无毛；萼筒杯形；萼片卵状三角形，长 1~2mm，顶端钝，有缘毛或具小齿；花瓣近圆形，白色，直径 2~3mm，无毛；雄蕊 20~35 枚，长 5~6mm；子房无毛，花柱长约 5mm。果实近球形或横向椭圆形，直径 8~10mm，或横径稍大于纵径，紫黑色，无毛；核壁薄而平滑。花期 4~5 月；果期 7~10 月。

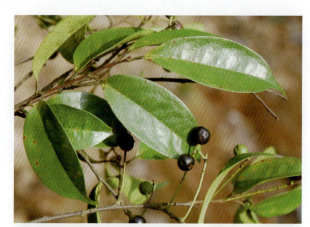

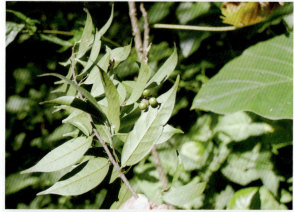

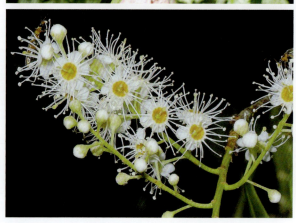

【生境】生于山地林中。

【分布】湖南、浙江、江西、福建、台湾、广东、海南、广西、云南、贵州。印度、缅甸、孟加拉国、泰国、越南也有分布。

【采集加工】夏、秋季采收，全株切片晒干。

【性味归经】味苦、涩，性平。

【功能主治】活血化瘀，镇咳利尿。种子活血化瘀，润燥滑肠。治经闭，痈疽，大便燥结。

【用法用量】9~15g，水煎服。

4.73.18 花红

MALI ASIATICAE FRUCTUS

【别名】林檎

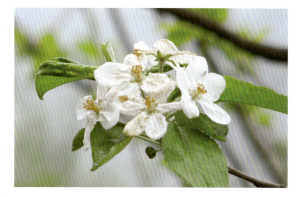

【基原】来源于蔷薇科 Rosaceae 苹果属 Malus 花红 *Malus asiatica* Nakai 的果实入药。

【形态特征】小乔木，高 4~6m；小枝粗壮，圆柱形，嫩枝密被柔毛，老枝暗紫褐色，无毛；冬芽密被柔毛。叶片卵形或椭圆形，长 5~11cm，宽 4~5.5cm，顶端急尖，基部圆形，边缘有细锐锯齿，两面被短柔毛；托叶小，膜质，披针形，早落。伞房花序具花 4~7 朵，集生小枝顶端；花梗长 1.5~2cm，密被柔毛；花直径 3~4cm；萼筒钟状，外面密被柔毛；萼片三角披针形，长 4~5mm，顶端渐尖，全缘，内外两面密被柔毛；花瓣倒卵形或长圆倒卵形，长 8~13mm，宽 4~7mm，基部有短爪，淡粉色；雄蕊 17~20，花丝长短不等，比花瓣短；花柱 4~5，基部具长茸毛。果实卵形或近球形，直径 4~5cm，黄色或红色。花期 4~5 月；果期 8~9 月。

【生境】生于海拔 50~2800m 的向阳山坡、平原砂地或栽培。

【分布】内蒙古、辽宁、河北、河南、山东、山西、陕西、甘肃、湖北、四川、重庆、贵州、云南、新疆。

【采集加工】秋季果实成熟时采收，切片晒干或鲜用。

【性味归经】味酸、甘，性平。

【功能主治】止渴，化滞，涩精。治消渴，泄泻，遗精。

【用法用量】15~25g，水煎服。

4.73.19 尖嘴林檎

MALI DOUMERI FRUCTUS ET FOLIUM

【别名】尖嘴海棠、台湾林檎、台湾海棠、山楂、野山楂

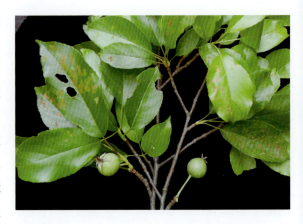

【基原】来源于蔷薇科 Rosaceae 苹果属 Malus 尖嘴林檎 Malus doumeri（Bois）A. Chevalier 的果实和叶入药。

【形态特征】乔木。高达15m；小枝圆柱形，嫩枝被长柔毛，老枝暗灰褐色或紫褐色，无毛，具稀疏纵裂皮孔；冬芽卵形，顶端急尖，被柔毛或仅在鳞片边缘有柔毛，红紫色。叶片长椭卵形至卵状披针形，长9~15cm，宽4~6.5cm，顶端渐尖，基部圆形或楔形，边缘有不整齐尖锐锯齿，嫩时两面有白色茸毛，成熟时脱落；叶柄长1.5~3cm，嫩时被茸毛，以后脱落无毛；托叶膜质，线状披针形，顶端渐尖，全缘，无毛，早落。花序近似伞形，有花4~5朵，花梗长1.5~3cm，有白色茸毛；苞片膜质，线状披针形，顶端钝，全缘，无毛；花直径2.5~3cm；萼筒倒钟形，外面有茸毛；萼片卵状披针形，顶端渐尖，全缘，长约8mm，内面密被白色茸毛，与萼筒等长或稍长；花瓣卵形，基部有短爪，黄白色；雄蕊约30枚，花药黄色；4~5花柱，基部有长茸毛，较雄蕊长，柱头半圆形。果实球形，直径4~5.5cm，黄红色。宿萼有短筒，萼片反折，顶端隆起，果心分离，外面有点，果梗长1~3cm。

【生境】生于海拔200~1600m的山地林中。

【分布】浙江、安徽、江西、湖南、福建、广东、广西、云南、贵州。

【采集加工】秋、冬季采收，果实和叶晒干。

【性味归经】味酸、甘，性平。

【功能主治】消积，健胃，助消化。治脾胃虚弱，食积停滞。

【用法用量】30~50g，水煎服。

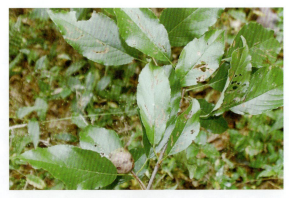

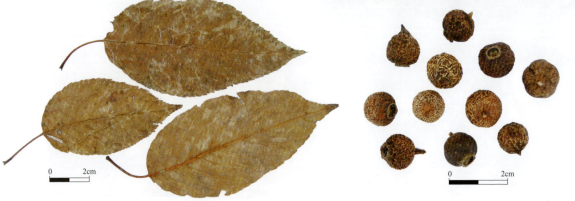

4.73.20　垂丝海棠

MALI HALLIANAE FLOS

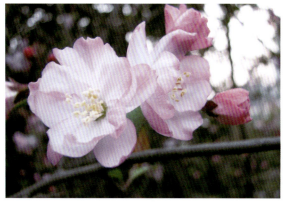 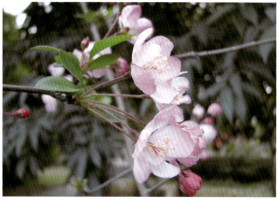

【基原】来源于蔷薇科 Rosaceae 苹果属 *Malus* 垂丝海棠 *Malus halliana* Koehne 的花入药。

【形态特征】小乔木，高达 5m。树冠开展；小枝细弱，微弯曲，最初有毛，不久脱落，紫色或紫褐色。单叶互生；叶柄长 5~25mm；托叶膜质，披针形，早落；叶片卵形至长椭圆形，长 3.5~8cm，宽 2.5~4.5cm，边缘有圆钝细锯齿，上面深绿色，有光泽并常带紫晕。花两性；伞房花序，具花 4~6 朵；花梗细弱，长 2~4cm，下垂，有稀疏柔毛，紫色；花粉红色，直径 3~3.5cm；萼筒外面无毛；萼裂片三角状卵形，内面密被茸毛；花瓣倒卵形，长约 1.5cm，基部有短爪，常在 5 数以上；雄蕊 20~25 枚，花丝长短不齐，约等于花瓣之半；花柱 4 或 5 枚，较雄蕊为长，基部有长茸毛，顶花有时缺少雌蕊。果实梨形或倒卵形，直径 6~8mm，略带紫色，成熟时萼片脱落，果梗长 2~5cm。花期 3~4 月；果期 9~10 月。

【生境】生于海拔 50~1200m 的山坡丛林中山溪边。

【分布】陕西、江苏、安徽、浙江、四川、重庆、云南等地。

【采集加工】3~4 月花盛开时采收晒干。

【性味归经】味淡、微苦，性平。

【功能主治】调经和血。治血崩。

【用法用量】6~15g，水煎服。

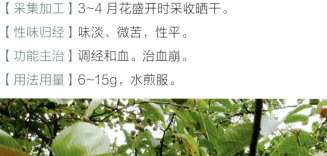

4.73.21　湖北海棠

MALI HUPEHENSIS FRUCTUS

【别名】野海棠、山荆子、野花红

【基原】来源于蔷薇科 Rosaceae 苹果属 Malus 湖北海棠 Malus hupehensis（Pamp.）Rehd. 的果实入药。

【形态特征】乔木，高达 8m；小枝幼时具短柔毛，不久脱落，老枝紫色至紫褐色。叶片卵形至卵状椭圆形，长 5~10cm，宽 2.5~4cm，顶端渐尖，基部宽楔形，边缘有细锐锯齿，嫩时具稀疏短柔毛，常呈紫红色；叶柄长 1~3cm，嫩时有稀疏短柔毛，逐渐脱落；托叶草质至膜质，线状披针形，顶端渐尖，有疏生柔毛，早落。伞房花序，具花 4~6 朵，花梗长 3~6cm，无毛或稍有长柔毛；苞片膜质，披针形，早落；花直径 3.5~4cm；萼筒外面无毛或稍有毛；萼片三角卵形，顶端渐尖或急尖，长 4~5mm，外面无毛，内面有柔毛，略带紫色；花瓣倒卵形，长约 1.5cm，基部有短爪，粉色或近白色；雄蕊 20，花丝长短不齐，约等于花瓣之半；花柱 3，稀 4，基部有长茸毛，较雄蕊稍长。果实椭圆形或近球形，直径约 1cm，黄绿色稍带红晕，萼片脱落；果梗长 2~4cm。花期 4~5 月；果期 8~9 月。

【生境】生于海拔 2900m 以下的山坡或山谷丛林中。

【分布】湖北、湖南、江西、江苏、浙江、安徽、福建、广东、甘肃、陕西、河南、山西、山东、四川、重庆、云南、贵州。

【采集加工】8~9 月采收，鲜用。

【性味归经】味酸，性平。

【功能主治】活血健胃，消积化滞，和胃健脾。治食积停滞、消化不良、痢疾、疳积、筋骨扭伤等。

【用法用量】鲜果 60~90g 食用。

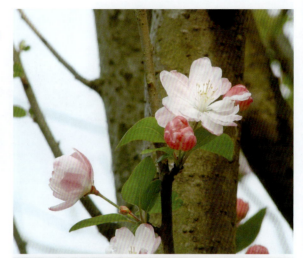

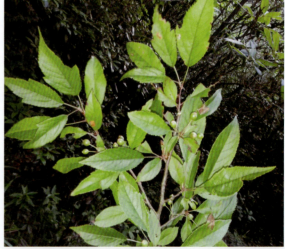

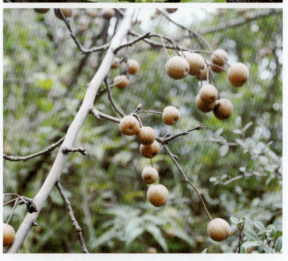

4.73.22 楸子

MALI PRUNIFOLIAE FRUCTUS

【别名】海棠果

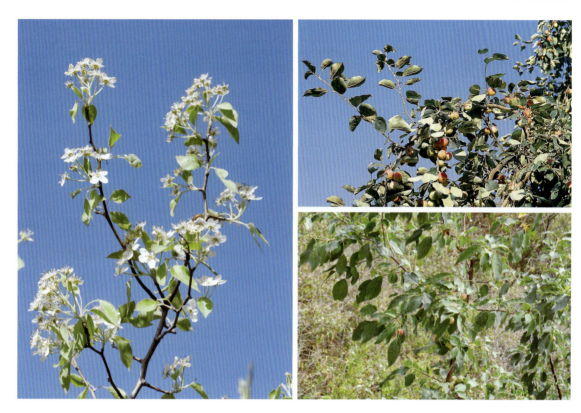

【基原】来源于蔷薇科 Rosaceae 苹果属 Malus 楸子 Malus prunifolia（Willd.）Borkh. 的果实入药。

【形态特征】落叶小乔木，高达 3~8m；小枝粗壮，圆柱形，老枝灰紫色或灰褐色；冬芽卵形。叶片卵形或椭圆形，长 5~9cm，宽 4~5cm，顶端渐尖或急尖，基部宽楔形，边缘有细锐锯齿；叶柄长 1~5cm，嫩时密被柔毛，老时脱落。花 4~10 朵，近似伞形花序，花梗长 2~3.5cm，被短柔毛；苞片膜质，线状披针形，顶端渐尖，微被柔毛，早落；花直径 4~5cm；萼筒外面被柔毛；萼片披针形或三角披针形，长 7~9cm，顶端渐尖，全缘，两面均被柔毛，萼片比萼筒长；花瓣倒卵形或椭圆形，长 2.5~3cm，宽约 1.5cm，基部有短爪，白色，含苞未放时粉红色；雄蕊 20，花丝长短不齐，约等于花瓣三分之一；花柱 4~5，基部有长茸毛，比雄蕊较长。果实卵形，直径 2~2.5cm，红色，顶端渐尖，稍具隆起，萼片宿存肥厚，果梗细长。花期 5 月；果期 8~9 月。

【生境】生于山坡杂木林中。

【分布】辽宁、河北、河南、山东、陕西、甘肃。

【采集加工】秋季采摘成熟果实，鲜用或晒干备用。

【性味归经】味甘，酸，性平。

【功能主治】健胃消积，行瘀定痛。治食积停滞、胸腹胀痛、痢疾、泄泻、疝气等。

【用法用量】15~30g，水煎服。

4.73.23　三叶海棠

MALI SIEBOLDII FRUCTUS

【别名】野梨子、山楂子

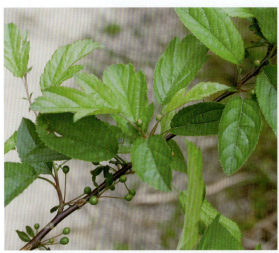
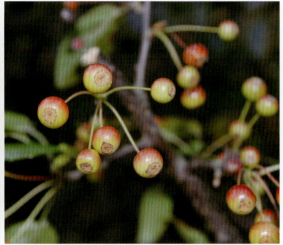

【基原】来源于蔷薇科 Rosaceae 苹果属 Malus 三叶海棠 Malus sieboldii（Regel）Rehd. 的果实入药。

【形态特征】灌木，高 2~6m。叶片卵形、椭圆形或长椭圆形，长 3~7.5cm，宽 2~4cm，顶端急尖，基部圆形或宽楔形，边缘有尖锐锯齿，在新枝上的叶片锯齿粗锐，常 3 裂，稀 5 浅裂，幼叶两面均被短柔毛，老叶叶面近于无毛，背面沿中肋及侧脉有短柔毛；叶柄长 1~2.5cm，有短柔毛；托叶草质，窄披针形，顶端渐尖，全缘，微被短柔毛。花 4~8 朵，集生于小枝顶端，花梗长 2~2.5cm，有柔毛或近于无毛；苞片膜质，线状披针形，顶端渐尖，全缘，内面被柔毛，早落；花直径 2~3cm；萼筒外面近无毛或有柔毛；萼片三角卵形，顶端尾状渐尖，全缘，长 5~6mm，外面无毛，内面密被茸毛，约与萼筒等长或稍长；花瓣长倒卵形，长 1.5~1.8cm，基部有短爪，淡粉红色，在花蕾时颜色较深；雄蕊 20 枚，花丝长短不齐，约等于花瓣之半；花柱 3~5 枚，基部有长柔毛，较雄蕊稍长。果实近球形，直径 6~8mm，红色或褐黄色，萼片脱落，果梗长 2~3cm。花期 4~5 月；果期 8~9 月。

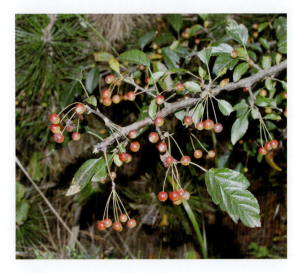

【生境】生于海拔 450~900m 的山地灌丛或林中。

【分布】辽宁、山东、陕西、甘肃、浙江、湖北、湖南、广东、江西、福建、广西、四川、贵州。日本、朝鲜也有分布。

【采集加工】秋、冬季采收，果实晒干。

【性味归经】味酸，性微温。

【功能主治】消食健胃。治饮食积滞。

【用法用量】6~12g，水煎服。

4.73.24　滇池海棠

MALI YUNNANENSIS FRUCTUS

【别名】云南海棠

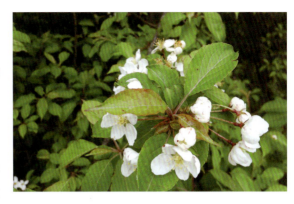

【基原】来源于蔷薇科 Rosaceae 苹果属 Malus 滇池海棠 Malus yunnanensis（Franch.）C. K. Schneid. 的果实入药。

【形态特征】乔木，高达10m；小枝粗壮，微带棱条，幼时密被茸毛，暗紫色或紫褐色。叶卵形、宽卵形至长椭卵形，长6~12cm，宽4~7cm，顶端急尖，基部圆形至心形，边缘有尖锐重锯齿，通常上半部两侧各有3~5浅裂，上面近于无毛，下面密被茸毛；叶柄长2~3.5cm，具茸毛；托叶膜质，线形，长6~8mm，顶端急尖，边缘有疏生腺齿，内面被白色茸毛。伞形总状花序具花8~12朵，总花梗和花梗均被茸毛，花梗长1.5~3cm；苞片膜质，线状披针形，顶端渐尖，边缘有疏生腺齿，内面具茸毛；花直径约1.5cm；萼筒钟状，外面密被茸毛；萼片三角状卵形，长3~4mm，顶端渐尖，全缘，内外两面被茸毛，约与萼筒等长；花瓣近圆形，长约8mm，基部有短爪，白色；雄蕊20~25，花丝长短不等，比花瓣稍短；花柱5，基部无毛，约与雄蕊等长。果实球形，直径1~1.5cm，红色，有白点，萼片宿存；果梗长2~3cm。花期5月；果期8~9月。

【生境】生于海拔1600~3800m的山坡杂木林中或山谷沟边。

【分布】云南、四川、重庆。缅甸也有分布。

【采集加工】8~9月采收，晒干备用。

【性味归经】味酸，性平。

【性味归经】活血健胃，消积化滞，和胃健脾。治食积停滞、消化不良、痢疾、疳积、筋骨扭伤等。

【功能主治】用量：20~30g，水煎服。

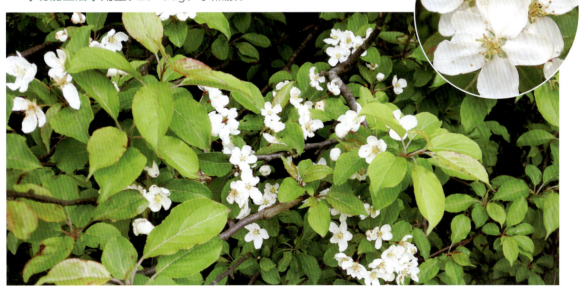

4.73.25　中华绣线梅

NEILLIAE SINENSIS RADIX

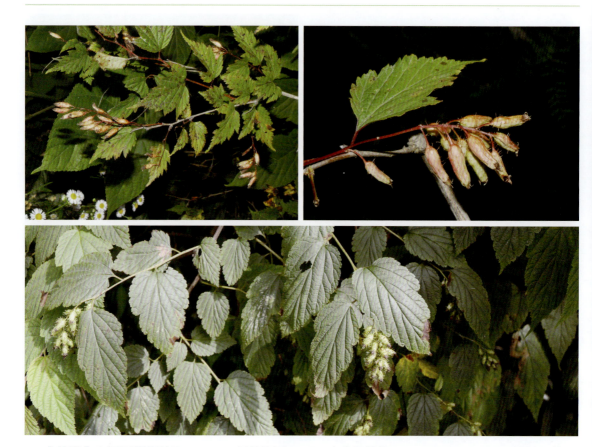

【基原】来源于蔷薇科 Rosaceae 绣线梅属 *Neillia* 中华绣线梅 *Neillia sinensis* Oliv. 的根入药。

【形态特征】灌木，高达 2m；小枝圆柱形，无毛，幼时紫褐色，老时暗灰褐色；冬芽卵形，顶端钝，微被短柔毛或近于无毛，红褐色。叶片卵形至卵状长椭圆形，长 5~11cm，宽 3~6cm，顶端长渐尖，基部圆形或近心形，稀宽楔形，边缘有重锯齿，常不规则分裂，稀不裂，两面无毛或在下面脉腋有柔毛；叶柄长 7~15mm，微被毛或近于无毛；托叶线状披针形或卵状披针形，顶端渐尖或急尖，全缘，长 0.8~1cm，早落。顶生总状花序，长 4~9cm，花梗长 3~10mm，无毛；花直径 6~8mm；萼筒筒状，长 1~1.2cm，外面无毛，内面被短柔毛；萼片三角形，顶端尾尖，全缘，长 3~4mm；花瓣倒卵形，长约 3mm，宽约 2mm，顶端圆钝，淡粉色；雄蕊 10~15 枚，花丝不等长，着生于萼筒边缘，排成不规则的 2 轮；心皮 1~2 枚，子房顶端有毛，花柱直立，内含 4~5 胚珠。蓇葖果长椭圆形，萼筒宿存，外被疏生长腺毛。花期 5~6 月；果期 8~9 月。

【生境】生于中海拔的沟边林中。

【分布】河南、陕西、甘肃、湖北、湖南、江西、广东、广西、云南、四川、贵州。

【采集加工】全年可采，根晒干备用。

【性味归经】味苦、酸、甘，性凉。

【功能主治】利水除湿，清热止血。治水肿，咯血。

【用法用量】10~15g，水煎服。

4.73.26 光叶石楠

PHOTINIAE GLABRAE RAMUS ET FOLIUM

【别名】扇骨木、光凿树、红檬子

【基原】来源于蔷薇科 Rosaceae 石楠属 Photinia 光叶石楠 Photinia glabra（Thunb.）Maxim. 的枝叶入药。

【形态特征】常绿乔木。高 3~5m，可达 7m；老枝灰黑色，无毛，皮孔棕黑色，近圆形，散生。叶片革质，幼时及老时皆呈红色，椭圆形、长圆形或长圆倒卵形，长 5~9cm，宽 2~4cm，顶端渐尖，基部楔形，边缘有疏生浅钝细锯齿，两面无毛，侧脉 10~18 对；叶柄长 1~1.5cm，无毛。花多数，成顶生复伞房花序，直径 5~10cm；总花梗和花梗均无毛；花直径 7~8mm；萼筒杯状，无毛；萼片三角形，长 1mm，顶端急尖，外面无毛，内面有柔毛；花瓣白色，反卷，倒卵形，长约 3mm，顶端圆钝，内面近基部有白色茸毛，基部有短爪；雄蕊 20 枚，约与花瓣等长或较短；花柱 2 枚，稀为 3 枚，离生或下部合生，柱头头状，子房顶端有柔毛。果实卵形，长约 5mm，红色，无毛。花期 4~5 月；果期 9~10 月。

【生境】生于海拔 150~1150m 的山地林中。

【分布】广西、广东、福建、江西、安徽、江苏、浙江、湖南、湖北、云南、四川、贵州。日本、泰国、缅甸也有分布。

【采集加工】夏、秋季采收，枝叶晒干。

【性味归经】味酸，性温。

【功能主治】祛风寒，强腰膝，补虚，镇痛，解热。治风湿痹痛。

【用法用量】10~15g，水煎服。

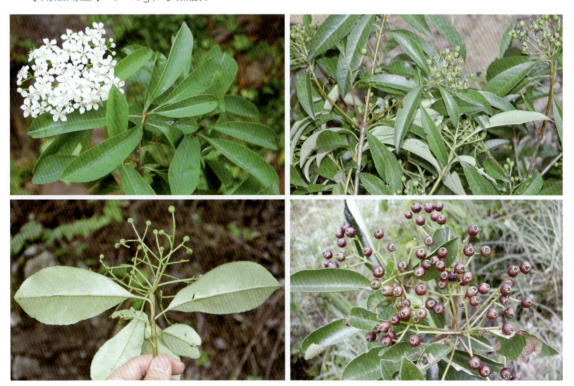

4.73.27 石楠

PHOTINIAE SERRULATAE RADIX ET FOLIUM

【别名】石楠叶、凿木

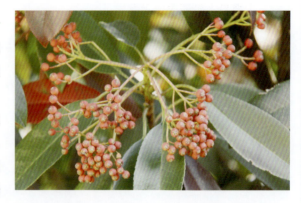

【基原】来源于蔷薇科 Rosaceae 石楠属 Photinia 石楠 Photinia serrulata Lindl. 的根和叶入药。

【形态特征】小乔木。高 4~6m，有时可达 12m；枝褐灰色，无毛；冬芽卵形，鳞片褐色，无毛。叶片革质，长椭圆形、长倒卵形或倒卵状椭圆形，长 9~22cm，宽 3~6.5cm，顶端尾尖，基部圆形或宽楔形，边缘有疏生具腺细锯齿，近基部全缘，叶面光亮，幼时中脉有茸毛，成熟后两面皆无毛，中脉显著，侧脉 25~30 对；叶柄粗壮，长 2~4cm，幼时有茸毛，以后无毛。复伞房花序顶生，直径 10~16cm；总花梗和花梗无毛，花梗长 3~5mm；花密生，直径 6~8mm；萼筒杯状，长约 1mm，无毛；萼片阔三角形，长约 1mm，顶端急尖，无毛；花瓣白色，近圆形，直径 3~4mm，内外两面皆无毛；雄蕊 20 枚，外轮较花瓣长，内轮较花瓣短，花药带紫色；花柱 2 枚，有时为 3 枚，基部合生，柱头头状，子房顶端有柔毛。果实球形，直径 5~6mm，红色，后成褐紫色，有 1 粒种子；种子卵形，长 2mm，棕色，平滑。花期 4~5 月；果期 10 月。

【生境】生于山地杂木林中。

【分布】台湾、广东、广西、江西、福建、江苏、安徽、浙江、湖南、湖北、河南、陕西、甘肃、云南、四川、贵州。日本、印度尼西亚也有分布。

【采集加工】夏、秋季采收，根、叶晒干。

【性味归经】味辛、苦，性平；有小毒。

【功能主治】祛风止痛。治头风头痛，腰膝无力，风湿筋骨疼痛。

【用法用量】3~9g，水煎服。

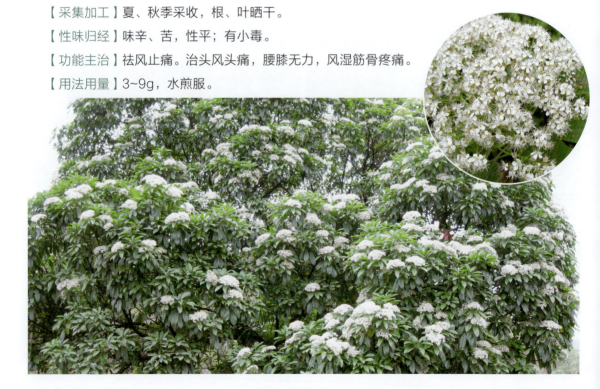

4.73.28 鹅绒委陵菜

POTENTILLAE ANSERINAE RADIX

【别名】蕨麻、延寿果、鹿跑草、人参果

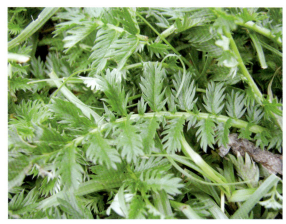 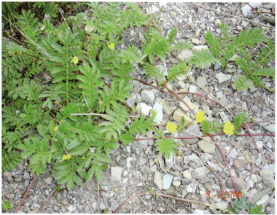

【基原】来源于蔷薇科 Rosaceae 委陵菜属 Potentilla 鹅绒委陵菜 Potentilla anserina L. 的块根入药。

【形态特征】多年生草本，高 15~25cm。根圆柱形或长圆锥形，细长，具多数须根，部分须根局部膨大成肉质块状，内面白色。匍匐茎细长，节上生根，被稀疏长毛。奇数羽状复叶，集生基部或短茎上，小叶 9~19 片，小叶近无柄，小叶片卵状长圆形或椭圆形，长 1~3cm，宽 6~15mm，顶端圆钝，基部宽楔形，边缘具深锐锯齿，叶面无毛或具疏柔毛，背面密生白色茸毛，小叶间杂生极小叶片，茎生叶具短柄，小叶片数较少。花茎单生于叶丛或叶腋；花梗长 4~12cm，被长柔毛；萼片 5 枚，卵形，长约 4mm，全缘，副萼稍短，稍狭，均被长柔毛；花瓣 5 片，黄色，宽倒卵形，全缘；雄蕊 20 枚；心皮多数；花柱顶生，花托密生长毛。瘦果卵圆形。花期 5~7 月；果期 7~9 月。

【生境】生于沟渠旁、田边、路旁、草地及村庄附近。

【分布】黑龙江、吉林、辽宁、内蒙古、河北、山西、陕西、甘肃、宁夏、青海、新疆、四川、云南、西藏。欧洲、亚洲、美洲北半球温带余部，以及智利、新西兰等地也有分布。

【采集加工】夏季采挖，洗净，晒干。

【性味归经】味甘、苦，性寒。

【功能主治】补气血，健脾胃，生津止渴，利湿。治病后贫血，营养不良，脾虚腹泻，风湿痹痛。

【用法用量】15~30g，水煎服。

【附方】① 治阿米巴痢疾：蕨麻（干品全草）25~30g，水煎内服。

② 治烧伤、烫伤：蕨麻全草洗净焙干研末，每用 50g 以麻油（香油）调敷，或加石灰水 10g（熟石灰加水沉淀后取上清液），再加香油调敷。

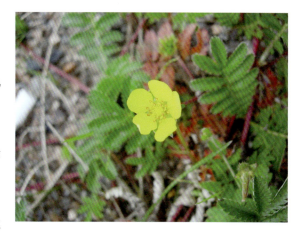

4.73.29 委陵菜

POTENTILLAE CHINENSIS HERBA

【别名】一白草、生血丹、扑地虎、五虎嚙血、天青地白

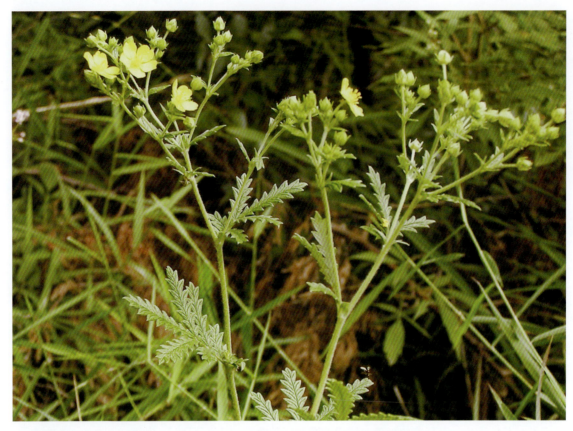

【基原】来源于蔷薇科 Rosaceae 委陵菜属 *Potentilla* 委陵菜 *Potentilla chinensis* Ser. 的全草入药。

【形态特征】多年生草本。花茎直立或上升，高 20~70cm，被稀疏短柔毛及白色绢状长柔毛。基生叶为羽状复叶，有小叶 5~15 对，间隔 0.5~0.8cm，连叶柄长 4~25cm，叶柄被短柔毛及绢状长柔毛；小叶片对生或互生，上部小叶较长，向下逐渐减小，无柄，长圆形、倒卵形或长圆披针形，长 1~5cm，宽 0.5~1.5cm，边缘羽状中裂，裂片三角卵形或长圆披针形，顶端急尖或圆钝，边缘向下反卷，叶面绿色，被短柔毛或脱落几无毛，背面被白色茸毛，沿脉被白色绢状长柔毛，茎生叶与基生叶相似，小叶对数较少；基生叶托叶近膜质，褐色，外面被白色绢状长柔毛，茎生叶托叶草质，绿色，边缘锐裂。伞房状聚伞花序，花梗长 0.5~1.5cm；花直径通常 0.8~1cm，稀达 1.3cm；萼片三角卵形，顶端急尖，副萼片带形或披针形，顶端尖，是萼片长的 1/2，且狭窄，外面被短柔毛及少数绢状柔毛；花瓣黄色，宽倒卵形，顶端微凹，比萼片稍长；花柱近顶生。瘦果卵球形，深褐色，有明显皱纹。花、果期 4~10 月。

【生境】生于山坡、草地、沟谷、林缘。

【分布】除新疆、青海外，分布于全国。俄罗斯远东地区、日本、朝鲜也有分布。

【采集加工】夏、秋季采收，将全草晒干。

【**药材性状**】本品根呈圆柱形或类圆锥形，略扭曲，有的有分枝，长 5~17cm，直径 0.5~1.5cm；表面暗棕色或暗紫红色，有纵纹，粗皮成片状剥落；根茎部稍膨大；质硬，易折断，断面皮部薄，暗棕色，常与木部分离，射线呈放射状排列。叶基生，单数羽状复叶，有柄；小叶 12~31 对，狭长椭圆形，边缘羽状深裂，下表面和叶柄均灰白色，密被灰白色茸毛。气微，味涩、微苦。

【**性味归经**】味苦，性寒。

【**功能主治**】凉血止痢，清热解毒。治赤痢腹痛，久痢不止，痔疾出血，疮痈肿毒。

【**用法用量**】15~30g，水煎服。外用鲜品捣烂敷患处。

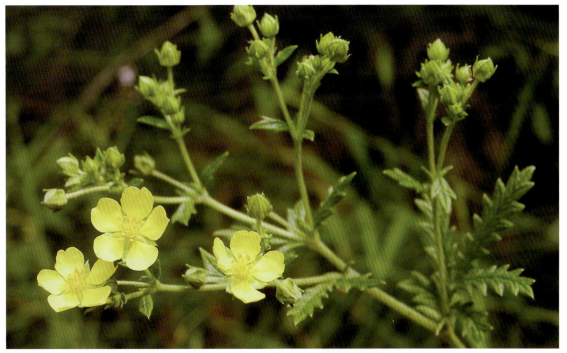

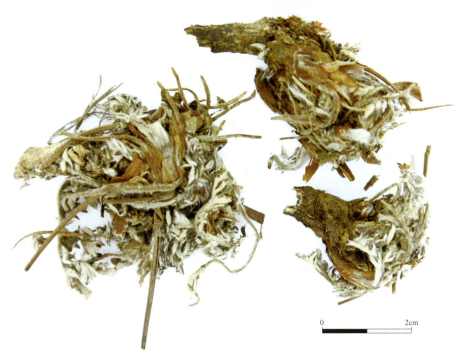

4.73.30 翻白草

POTENTILLAE DISCOLORIS HERBA

【别名】鸡腿根、天藕、翻白委陵菜

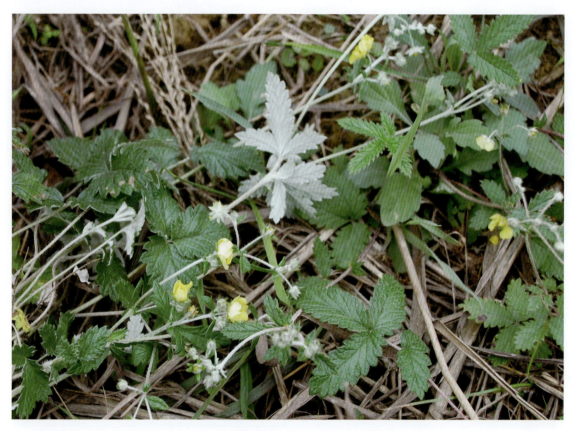

【基原】来源于蔷薇科 Rosaceae 委陵菜属 Potentilla 翻白草 Potentilla discolor Bunge 的全草入药。

【形态特征】多年生草本，高 15~40cm，全株除叶表面疏生长柔毛或老时近无毛外，其余部分均密生白色茸毛和混生长柔毛。根肥大，呈纺锤形，多分枝，表面暗棕色或淡褐色，横断面白色。茎通常上升向外斜生或直立，基部多分枝，带淡紫红色。奇数羽状复叶，基生叶通常有 2~4 对小叶，叶柄长达 15cm，小叶长圆形至长椭圆形，长 1.5~6cm，宽 0.6~2cm，顶端圆形，基部宽楔形，边缘有钝锯齿或缺刻状锯齿，无柄；茎生叶通常为 3 出复叶；托叶膜质。聚伞花序疏展，花黄色，直径 1~1.5cm，萼片 5，卵状披针形，副萼片线状披针形，较萼片短，内面无毛，外面密被茸毛；花瓣 5，宽倒卵形，长 3~5mm，宽约 3mm，顶端波状或微凹，盛花期平展；雄蕊多数，雄蕊由单心皮组成，心皮多数，1 室；子房无毛，花柱顶生，锥状。瘦果肾形，多数，着生于干燥的花托上而成聚合果。花期 5~8 月；果期 6~9 月。

【生境】生于低海拔至中海拔的山顶、山坡或旷野草丛。

【分布】辽宁、陕西、河北、河南、山东、安徽、江苏、江西、湖北、湖南、广西、广东。日本、朝鲜也有分布。

【采集加工】夏、秋季于植株开花前连根挖起，去泥土和杂质，洗净，晒干。

【药材性状】干燥的带根全草,根呈纺锤形或圆柱形,常有分枝,长4~8cm,直径0.4~1cm,表面暗褐色或黄棕色,有扭曲的纵槽纹而皱缩,根头部常有2~3分枝,顶端有密被白色绵毛的叶及叶柄;质坚实,断面乳白色,粉性,皮部薄,木部占大部分。叶皱缩或卷曲,浅灰绿色,密被白色茸毛,间有长柔毛,质脆易破碎,展平后叶为奇数羽状复叶,基生叶具5~9枚小叶,小叶长圆形或长椭圆形,边缘有锯齿,茎生叶具3小叶;表面暗绿色,背面灰白色,密被茸毛。气微,味甘、微涩。以干燥、色暗棕红色(根)、无花茎者为佳。

【性味归经】味甘、微苦,性平。归肝、胃、大肠经。

【功能主治】清热解毒,止血,消肿。治痢疾,疟疾,肺痈,咯血,吐血,下血崩漏,痈肿,疮癣,瘰疬结核。

【用法用量】9~15g,水煎服或浸酒服。外用全草捣烂敷患处。

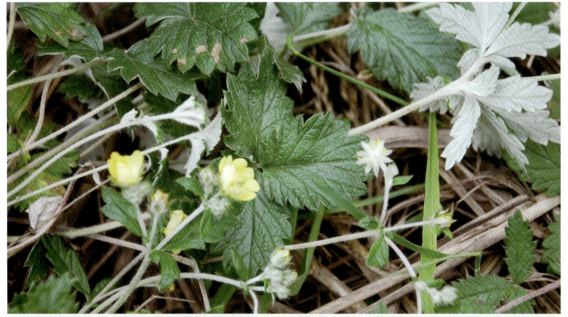

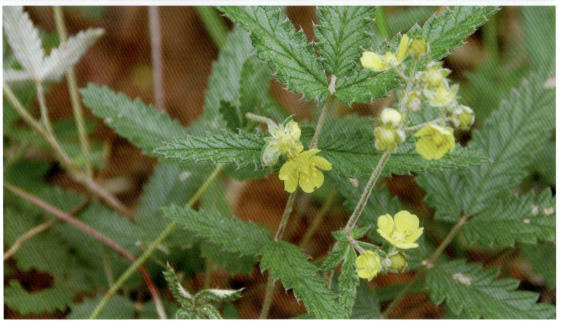

4.73.31　三叶委陵菜

POTENTILLAE FREYNIANAE HERBA

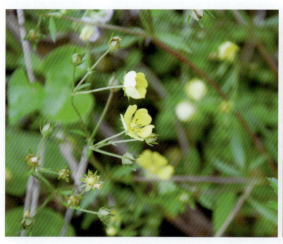
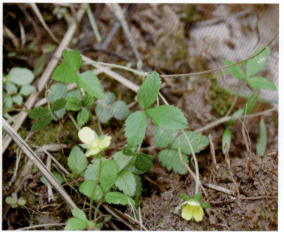

【基原】来源于蔷薇科 Rosaceae 委陵菜属 Potentilla 三叶委陵菜 Potentilla freyniana Bornm. 全草入药。

【形态特征】多年生草本，有纤匐枝或不明显。花茎纤细，直立或上升，高 8~25cm，被平铺或开展疏柔毛。基生叶掌状三出复叶，连叶柄长 4~30cm，宽 1~4cm；小叶长圆形、卵形或椭圆形，顶端急尖或圆钝，基部楔形或宽楔形，边缘有多数急尖锯齿，两面绿色，疏生平铺柔毛，背面沿脉较密；茎生叶 1~2 枚，小叶与基生叶小叶相似，但叶柄短，叶边锯齿减少；基生叶托叶膜质，褐色，外面被稀疏长柔毛，茎生叶托叶草质，绿色，呈缺刻状锐裂，有稀疏长柔毛。伞房状聚伞花序顶生，多花，松散，花梗纤细，长 1~1.5cm，外被疏柔毛；花直径 0.8~1cm；萼片三角卵形，顶端渐尖，副萼片披针形，顶端渐尖，与萼片近等长，外面被平铺柔毛；花瓣淡黄色，长圆倒卵形，顶端微凹或圆钝；花柱近顶生，上部粗，基部细。成熟瘦果卵球形，直径 0.5~1mm，表面有显著脉纹。花、果期 3~6 月。

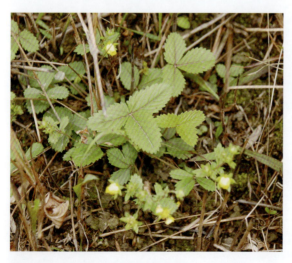

【生境】生于山地、山坡草丛。

【分布】黑龙江、吉林、辽宁、河北、山西、山东、陕西、甘肃、湖北、湖南、浙江、江西、福建、广东、云南、四川、贵州。俄罗斯、日本、朝鲜也有分布。

【采集加工】夏、秋采收，将全草晒干。

【性味归经】味苦、涩，性凉。

【功能主治】止痛止血。治肠炎，牙痛，胃痛，腰痛，胃肠出血，月经不调，产后或流产后出血过多，骨髓炎，跌打损伤，外伤出血，骨结核，烧、烫伤，毒蛇咬伤。

【用法用量】9~15g，水煎服。外用鲜品捣烂敷患处。

4.73.32　金露梅

POTENTILLAE FRUTICOSAE FOLIUM ET FLOS

【别名】金老梅、金腊梅

【基原】来源于蔷薇科 Rosaceae 委陵菜属 *Potentilla* 金露梅 *Potentilla fruticosa* L. 的叶、花入药。

【形态特征】灌木，高 0.5~2m，多分枝，树皮纵向剥落。小枝红褐色，幼时被长柔毛。羽状复叶，有小叶 2 对，稀 3 小叶，上面一对小叶基部下延与叶轴汇合；叶柄被绢毛或疏柔毛；小叶片长圆形、倒卵长圆形或卵状披针形，长 0.7~2cm，宽 0.4~1cm，全缘，边缘平坦，顶端急尖或圆钝，基部楔形，两面绿色，疏被绢毛或柔毛或脱落近于无毛；托叶薄膜质，宽大，外面被长柔毛或脱落。单花或数朵生于枝顶，花梗密被长柔毛或绢毛；花直径 2.2~3cm；萼片卵圆形，顶端急尖至短渐尖，副萼片披针形至倒卵状披针形，顶端渐尖至急尖，与萼片近等长，外面疏被绢毛；花瓣黄色，宽倒卵形，顶端圆钝，比萼片长；花柱近基生，棒形，基部稍细，顶部缢缩，柱头扩大。瘦果近卵形，褐棕色，长 1.5mm，外被长柔毛。花期 6~8 月；果期 8~10 月。

【生境】生于向阳山坡草地。

【分布】黑龙江、吉林、辽宁、内蒙古、河北、山西、陕西、甘肃、新疆、四川、云南、西藏。

【采集加工】叶：夏季采集，洗净晒干。花：夏季花初开始采集，阴干。

【性味归经】叶：味微甘，性平。花：味苦，性凉。

【功能主治】叶：清暑热，清心，益脑，调经，健胃。花：健脾化湿。叶治暑热眩晕，两目不清，胃气不和，饮食停滞，月经不调。花治赤白带下，消化不良，水肿。

【用法用量】叶 3~5g，花 3~6g，水煎服。

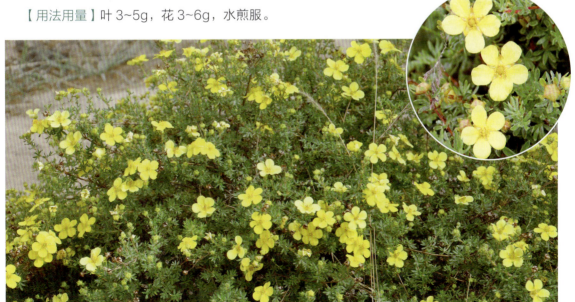

4.73.33　蛇含委陵菜

POTENTILLAE KLEINIANAE HERBA

【别名】蛇含、五爪龙

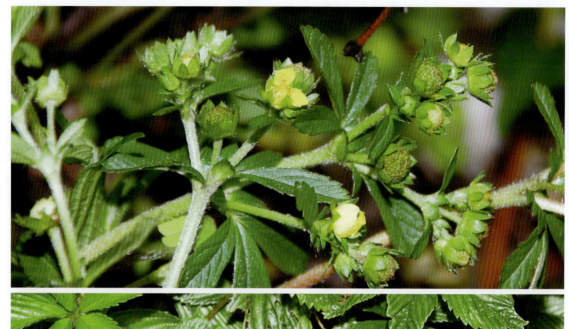

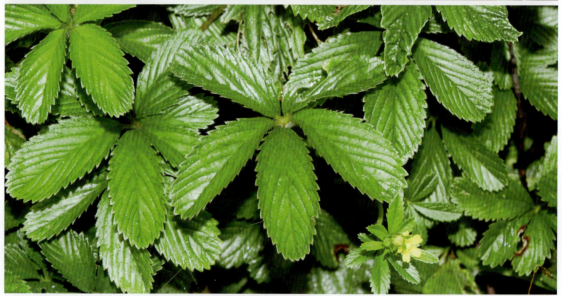

【基原】来源于蔷薇科 Rosaceae 委陵菜属 *Potentilla* 蛇含委陵菜 *Potentilla kleiniana* Wight et Arn. 的全草入药。

【形态特征】一年生或多年生草本。基生叶为近似于鸟足状 5 小叶，连叶柄长 3~20cm，叶柄被疏柔毛或开展长柔毛；小叶几无柄，稀有短柄，小叶倒卵形或长圆倒卵形，长 0.5~4cm，宽 0.4~2cm，顶端圆钝，基部楔形，边缘有多数急尖或圆钝锯齿，两面绿色，被疏柔毛，或背面沿脉密被伏生长柔毛，下部茎生叶有 5 小叶，上部茎生叶有 3 小叶，小叶与基生小叶相似，唯叶柄较短；基生叶托叶膜质，淡褐色，外面被疏柔毛或脱落几无毛，茎生叶托叶草质，绿色，卵形至卵状披针形，全缘，稀有 1~2 齿，顶端急尖或渐尖，外被稀疏长柔毛。聚伞花序密集枝顶如假伞形，花梗长 1~1.5cm,密被开展长柔毛,下有茎生叶如苞片状;花直径 0.8~1cm;萼片三角卵圆形,顶端急尖或渐尖,副萼片披针形或椭圆披针形,顶端急尖或渐尖,外被稀疏长柔毛;花瓣黄色,倒卵形,顶端微凹,长于萼片;花柱近顶生,圆锥形,基部膨大,柱头扩大。瘦果近圆形,一面稍平,直径约 0.5mm,具皱纹。花、果期 4~9 月。

【生境】生于海拔 300~600m 的丘陵或旷野草地上。

【分布】辽宁、陕西、山东、河南、安徽、江苏、浙江、河北、湖南、江西、福建、广东、广西、云南、四川、贵州、西藏。朝鲜、日本、印度、马来西亚、印度尼西亚也有分布。

【采集加工】夏、秋采收,将全草晒干。

【性味归经】味苦,性微寒。

【功能主治】清热解毒,止咳化痰。治外感咳嗽,百日咳,咽喉肿痛,小儿高热惊风,疟疾,痢疾。外用治腮腺炎,毒蛇咬伤,带状疱疹,疔疮,痔疮,外伤出血。

【用法用量】5~50g,水煎服。外用适量,鲜全草捣烂敷或取汁搽患处。

【附方】① 治细菌性痢疾、阿米巴痢疾:蛇含 50g,水煎加蜂蜜调服。

② 治疟疾:蛇含 2~7 株,洗净,泡开水服。

③ 治疔疮:蛇含鲜叶适量,加食盐少许捣烂,敷患处。

④ 治角膜溃疡:鲜蛇含 3 株,洗净捣烂,敷患眼眉弓,1~2 日换药一次。

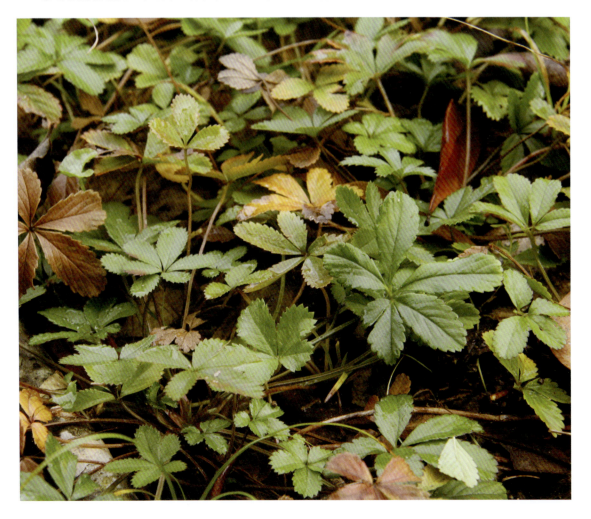

4.73.34 李

PRUNI SALICINAE RADIX ET SEMEN

【别名】山李子、嘉庆子、嘉应子、玉皇李

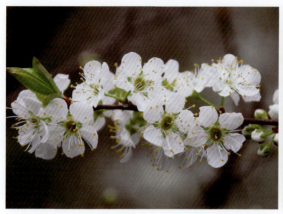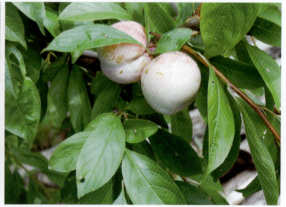

【基原】来源于蔷薇科 Rosaceae 李属 *Prunus* 李 *Prunus salicina* Lindl. 的根和种仁入药。

【形态特征】落叶乔木。高 9~12m。叶片长圆倒卵形、长椭圆形，稀长圆卵形，长 6~10cm，宽 3~5cm，顶端渐尖、急尖或短尾尖，基部楔形，边缘有圆钝重锯齿，常混有单锯齿，幼时齿尖带腺，叶面深绿色，有光泽，侧脉 6~10 对，不达到叶片边缘，两面均无毛，有时下面沿主脉有稀疏柔毛或脉腋有髯毛；托叶膜质，线形，顶端渐尖，边缘有腺，早落；叶柄长 1~2cm，通常无毛，顶端有 2 个腺体或无，有时在叶片基部边缘有腺体。花通常 3 朵并生；花梗 1~2cm，通常无毛；花直径 1.5~2.2cm；萼筒钟状；萼片长圆卵形，长约 5mm，顶端急尖或圆钝，边有疏齿，与萼筒近等长，萼筒和萼片外面均无毛，内面在萼筒基部被疏柔毛；花瓣白色，长圆倒卵形，顶端啮蚀状，基部楔形，有明显带紫色脉纹，具短爪，着生在萼筒边缘，比萼筒长 2~3 倍；雄蕊多数，花丝长短不等，排成不规则 2 轮，比花瓣短；雌蕊 1 枚，柱头盘状，花柱比雄蕊稍长。核果球形、卵球形或近圆锥形，直径 3.5~5cm，栽培品种可达 7cm，黄色或红色，有时为绿色或紫色，梗凹陷入，顶端微尖，基部有纵沟，外被蜡粉；核卵圆形或长圆形，有皱纹。花期 4 月；果期 7~8 月。

【生境】栽培。

【分布】除台湾、新疆、西藏、内蒙古外，其他地区广泛种植。

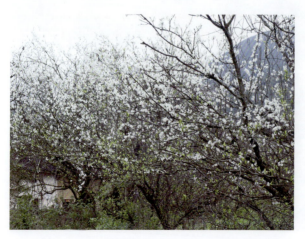

【采集加工】夏季采收，根、种仁晒干。

【性味归经】根：味苦，性寒。种仁：味苦，性平。

【功能主治】根：清热解毒，利湿，止痛。种仁：活血祛瘀，滑肠，利水。根：治牙痛，消渴，痢疾，白带。种仁：治跌打损伤，瘀血作痛，大便燥结，水肿。

【用法用量】根 9~15g，种仁 9~12g，水煎服。

4.73.35　全缘火棘

PYRACANTHAE ATALANTIOIDIS RADIX ET FOLIUM

【别名】救军粮、木瓜刺

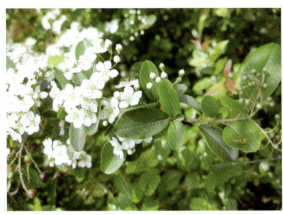
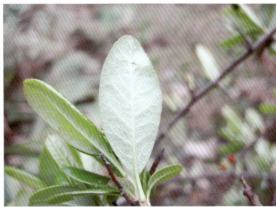

【基原】来源于蔷薇科 Rosaceae 火棘属 Pyracantha 全缘火棘 Pyracantha atalantioides (Hance) Stapf 的根和叶入药。

【形态特征】常绿灌木或小乔木,高达6m;通常有枝刺,稀无刺;嫩枝有黄褐色或灰色柔毛,老枝无毛。叶片椭圆形或长圆形,稀长圆倒卵形,长1.5~4cm,宽1~1.6cm,顶端微尖或圆钝,有时具刺尖头,基部宽楔形或圆形,叶边通常全缘或有时具不显明的细锯齿,幼时有黄褐色柔毛,老时两面无毛,叶面光亮,叶脉明显,背面微带白霜,中脉明显突起;叶柄长2~5mm,通常无毛,有时具柔毛。花呈复伞房花序,直径3~4cm,花梗和花萼外被黄褐色柔毛;花梗长5~10mm,花直径7~9mm;萼筒钟状,外被柔毛;萼片浅裂,广卵形,顶端钝,外被稀疏柔毛;花瓣白色,卵形,长4~5mm,宽3~4mm,顶端微尖,基部具短爪;雄蕊20枚,花丝长约3mm,花药黄色;花柱5枚,与雄蕊等长,子房上部密生白色茸毛。梨果扁球形,直径4~6mm,亮红色。花期4~5月;果期9~11月。

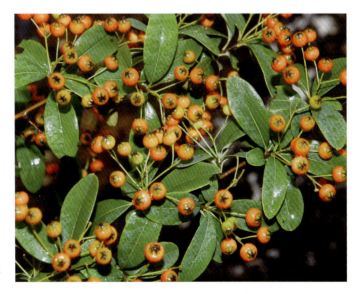

【生境】生于海拔200~900m的山地林中或灌丛。

【分布】陕西、湖北、湖南、四川、贵州、广西、广东。

【采集加工】夏、秋季采收,根、叶晒干。

【性味归经】味酸、苦,性凉。

【功能主治】解毒拔脓,消肿止痛。治阴疽,骨髓炎,感冒。

【用法用量】15~30g,水煎服。

4.73.36 杜梨

PYRI BETULAEFOLIAE RAMUS ET FRUCTUS

【别名】棠梨、海棠梨、野梨子、土梨

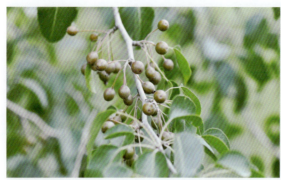
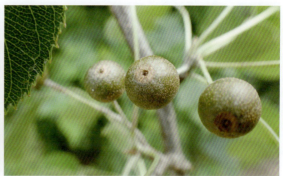

【基原】来源于蔷薇科 Rosaceae 梨属 *Pyrus* 杜梨 *Pyrus betulaefolia* Bunge 的枝、叶、果实入药。

【形态特征】乔木，高达 10m。叶片菱状卵形至长圆卵形，长 4~8cm，宽 2.5~3.5cm，顶端渐尖，基部宽楔形，稀近圆形，边缘有粗锐锯齿，幼叶上下两面均密被灰白色茸毛，成长后脱落，老叶叶面无毛而有光泽，背面微被茸毛或近于无毛；叶柄长 2~3cm，被灰白色茸毛；托叶膜质，线状披针形，长约 2mm，两面均被茸毛，早落。伞形总状花序，有花 10~15 朵，总花梗和花梗均被灰白色茸毛，花梗长 2~2.5cm；苞片膜质，线形，长 5~8mm，两面均微被茸毛，早落；花直径 1.5~2cm；萼筒外密被灰白色茸毛；萼片三角卵形，长约 3mm，顶端急尖，全缘，内外两面均密被茸毛，花瓣宽卵形，长 5~8mm，宽 3~4mm，顶端圆钝，基部具有短爪，白色；雄蕊 20 枚，花药紫色，长约花瓣之半；花柱 2~3 枚，基部微具毛。果实近球形，直径 5~10mm，2~3 室，褐色，有淡色斑点，萼片脱落，基部具带茸毛果梗。花期 4 月；果期 8~9 月。

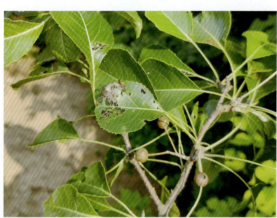

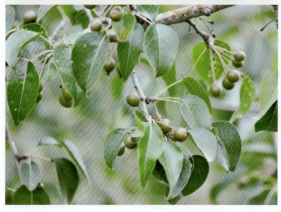

【生境】生于平原或山坡阳处。

【分布】辽宁、河北、山西、河南、陕西、甘肃、江苏、安徽、江西、湖北。

【采集加工】枝、叶夏、秋采收，晒干备用，果实秋冬采收鲜用。

【性味归经】味酸、甘、涩，性寒。

【功能主治】消食止痢。果实：治腹泻。枝、叶：治霍乱，吐泻，转筋腹痛，反胃吐食。

【用法用量】果实 50g，枝、叶 20~30g，水煎服。

4.73.37 豆梨

PYRI CALLERYANAE RADIX ET FRUCTUS

【别名】鹿梨、阳檖、赤梨、糖梨

【基原】来源于蔷薇科 Rosaceae 梨属 Pyrus 豆梨 Pyrus calleryana Decne. 的根、叶和果实入药。

【形态特征】乔木，高 5~8m；小枝粗壮，圆柱形，在幼嫩时有茸毛，不久脱落，二年生枝条灰褐色；冬芽三角卵形，顶端短渐尖，微具茸毛。叶片宽卵形至卵形，稀长椭卵形，长 4~8cm，宽 3.5~6cm，顶端渐尖，稀短尖，基部圆形至宽楔形，边缘有钝锯齿，两面无毛；叶柄长 2~4cm，无毛；托叶叶质，线状披针形，长 4~7mm，无毛。伞形总状花序，具花 6~12 朵，直径 4~6mm，总花梗和花梗均无毛，花梗长 1.5~3cm；苞片膜质，线状披针形，长 8~13mm，内面具茸毛；花直径 2~2.5cm；萼筒无毛；萼片披针形，顶端渐尖，全缘，外面无毛，内面具茸毛，边缘较密；花瓣卵形，长约 13mm，宽约 10mm，基部具短爪，白色；雄蕊 20 枚，稍短于花瓣；花柱 2 枚，稀 3 枚，基部无毛。梨果球形，直径约 1cm，黑褐色，有斑点，萼片脱落，2（3）室，有细长果梗。花期 4 月；果期 8~9 月。

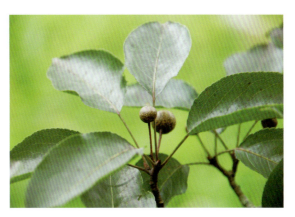

【生境】生于海拔 200~800m 的山地林中。

【分布】山东、河南、江苏、安徽、浙江、江西、福建、湖北、湖南、香港、广东、广西。越南也有分布。

【采集加工】根、叶夏、秋季采收，果实秋、冬季采收，晒干备用。

【性味归经】根、叶：味微甘、涩，性凉。果实：味酸、甘、涩，性寒。

【功能主治】根、叶：润肺止咳，清热解毒。果实：健胃，止痢。根、叶治肺燥咳嗽，急性眼结膜炎。果实治饮食积滞，泻痢。

【用法用量】15~30g，水煎服。

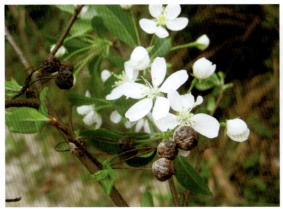
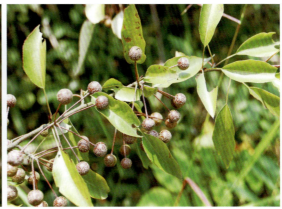

4.73.38 梨

PYRI PYRIFOLIAE FRUCTUS

【别名】沙梨、麻安梨、砀山梨、酥梨

【基原】来源于蔷薇科 Rosaceae 梨属 *Pyrus* 梨 *Pyrus pyrifolia*（Burm. f.）Nakai 的果皮入药。

【形态特征】乔木。高达 7~15m；冬芽长卵形，顶端圆钝，鳞片边缘和顶端稍具长茸毛。叶片卵状椭圆形或卵形，长 7~12cm，宽 4~6.5cm，顶端长尖，基部圆形或近心形，稀宽楔形，边缘有刺芒锯齿。微向内合拢，两面无毛或嫩时有褐色绵毛；叶柄长 3~4.5cm，嫩时被茸毛，不久脱落；托叶膜质，线状披针形，长 1~1.5cm，顶端渐尖，全缘，边缘具长柔毛，早落。伞形总状花序，具花 6~9 朵，直径 5~7cm；总花梗和花梗幼时微具柔毛，花梗长 3.5~5cm；苞片膜质，线形，边缘有长柔毛；花直径 2.5~3.5cm；萼片三角卵形，长约 5mm，顶端渐尖，边缘有腺齿；外面无毛，内面密被褐色茸毛；花瓣卵形，长 15~17mm，顶端啮齿状，基部具短爪，白色；雄蕊 20 枚，长约等于花瓣之半；花柱 5 枚，稀 4 枚，光滑无毛，约与雄蕊等长。果实近球形，浅褐色，有浅色斑点，顶端微向下陷，萼片脱落；种子卵形，微扁，长 8~10mm，深褐色。花期 4 月；果期 8 月。

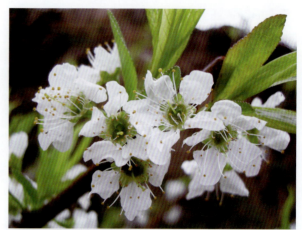

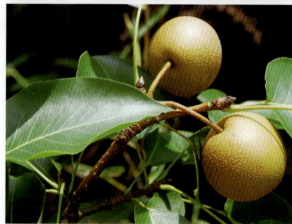

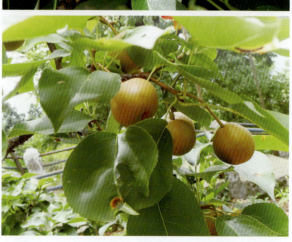

【生境】生于低海拔的丘陵、平地或林缘。

【分布】江西、安徽、江苏、浙江、湖南、湖北、贵州、四川、广东、广西、云南、福建。日本也有分布。

【采集加工】夏、秋季采收，果皮晒干。

【性味归经】味甘、涩，性凉。

【功能主治】清暑解渴，生津收敛。治干咳、热病烦渴、汗多等。

【用法用量】鲜品 60~120g，干品 9~15g，水煎服。

4.73.39　沙梨

PYRI SERRULATAE FRUCTUS

【别名】黄皮梨

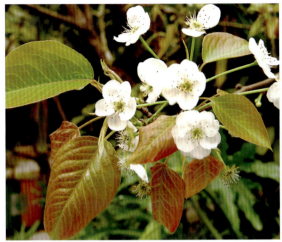
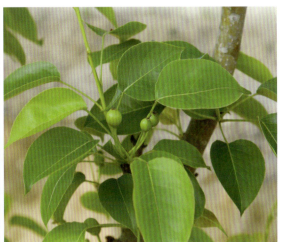

【基原】来源于蔷薇科 Rosaceae 梨属 *Pyrus* 沙梨 *Pyrus serrulata* Rehd. 的果实入药。

【形态特征】乔木，高 8~10m。叶片卵形至长卵形，长 5~11cm，宽 3.5~7.5cm，顶端渐尖，基部宽楔形或圆形，边缘有细锐锯齿，齿尖常向内合拢，背面在幼嫩时被褐色茸毛，以后脱落，侧脉 7~13 对，网脉明显；叶柄长 3.5~7.5cm，嫩时有褐色茸毛，不久脱落；托叶膜质，线状披针形，顶端渐尖，内面有褐色茸毛，早落。伞形总状花序，有花 6~11 朵，花梗长 3~5cm，总花梗和花梗均被褐色绵毛，逐渐脱落；苞片膜质，线状披针形，长 5~10mm，顶端渐尖，边缘有腺齿，内面具褐色绵毛；花直径 2~3cm；萼筒外面有稀疏茸毛；萼片三角卵形，长约 3mm，顶端渐尖或急尖，边缘具有腺齿，外面具有稀疏茸毛，内面密生茸毛；花瓣宽卵形，长 10~12cm，顶端圆钝，基部具有短爪，白色；雄蕊 20 枚，约短于花瓣之半；花柱 3 枚，稀 4 枚，和雄蕊近等长，基部具稀疏柔毛。果实近球形或倒卵形，长 1.5~2.2cm，深褐色，有浅褐色腺点，3~4 室，果梗长 3~4cm。花期 4 月；果期 6~8 月。

【生境】生于山地林中。

【分布】湖北、湖南、浙江、广东、江西、四川、广西。

【采集加工】夏、秋季采收，果实鲜用。

【性味归经】味甜、微酸，性凉。

【功能主治】润肺清心，消痰降火，除痰解渴，解酒毒。治痰热咳嗽、热病烦渴、大便秘结、酒毒等。

【用法用量】鲜果 150~200g，煮熟食用。

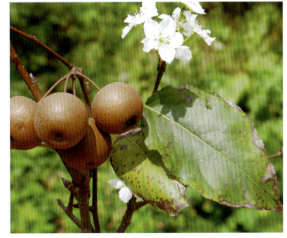

4.73.40　车轮梅

RHAPHIOLEPIS INDICAE RADIX ET FOLIUM

【别名】石斑木、春花木、印度石斑木

【基原】来源于蔷薇科 Rosaceae 石斑木属 *Rhaphiolepis* 车轮梅 *Rhaphiolepis indica* (L.) Lindl. 的根和叶入药。

【形态特征】常绿灌木，稀小乔木。高可达 4m。叶片集生于枝顶，卵形、长圆形，稀倒卵形或长圆披针形，长 3~8cm，宽 1.5~4cm，顶端圆钝，急尖、渐尖或长尾尖，基部渐狭连于叶柄，边缘具细钝锯齿，叶面光亮，平滑无毛，网脉不明显或明显下陷，背面色淡，无毛或被稀疏茸毛，叶脉稍凸起，网脉明显；叶柄长 5~18mm，近于无毛；托叶钻形，长 3~4mm，脱落。顶生圆锥花序或总状花序，总花梗和花梗被锈色茸毛，花梗长 5~15mm；苞片及小苞片狭披针形，长 2~7mm，近无毛；花直径 1~1.3cm；萼筒筒状，长 4~5mm，边缘及内外面有褐色茸毛，或无毛；萼片 5 枚，三角披针形至线形，长 4.5~6mm，顶端急尖，两面被疏茸毛或无毛；花瓣 5 片，白色或淡红色，倒卵形或披针形，长 5~7mm，宽 4~5mm，顶端圆钝，基部具柔毛；雄蕊 15 枚，与花瓣等长或稍长；花柱 2~3 枚，基部合生，近无毛。果实球形，紫黑色，直径约 5mm，果梗短粗，长 5~10mm。花期 4 月；果期 7~8 月。

【生境】生于海拔 20~1800m 的山地和丘陵的灌丛或林中。

【分布】海南、广东、台湾、福建、江西、安徽、浙江、湖南、广西、云南、贵州。日本、老挝、越南、柬埔寨、泰国、印度尼西亚也有分布。

【采集加工】夏、秋季采收，根、叶晒干备用或鲜用。

【性味归经】味微苦、涩，性寒。

【功能主治】活血消肿，凉血解毒。治跌打损伤，骨髓炎，关节炎。叶外用治刀伤出血。

【用法用量】15~30g，水煎服。

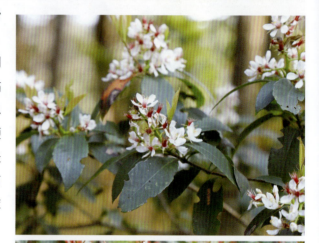
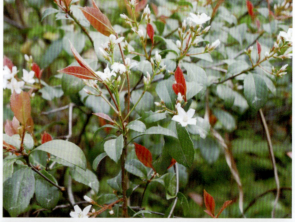
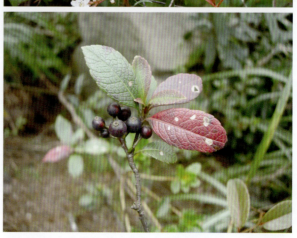

4.73.41 月季花

ROSAE CHINENSIS FLOS

【别名】月月红

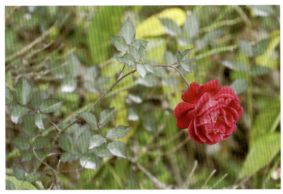
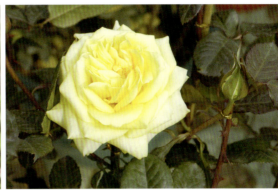

【基原】来源于蔷薇科 Rosaceae 蔷薇属 *Rosa* 月季 *Rosa chinensis* Jacq. 的花朵入药。

【形态特征】直立灌木，高 1~2m；小枝粗壮，具少数钩状皮刺或无刺。奇数羽状复叶互生，有小叶 3~5 或 7 片，连叶柄长 5~11cm；小叶阔卵形或卵状长圆形，长 3~6cm，宽 1~3cm，顶端渐尖，基部阔楔形或近圆形，边缘具锐锯齿，无毛，顶生小叶有柄，侧生的无柄；叶柄和叶轴有皮刺和短腺毛；托叶大部附生于叶柄上，边缘有腺毛。花单生或数朵聚生枝顶，微香，红色或玫瑰红色，直径约 5cm；花梗长 2.5~6cm，散生短腺毛；萼片 5，卵形，羽状分裂，边缘有腺毛；花冠重瓣，花瓣倒卵形，顶端凹缺，基部楔形；雄蕊多数，着生于花盘周围；花柱离生，伸出萼筒外。蔷薇果卵圆形或梨形，长 1.5~2cm，成熟时红色。

【生境】栽培。

【分布】全国各地普遍有栽培。

【采集加工】全年均可采收，花初开时采摘，阴干或低温干燥。

【药材性状】本品短球形，直径 1.5~2.5cm；花托长圆形；萼片 5 片，暗绿色，羽状分裂，顶端尾尖；花冠重瓣，花瓣多数或部分散落，倒卵圆形，紫红色或粉红色，脉纹明显；雄蕊多数，黄色。体轻，质脆，易碎，气清香，味淡，微苦。以完整、色紫红、气清香者为佳。

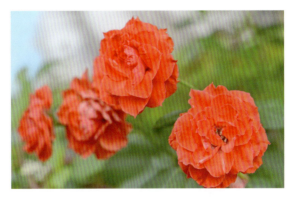

【性味归经】味甘，性温。归肝经。

【功能主治】活血调经，散毒消肿。治月经不调，痛经，痈疖肿毒，淋巴结结核（未溃破）。

【用法用量】3~6g，水煎服。

【附方】治月经不调、痛经：月季花、益母草各 6g，水煎服。

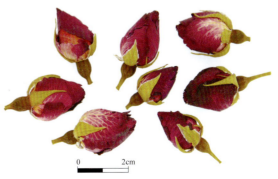

4.73.42 小金樱子

ROSAE CYMOSAE FRUCTUS

【基原】来源于蔷薇科 Rosaceae 蔷薇属 *Rosa* 小果蔷薇 *Rosa cymosa* Tratt. 的果实入药。

【形态特征】攀援灌木，高 2~5m；小枝纤细，有弯生钩状刺。奇数羽状复叶互生，小叶 3~5，少数 7，卵状披针形或椭圆形，长 1~6cm，宽 0.8~2.5cm，顶端渐尖，基部近圆形，边缘有内弯的锐锯齿，两面光滑无毛；叶柄和叶轴散生钩状皮刺；托叶线形，与叶柄分离，早落，叶柄长 1~2cm。花数朵，聚成伞房花序，花梗被柔毛；花白色，直径约 2cm；萼片 5，裂片卵状披针形，背面有刺毛；花瓣 5，倒卵状长圆形，顶端凹；雄蕊多数；子房上位，花柱伸出花托外。果实果小，近球形，直径 4~10mm，成熟时红色。花期 4~5 月；果期 6~7 月。

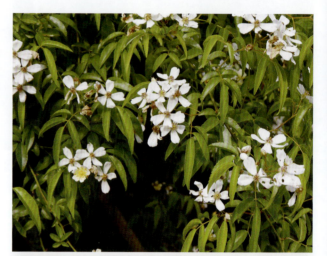

【生境】生于灌木丛中。

【分布】江苏、浙江、安徽、湖南、江西、福建、台湾、广东、广西、云南、四川、贵州。

【采集加工】6、7 月间，果实成熟时采收，晒干。

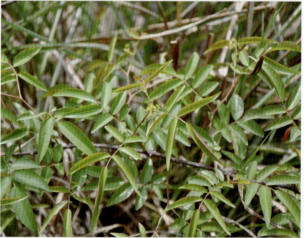

【药材性状】果实近圆球形，直径 0.4~1cm，外表面深棕色，光滑，有时有皱纹，基部有细长果柄，顶端有扁平、棕黑色残存花萼，形如盘状，花托薄而质脆，切开后可见花托筒内壁附有光亮的金黄色茸毛，含小瘦果 10~25 粒。小瘦果棱形，红棕色或淡黄色，表面被金黄色茸毛，质坚，内含种子 1 粒。气微，味酸涩。以身干、个大、色深棕、无杂质者为佳。

【性味归经】味酸、微甘，性温。

【功能主治】祛风除湿，收敛固脱。治风痰咳嗽，跌打损伤。

【用法用量】30~60g，水煎服。外用捣烂敷患处。

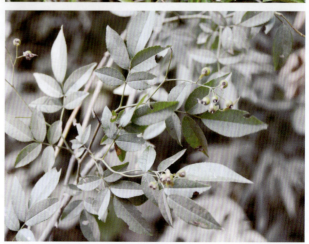

4.73.43　山刺玫

ROSAE DAVURICAE RADIX ET FLOS

【别名】刺玫蔷薇、山玫瑰

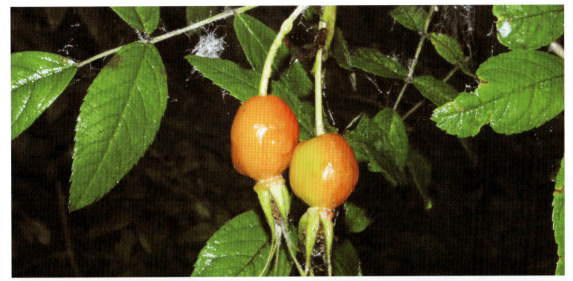

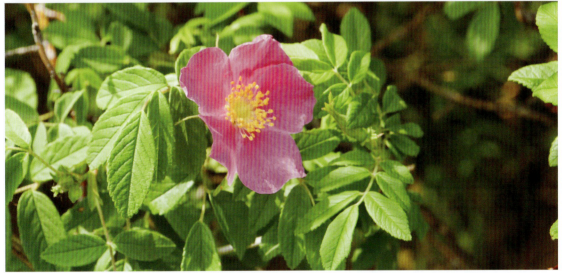

【基原】来源于蔷薇科 Rosaceae 蔷薇属 *Rosa* 山刺玫 *Rosa davurica* Pall. 的花、果实及根入药。

【形态特征】落叶灌木，高约 1.5m；分枝较多，小枝圆柱形，紫褐色或灰褐色，有带黄色皮刺，皮刺基部膨大，稍弯曲，常成对而生于小枝或叶柄基部。小叶 7~9，连叶柄长 4~10cm；小叶片长圆形或阔披针形，长 1.5~3.5cm，宽 5~15mm，顶端急尖或圆钝，基部圆形或宽楔形，边缘有单锯齿和重锯齿；叶柄和叶轴有柔毛、腺毛和稀疏皮刺；托叶大部贴生于叶柄，离生部分卵形，边缘有带腺锯齿。花单生于叶腋，或 2~3 朵簇生；苞片卵形，边缘有腺齿，下面有柔毛和腺点；花梗长 5~8mm；花直径 3~4cm；萼筒近圆形，萼片披针形，顶端扩展成叶状，边缘有不整齐锯齿和腺毛，下面有稀疏柔毛和腺毛，上面被柔毛，边缘较密；花瓣粉红色，倒卵形，顶端不平整，基部宽楔形；花柱离生，被毛，比雄蕊短很多。果近球形或卵球形，直径1~1.5cm，红色，光滑，萼片宿存，直立。花期6~7月；果期8~9月。

【生境】生于山坡灌丛间、山野路旁、河边、沟边、林下、林缘等处，常聚生成片生长。

【分布】黑龙江、吉林、辽宁、内蒙古、河北、山西。朝鲜、俄罗斯远东地区、蒙古也有分布。

【采集加工】秋季采摘成熟果实，除去杂质，鲜用或晒干。夏季采摘花，除去杂质，鲜用或阴干。春、秋季采挖根，除去泥土，切段，洗净，晒干。

【性味归经】花：味甘、微苦，性温。归肾、膀胱、大肠经。果实：味酸，性温。根：味苦、涩，性平。

【功能主治】花：有止血、活血，健脾理气，调经，止咳祛痰，止痢止血的功效。花治月经过多、吐血、血崩、肋间作痛、痛经等。果实：健脾消积，调经通淋，止痛。果实治小儿食积，胃痛，腹泻，淋病，月经不调。根：止咳祛痰，止痢止血。根治慢性气管炎，肠炎，细菌性痢疾，胃功能失调，膀胱炎，子宫出血，跌打损伤。

【用法用量】花5~10g，果实与根15~20g，水煎服。

【附方】① 治细菌性痢疾、肠炎：山刺玫根200g，加水4L，煎至1L，加糖适量，每服50~100ml，每日3次。

② 治功能性子宫出血：山刺玫根20g，水煎服。

③ 治冻伤、烫伤、头疮：山刺玫果膏外敷有卓效（内蒙古伊敏河民间方）。

④ 治月经过多：山刺玫花3~6朵，煎水服。

⑤ 治吐血：山刺玫花60朵去心蒂，用水两碗，煎成半碗，去渣加白糖250g，分6次空腹服，日服2次。

⑥ 治肝胃气痛：山刺玫花10g，水煎，日服2次，亦可加香附25g。

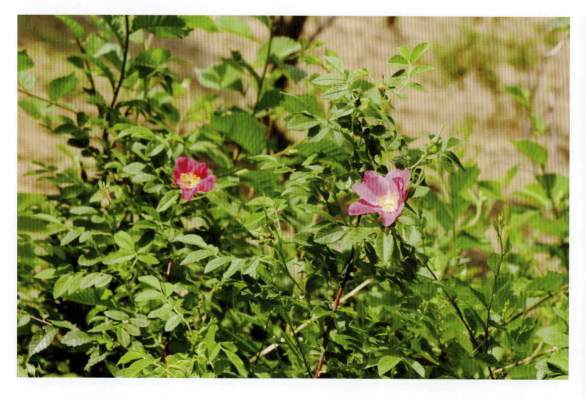

4.73.44 黄蔷薇

ROSAE HUGONIS FLOS

【别名】大马茄子、红眼刺

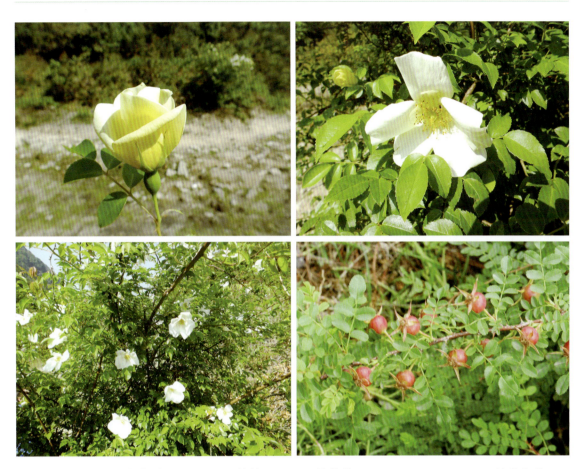

【基原】来源于蔷薇科 Rosaceae 蔷薇属 Rosa 黄蔷薇 Rosa hugonis Hemsl. 的花入药。

【形态特征】灌木。高达 2.5m。枝常弓形；小枝圆柱形，皮刺扁平，混生细密针刺。小叶 5~13，连叶柄长 4~8cm；小叶片卵形、椭圆形或倒卵形，长 8~20mm，宽 5~12mm，顶端圆钝，边缘有锐锯齿，两面无毛；托叶狭长，大部贴生于叶柄，离生部分呈耳状。花单生，花梗长 1~2cm，花直径 4~5.5cm；萼片披针形，内面有稀疏柔毛；花瓣黄色，宽倒卵形，顶端微凹，基部宽楔形；雄蕊着生在坛状萼筒口周围；花柱离生，被白色长柔毛。果实扁球形，直径 12~15mm，紫红色至黑褐色，有光泽，萼片宿存反折。花期 5~6 月；果期 7~8 月。

【生境】生于海拔 600~2300m 的向阳山坡、林缘灌丛中。

【分布】山西、陕西、甘肃、青海、四川和云南。

【采集加工】5~6 月开花期采集花朵，晒干。

【性味归经】味甘，性平。

【功能主治】清热解毒，活血止血，和胃。治暑热吐血、泻痢、疟疾、暑热烦渴、胃脘胀闷、痈疖、月经不调等。

【用法用量】5~10g，水煎服。

4.73.45　金樱子

ROSAE LAEVIGATAE FRUCTUS

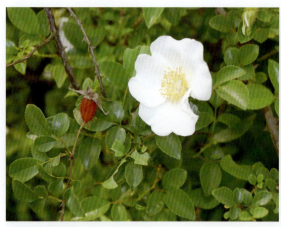
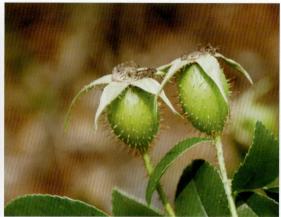

【基原】来源于蔷薇科 Rosaceae 蔷薇属 Rosa 金樱子 Rosa laevigata Michx. 的果实入药。

【形态特征】攀援状灌木。高达 5m。枝条常弯曲，散生扁而弯的钩刺。叶互生，革质，为奇数羽状复叶；小叶 3~5 片，椭圆状卵形或倒卵形，长 2~6cm，宽 1.2~3.5cm，顶生小叶常最大，顶端急尖或钝圆，边缘锐锯齿；小叶片和叶轴有皮刺和腺毛，托叶大部分贴生于叶柄上。花单朵生于侧枝顶端，白色，直径 5~7cm；花梗长 1.8~3cm；花萼有腺毛和皮刺，萼片 5 片，卵状披针形，边缘羽状浅裂或不裂；花瓣阔倒卵形，顶端稍凹；雄蕊和心皮均多数，花柱离生，比雄蕊短。果梨形或倒卵形，密被刺毛，有宿存萼片，紫绿色，成熟时橙黄色。花期 4~6 月；果期 7~11 月。

【生境】生于低海拔的山地林中或灌丛。

【分布】陕西、安徽、江苏、浙江、湖北、湖南、江西、福建、台湾、广西、广东、云南、四川、贵州等地。

【采集加工】秋末冬初果实红熟时采摘，用沸水烫过，干燥，撞去毛刺。

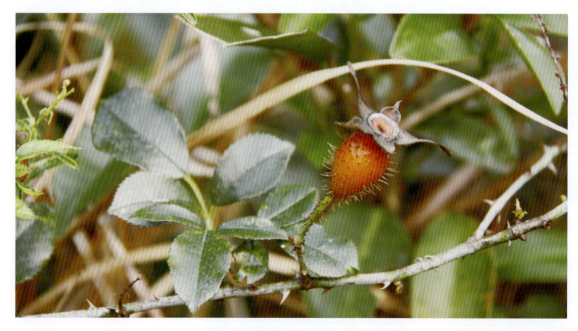

【药材性状】本品呈长椭圆形或倒卵形，长 2~3.5cm，直径 1~2cm。表面暗棕红色或红黄色，微有光泽，全体有刺毛脱落后残存的点状凸起。顶端有似喇叭口形的宿存花萼或盘状花萼残基，中间有黄色花柱基略突出。质硬，切开可见内壁呈淡红黄色，被茸毛，内含淡黄色被茸毛的小瘦果 30~40 枚。气无，味甘酸、微涩。

【性味归经】味酸、甘、涩，性平。归肾、膀胱、大肠经。

【功能主治】固精缩尿，固崩止带，涩肠止泻。治肝肾亏虚，腰膝酸软，神经衰弱，高血压病，神经性头痛，久咳，自汗，盗汗，脾虚泄泻，慢性肾炎，遗精，遗尿，尿频，白带，崩漏。

【用法用量】6~12g，水煎服。

【附方】① 治脾虚泄泻：金樱子、党参、茯苓、莲子、芡实、白术各 9g。水煎服。

② 治遗精、白带：金樱子、芡实各等量，共研细粉，炼蜜为丸，每丸重 9g，每服 1 丸，每日 2 次。

【附注】金樱子的根亦入药。味酸、涩，性平。功能固肾涩精，祛风除湿，活血散瘀。

① 治肾盂肾炎：金樱子根、广金钱草各 30g，金线风、海金沙各 15g，葫芦茶 3g，加水 500ml，煎成 200ml，分 2~3 次服，每日 1 剂。

② 治乳糜尿：金樱子根 12g，黄毛耳草 30g，贯众、车前草各 9g。水煎服，每日 1 剂。

③ 治烫伤：a. 金樱子根油：鲜根水煎，去渣，继续煎成半流浸膏，按 4∶1 的比例加入花生油，高压消毒备用。b. 金樱子根煎剂：干根 500g，加水浸过药面 2~3 寸，煎成浓汁 0.75~1kg。涂创面，每日 4~5 次。

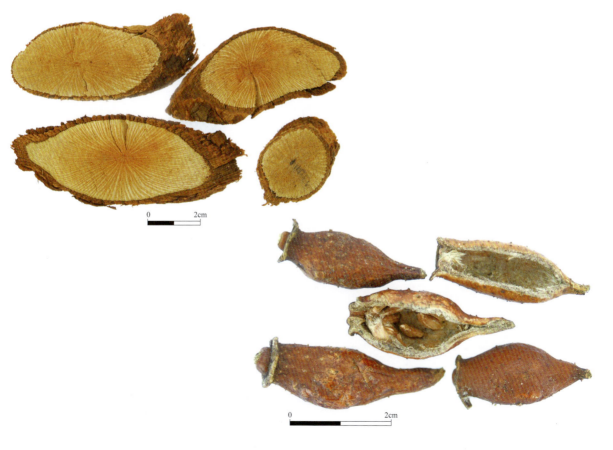

4.73.46 疏花蔷薇

ROSAE LAXAE CAULIS ET FLOS

【基原】来源于蔷薇科 Rosaceae 蔷薇属 Rosa 疏花蔷薇 Rosa laxa Retz. 的果实、花、叶、根入药。

【形态特征】灌木，高 1~2m。当年生小枝灰绿色，具有细直的皮刺，在老枝上刺坚硬，呈镰刀状弯曲，基部扩展，淡黄色。小叶 5~9，椭圆形、卵圆形或长圆形，稀倒卵形，长 1.5~4cm，宽 1~2cm，顶端钝圆，基部近圆形或宽楔形，边缘有单锯齿，两面无毛或下面稍有茸毛；叶柄有散生皮刺、腺毛或短柔毛；托叶具耳；边缘有腺齿。伞房花序，有花 3~6 朵，少单生，白色或淡粉红色；苞片卵形，有柔毛和腺毛；花梗常有腺毛和细刺；花托卵圆形或长圆形，常光滑，有时有腺毛；萼片披针形，全缘，被疏柔毛和腺毛。果卵球形或长圆形，直径 1~1.8cm，红色，萼片宿存。花期 5~6 月；果期 7~8 月。

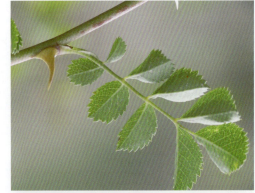

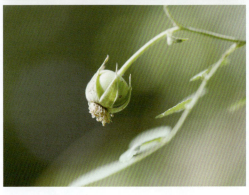

【生境】生于山坡灌丛、林缘及干河沟旁。

【分布】新疆。西伯利亚、蒙古、中亚余部也有分布。

【采集加工】采收花、叶、根及成熟果实，晒干。

【性味归经】味涩，性平。

【功能主治】叶：解毒消肿。根：活血化瘀，祛风除湿，解毒收敛，杀虫。果：健脾胃，助消化。治肺虚喘咳，跌打肿痛，自汗盗汗，崩漏带下。

【用法用量】花 5~15g，果及根 50~100g，水煎服。

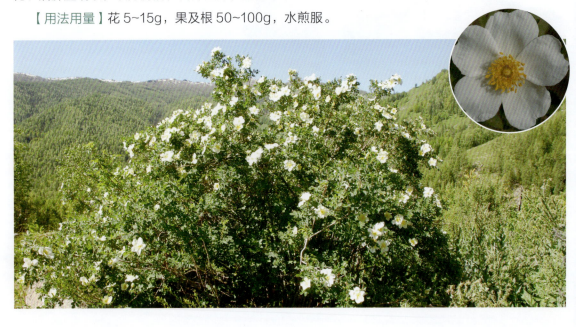

4.73.47　亮叶月季
ROSAE LUCIDISSIMAE FLOS

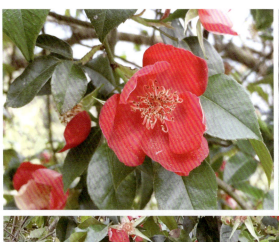
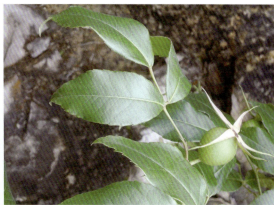
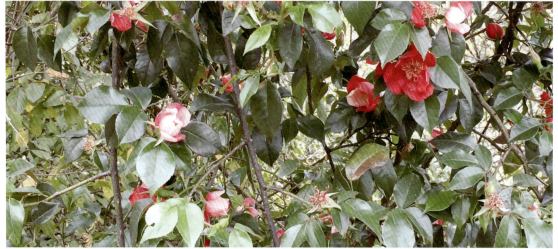

【基原】来源于蔷薇科 Rosaceae 蔷薇属 *Rosa* 亮叶月季 *Rosa lucidissima* Lévl. 的花入药。

【形态特征】常绿或半常绿攀援灌木；小枝粗壮，老枝无毛，有基部压扁的弯曲皮刺。小叶通常 3 稀 5；连叶柄长 6~11cm；小叶片长圆状卵形或长椭圆形，长 4~8cm，宽 2~4cm，顶端尾状渐尖，基部近圆形，边缘有尖锐锯齿，两面无毛，上面深绿色，有光泽，下面苍白色；叶柄有小皮刺和稀疏腺毛；托叶大部贴生，仅顶端分离，分离部分披针形。花单生，直径 3~3.5cm；萼片与花瓣近等长，长圆状披针形，顶端尾状渐尖，内面密被柔毛，花后反折；花瓣紫红色，宽倒卵形，顶端微凹，基部楔形；雄蕊多数，着生在突起花盘上；心皮多数，花柱紫红色。果实梨形或倒卵球形，黑紫色。花期 4~6 月；果期 5~8 月。

【生境】生于海拔 400~1400m 的山坡杂木林中或灌丛中。

【分布】湖北、四川、重庆和贵州。

【采集加工】花期采集近开放的花朵，去除枝叶等杂质，晒干。

【性味归经】味甘，性温。

【功能主治】活血调经。治月经不调、痛经、腹痛、带下、跌打损伤、痈疽肿毒等。

【用法用量】10~20g，水煎服。

4.73.48 华西蔷薇

ROSAE MOYESII RADIX

【别名】红花蔷薇

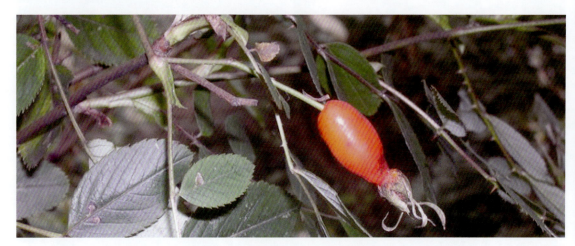

【基原】来源于蔷薇科 Rosaceae 蔷薇属 *Rosa* 华西蔷薇 *Rosa moyesii* Hemsl. & E. H. Wilson 的根入药。

【形态特征】灌木，高 1~4m；小枝圆柱形，无毛或有稀疏短柔毛，有直立或稍弯曲、扁平而基部稍膨大皮刺。小叶 7~13，连叶柄长 7~13cm；小叶片卵形、椭圆形或长圆状卵形，长 1~5cm，宽 8~25mm，顶端急尖，基部近圆形，边缘有尖锐单锯齿，上面无毛，下面沿脉有柔毛；托叶宽平，大部贴生于叶柄，离生部分长卵形，边缘有腺齿。花单生或 2~3 朵簇生；苞片长圆卵形，长达 2cm，顶端急尖或渐尖，边缘有腺齿；花梗长 1~3cm，花梗和萼筒通常有腺毛，稀光滑；花直径 4~6cm；萼片卵形，顶端延长成叶状而有羽状浅裂，外面有腺毛，内面被柔毛；花瓣深红色，宽倒卵形，顶端微凹，基部宽楔形；花柱离生，被柔毛。果长圆卵球形或卵球形，直径 1~2cm，顶端有短颈，紫红色，萼片直立宿存。花期 6~7 月；果期 8~10 月。

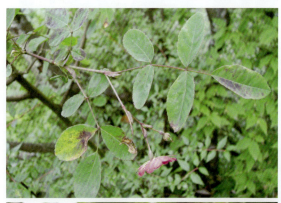

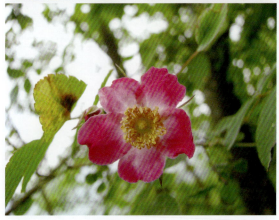

【生境】生于海拔 2000~3800m 的山坡或灌丛中。

【分布】云南、四川、陕西、重庆。

【采集加工】全年可采树根，洗净晒干。

【性味归经】味甘，性平。

【功能主治】清暑，和胃，止血。治半夜腹泻、牙痛、肺痈、外伤流血、遗精等。

【用法用量】10~20g，水煎服。

4.73.49 野蔷薇

ROSAE MULTIFLORAE RADIX ET FLOS

【别名】多花蔷薇

【基原】来源于蔷薇科 Rosaceae 蔷薇属 Rosa 野蔷薇 Rosa multiflora Thunb. 的花、叶、根和果实入药。

【形态特征】攀援灌木；小枝圆柱形，通常无毛，有短粗、稍弯曲皮束。小叶 5~9 片，近花序的小叶有时 3 片，连叶柄长 5~10cm；小叶片倒卵形、长圆形或卵形，长 1.5~5cm，宽 8~28mm，顶端急尖或圆钝，基部近圆形或楔形，边缘有尖锐单锯齿，稀混有重锯齿，叶面无毛，背面有柔毛；小叶柄和叶轴有柔毛或无毛，有散生腺毛；托叶篦齿状，大部贴生于叶柄，边缘有或无腺毛。花多朵，排成圆锥状花序，花梗长 1.5~2.5cm，无毛或有腺毛，有时基部有篦齿状小苞片；花直径 1.5~2cm，萼片披针形，有时中部具 2 个线形裂片，外面无毛，内面有柔毛；花瓣白色，宽倒卵形，顶端微凹，基部楔形；花柱结合成束，无毛，比雄蕊稍长。果近球形，直径 6~8mm，红褐色或紫褐色，有光泽，无毛，萼片脱落。

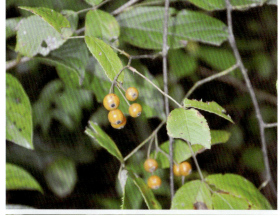

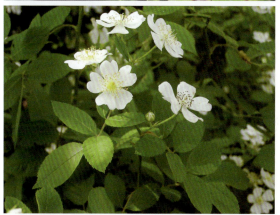

【生境】生于山地林中。

【分布】山东、陕西、河南、江苏、江西、湖南、广东、香港、云南、四川、贵州。日本、朝鲜也有分布。

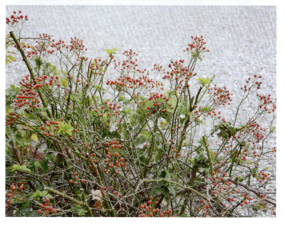

【采集加工】春季采收花，叶、根、果秋季采收，晒干。

【性味归经】根：味苦，性平。叶：味苦，性寒。花：味苦、涩，性寒。果：味酸，性温。

【功能主治】根：祛风活血，调经固涩。叶：清热解毒。花：清暑解渴，止血。果：祛风湿，利关节。根：治风湿关节痛，跌打损伤，月经不调，白带，遗尿。外用治烧、烫伤，外伤出血。叶：外用治痈疖疮疡。花：治暑热胸闷，口渴，吐血。果：治风湿关节痛，肾炎水肿。

【用法用量】根 15~30g，花、果 3~9g，水煎服。根皮、叶外用适量鲜品捣烂或干品研粉敷患处。

4.73.50 缫丝花

ROSAE ROXBURGHII RADIX ET FRUCTUS

【别名】刺梨子、文光果、刺槟榔根、木梨子

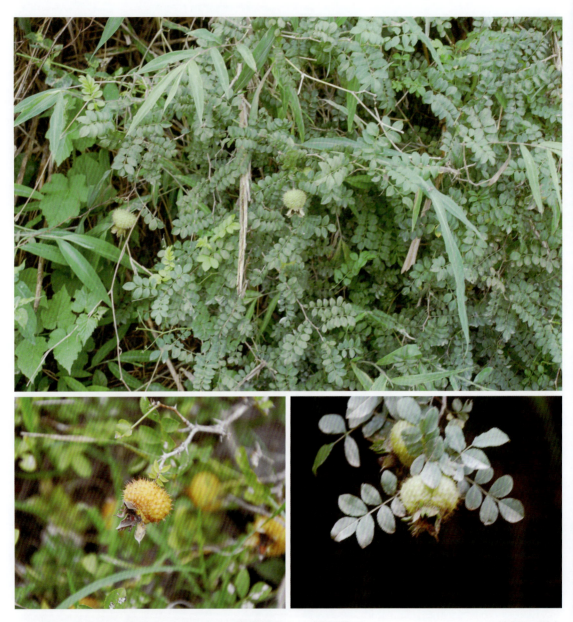

【基原】来源于蔷薇科 Rosaceae 蔷薇属 Rosa 缫丝花 Rosa roxburghii Tratt. 的根和果实入药。

【形态特征】灌木，高 1~2.5m；树皮灰褐色，成片状剥落；小枝圆柱形，斜向上升，有基部稍扁而成对皮刺。小叶 9~15 枚，连叶柄长 5~11cm，小叶片椭圆形或长圆形，稀倒卵形，长 1~2cm，宽 6~12mm，顶端急尖或圆钝，基部宽楔形，边缘有细锐锯齿，两面无毛，背面叶脉突起，网脉明显，叶轴和叶柄有散生小皮刺；托叶大部贴生于叶柄，离生部分呈钻形，边缘有腺毛。花单生或 2~3 朵，生于短枝顶端；花直径 5~6cm；花梗短；小苞片 2~3 枚，卵形，边缘有腺毛；

萼片通常宽卵形，顶端渐尖，有羽状裂片，内面密被茸毛，外面密被针刺；花瓣重瓣至半重瓣，淡红色或粉红色，微香，倒卵形，外轮花瓣大，内轮较小；雄蕊多数着生在杯状萼筒边缘；心皮多数，着生在花托底部；花柱离生，被毛，不外伸，短于雄蕊。果扁球形，直径3~4cm，绿红色，外面密生针刺；萼片宿存，直立。花期5~7月；果期8~10月。

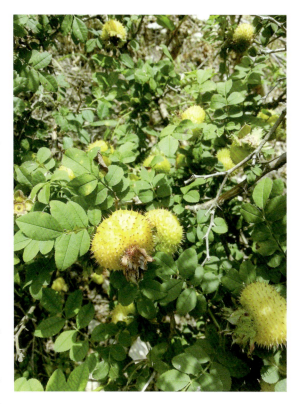

【生境】多生于溪沟边、路旁及灌丛中。

【分布】四川、贵州、云南、陕西、甘肃、浙江、安徽、福建、湖南、江苏、湖北。

【采集加工】秋季采收，根、果实晒干。

【性味归经】味酸、涩，性平。

【功能主治】根消食健脾，收敛止泻；果解暑，消食。根：治食积腹胀，痢疾，肠炎，自汗盗汗，遗精，白带，月经过多，痔疾出血。果：治维生素C缺乏症，并作防癌、抗衰老药。

【用法用量】根15~30g，果3~5颗，水煎服。

【附方】① 治食积腹胀：缫丝花、红糖各30g，水煎服。

② 治痢疾、肠炎：缫丝花、仙鹤草、马兰各500g，加水4500ml，煎成1500ml，每服50~100ml，每日2次。

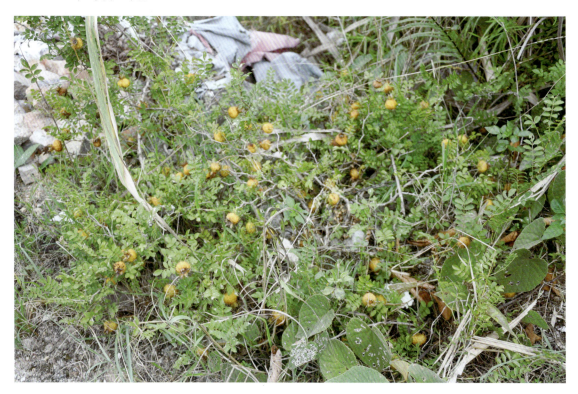

4.73.51 玫瑰花

ROSAE RUGOSAE FLOS

【别名】刺客、穿心玫瑰、刺玫花、赤蔷薇

【基原】来源于蔷薇科 Rosaceae 蔷薇属 *Rosa* 玫瑰 *Rosa rugosa* Thunb. 的花蕾入药。

【形态特征】直立灌木，高约 2m；茎粗壮，直立或弯曲，有皮刺和腺毛，嫩枝密被茸毛。羽状复叶有小叶 5~9；小叶椭圆形或椭圆状倒卵形，长 2~5cm，宽 1~2cm，顶端短尖，基部阔楔形或圆形，边缘具锐尖锯齿，上面多皱纹，光亮，无毛，下面有茸毛及腺体；叶柄和叶轴有茸毛，疏生小皮刺及刺毛；托叶大部贴生于叶柄上，离生部分卵形，边缘有锯齿。花春夏开，单生或 3~6 朵聚生，红色或白色，芳香，直径 6~8cm；花梗长 5~25mm，被茸毛和腺体；萼片卵状披针

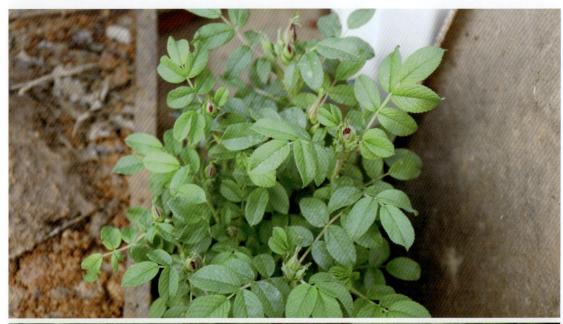

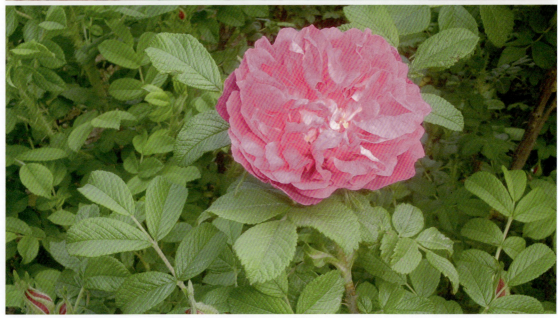

形，顶端尾尖，下面密被柔毛和腺毛；花瓣倒卵形，有时重瓣；雄蕊多数，生于花盘周围；花柱离生，较雄蕊短，被毛。蔷薇果扁球形，直径 2~2.5cm，成熟时砖红色。具宿存萼片。花期 5~6 月；果期 8~9 月。

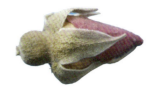

【生境】栽培。

【分布】全国各地有栽培。

【采集加工】春末夏初花将要开放时分批采摘，及时低温干燥。

【药材性状】本品略呈半球形；萼片 5 片，卵状披针形，黄绿色或棕绿色，被有细柔毛；花瓣宽卵形，多皱缩，紫红色，或有时变黄棕色；雄蕊多数，黄褐色，着生于花托周围。体轻，质脆。气芳香，味微苦涩。以朵大、完整、色紫红、不露蕊、香气浓者为佳。

【性味归经】味甘、微苦，性温。归肝、脾经。

【功能主治】理气，活血。治肝胃气痛，上腹胀满，跌打损伤，月经不调。

【用法用量】3~6g，水煎服。

【附方】① 治胃痛：玫瑰花、川楝子、白芍各 6g，香附 12g。水煎服。

② 治月经不调：玫瑰花、月季花各 6g，益母草、丹参各 15g。水煎服。

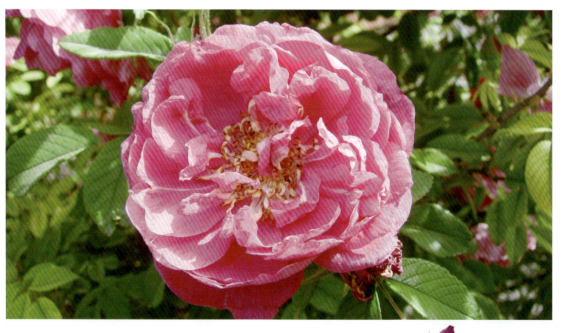

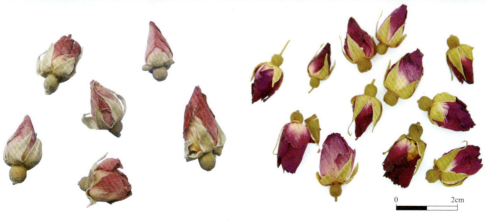

4.73.52 绢毛蔷薇

ROSAE SERICEAE RADIX

【别名】山刺梨

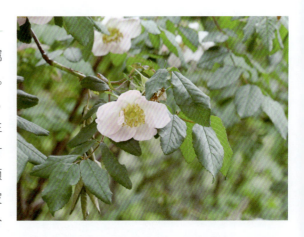

【基原】来源于蔷薇科 Rosaceae 蔷薇属 *Rosa* 绢毛蔷薇 *Rosa sericea* Lindl. 的根入药。

【形态特征】直立灌木。高 1~2m。枝粗壮，弓形。皮刺散生或对生，基部稍膨大，有时密生针刺。小叶 7~11，连叶柄长 3.5~8cm；小叶片卵形或倒卵形，长 8~20mm，宽 5~8mm，顶端圆钝，基部宽楔形；叶轴、叶柄有极稀疏皮刺和腺毛；托叶大部贴生于叶柄，仅顶端部分离生，呈耳状。花单生于叶腋，无苞片；花直径 2.5~5cm；萼片卵状披针形，顶端渐尖；花瓣白色，宽倒卵形，顶端微凹，基部宽楔形；花柱离生，被长柔毛，稍伸出萼筒口外，比雄蕊短。果倒卵球形或球形，直径 8~15mm，红色或紫褐色，有宿存直立萼片。花期 5~6 月；果期 7~8 月。

【生境】生于海拔 2000~3800m 的山顶、山谷斜坡或向阳燥地。

【分布】云南、四川、贵州和西藏。印度、缅甸、不丹也有分布。

【采集加工】8~10 月采挖，洗净，切片，晒干。

【性味归经】味甘、微酸涩，性平。

【功能主治】消食健脾，止痢。治积食腹胀，肠鸣腹泻。

【用法用量】9~15g，水煎服。

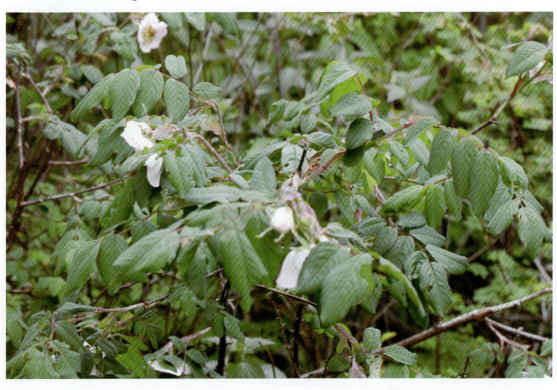

4.73.53 大果蔷薇

ROSAE WEBBIANAE FRUCTUS

【别名】藏边蔷薇

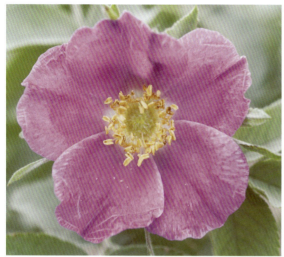 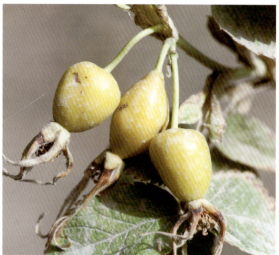

【基原】来源于蔷薇科 Rosaceae 蔷薇属 *Rosa* 大果蔷薇 *Rosa webbiana* Wall. ex Royle 的果实入药。

【形态特征】灌木，高 1~2m。枝条具有散生或成对的皮刺，刺通常直，有时向上斜，圆柱形，粗壮，有时细，长可达 1cm，黄白色。小叶 5~9，连叶柄长 3~4cm；小叶片圆形、倒卵形或椭圆形，长 6~20mm，宽 4~12mm，顶端圆钝，基部近圆形或宽楔形，边缘具单锯齿，上面无毛，下面有伏毛，沿脉有腺体或无；叶柄有稀疏小刺；托叶大部分贴生于叶柄，离生部分卵形，边缘有腺毛。花单生，少 2~3 朵，花直径 3~5cm；苞片卵形，边缘有腺齿；花梗长 1~1.5cm；花梗与花托无毛或被有腺毛；萼片三角状披针形，顶端具尾尖，全缘，外面具腺，内面密被柔毛；花瓣玫瑰红色或粉红色，宽倒卵形，顶端微凹，基部楔形；花柱离生，被长毛。果实近球形或卵球形；直径 1.5~2cm，下垂，红色，萼片宿存。花期 6~7 月；果期 7~9 月。

【生境】生于干旱坡地及灌丛。

【分布】新疆、西藏。中亚、印度、阿富汗也有分布。

【采集加工】秋季果实成熟时采收，晒干。

【性味归经】味涩，性平。

【功能主治】固精，止泻，健脾胃，助消化。治肺虚喘咳，自汗盗汗，崩漏带下。

【用法用量】50~100g，水煎服。

4.73.54 黄刺玫

ROSAE XANTHINAE FRUCTUS

【基原】来源于蔷薇科 Rosaceae 蔷薇属 *Rosa* 黄刺玫 *Rosa xanthina* Lindl. 的果实入药。

【形态特征】灌木，高 1~1.5m。小枝密集，紫褐色，无毛。具散生皮刺，刺直，基部扩大，无刺毛。小叶 9~15，连叶柄长 3~5cm，小叶近圆形或宽卵形，稀椭圆形，长 8~1.2mm，宽 5~10mm，顶端钝圆，基部圆形，边缘有钝锯齿，上面无毛，下面幼时具疏柔毛；叶柄有疏柔毛和细刺；托叶披针形，中部以下和叶柄合生，边缘有腺毛和锯齿。花单生叶腋，花直径约 4cm，无苞片；花梗长 1.5~2cm，无毛，无腺；花托球形；萼片披针形，全缘，顶端渐尖，内面有茸毛，

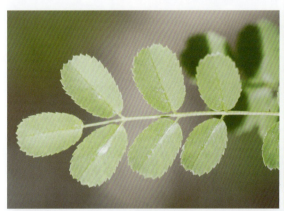 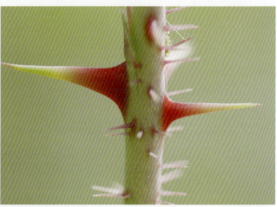

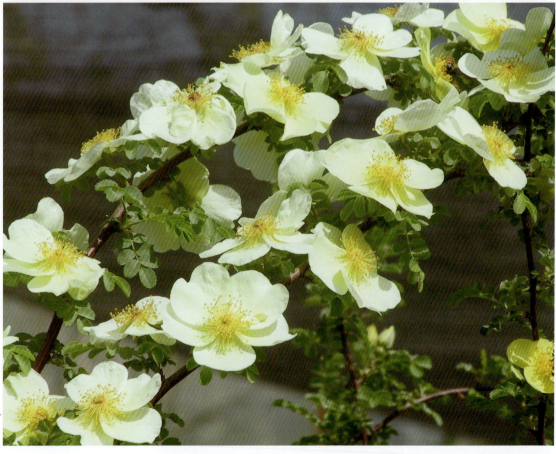

外面无毛；花瓣黄色，重瓣，倒卵形，顶端微凹，基部宽楔形，花柱离生，稍伸出萼筒口外。果近球形，果直径约1cm，紫褐色；萼片反折。花期4~5月；果期7~8月。

【生境】主要为栽培。

【分布】东北、华北至西北地区。

【采集加工】秋季果实成熟时采收，晒干。

【性味归经】味涩，性平。

【功能主治】健脾胃，助消化。治肺虚喘咳，自汗盗汗，崩漏带下。

【用法用量】50~100g，水煎服。

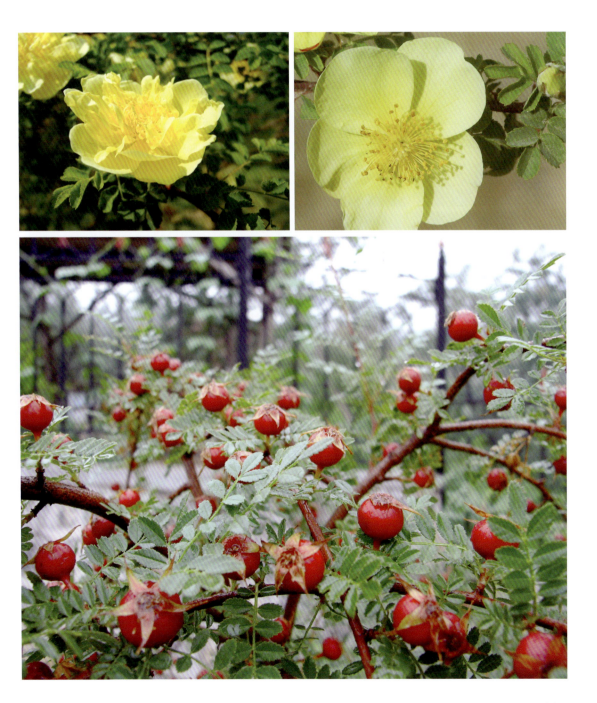

4.73.55 粗叶悬钩子

RUBI ALCEAEFOLII RADIX ET FOLIUM

【别名】大叶蛇泡簕、狗头泡、老虎泡、八月泡

【基原】来源于蔷薇科 Rosaceae 悬钩子属 *Rubus* 粗叶悬钩子 *Rubus alceaefolius* Poir. 的根和叶入药。

【形态特征】攀援灌木，高达 5m。单叶，近圆形或宽卵形，长 6~16cm，宽 5~14cm，顶端圆钝，稀急尖，基部心形，上面疏生长柔毛，并有囊泡状小突起，下面密被黄灰色至锈色茸毛，沿叶脉被长柔毛，边缘有不规则 3~7 浅裂，裂片圆钝或急尖，有不整齐粗锯齿，基部有 5 出脉；叶柄长 3~4.5cm，被黄灰色至锈色茸毛状长柔毛，疏生小皮刺；托叶大，长 1~1.5cm，羽状深裂或不规则的撕裂，裂片线形或线状披针形。顶生狭圆锥花序或近总状，也成腋生头状花束，稀为单生；总花梗、花梗和花萼被浅黄色至锈色茸毛状长柔毛；苞片大，羽状至掌状或梳齿状深裂，裂片线形至披针形，或裂片再次分裂；花直径 1~1.6cm；萼片宽卵形，有浅黄色至锈色茸毛和长柔毛，外萼片顶端及边缘掌状至羽状条裂，稀不分裂，内萼片常全缘而具短尖头；花瓣宽倒卵形或近圆形，白色，与萼片近等长；雄蕊多数，花丝宽扁，花药稍有长柔毛；雄蕊多数，子房无毛。果实近球形，直径达 1.8cm，肉质，红色；核有皱纹。花期 7~9 月；果期 10~11 月。

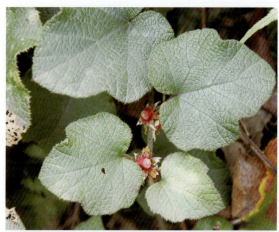

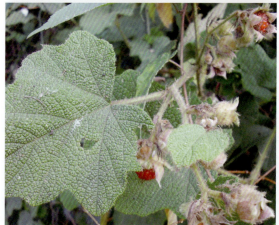

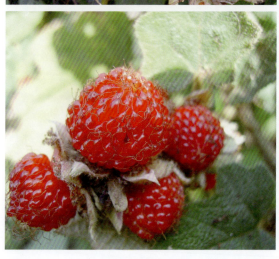

【生境】生于山地林中或灌丛。

【分布】江苏、湖南、江西、福建、台湾、广东、广西、云南、贵州。日本、缅甸至印度尼西亚、菲律宾也有分布。

【采集加工】夏、秋采收，将根、叶晒干。

【性味归经】味淡、甘，性平。

【功能主治】清热利湿，活血散瘀。治肝炎，肝脾肿大，口腔炎，乳腺炎，痢疾，肠炎，跌打损伤，风湿骨痛；外伤出血。

【用法用量】15~30g，水煎服。外用适量，研粉撒敷患处。

4.73.56 竹叶鸡爪茶

RUBI BAMBUSARI RADIX

【别名】老林茶、短柄鸡爪茶

【基原】来源于蔷薇科 Rosaceae 悬钩子属 *Rubus* 竹叶鸡爪茶 *Rubus bambusarum* Focke 的根入药。

【形态特征】常绿攀援灌木；枝具微弯小皮刺，幼时被茸毛状柔毛，老时无毛。掌状复叶具 3 或 5 小叶，革质，小叶狭披针形或狭椭圆形，长 7~13cm，宽 1~3cm，顶端渐尖，基部宽楔形，上面无毛，下面密被灰白色或黄灰色茸毛，中脉突起而呈棕色，边缘有稀疏小锯齿；叶柄幼时具茸毛；托叶早落。花成顶生和腋生总状花序，总花梗和花梗具灰白色或黄灰色长柔毛，并有稀疏小皮刺；苞片卵状披针形，膜质，有柔毛；花萼密被绢状长柔毛；萼片卵状披针形，顶端渐尖，果期反折；花直径 1~2cm，花瓣紫红色至粉红色，倒卵形或宽椭圆形，基部微具柔毛；雄蕊有疏柔毛；雌蕊 25~40，花柱有长柔毛。果实近球形，红色至红黑色，宿存花柱具长柔毛。花期 5~6 月；果期 7~8 月。

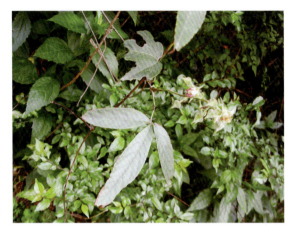

【生境】生于海拔 1000~3000m 的山地空旷处或林中。

【分布】陕西、湖北、四川、重庆、贵州。

【采集加工】全年可采集，洗净切段晒干。

【性味归经】味苦、涩，性平。

【功能主治】凉血止血，活血调经，收敛解毒。治牙痛，疮漏，疔肿疮肿，月经不调。

【用法用量】15~30g，水煎服。

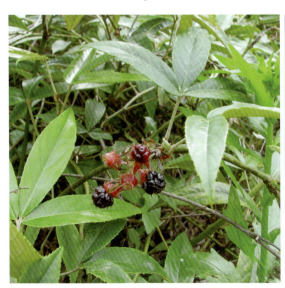
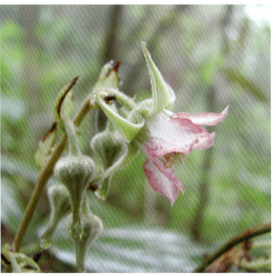

4.73.57 寒莓

RUBI BUERGERI FRUTEX

【别名】寒刺泡、山火莓

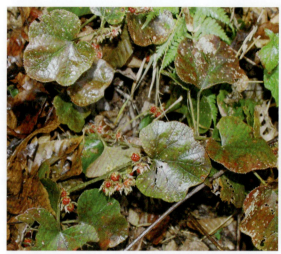
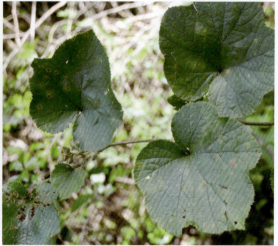

【基原】来源于蔷薇科 Rosaceae 悬钩子属 Rubus 寒莓 Rubus buergeri Miq. 的根、叶入药。

【形态特征】匍匐小灌木，茎常伏地生根，出长新株；匍匐枝长达 2m，与花枝均密被茸毛状长柔毛，无刺或具稀疏小皮刺。单叶，卵形至近圆形，直径 5~11cm，顶端圆钝或急尖，基部心形，上面微具柔毛或仅沿叶脉具柔毛，下面密被茸毛，沿叶脉具柔毛，边缘 5~7 浅裂，裂片圆钝，有不整齐锐锯齿，基部具掌状 5 出脉，侧脉 2~3 对；叶柄长 4~9cm，密被茸毛状长柔毛，无刺或疏生针刺；托叶离生，早落，掌状或羽状深裂，裂片线形或线状披针形，具柔毛。总状花序，顶生或腋生，或花数朵簇生于叶腋，总花梗和花梗密被茸毛状长柔毛，无刺或疏生针刺；花梗长 0.5~0.9cm；花直径 0.6~1cm；花萼外密被淡黄色长柔毛和茸毛；萼片披针形或卵状披针形，顶端渐尖，外萼片顶端常浅裂，内萼片全缘，在果期常直立开展，稀反折；花瓣倒卵形，白色，几与萼片等长；雄蕊多数，花丝线形，无毛；雌蕊无毛，花柱长于雄蕊。果实近球形，直径 6~10mm，紫黑色，无毛；核具粗皱纹。花期 7~8 月；果期 9~10 月。

【生境】生于海拔 300~900m 的山地、丘陵的林中或灌丛。

【分布】安徽、江苏、浙江、湖南、湖北、江西、福建、台湾、广东、广西、四川、贵州。

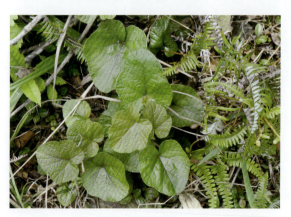

【采集加工】全年可采收，洗净，切片，晒干或鲜用。

【性味归经】味甘、酸，性凉。

【功能主治】活血止血，清热解毒。根：治黄疸性肝炎，胃痛，月经不调，产后发热，小儿高热，痔疮。叶：治肺结核咯血。外用治创伤出血，黄水疮。

【用法用量】15~30g，水煎服。叶外用适量鲜品捣烂敷，或干粉撒患处。

4.73.58 覆盆子

RUBI FRUCTUS

【别名】大号角公、牛奶母、华东覆盆子

【基原】来源于蔷薇科 Rosaceae 悬钩子属 *Rubus* 掌叶覆盆子 *Rubus chingii* Hu 的果实入药。

【形态特征】灌木,高 1.5~3m;枝细,具皮刺,无毛。单叶,近圆形,直径 4~9cm,两面仅沿叶脉有柔毛或几无毛,基部心形,边缘掌状,深裂,稀 3 或 7 裂,裂片椭圆形或菱状卵形,顶端渐尖,基部狭缩,顶生裂片与侧生裂片近等长或稍长,具重锯齿,有掌状 5 脉;叶柄长 2~4cm,微具柔毛或无毛,疏生小皮刺;托叶线状披针形。单花腋生,直径 2.5~4cm;花梗长 2~3.5cm,无毛;萼筒毛较稀或近无毛;萼片卵形或卵状长圆形,顶端具凸尖头,外面密被短柔毛;花瓣椭圆形或卵状长圆形,白色,顶端圆钝,长 1~1.5cm,宽 0.7~1.2cm;雄蕊多数,花丝宽扁;雌蕊多数,具柔毛。果实近球形,红色,直径 1.5~2cm,密被灰白色柔毛;核有皱纹。花期 3~4 月;果期 5~6 月。

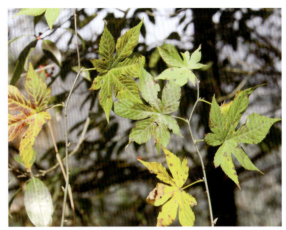

【生境】生于山坡、灌丛中。

【分布】江苏、安徽、浙江、江西、福建、广西、广东。日本也有分布。

【采集加工】夏季果实成熟时采收,除去梗、叶,置沸水中略烫或略蒸,取出,晒干备用。

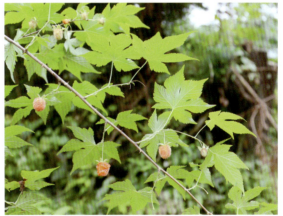

【药材性状】本品为聚合果,由多数小核果聚合而成,呈圆锥形或扁圆锥形,高 0.6~1.3cm,直径 0.5~1.2cm。表面黄绿色或淡棕色,顶端钝圆,基部中心凹入。宿萼棕褐色,下有果梗痕。小果易剥落,每个小果呈半月形,背面密被灰白色茸毛,两侧有明显的网纹,腹部有突起的棱线。体轻,质硬。气微,味微酸涩。

【性味归经】味甘、酸,性温。归肝、肾、膀胱经。

【功能主治】补肝肾,缩小便,助阳,固精,明目。治肾虚遗尿,小便频数,阳痿早泄,遗精滑精。

【用法用量】6~12g,水煎服。

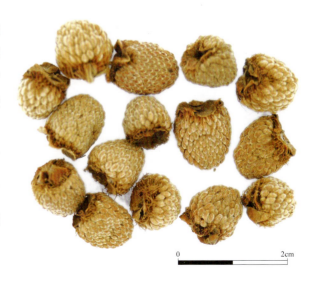

4.73.59 蛇泡勒

RUBI COCHINCHINENSIS RADIX ET FOLIUM

【别名】越南悬钩子、鸡足刺

【基原】来源于蔷薇科 Rosaceae 悬钩子属 *Rubus* 蛇泡勒 *Rubus cochinchinensis* Tratt. 的根和叶入药。

【形态特征】攀援灌木。枝、叶柄、花序和叶片下面中脉上疏生弯曲小皮刺；枝幼时有黄色茸毛，逐渐脱落。掌状复叶常具5小叶，上部有时具3小叶，小叶片椭圆形、倒卵状椭圆形或椭圆状披针形，长5~12cm，宽2~4cm，顶生小叶比侧生者稍宽大，顶端短渐尖，基部楔形，叶面无毛，背面密被褐黄色茸毛，边缘有不整齐锐锯齿；叶柄长4~5cm，幼时被茸毛，老时脱落，小叶柄长3~6mm；托叶较宽，长5~7mm，扇形，掌状分裂，裂片披针形。花成顶生圆锥花序，或腋生近总状花序，也常花数朵簇生于叶腋；总花梗、花梗和花萼均密被黄色茸毛；花梗长4~10mm；苞片掌状或梳齿状分裂，早落；花直径8~12mm；花萼钟状，无刺；萼片卵圆形，顶端渐尖，外萼片顶端3浅裂；花瓣近圆形，白色，短于萼片；雄蕊多数，花丝钻形，无毛，比萼片和花瓣短；雌蕊30~40枚，无毛，花柱长于萼片。果实球形，幼时红色，熟时变黑色。花期3~5月；果期7~8月。

【生境】生于低海拔至中海拔的山地、丘陵的林中或灌丛。

【分布】海南、广东、广西。泰国、越南、老挝、柬埔寨也有分布。

【采集加工】夏、秋季采收，根、叶晒干。

【性味归经】味苦、辛，性温。

【功能主治】祛风，除湿行气。治腰腿痛，四肢痹痛，风湿骨痛。叶外敷治跌打肿痛。

【用法用量】6~18g，水煎服。外用鲜品捣烂敷患处。

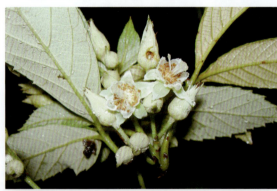

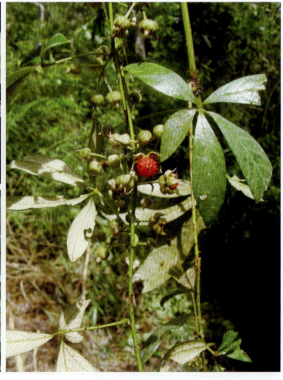

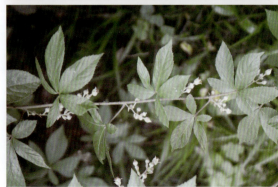

4.73.60 小柱悬钩子

RUBI COLUMELLARIS FOLIUM

【别名】三叶吊杆泡

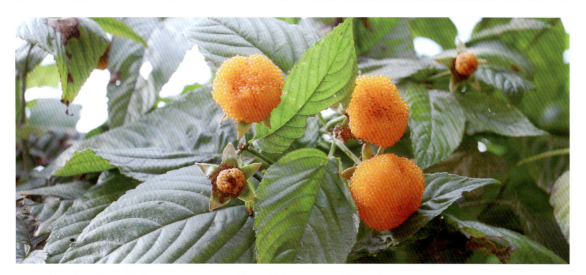

【基原】来源于蔷薇科 Rosaceae 悬钩子属 Rubus 小柱悬钩子 Rubus columellaris Tutch. 的叶入药。

【形态特征】攀援灌木。高 1~2.5m。小叶 3 枚，有时为单叶，近革质，椭圆形或长卵状披针形，长 3~13cm，宽 1.5~5cm，顶生小叶长达 16cm，比侧生者长得多，顶端渐尖，基部圆形或近心形，侧脉 9~13 对，两面无毛或叶面疏生平贴柔毛，边缘粗锯齿；叶柄长 2~4cm，顶生小叶柄长 1~2cm，侧生小叶具极短柄或近无柄，均无毛，或幼时稍有柔毛，疏生小皮刺；托叶披针形，无毛，稀微有柔毛。花 3~7 朵成伞房状花序，着生于侧枝顶端，或腋生；总花梗长 3~4cm，花梗长 1~2cm，均无毛，稀稍有毛，疏生钩状小皮刺；花大，开展时直径可达 3~4cm；花萼无毛；萼片卵状披针形或披针形，内萼片边缘具黄灰色茸毛，花后常反折；花瓣匙状长圆形或长倒卵形，比萼长得多，白色，基部具爪；雄蕊很多，排成数列，花丝较宽；雌蕊数 300 或更多；花托中央突起部分呈头状，基部具长达 5mm 的柄。果实近球形或稍呈长圆形，直径达 1.5cm，长达 1.7cm，橘红色或褐黄色，无毛；核较小，具浅皱纹。花期 4~5 月；果期 6 月。

【生境】生于海拔 200~750m 的山谷林中或灌丛。

【分布】湖南、江西、福建、广东、广西、云南、四川、贵州。

【采集加工】夏、秋季采收叶晒干备用。

【性味归经】味甘、酸，性寒。

【功能主治】清热解毒。治痢疾，胃炎，肠炎，风湿性关节炎，乳痛，毒蛇咬伤。

【用法用量】20~30g，水煎服。

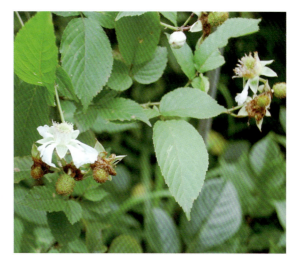

4.73.61 山莓

RUBI CORCHORIFOLII RADIX ET FOLIUM

【别名】三月泡、树莓、山抛子、牛奶泡、撒秧泡

【基原】来源于蔷薇科 Rosaceae 悬钩子属 *Rubus* 山莓 *Rubus corchorifolius* L. f. 的根和叶入药。

【形态特征】直立灌木。高 1~3m；枝具皮刺，幼时被柔毛。单叶，卵形至卵状披针形，长 5~12cm，宽 2.5~5cm，顶端渐尖，基部微心形，有时近截形或近圆形，叶面色较浅，沿叶脉有细柔毛，背面色稍深，幼时密被细柔毛，逐渐脱落至老时近无毛，沿中脉疏生小皮刺，边缘不分裂或 3 裂，通常不育枝上的叶 3 裂，有不规则锐锯齿或重锯齿，基部具 3 脉；叶柄长 1~2cm，疏生小皮刺，幼时密生细柔毛；托叶线状披针形，具柔毛。花单生或少数生于短枝上；花梗长 0.6~2cm，具细柔毛；花直径可达 3cm；花萼外密被细柔毛，无刺；萼片卵形或三角状卵形，长 5~8mm，顶端急尖至短渐尖；花瓣长圆形或椭圆形，白色，顶端圆钝，长 9~12mm，宽 6~8mm，长于萼片；雄蕊多数，花丝宽扁；雌蕊多数，子房有柔毛。果实由很多小核果组成，近球形或卵球形，直径 1~1.2cm，红色，密被细柔毛；核具皱纹。花期 2~3 月；果期 4~6 月。

【生境】生于海拔 100~600m 的山地林中或灌丛。

【分布】除东北、甘肃、青海、新疆、西藏外，全国均有分布。朝鲜、日本、缅甸、越南也有分布。

【采集加工】夏、秋季采收，根、叶晒干。

【性味归经】根：味苦、涩，性平。叶：味苦，性凉。

【功能主治】根：活血散瘀，止血，祛风利湿。叶：消肿解毒。根：治吐血，便血，肠炎，痢疾，风湿关节痛，跌打损伤，月经不调，白带。叶：外用治痈疖肿毒。

【用法用量】根 15~30g，水煎服。叶外用适量鲜品捣烂敷患处。

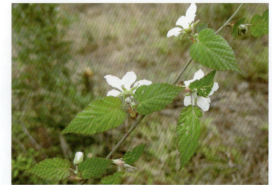
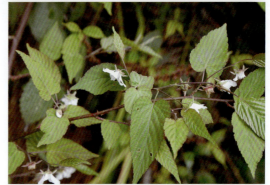
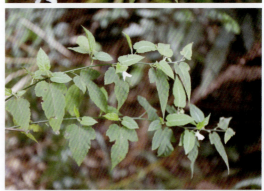
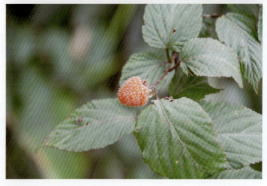

4.73.62 插田泡

RUBI COREANI RADIX

【别名】插田藨、高丽悬钩子

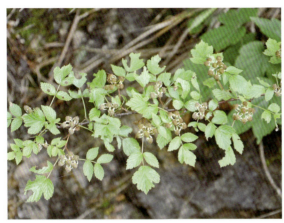 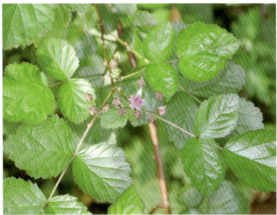

【基原】来源于蔷薇科 Rosaceae 悬钩子属 *Rubus* 插田泡 *Rubus coreanus* Miq. 的根入药。

【形态特征】灌木。高 1~3m；枝粗壮，红褐色，被白粉，具近直立或钩状扁平皮刺。小叶通常 5 枚，稀 3 枚，卵形、菱状卵形或宽卵形，长 3~8cm，宽 2~5cm，顶端急尖，基部楔形至近圆形，叶面无毛，背面被稀疏柔毛或仅沿叶脉被短柔毛，边缘有不整齐粗锯齿或缺刻状粗锯齿，顶生小叶顶端有时 3 浅裂；叶柄长 2~5cm，顶生小叶柄长 1~2cm，侧生小叶近无柄，与叶轴均被短柔毛和疏生钩状小皮刺；托叶线状披针形，有柔毛。伞房花序生于侧枝顶端，具花数朵至 30 朵，总花梗和花梗均被灰白色短柔毛；花梗长 5~10mm；苞片线形，有短柔毛；花直径 7~10mm；花萼外面被灰白色短柔毛；萼片长卵形至卵状披针形，长 4~6mm，顶端渐尖，边缘具茸毛，花时开展，果时反折；花瓣倒卵形，淡红色至深红色，与萼片近等长或稍短；雄蕊比花瓣短或近等长，花丝带粉红色；雌蕊多数；花柱无毛，子房被稀疏短柔毛。果实近球形，直径 5~8mm，深红色至紫黑色，无毛或近无毛。花期 4~6 月；果期 6~8 月。

【生境】生于山谷、山地灌丛。

【分布】陕西、甘肃、河南、江苏、浙江、安徽、广东、湖南、湖北、江西、福建、四川、贵州、新疆。朝鲜、日本也有分布。

【采集加工】夏、秋季采收，根晒干。

【性味归经】味涩、苦，性凉。

【功能主治】活血止血，祛风除湿。治跌打损伤，骨折，月经不调，吐血，衄血，风湿痹痛，水肿，小便不利，瘰疬。

【用法用量】6~15g，水煎服。外用鲜品捣烂敷患处。

【注意】体弱无瘀血者慎用。

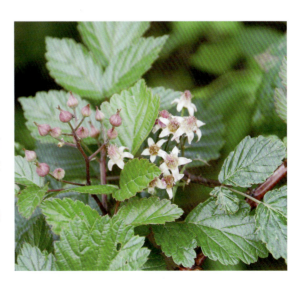

4.73.63 高粱泡

RUBI LAMBERTIANI RADIX ET FOLIUM
【别名】秧泡子

【基原】来源于蔷薇科 Rosaceae 悬钩子属 *Rubus* 高粱泡 *Rubus lambertianus* Ser. 的根和叶入药。

【形态特征】攀援灌木。高达 3m；枝幼时有细柔毛或近无毛，有微弯小皮刺。单叶宽卵形，稀长圆状卵形，长 5~10cm，宽 3~8cm，顶端渐尖，基部心形，叶面疏生柔毛或沿叶脉有柔毛，背面被疏柔毛，沿叶脉毛较密，中脉上常疏生小皮刺，边缘明显 3~5 裂或呈波状，有细锯齿；叶柄长 2~4（5）cm，具细柔毛或近于无毛，有稀疏小皮刺；托叶离生，线状深裂，有细柔毛或近无毛，常脱落。圆锥花序顶生，生于枝上部叶腋内的花序常近总状，有时仅数朵花簇生于叶腋；总花梗、花梗和花萼均被细柔毛；花梗长 0.5~1cm；苞片与托叶相似；花直径约 8mm；萼片卵状披针形，顶端渐尖、全缘，外面边缘和内面均被白色短柔毛，仅在内萼片边缘具灰白色茸毛；花瓣倒卵形，白色，无毛，稍短于萼片；雄蕊多数，稍短于花瓣，花丝宽扁；雌蕊 15~20 枚，通常无毛。果实小，近球形，直径 6~8mm，由多数小核果组成，无毛，熟时红色；核较小，长约 2mm，有明显皱纹。花期 7~8 月；果期 9~11 月。

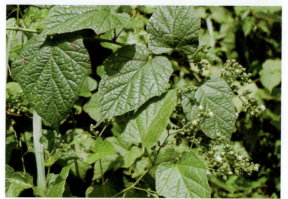

【生境】生于海拔 200~1600m 的丘陵或山地林中、灌丛。

【分布】河南、安徽、浙江、江苏、湖北、湖南、广东、江西、福建、台湾、广西、云南。日本也有分布。

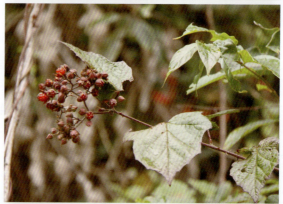

【采集加工】夏、秋季采收，根、叶晒干。

【性味归经】味甘、苦，性平。

【功能主治】活血调经，消肿解毒。治产后腹痛，血崩，产褥热，痛经，坐骨神经痛，风湿关节痛，偏瘫；叶外用治创伤出血。

【用法用量】15~60g，水煎服。叶外用适量，捣烂敷患处。

【附方】①治产后出血、产褥热、血崩、痛经：高粱泡、琴叶榕根、白木槿根、野荞麦根各 15g，水煎服，红糖、米酒为引。

②治子宫出血：高粱泡根 60g，黑豆 60g，水煎服。

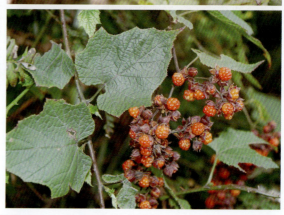

4.73.64　白花悬钩子

RUBI LEUCANTHI RADIX

【别名】泡藤、白钩簕藤、南蛇簕

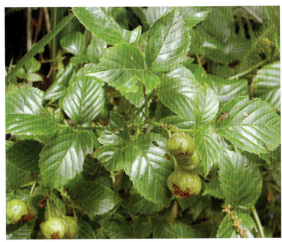
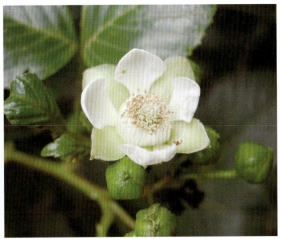

【基原】来源于蔷薇科 Rosaceae 悬钩子属 Rubus 白花悬钩子 *Rubus leucanthus* Hance 的根入药。

【形态特征】攀援灌木。高1~3m；枝紫褐色，无毛，疏生钩状皮刺。小叶3枚，生于枝上部或花序基部的有时为单叶，革质，卵形或椭圆形，顶生小叶比侧生者稍长大或几相等，长4~8cm，宽2~4cm，顶端渐尖或尾尖，基部圆形，两面无毛，侧脉5~8对，或叶面稍具柔毛，边缘有粗单锯齿；叶柄长2~6cm，顶生小叶柄长1.5~2cm，侧生小叶具短柄，均无毛，具钩状小皮刺；托叶钻形，无毛。花3~8朵形成伞房状花序，生于侧枝顶端，稀单花腋生；花梗长0.8~1.5cm，无毛；苞片与托叶相似；花直径1~1.5cm；萼片卵形，顶端急尖并具短尖头，内萼片边缘微被茸毛，在花果时均直立开展；花瓣长卵形或近圆形，白色，基部微具柔毛，具爪，与萼片等长或稍长；雄蕊多数，花丝较宽扁；雌蕊70~80枚，有时达100枚，花柱和子房无毛或仅于子房顶端及花柱基部具柔毛；花托中央突起部分近球形，基部无柄或几无柄。果实近球形，直径1~1.5cm，红色。花期4~5月；果期6~7月。

【生境】生于海拔200~700m的山地林中或灌丛。

【分布】香港、广东、湖南、福建、广西、云南、贵州。越南、老挝、柬埔寨也有分布。

【采集加工】夏、秋季采收，根晒干。

【性味归经】味酸、甘，性平。

【功能主治】利湿止泻。治腹泻，赤痢，烫伤，崩漏。

【用法用量】20~30g，水煎服。

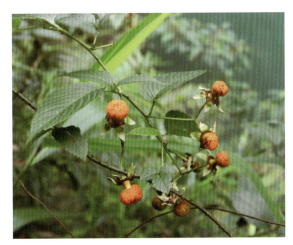

4.73.65 茅莓

RUBI PARVIFOLII RADIX

【别名】三月泡、红梅消

【基原】来源于蔷薇科 Rosaceae 悬钩子属 Rubus 茅莓 Rubus parvifolius L. 的根入药。

【植物特征】攀援状亚灌木，长 1~2m。枝条弯曲，被毛及钩刺。叶互生，奇数羽状复叶，有小叶 3 片，稀 5 片；小叶菱状圆形，长 1.5~5cm，宽 2~6cm，顶端钝圆或短尖，边缘有不整齐粗锯齿或缺刻状粗重锯齿，上面近无毛，下面密被灰白色茸毛；叶柄长 2.5~5cm，顶生小叶柄长 1~2cm，侧生小叶无柄；叶柄和小叶中脉上有小钩刺；托叶线形，被毛。伞房花序，花两性，粉红色，直径约 1cm。聚合果由多数小核果组合而成，近球形，直径约 1.5cm，红色。花期 5~6 月；果期 7~8 月。

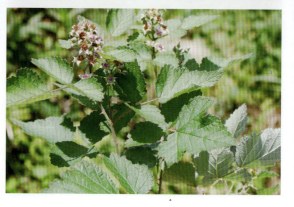

【生境】生于山地荒地、路旁、疏林中或灌丛。

【分布】黑龙江、吉林、辽宁、河北、山西、陕西、甘肃、山东、安徽、浙江、江苏、湖北、湖南、福建、江西、台湾、广东、海南、广西、四川、贵州等地。日本、朝鲜、越南也有分布。

【采集加工】全年可采挖，以秋、冬采者质佳。挖取根部，除去须根及泥沙，趁鲜时切成短段，晒干。

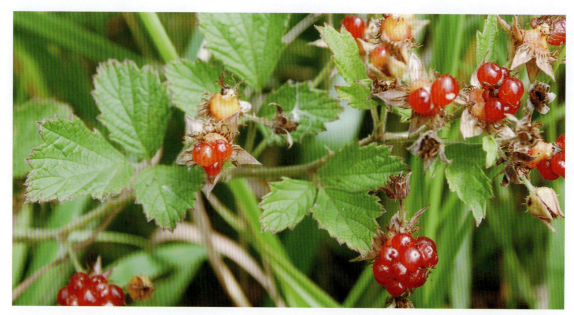

【药材性状】本品呈不规则圆柱形，多扭曲，长 2.5~4cm，直径 0.4~1.2cm。根头部较粗大，间有残留茎基，表面灰褐色，有纵皱纹，有时外皮片状剥落，露出红棕色内皮；质坚硬，不易折断，断面略平坦，淡黄色，可见放射状纹理。气微，味微涩。以根粗、不带地上茎、色棕褐、质坚实者为佳。

【性味归经】味苦、涩，性凉。归膀胱、肺、肝经。

【功能主治】清热凉血，散结，止痛，利尿消肿。治感冒发热，咽喉肿痛，咯血，吐血，痢疾，肠炎，肝炎，肝脾肿大，肾炎水肿，泌尿系感染、结石，月经不调，白带，风湿骨痛，跌打肿痛。外用治湿疹，皮炎。

【用法用量】15~30g，水煎服。外用适量，鲜叶捣烂外敷，或煎水熏洗。

【附方】① 泌尿系结石：鲜茅莓根 120g，洗净切片，加米酒 120g、水适量，煮 1 小时，去渣取汁，分 2 次服。每日 1 剂。服至排出结石或症状消失为止。

② 过敏性皮炎：茅莓、明矾各适量。茅莓煎汤，加入明矾，外洗患处，每日 1 次。

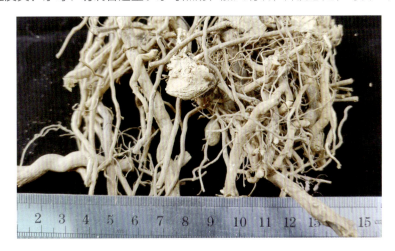

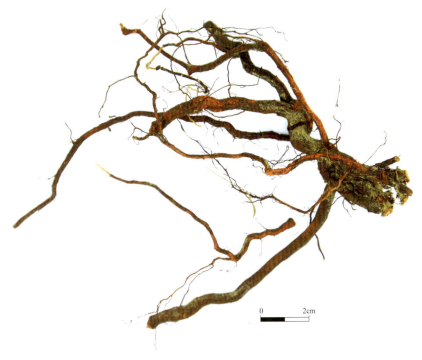

4.73.66 黄色悬钩子
RUBI LUTESCENTIS HERBA

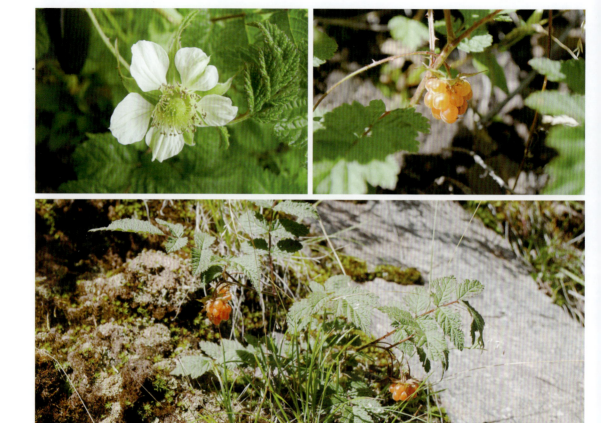

【基原】来源于蔷薇科 Rosaceae 悬钩子属 Rubus 黄色悬钩子 Rubus lutescens Franch. 的全草入药。

【形态特征】低矮亚灌木，高 10~50cm；茎直立，单生；花枝自根茎上发出，具细柔毛和下弯小皮刺。小叶 7~11 枚，叶片宽卵形或菱状卵形，长 1.5~5cm，宽 1~3cm，两面具柔毛，下面沿脉疏生小皮刺。花常 1~4 朵，直径 2~3cm；花萼外面被细柔毛；萼筒外具稀疏小皮刺；萼片卵状披针形至披针形，花果时开展；花瓣倒卵形或近圆形，白色变浅黄色；花丝线形，花药淡黄色；子房密被灰白色细柔毛。果实球形，直径 1.4~2cm，黄红色，密被细柔毛；核卵球形，具浅网纹。花期 5~6 月；果期 7~8 月。

【生境】生于海拔 2500~4300m 的山坡林缘或林下。

【分布】四川、云南、西藏。

【采集加工】夏、秋季采集全草，洗净，切碎晒干。

【性味归经】味咸、酸，性平。

【功能主治】祛风除湿，清热解毒，收敛止泻。治风湿痹痛、咽喉肿痛、瘰疬、痢疾、腹泻、肠风下血、吐血、疯狗咬伤等。

【用法用量】15~30g，水煎服。

4.73.67　红泡刺藤

RUBI NIVEI RADIX

【别名】白枝泡

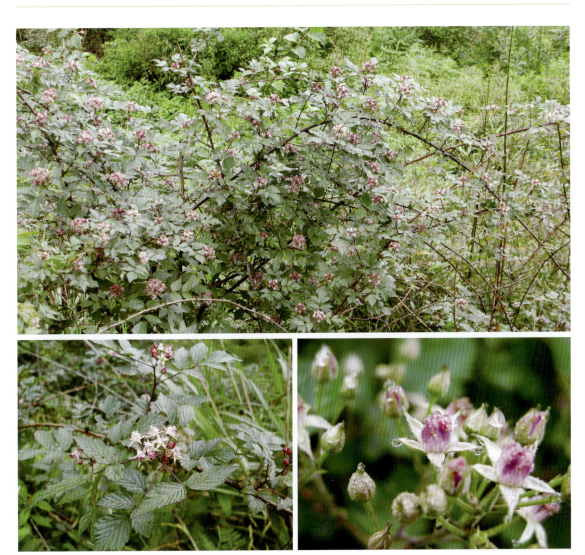

【基原】来源于蔷薇科 Rosaceae 悬钩子属 Rubus 红泡刺藤 Rubus niveus Thunb. 的根入药。

【形态特征】灌木，高 1~2.5m；枝常紫红色，被白粉，疏生钩状皮刺。小叶 7~9 枚，椭圆形、卵状椭圆形或菱状椭圆形，顶生小叶卵形或椭圆形，长 2.5~6cm，宽 1~3cm，顶端急尖，基部楔形或圆形，下面被灰白色茸毛，边缘常具不整齐粗锐锯齿；顶生小叶柄长 0.5~1.5cm，侧生小叶近无柄，和叶轴均被茸毛状柔毛和稀疏钩状小皮刺；托叶线状披针形，具柔毛。花成伞房花序或短圆锥状花序，顶生或腋生；总花梗和花梗被茸毛状柔毛；花梗长 0.5~1cm；苞片披针形或线形，有柔毛；花直径达 1cm；花萼外面密被茸毛，萼片三角状卵形或三角状披针形，花、果期直立开展；花瓣近圆形，红色，基部有短爪；雌蕊 55~70，花柱紫红色，子房和花柱基部密被灰白色茸毛。果实半球形，直径 8~12mm，深红色转为黑色，密被灰白色茸毛；核有浅皱纹。花期 5~7 月；果期 7~9 月。

【生境】生于海拔 500~2800m 的山坡灌丛、疏林或山谷河滩、溪流旁。

【分布】陕西、甘肃、广西、四川、重庆、云南、贵州、西藏。阿富汗、尼泊尔、不丹、印度、斯里兰卡、缅甸、泰国、老挝、越南、马来西亚、印度尼西亚、菲律宾也有分布。

【采集加工】秋季采集，切段晒干。

【性味归经】味辛，性温。

【功能主治】祛风除湿，活血止痛。治风湿骨痛、跌打损伤、腹胀、痢疾、难产、胎衣不下、水湿不化等。多民族医药中以全株入药治腹胀、痢疾、难产、扁桃腺炎、黄疸性肝炎、月经不调等。

【用法用量】20~30g，水煎服。

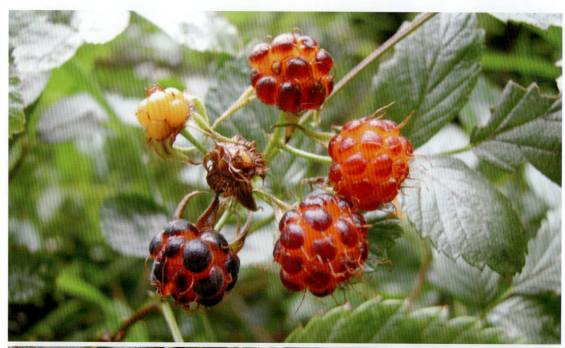

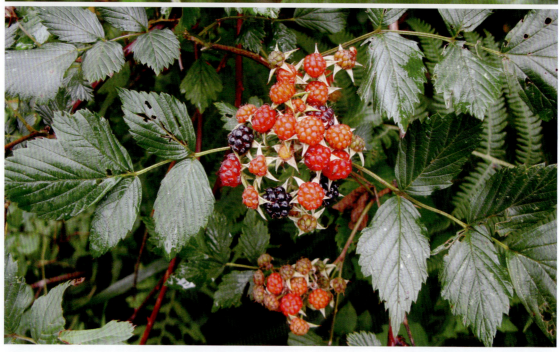

4.73.68 黄泡
RUBI PECTINELLI HERBA

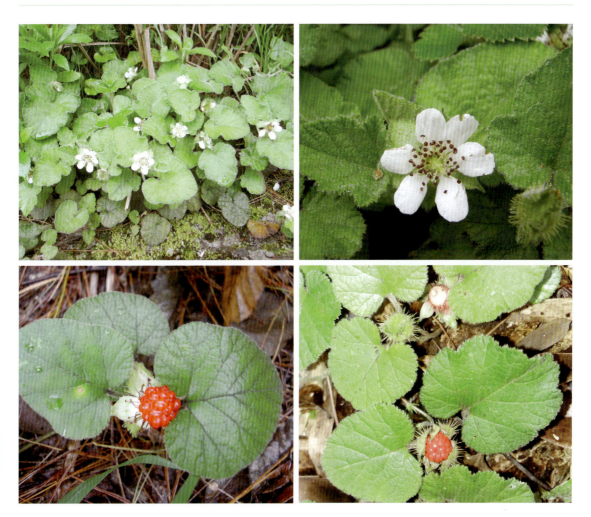

【基原】来源于蔷薇科 Rosaceae 悬钩子属 *Rubus* 黄泡 *Rubus pectinellus* Maxim. 的全株入药。

【形态特征】半灌木,高 8~20cm;茎匍匐,节处生根,有长柔毛和稀疏微弯针刺。单叶心状近圆形,长 2.5~4.5cm,宽 3~5cm,顶端圆钝,基部心形,两面被稀疏长柔毛,下面沿叶脉有针刺。花单生,顶生,直径达 2cm;花萼长 1.5~2cm,外面密被针刺和长柔毛;花瓣狭倒卵形,白色,有爪,稍短于萼片;雄蕊多数,直立,无毛;雌蕊多数,子房顶端和花柱基部微具柔毛。果实红色,球形,直径 1~1.5cm,萼片反折。花期 5~7 月;果期 7~8 月。

【生境】生于海拔 1000~3000m 的山地林中。

【分布】湖南、江西、福建、台湾、四川、重庆、云南、贵州。日本、菲律宾也有分布。

【采集加工】全年可采集全株,洗净,晒干。

【性味归经】味甘、微酸,性平。

【功能主治】清热解毒,除湿。治急性结膜炎、腮腺炎、无名肿毒、风湿痹痛等。

【用法用量】15~30g,水煎服。

4.73.69 锈毛莓

RUBI REFLEXI RADIX

【基原】来源于蔷薇科 Rosaceae 悬钩子属 Rubus 锈毛莓 *Rubus reflexus* Ker Gawl. 的根入药。

【形态特征】攀援灌木，高达 2m。枝被锈色茸毛状毛，有稀疏小皮刺。单叶，心状长卵形，长 7~14cm，宽 5~11cm，叶面无毛或沿叶脉疏生柔毛，有明显皱纹，背面密被锈色茸毛，沿叶脉有长柔毛，边缘 3~5 裂，有不整齐的粗锯齿或重锯齿，基部心形，顶生裂片长大，披针形或卵状披针形，裂片顶端钝或近急尖；叶柄长 2.5~5cm，被茸毛并有稀疏小皮刺；托叶宽倒卵形，长宽各 1~1.4cm，被长柔毛，栉齿状或不规则掌状分裂，裂片披针形或线状披针形。花数朵集生于叶腋或成顶生短总状花序；总花梗和花梗密被锈色长柔毛；花梗很短，长 3~6mm；苞片与托叶相似；花直径 1~1.5cm；花萼外密被锈色长柔毛和茸毛；萼片卵圆形，外萼片顶端常掌状分裂，裂片披针形，内萼片常全缘；花瓣长圆形至近圆形，白色，与萼片近等长；雄蕊短，花丝宽扁，花药无毛或顶端有毛；雌蕊无毛。果实近球形，深红色；核有皱纹。花期 6~7 月；果期 8~9 月。

【生境】生于海拔 300~1000m 的山坡林中或灌丛。

【分布】浙江、湖南、江西、福建、台湾、广东、香港、广西。

【采集加工】夏、秋采收，将根晒干。

【性味归经】味苦，性平。

【功能主治】祛风除湿，活血消肿。治骨折，跌打损伤，痢疾，腹痛，发热头重。

【用法用量】15~30g，水煎服。

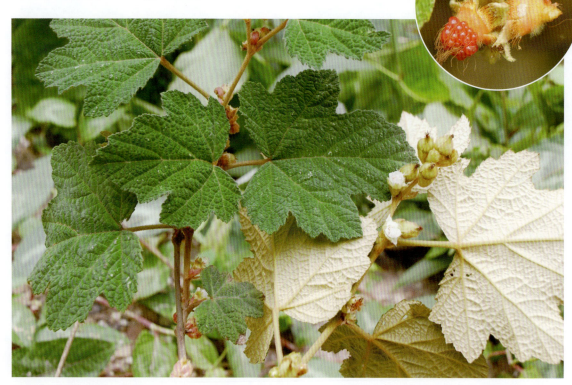

4.73.70 空心泡

RUBI ROSAEFOLII RADIX ET RAMULUS

【别名】蔷薇莓、白花三月泡

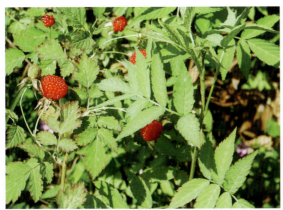
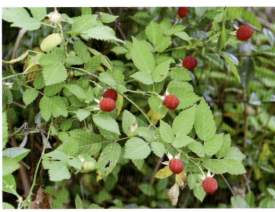

【基原】来源于蔷薇科 Rosaceae 悬钩子属 *Rubus* 空心泡 *Rubus rosaefolius* Smith 的根、嫩枝、叶入药。

【形态特征】直立或攀援灌木，高 2~3m；小枝被柔毛或近无毛，常有浅黄色腺点，疏生较直立皮刺。小叶 5~7 枚，卵状披针形或披针形，长 3~5（7）cm，宽 1.5~2cm，顶端渐尖，基部圆形，两面疏生柔毛，老时几无毛，有浅黄色发亮的腺点，背面沿中脉有稀疏小皮刺，边缘有尖锐缺刻状重锯齿；叶柄长 2~3cm，顶生小叶柄长 0.8~1.5cm，和叶轴均有柔毛和小皮刺，有时近无毛，被浅黄色腺点；托叶卵状披针形或披针形，具柔毛；花常 1~2 朵，顶生或腋生；花梗长 2~3.5cm，有较稀或较密柔毛，疏生小皮刺，有时被腺点；花直径 2~3cm；花萼外被柔毛和腺点；萼片披针形或卵状披针形，顶端长尾尖，花后常反折；花瓣长圆形、长倒卵形或近圆形，长 1~1.5cm，宽 0.8~1cm，白色，基部具爪，长于萼片，外面有短柔毛，逐渐脱落；花丝较宽；雌蕊很多，花柱和子房无毛；花托具短柄。果实卵球形或长圆状卵圆形，长 1~1.5cm，红色，有光泽，无毛；核有深窝孔。花期 3~5 月；果期 6~7 月。

【生境】生于海拔 50~500m 的山地林中或灌丛。

【分布】浙江、安徽、湖南、湖北、江西、福建、台湾、广东、香港、广西、四川、贵州、海南。日本、亚洲南部至东南部余部、大洋洲、非洲也有分布。

【采集加工】夏、秋季采收，根、嫩枝、叶晒干。

【性味归经】味苦、甘、微涩，性凉。

【功能主治】清热，止咳，止血，祛风湿。治肺热咳嗽，百日咳咯血，盗汗，牙痛，筋骨痹痛，跌打损伤。外用治烧、烫伤。

【用法用量】15~30g，水煎服，治疗筋骨痹痛、跌打损伤可用根泡酒服。外用嫩枝尖捣烂敷患处。

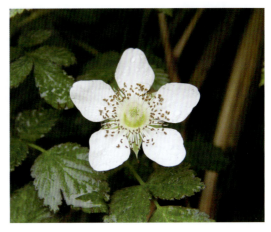

4.73.71 川莓

RUBI SETCHUENENSIS RADIX

【别名】倒生根

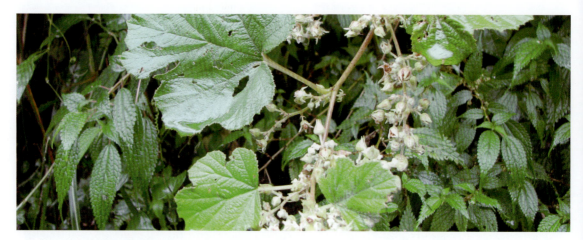

【基原】来源于蔷薇科 Rosaceae 悬钩子属 *Rubus* 川莓 *Rubus setchuenensis* Bureau et Franch. 的根入药。

【形态特征】落叶灌木，高 2~3m；小枝圆柱形，密被淡黄色茸毛状柔毛，老时脱落，无刺。单叶，近圆形或宽卵形，直径 7~15cm，顶端圆钝或近截形，基部心形，上面粗糙，下面密被灰白色茸毛，基部具掌状 5 出脉，侧脉 2~3 对，边缘 5~7 浅裂，裂片圆钝或急尖并再浅裂；叶柄具浅黄色茸毛状柔毛，常无刺；托叶卵状披针形。狭圆锥花序顶生或腋生，总花梗和花梗均密被浅黄色茸毛状柔毛；花梗长约 1cm；苞片与托叶相似；花直径 1~1.5cm；花萼外密被浅黄色茸毛和柔毛；萼片卵状披针形，顶端尾尖，全缘或外萼片顶端浅条裂；花瓣倒卵形或近圆形，紫红色，基部具爪；雄蕊较短，花丝线形；雌蕊无毛，花柱比雄蕊长。果实半球形，直径约 1cm，黑色，无毛，常包藏在宿萼内；核较光滑。花期 7~8 月；果期 9~10 月。

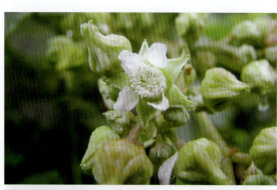

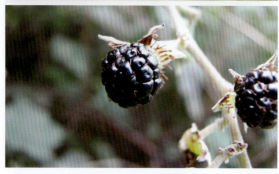

【生境】生于海拔 500~3000m 的山坡、路旁、林缘或灌丛中。

【分布】重庆、湖北、湖南、广西、四川、云南、贵州。

【采集加工】秋季采集，洗净，切段，晒干。

【性味归经】味酸、微咸，性平。

【功能主治】祛风除湿，止呕，活血。治劳伤吐血、月经不调、口有腥气、瘰疬、痘后目翳、狂犬咬伤等。

【用法用量】25~50g，水煎服或泡酒服、炖肉服。

4.73.72 甜叶悬钩子

RUBI SUAVISSIMI RADIX ET FOLIUM

【别名】甜茶

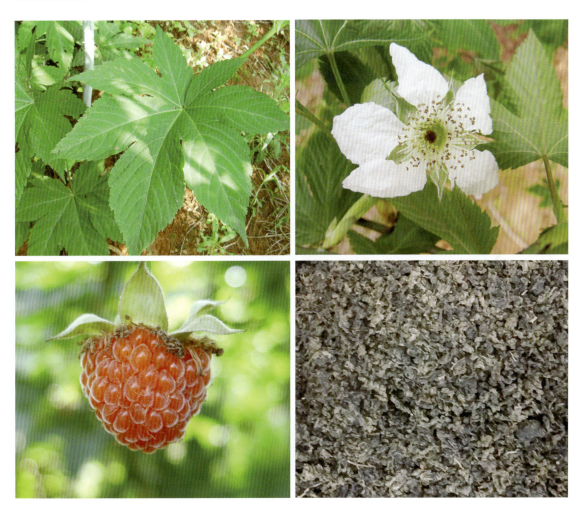

【基原】来源于蔷薇科 Rosaceae 悬钩子属 Rubus 甜叶悬钩子 Rubus suavissimus S. Lee 的根和叶入药。

【形态特征】直立或倾斜有刺落叶灌木,高 1~3m。茎、枝常被白粉,幼苗时紫红色,后变绿色。叶甚甜,单叶互生,幼苗初生叶 5 深裂,成长叶纸质,轮廓近圆形,长 5.2~11（16）cm,宽 5~13（22）cm,基部近心形或狭心形,掌状 7 深裂或 5 深裂,稀 6 或 8 深裂,裂片披针形或椭圆形,中裂片较长,顶端尾状渐尖,边缘重锯齿,两面被短柔毛,下面稍疏,间有 1~2 枚小刺;托叶常宿存,下半部贴生于叶柄。花白色,单生于短枝顶端,弯垂。聚合果卵球形,熟时橙红色。花期 3~4 月;果期 6 月。

【生境】生于海拔 200~900m 的山地林中或灌丛。

【分布】广东、广西。

【采集加工】夏、秋季采收,将根、叶晒干。

【性味归经】味甘、涩,性平。

【功能主治】清热解毒，清肺，补益，利尿消肿，止痛，收敛，活血疏风。治感冒发热咳嗽，咽喉肿痛，小儿消化不良，无名肿毒，毒蛇咬伤，糖尿病，肾炎，小便不利，风湿骨痛，胃肠炎，痢疾，高血压病，酒精中毒。

【用法用量】15~30g，水煎服。

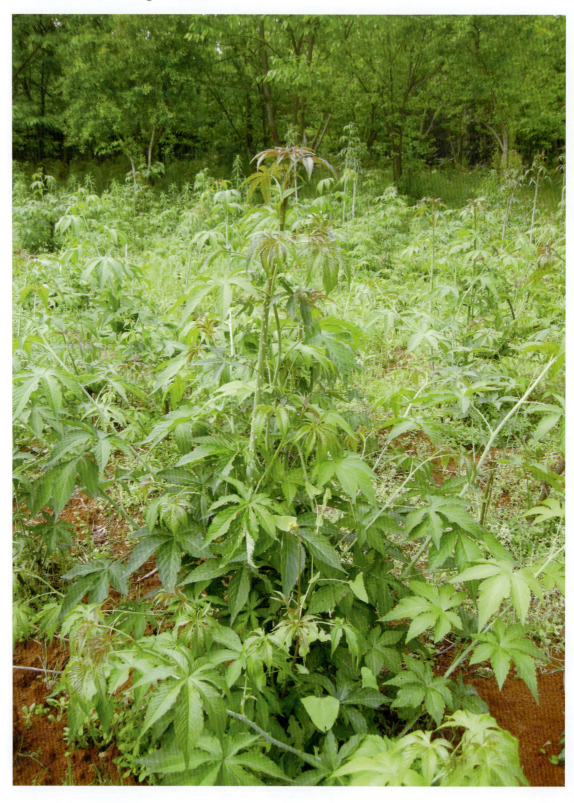

4.73.73 红腺悬钩子

RUBI SUMATRANI RADIX ET FOLIUM

【别名】马泡、红刺苔、牛奶莓

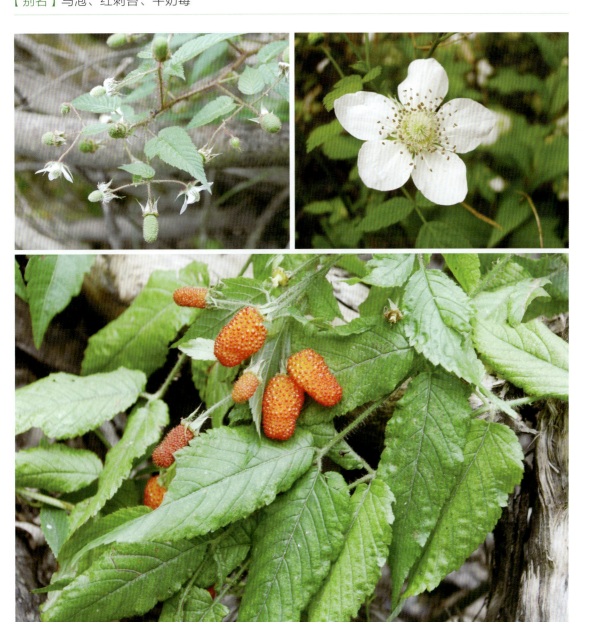

【基原】来源于蔷薇科 Rosaceae 悬钩子属 Rubus 红腺悬钩子 Rubus sumatranus Miq. 的根、叶入药。

【形态特征】直立或攀援灌木；小枝、叶轴、叶柄、花梗和花序均被紫红色腺毛、柔毛和皮刺；腺毛长短不等，长者达 4~5mm，短者 1~2mm。小叶 5~7 枚，稀 3 枚，卵状披针形至披针形，长 3~8cm，宽 1.5~3cm，顶端渐尖，基部圆形，两面疏生柔毛，沿中脉较密，背面沿中脉有小皮刺，边缘具不整齐的尖锐锯齿；叶柄长 3~5cm，顶生小叶柄长达 1cm；托叶披针形或线状披针形，有柔毛和腺毛。花 3 朵或数朵成伞房状花序，稀单生；花梗长 2~3cm；苞片披针形；花直径

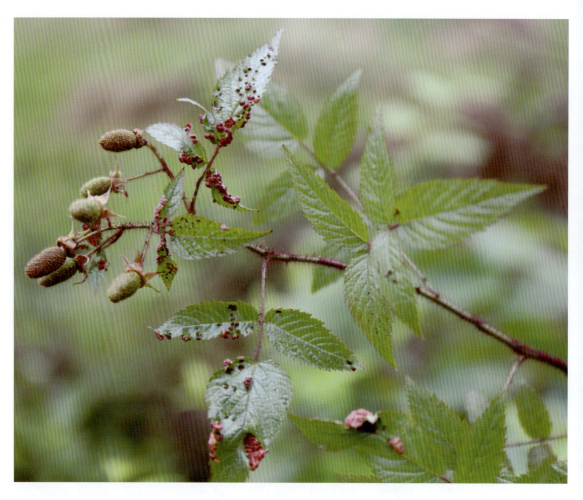

1~2cm；花萼被长短不等的腺毛和柔毛；萼片披针形，长 0.7~1cm，宽 0.2~0.4cm，顶端长尾尖，在果期反折；花瓣长倒卵形或匙状，白色，基部具爪；花丝线形；雌蕊数可达 400 颗，花柱和子房均无毛。果实长圆形，长 1.2~1.8cm，橘红色，无毛。花期 4~6 月；果期 7~8 月。

【生境】生于海拔 200~900m 的山地林中或灌丛。

【分布】湖北、湖南、安徽、浙江、江西、福建、台湾、广东、广西、云南、四川、贵州、西藏。朝鲜、日本、尼泊尔、印度、越南、泰国、老挝、柬埔寨、印度尼西亚也有分布。

【采集加工】夏、秋季采收，根、叶晒干。

【性味归经】味甘、苦，性寒。

【功能主治】清热解毒，健胃，行水。治产后寒热腹痛，食纳不佳，身面浮肿，中耳炎，湿疹，黄水疮。

【用法用量】9~15g，水煎服。

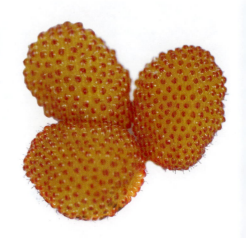

4.73.74　灰白毛莓

RUBI TEPHRODIS RADIX ET FRUCTUS

【别名】灰绿悬钩子、乌龙摆尾、倒水莲、蛇乌苞

【基原】来源于蔷薇科 Rosaceae 悬钩子属 Rubus 灰白毛莓 Rubus tephrodes Hance 的根、叶、种子入药。

【形态特征】攀援灌木，高达 3~4m；枝密被灰白色茸毛，疏生微弯皮刺，并具疏密及长短不等的刺毛和腺毛，老枝上刺毛较长。单叶，近圆形，长宽各 5~8（11）cm，顶端急尖或圆钝，基部心形，叶面有疏柔毛或疏腺毛，背面密被灰白色茸毛，侧脉 3~4 对，主脉上有时疏生刺毛和小皮刺，基部有掌状 5 出脉，边缘有明显 5~7 圆钝裂片和不整齐锯齿；叶柄长 1~3cm，具茸毛，疏生小皮刺或刺毛及腺毛；托叶小，离生，脱落，深条裂或梳齿状深裂，有茸毛状柔毛。大型圆锥花序顶生；总花梗和花梗密被茸毛或茸毛状柔毛，通常仅总花梗的下部有稀疏刺毛或腺毛；花梗短，长仅达 1cm；苞片与托叶相似；花直径约 1cm；花萼外密被灰白色茸毛，通常无刺毛或腺毛；萼片卵形，顶端急尖，全缘；花瓣小，白色，近圆形至长圆形，比萼片短；雄蕊多数，花丝基部稍膨大；雌蕊 30~50，无毛，长于雄蕊。果实球形，较大，直径达 1.4cm，紫黑色，无毛，由多数小核果组成；核有皱纹。花期 6~8 月；果期 8~10 月。

【生境】生于山地、丘陵林中或灌丛。

【分布】安徽、湖北、湖南、江西、福建、广东、台湾、广西、贵州。

【采集加工】夏、秋季采收，根、叶、种子晒干。

【性味归经】味酸、甘，性平。

【功能主治】根：祛风除湿，活血调经。叶：止血，解毒。种子：补气益精。根：治风湿疼痛，慢性肝炎，腹泻，痢疾，跌打损伤，月经不调。叶：外用治外伤出血，痈疖疮疡。种子：治病后体虚，神经衰弱。

【用法用量】根 15~60g，种子 15~30g，水煎服。叶外用适量，捣烂敷患处。

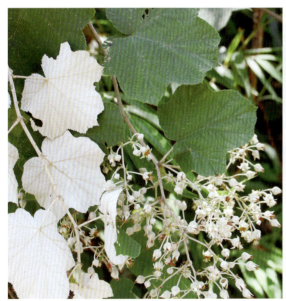
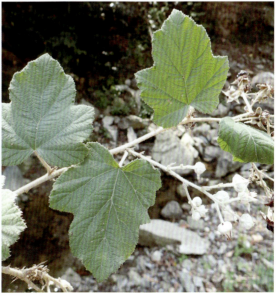

4.73.75 红毛悬钩子

RUBI WALLICHIANI RADIX ET FOLIUM

【别名】黄刺泡、鬼悬钩子

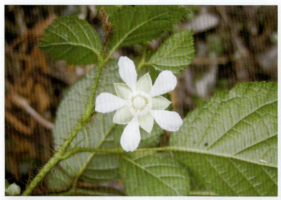
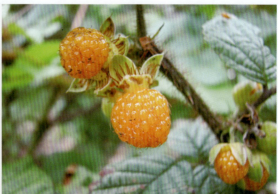
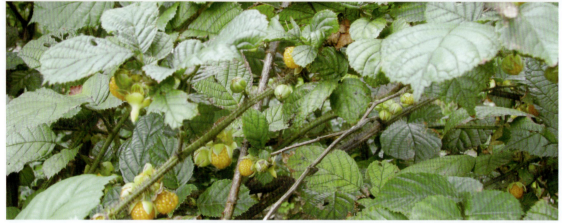

【基原】来源于蔷薇科 Rosaceae 悬钩子属 *Rubus* 红毛悬钩子 *Rubus wallichianus* Wight et Arn. 的根入药。

【形态特征】攀援灌木，高 1~2m；小枝粗壮，密被红褐色刺毛，具柔毛和稀疏皮刺。小叶 3 枚，椭圆形、卵形、稀倒卵形，长 4~9cm，宽 2~7cm，上面紫红色，下面沿叶脉疏生柔毛、刺毛和皮刺。花数朵在叶腋团聚成束，苞片线形或线状披针形，有柔毛；花直径 1~1.3cm；花萼外面密被茸毛状柔毛；萼片卵形，在果期直立；花瓣长倒卵形，白色，基部具爪，长于萼片；雄蕊花丝稍宽扁，几与雌蕊等长；花柱基部和子房顶端具柔毛。果实球形，直径 5~8mm，熟时金黄色或红黄色，无毛；核有深刻皱纹。花期 3~4 月；果期 5~6 月。

【生境】生于海拔 500~2200m 的山坡灌丛、杂木林内或林缘。

【分布】湖北、湖南、台湾、广西、四川、云南、重庆、贵州。

【采集加工】夏、秋季采挖，洗净，切碎晒干。

【性味归经】味酸、咸，性平。

【功能主治】祛风除湿，散瘀，补肾。治风湿关节痛、刀伤、吐血、月经不调、黄水疮、肾虚阳痿、尿血、淋巴结结核等。

【用法用量】30~50g，水煎服或泡酒服。

4.73.76 高山地榆

SANGUISORBAE ALPINAE RADIX

【基原】来源于蔷薇科 Rosaceae 地榆属 Sanguisorba 高山地榆 Sanguisorba alpina Bunge 的根入药。

【形态特征】多年生草本，高 30~80cm。根粗壮，圆柱形。茎单生或上部分枝，基部稍有毛。奇数羽状复叶，有小叶 11~17，小叶椭圆形或长椭圆形，长 1.5~7cm，宽 1~4cm，基部截形或微心形，顶端圆形，边缘有缺刻状尖锯齿，两面绿色，无毛；茎生叶与基生叶相似；基生叶托叶膜质，黄褐色，茎生叶托叶草质，绿色，卵形或半球形，边缘有缺刻状尖锯齿。穗状花序圆柱形，稀椭圆形，从基部向上开放，花后伸长下垂，长 1~5cm，直径 0.6~1.2cm；苞片淡黄色，卵状披针形或匙状披针形，边缘及外面被柔毛；萼片花瓣状，白色或黄绿色，或微带粉红色，卵形；雄蕊 4，花丝下部扩大，比萼片长 2~3 倍。瘦果被柔毛，具棱，萼片宿存。花期 6~8 月；果期 9 月。

【生境】生于中山带草原及谷地灌丛。

【分布】宁夏、甘肃、新疆。中亚余部、西伯利亚、蒙古也有分布。

【采集加工】播种 2、3 年春、秋季均可采收，于春季发芽前，秋季枯萎前后挖出，除去地上茎叶，洗净晒干，或趁鲜切片干燥。

【性味归经】味苦、酸，性寒。

【功能主治】凉血止血，清热解毒，消肿敛疮。主治吐血，咯血，衄血，尿血，便血，痔血，血痢，崩漏，赤白带下，疮痈肿痛，湿疹，阴痒，水火烫伤，蛇虫咬伤。

【用法用量】6~15g，鲜品 30~120g，水煎服；或入丸、散，亦可绞汁内服。外用适量，煎水或捣汁外涂；也可研末掺或捣烂外敷。

【注意】虚寒者忌服。

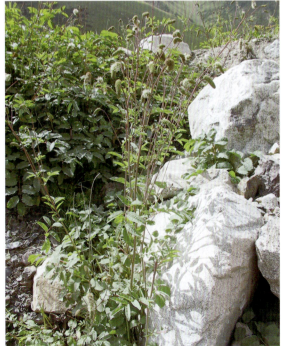
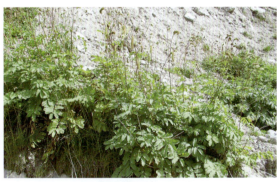
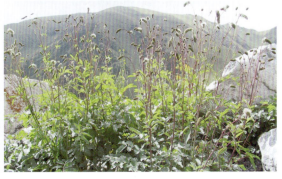

4.73.77 地榆

SANGUISORBAE RADIX

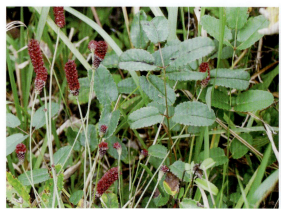
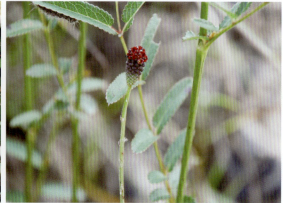

【基原】来源于蔷薇科 Rosaceae 地榆属 Sanguisorba 地榆 Sanguisorba officinalis L. 的肉质根入药。

【形态特征】地榆为多年生草本，根肉质肥厚，纺锤状，鲜时表皮紫红色；茎直立，具棱。奇数羽状复叶，有小叶 5~19 片，基生叶较大，具长柄，托叶小而膜质，褐色；茎生叶较小，互生，叶柄短，基部扩大而抱茎，托叶较大，叶状，斜卵形；小叶长卵形或长圆形，长 2~6cm，宽 1~3cm，顶端钝圆，基部心形，边有圆锯齿，两面无毛。花小而稠密，排成顶生伞房状穗状花序，穗状花序圆柱状，长 1.5~3cm，宽约 1cm；萼管喉部缢缩，裂片 4，花瓣状，紫红色，椭圆形或卵形，基部微被毛；花瓣无；雄蕊 4，与萼裂近等长，瘦果卵形，长约 3mm，褐色，具纵棱，包藏于宿萼内。花、果期 7~10 月。

【生境】生于海拔 30~3000m 的山坡、荒地灌丛或草丛中。

【分布】云南、四川、广东、广西、湖南、湖北等地。日本、朝鲜和欧洲也有分布。

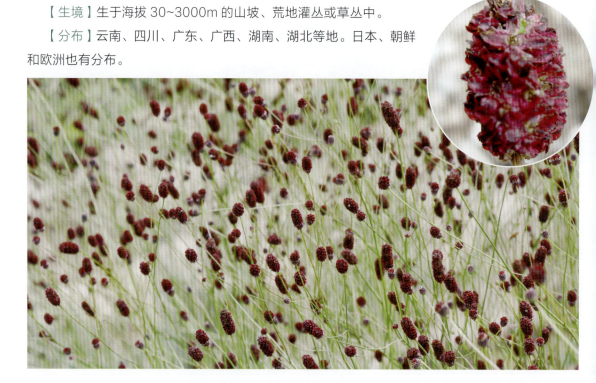

【采集加工】春季将发芽时或秋季植株枯萎后采挖,除去须根,洗净泥土,晒干。或趁鲜时斜切片,晒干。

【药材性状】本品呈不规则圆柱形或纺锤形,稍弯曲,长5~25cm,直径0.5~2cm。表面灰褐色至暗棕色,粗糙,有纵纹,表皮不易剥离。质坚硬,不易折断。切片厚0.2~0.5cm,轮廓圆形或椭圆形,切面浅棕色或淡黄色,形成层明显,木质部有明显的放射状纹理。气微,味微苦涩。以根条粗大或片大、不带残茎、质坚硬、断面粉红色者为佳。

【性味归经】味苦、酸、涩,性微寒。归肝、大肠经。

【功能主治】凉血止血,解毒敛疮。治咯血,吐血,便血,尿血,痔疮出血,功能性子宫出血,白带,痢疾;外用治烧、烫伤。

【用法用量】9~15g,水煎服。外用适量,研粉末涂敷患处。

【附方】① 治白带:生地榆、鸭跖草各15g,大蓟30g,车前草15g;水煎服。外用适量。

② 治烧、烫伤:地榆炭、寒水石、大黄、黄柏各90g,冰片9g。共研细粉,香油(麻油)调成糊状,敷患处。每日或隔日换药1次。

③ 治功能性子宫出血:地榆9g,仙鹤草、耧斗菜各15g,水煎服。

④ 治细菌性痢疾:地榆、委陵菜各5000g,小檗2500g,荠菜1250g(研细粉)。将地榆、委陵菜、小檗共研粗粉,水煎3次,浓缩成流浸膏,加入荠菜粉,压片,每片0.5g,每次服2~3片,每日3次。

⑤ 治小儿肠伤寒:地榆30g,白花蛇舌草15g,加水三碗煎到50ml,为1日量,分2~3次服。4岁以下用量减半。

⑥ 治宫颈糜烂:地榆炭50g,枯矾、磺胺粉各25g,使用前加白及胶浆调成糊剂。宫颈糜烂部分先用硝酸银腐蚀,然后涂以地榆糊剂,隔日1次,5次为一个疗程。

⑦ 治湿疹:a. 生地榆30g,加水约600ml,煎成约300ml,待凉。用纱布(叠成数层)蘸药液略拧干,敷于患处有渗出液部位,约半小时后,待纱布将干时取下,再蘸药液再敷。每天3~4次,直至无渗出液时为止。b. 地榆粉、煅石膏各60g,枯矾3g,共研细粉,加凡士林适量,调制成40%~50%软膏,涂患处,每日1~2次(适治各型湿疹,经湿敷后渗出液已减少时)。

⑧ 治狂犬病:生地榆15g,紫竹根、人参、独活、前胡、茯苓、甘草、生姜、柴胡各9g,枳壳、桔梗、川芎各6g,水煎服。

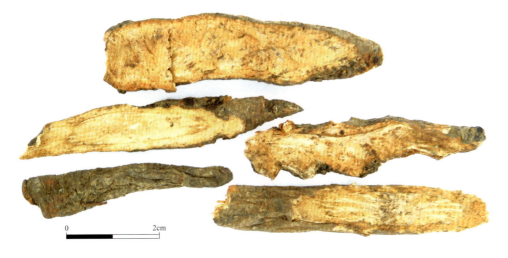

4.73.78 高丛珍珠梅

SORBARIAE ARBOREAE CORTEX

【别名】干柴狼、火筒柴、珍珠花

【基原】来源于蔷薇科 Rosaceae 珍珠梅属 Sorbaria 高丛珍珠梅 Sorbaria arborea Schneid. 的茎皮、枝条入药。

【形态特征】落叶灌木。高达 6m。枝条开展，小枝圆柱形。羽状复叶，小叶片 13~17 枚，连叶柄长 20~32cm；小叶片对生，相距 2.5~3.5cm，披针形至长圆披针形，长 4~9cm，宽 1~3cm，顶端渐尖，基部宽楔形；托叶三角卵形，长 8~10mm，宽 4~5mm，顶端渐尖，基部宽楔形。顶生大型圆锥花序，分枝开展，直径 15~25cm，长 20~30cm，总花梗与花梗微具星状柔毛；苞片线状披针形至披针形，长 4~5mm；花直径 6~7mm；萼筒浅钟状，萼片长圆形至卵形，顶端钝，稍短于萼筒；花瓣近圆形，基部楔形，长 3~4mm，白色；雄蕊 20~30，着生在花盘边缘。蓇葖果圆柱形，长约 3mm，花柱弯曲；萼片宿存，反折。花期 6~7 月；果期 9~10 月。

【生境】生于海拔 2500~3500m 的山坡灌丛中。

【分布】陕西、甘肃、新疆、湖北、江西、四川、云南、贵州和西藏。

【采集加工】春、秋季采取茎、枝外皮，切段，晒干。

【性味归经】味苦，性寒。

【功能主治】活血祛瘀，消肿止痛。治骨折、跌打损伤、关节扭伤、红肿疼痛、风湿性关节炎等。

【用法用量】9~15g，水煎服。

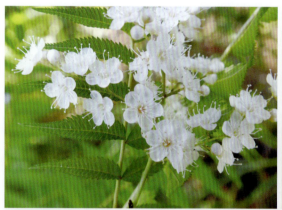
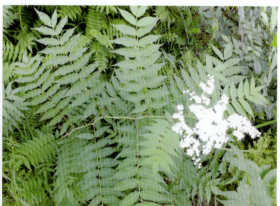
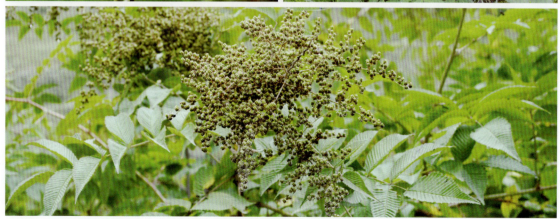

4.73.79 珍珠梅

SORBARIAE SORBIFOLIAE CORTEX ET FRUCTUS

【别名】华楸珍珠梅、东北珍珠梅

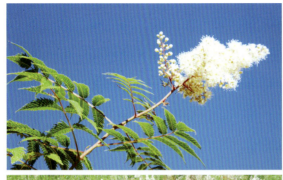
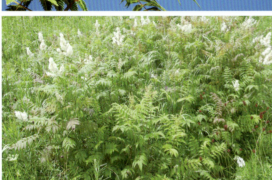
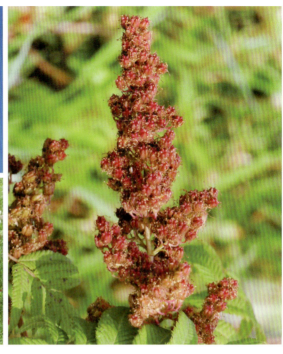

【基原】来源于蔷薇科 Rosaceae 珍珠梅属 Sorbaria 珍珠梅 Sorbaria sorbifolia（L.）A. Br. 的茎皮和果穗入药。

【形态特征】落叶灌木，高达 2m，枝条开展；小枝圆柱形；冬芽卵形。羽状复叶，小叶片 11~17 枚，连叶柄长 13~23cm，宽 10~13cm；小叶片对生，相距 2~2.5cm，披针形至卵状披针形，长 5~7cm，宽 1.8~2.5cm，顶端渐尖，稀尾尖，基部近圆形或宽楔形，稀偏斜，边缘有尖锐重锯齿，羽状网脉，具侧脉 12~16 对；小叶无柄或近于无柄；托叶叶质，卵状披针形至三角披针形，长 8~13mm，宽 5~8mm。顶生大型密集圆锥花序，分枝近于直立，长 10~20cm，直径 5~12cm；苞片卵状披针形至线状披针形，长 5~10mm，宽 3~5mm，顶端长渐尖，全缘或有浅齿；花梗长 5~8mm；花直径 10~12mm；萼筒钟状；萼片三角卵形，顶端钝或急尖，萼片约与萼筒等长；花瓣长圆形或倒卵形，长 5~7mm，宽 3~5mm，白色；雄蕊 40~50，生在花盘边缘；心皮 5。蓇葖果长圆形，萼片宿存，反折。花期 7~8 月；果期 9 月。

【生境】生于河岸、沟谷、山坡溪流附近及林缘等，常聚生成片生长。

【分布】黑龙江、吉林、辽宁、内蒙古等地。

【采集加工】春、秋季剥取茎皮，除去杂质，切段，洗净，晒干。秋、冬季采摘果穗，除去杂质，晒干。

【性味归经】味苦，性寒。

【功能主治】活血祛瘀，消肿止痛。治骨折，跌打损伤，关节扭伤，红肿痛，风湿性关节炎。

【用法用量】茎皮 15~25g，果穗 1~2g，水煎服。外用适量研末敷患处。

4.73.80 天山花楸

SORBI TIANSCHANICAE RAMUS ET FRUCTUS

【基原】来源于蔷薇科 Rosaceae 花楸属 Sorbus 天山花楸 Sorbus tianschanica Rupr. 的嫩枝或果实入药。

【形态特征】小乔木，高 3~5m。小枝粗壮，褐色或灰褐色，嫩枝红褐色，初时有茸毛，后脱落；芽长卵形，较大，外被白色柔毛。奇数羽状复叶，有小叶 6~8 对，卵状披针形，长 4~6cm，宽 1~1.5cm，顶端渐尖，基部圆形或宽楔形，边缘有锯齿，近基部全缘，有时从中部以上有锯齿，两面无毛，下面色淡，叶轴微具窄翅，上面有沟，无毛；托叶线状披针形，早落。复伞房花序；花轴和小花梗常带红色，无毛；萼片外面无毛；花瓣卵形或椭圆形，白色；雄蕊 15~20，短于花瓣；花柱常 5，基部被白色茸毛。果实球形，直径约 1cm，暗红色，被蜡粉。花期 5 月；果期 8~9 月。

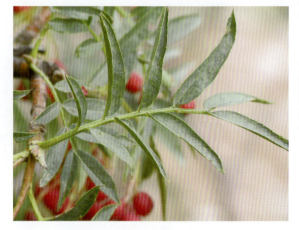

【生境】生于海拔 1800~2800m 的林缘或林中空地。

【分布】新疆。中亚也有分布。

【采集加工】嫩枝，春、夏采收；果实，秋季果实成熟时采收，晒干。

【性味归经】味甘、苦，性凉。

【功能主治】清肺止咳，补脾生津。治肺痨，哮喘，咳嗽，胃痛，及维生素缺乏症。

【用法用量】果实 30~60g，嫩枝 9~15g，水煎服。

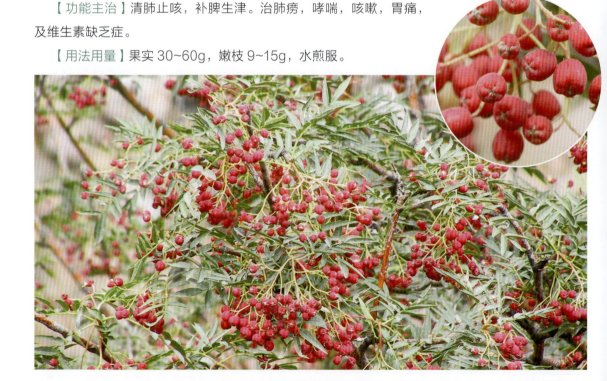

4.73.81 楔叶绣线菊

SPIRAEAE CANESCENTIS RADIX

【别名】铁刷子、刺杨

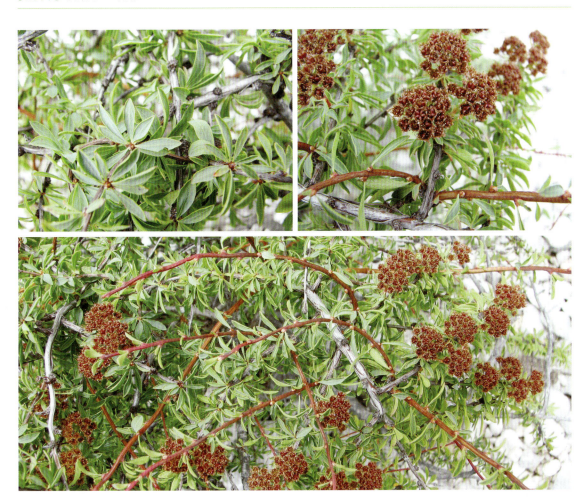

【基原】来源于蔷薇科 Rosaceae 绣线菊属 Spiraea 楔叶绣线菊 Spiraea canescens D. Don 的根入药。

【形态特征】灌木。高达 2m。枝条拱形弯曲，小枝有棱角。叶片卵形、倒卵形至倒卵状披针形，长 1~2cm，宽 0.8~1.2cm，顶端圆钝，基部楔形。复伞房花序直径 3~5cm，具多花；花梗长 4~8mm；苞片线形；花直径 5~6mm；萼筒钟状，内外两面均被短柔毛；萼片三角形，顶端急尖，内外两面有短柔毛；花瓣近圆形，长宽均 2~3mm，白色或淡粉色；雄蕊 20，约与花瓣等长；子房微具短柔毛，花柱短于雄蕊。蓇葖果稍开张，具短柔毛。花期 7~8 月；果期 10 月。

【生境】生于海拔 3000~4000m 的河岸山坡灌丛中。

【分布】西藏南部。尼泊尔和印度也有分布。

【采集加工】秋、冬季挖根，除去泥土、须根，晒干备用。

【性味归经】味苦，性凉。

【功能主治】利咽消肿，祛风止痛。治咽喉肿痛，风湿痹痛。

【用法用量】15~30g，水煎服。

4.73.82 中华绣线菊

SPIRAEAE CHINENSIS RADIX

【别名】铁黑汉条、华绣线菊、大叶米筛花

【基原】来源于蔷薇科 Rosaceae 绣线菊属 *Spiraea* 中华绣线菊 *Spiraea chinensis* Maxim. 的根入药。

【形态特征】灌木。高 1.5~3m；小枝呈拱形弯曲，红褐色，幼时被黄色茸毛，有时无毛；冬芽卵形，顶端急尖，有数枚鳞片，外被柔毛。叶片菱状卵形至倒卵形，长 2.5~6cm，宽 1.5~3cm，顶端急尖或圆钝，基部宽楔形或圆形，边缘有缺刻状粗锯齿，或具不显明 3 裂，叶面暗绿色，被短柔毛，脉纹深陷，背面密被黄色茸毛，脉纹突起；叶柄长 4~10mm，被短茸毛。伞形花序具花 16~25 朵；花梗长 5~10mm，具短茸毛；苞片线形，被短柔毛；花直径 3~4mm；萼筒钟状，外面有稀疏柔毛，内面密被柔毛；萼片卵状披针形，顶端长渐尖，内面有短柔毛；花瓣近圆形，顶端微凹或圆钝，长与宽 2~3mm，白色；雄蕊 22~25 枚，短于花瓣或与花瓣等长；花盘波状圆环形或具不整齐的裂片；子房具短柔毛，花柱短于雄蕊。蓇葖果开张，全体被短柔毛，花柱顶生、直立或稍倾斜，具直立稀反折的萼裂片。花期 3~6 月；果期 6~10 月。

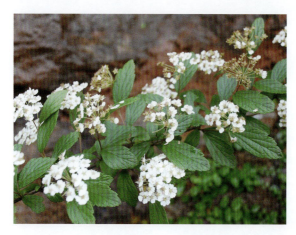

【生境】生于山地林中或灌丛。

【分布】内蒙古、河北、河南、陕西、湖北、湖南、安徽、江苏、浙江、江西、广东、香港、福建、广西、云南、四川、贵州。

【采集加工】夏、秋季采收，根晒干。

【性味归经】味微甘、苦，性凉。

【功能主治】清热解毒，祛风散瘀。治风湿关节痛，咽喉肿痛。

【用法用量】15~20g，水煎服。

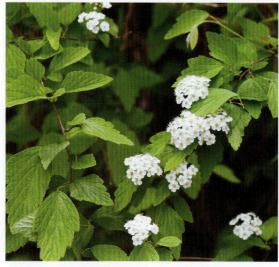
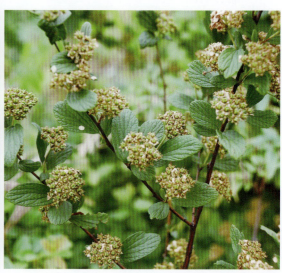

4.74 蜡梅科

4.74.1 山蜡梅

CHIMONANTHI NITENTIS FOLIUM

【基原】来源于蜡梅科 Calycanthaceae 蜡梅属 Chimonanthus 山蜡梅 *Chimonanthus nitens* Oliv. 的叶入药。

【形态特征】常绿灌木，高 1~3m；幼枝四方形，老枝近圆柱形，被微毛，后渐无毛。叶纸质至近革质，椭圆形至卵状披针形，稀长圆状披针形，长 2~13cm，宽 1.5~5.5cm，顶端渐尖，基部钝至急尖，叶面略粗糙，有光泽，基部有不明显的腺毛，叶背无毛，或有时在叶缘、叶脉和叶柄上被短柔毛；叶脉在叶面扁平，在叶背凸起，网脉不明显。花小，直径 7~10mm，黄色或黄白色；花被片圆形、卵形、倒卵形、卵状披针形或长圆形，长 3~15mm，宽 2.5~10mm，外面被短柔毛，内面无毛；雄蕊长 2mm，花丝短，被短柔毛，花药卵形，向内弯，比花丝长，退化雄蕊长 1.5mm；心皮长 2mm，基部及花柱基部被疏硬毛。果托坛状，长 2~5cm，直径 1~2.5cm，口部收缩，成熟时灰褐色，被短茸毛，内藏聚合瘦果。花期 10 月至翌年 1 月；果期 4~7 月。

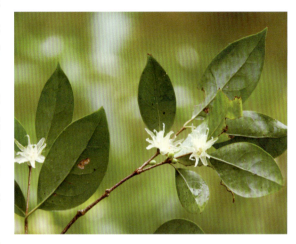

【生境】生于疏林或石灰岩山地。

【分布】安徽、浙江、江苏、江西、福建、湖北、湖南、广西、云南、贵州。

【采集加工】夏、秋采收叶晒干。

【性味归经】味辛、微苦，性温。

【功能主治】祛风解表，芳香化湿。治流行性感冒，中暑，慢性支气管炎，蚊虫叮咬。

【用法用量】6~18g，水煎服。

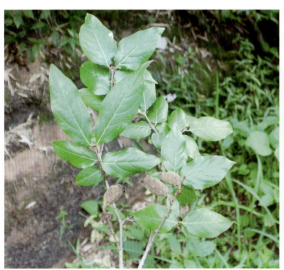

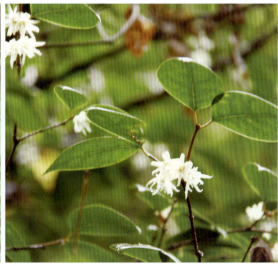

4.74.2 蜡梅

CHIMONANTHI PRAECOCIS RADIX ET CAULIS

【别名】黄梅花、黄腊梅、蜡木、铁筷子

【基原】来源于蜡梅科 Calycanthaceae 蜡梅属 *Chimonanthus* 蜡梅 *Chimonanthus praecox* (L.) Link 的根、茎皮及花蕾入药。

【形态特征】落叶灌木,高达 4m;幼枝四方形,老枝近圆柱形,灰褐色,无毛或被疏微毛,有皮孔。叶纸质至近革质,卵圆形、椭圆形、宽椭圆形至卵状椭圆形,有时长圆状披针形,长 5~25cm,宽 2~8cm,顶端急尖至渐尖,有时具尾尖,基部急尖至圆形,除叶背脉上被疏微毛外无毛。花着生于第二年生枝条叶腋内,先花后叶,芳香,直径 2~4cm;花被片圆形、长圆形、倒卵形、椭圆形或匙形,长 5~20mm,宽 5~15mm,无毛,内部花被片比外部花被片短,基部有爪;雄蕊长 4mm,花丝比花药长或等长,花药向内弯,无毛,药隔顶端短尖,退化雄蕊长 3mm;心皮基部被疏硬毛,花柱长达子房 3 倍,基部被毛。果托近木质化,坛状或倒卵状椭圆形,长 2~5cm,直径 1~2.5cm,口部收缩,并具有钻状披针形的被毛附生物。花期 11 月至翌年 3 月;果期 4~11 月。

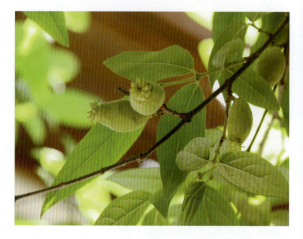

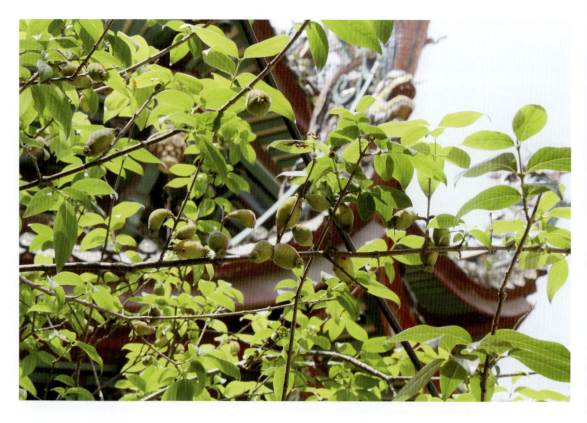

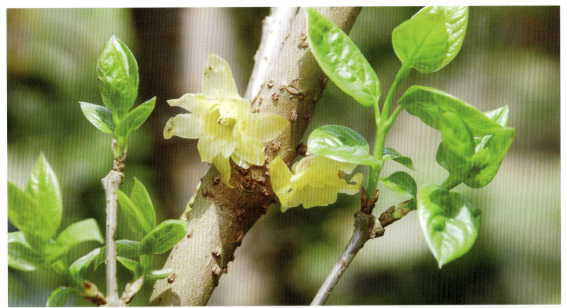

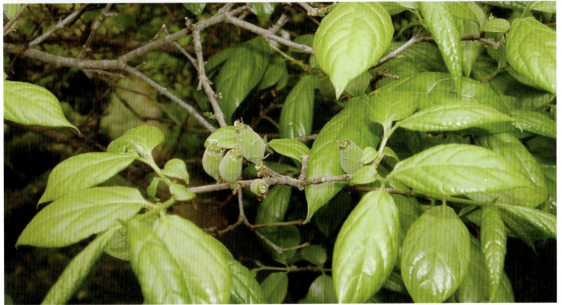

【生境】栽培。

【分布】我国南部各省区有栽培。

【采集加工】花蕾冬末春初采收，根、茎皮四季可采，晒干。

【性味归经】花蕾：味辛，性凉。根、茎皮：味辛，性温。

【功能主治】花蕾：解暑生津，开胃散郁，止咳。根、茎皮：祛风，解毒，止血。花蕾：治暑热头晕，呕吐，气郁胃闷，麻疹，百日咳。外用浸于花生油或菜油中成"蜡梅花油"，治烫火伤、中耳炎，用时搽患处或滴注耳心。根：治风寒感冒，腰肌劳损，风湿性关节炎。茎皮：外用治刀伤出血。

【用法用量】花蕾3~6g，根10~15g，水煎服。茎皮（刮去外皮）研末调敷患处。

【附方】治腰肌劳损、风湿性关节炎：蜡梅根注射液，肌内注射，每日2次，每次2ml；按经络给药，每穴0.5ml，每次2~3穴。

4.75 含羞草科

4.75.1 儿茶

CATECHU

【别名】儿茶膏、孩儿茶、黑儿茶

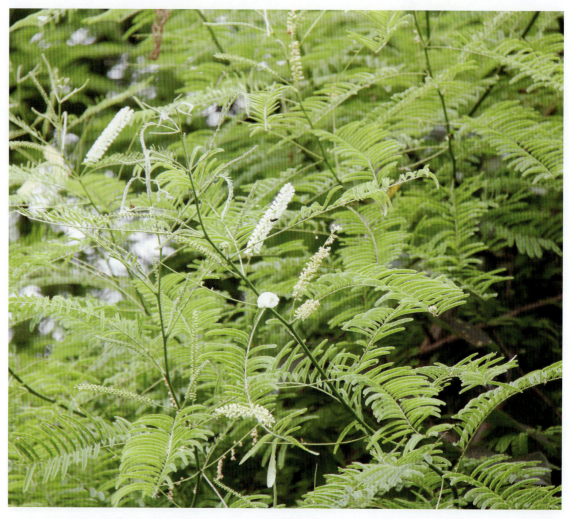

【基原】来源于含羞草科 Mimosaceae 金合欢属 Acacia 儿茶 Acacia catechu（L. f.）Willd. 的树干加水煎汁而成的干浸膏入药。

【形态特征】落叶小乔木，高 6~10m；树皮棕色，常呈条状薄片开裂，但不脱落；小枝被短柔毛。托叶下面常有一对扁平、棕色的钩状刺或无。二回羽状复叶，总叶柄近基部及叶轴顶部数对羽片间有腺体；叶轴被长柔毛；羽片 10~30 对；小叶 20~50 对，线形，长 2~6mm，宽 1~1.5mm，被缘毛。穗状花序长 2.5~10cm，1~4 个生于叶腋；花淡黄或白色；花萼长 1.2~1.5cm，钟状，齿三角形，被毛；花瓣披针形或倒披针形，长 2.5cm，被疏柔毛。荚果带状，长 5~12cm，宽 1~1.8cm，棕色，有光泽，开裂，柄长 3~7mm，顶端有喙尖，有 3~10 颗种子。花期 4~8 月；果期 9 月至翌年 1 月。

【生境】栽培。

【分布】华南地区有栽培。印度、缅甸和非洲东部有分布。

【采集加工】冬季采收枝、干,除去外皮,砍成大块,加水煎煮,浓缩,干燥。

【药材性状】本品呈方形或不规则块状,大小不一,表面棕褐色或黑褐色,光滑而稍有光泽。质硬,易碎,断面不整齐,具光泽,有细孔,遇潮有黏性。气微,味涩、苦,略回甜。

【性味归经】味苦、涩,性微寒。归肺、心经。

【功能主治】清热化痰,敛疮止血。治肺热咳嗽,咯血,腹泻,小儿消化不良。外用治疮疡久不收口,皮肤湿疹,口疮,扁桃体炎。

【用法用量】1~3g,包煎,多入丸散服。外用适量研末撒或调敷患处。

【附方】① 治肺结核咯血:儿茶 30g,明矾 24g。共研细末,每次 0.1~0.2g,每日 3 次。中等量咯血(大咯血者不宜采用),每次服 0.2~0.3g,每 4 小时 1 次。

② 治疮疡久不收口、湿疹:儿茶、龙骨各 3g,冰片 0.3g。共研细粉敷患处。

③ 治口疮糜烂:儿茶 3g,硼砂 1.5g。研粉,敷患处。

④ 治扁桃体炎:儿茶、柿霜各 15g,冰片 0.6g,枯矾 6g。共研细粉,用甘油调成糊状,搽患处。

⑤ 治宫颈糜烂:儿茶、铜绿、乳香、没药各 15g,轻粉 6g,黄丹 9g,冰片 3g。共研细粉,用液体石蜡调成膏剂。用消毒干棉球拭净分泌物,将药膏用带线棉球涂塞患处,6 小时后牵出,每日 1 次。

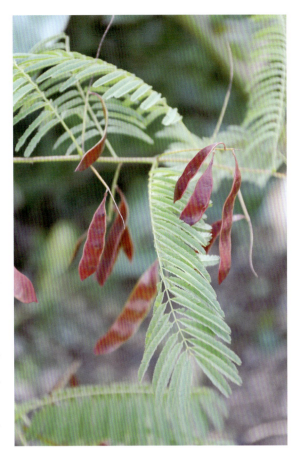

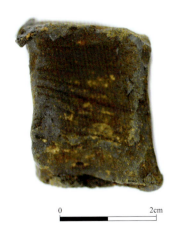 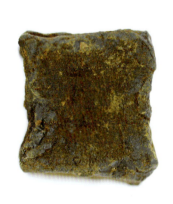

4.75.2 金合欢

ACACIAE FARNESIANAE RADIX ET CORTEX

【别名】鸭皂树、消息花、金钱梅、绒祖刺、牛角花、洋梅花、刺根

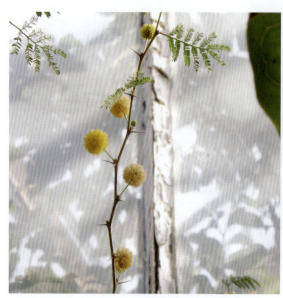
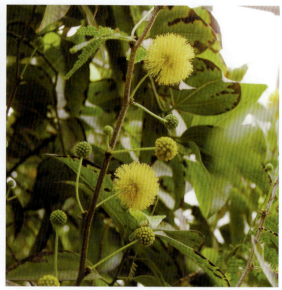

【基原】来源于含羞草科 Mimosaceae 金合欢属 Acacia 金合欢 Acacia farnesiana (L.) Willd. 的树皮、根、叶入药。

【形态特征】灌木或小乔木，高 2~4m；树皮粗糙，褐色，多分枝，小枝常呈"之"字形弯曲，有小皮孔。托叶针刺状，刺长 1~2cm，生于小枝上的较短。二回羽状复叶长 2~7cm，叶轴槽状，被灰白色柔毛，有腺体；羽片 4~8 对，长 1.5~3.5cm；小叶 10~20 对，线状长圆形，长 2~6mm，宽 1~1.5mm，无毛。头状花序 1 或 2~3 个簇生于叶腋，直径 1~1.5cm；总花梗被毛，长 1~3cm，苞片位于总花梗的顶端或近顶部；花黄色，有香味；花萼长 1.5mm，5 齿裂；花瓣联合呈管状，长约 2.5mm，5 齿裂；雄蕊长约为花冠的 2 倍；子房圆柱状，被微柔毛。荚果膨胀，近圆柱状，长 3~7cm，宽 8~15mm，褐色，无毛，劲直或弯曲；种子多颗，褐色，卵形，长约 6mm。花期 3~6 月；果期 7~11 月。

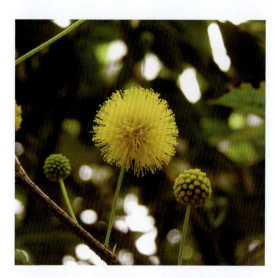

【生境】栽培。

【分布】海南、浙江、福建、台湾、广西、云南、四川、贵州等地引种。原产澳大利亚。

【采集加工】夏、秋季采收，树皮、根、叶晒干。

【性味归经】味微酸、涩，性平。

【功能主治】消痈排脓，收敛止血。治肺结核，冷性脓肿，风湿性关节炎。用量 15~24g。体弱者可酌加豆腐或鸡、鸭肉炖服。此外并治疟疾。

【用法用量】9~15g，水煎服，每日 1 剂。

【注意】孕妇忌服。

4.75.3 楹树

ALBIZIAE CHINENSIS RADIX ET CORTEX

【别名】牛尾木

【基原】来源于含羞草科 Mimosaceae 合欢属 Albizia 楹树 Albizia chinensis（Osbeck）Merr. 的树皮入药。

【形态特征】落叶乔木，高达30m；小枝被黄色柔毛。托叶大，膜质，心形，顶端有小尖头，早落。二回羽状复叶，羽片6~12对；总叶柄基部和叶轴上有腺体；小叶20~35（40）对，无柄，长椭圆形，长6~10mm，宽2~3mm，顶端渐尖，基部近截平，具缘毛，下面被长柔毛；中脉紧靠上边缘。头状花序有花10~20朵，生于长短不同、密被柔毛的总花梗上，再排成顶生的圆锥花序；花绿白色或淡黄色，密被黄褐色茸毛；花萼漏斗状，长约3mm，有5短齿；花冠长约为花萼的2倍，裂片卵状三角形；雄蕊长约25mm；子房被黄褐色柔毛。荚果扁平，长10~15cm，宽约2cm，幼时稍被柔毛，成熟时无毛。花期3~5月；果期6~12月。

【生境】多生于林中，亦见于旷野，但以谷地、河溪边等地方最适宜其生长。

【分布】福建、湖南、广东、广西、云南、西藏。南亚至东南亚亦有分布。

【采集加工】夏、秋季采收树皮晒干。

【性味归经】味微酸、涩，性平。归大肠、小肠、脾经。

【功能主治】固涩止泻，收敛生肌。治刀伤，痢疾，肠炎，腹泻，疮疡。

【用法用量】9~15g，水煎服。

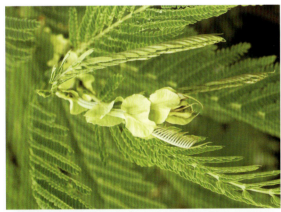
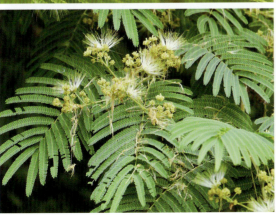
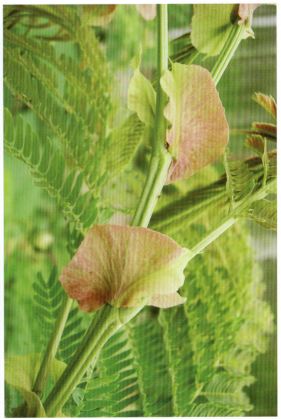

4.75.4 天香藤

ALBIZIAE CORNICULATAE CAULIS

【别名】刺藤、藤山丝

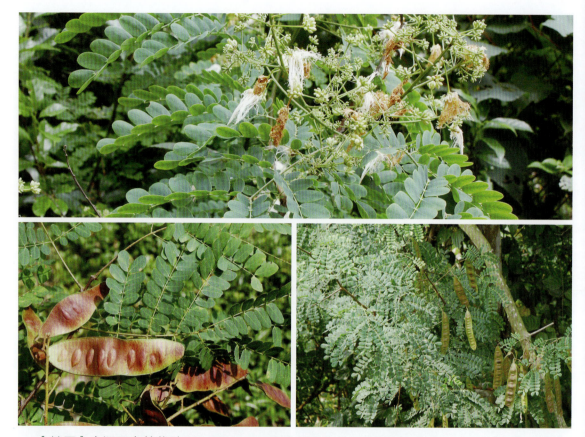

【基原】来源于含羞草科 Mimosaceae 合欢属 Albizia 天香藤 Albizia corniculata（Lour.）Druce 的茎藤入药。

【形态特征】攀援灌木或藤本，长约 20m；幼枝稍被柔毛，在叶柄下常有 1 枚下弯的粗短刺。托叶小，脱落。二回羽状复叶，羽片 2~6 对；总叶柄近基部有压扁的腺体 1 枚；小叶 4~10 对，长圆形或倒卵形，长 12~25mm，宽 7~15mm，顶端极钝或有时微缺，或具硬细尖，基部偏斜，上面无毛，下面疏被微柔毛；中脉居中。头状花序有花 6~12 朵，再排成顶生或腋生的圆锥花序；总花梗柔弱，疏被短柔毛，长 5~10mm；花无梗；花萼长不及 1mm，与花冠同被微柔毛；花冠白色，管长约 4mm，裂片长 2mm；花丝长 1cm。荚果带状，长 10~20cm，宽 3~4cm，扁平，无毛；种子 7~11 颗，长圆形，褐色。花期 4~7 月；果期 8~11 月。

【生境】生于旷野或山地疏林中，常攀附于树上。

【分布】广东、香港、广西、福建。越南、老挝、柬埔寨也有分布。

【采集加工】全年可采茎藤晒干备用。

【性味归经】味甘，性平。

【功能主治】行气散瘀，止血。治跌打损伤，创伤出血。

【用法用量】25~50g，水煎服。

4.75.5 合欢皮

ALBIZIAE CORTEX

【别名】绒花树、芙蓉花树、夜合花

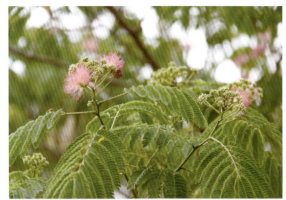

【基原】来源于含羞草科 Mimosaceae 合欢属 Albizia 合欢 Albizia julibrissin Durazz. 的树皮入药。

【植物特征】落叶乔木。小枝有棱角，嫩枝、花序和叶轴被茸毛或短柔毛。托叶早落。叶为二回羽状复叶，羽片 4~12 对，栽培的有时达 20 对；小叶 10~30 对，线形至长圆形，长 6~12mm，宽 1~4mm，中脉紧靠上边缘，有缘毛。花粉红色，先排成头状花序，再组成圆锥花序；花萼管状，长 3mm；花冠裂片 5，三角形，长 1.5mm；花丝长 2.5cm。荚果带状，长 9~15cm，宽 1.5~2.5cm。花期 6~7 月；果期 8~10 月。

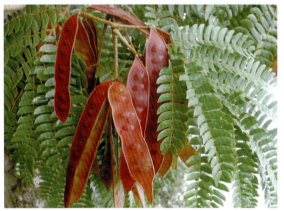

【生境】生于山坡或栽培。

【分布】我国东北至华南及西南各地。非洲、中亚至东亚均有分布。

【采集加工】夏、秋季剥取树皮，晒干。

【药材性状】本品卷曲呈筒状或半筒状，长 40~80cm，厚 1~3mm；外表面灰棕色至灰褐色，微有纵皱纹或浅的纵裂纹，密生明显的椭圆形横向皮孔，棕色或棕红色，偶见有突起的小枝脱落后的圆形枝痕，常附有灰白色地衣斑块，内表面淡黄棕色或黄白色，平滑，有细密的纵纹；质硬而脆，易折断，断面呈纤维状。气微香，味淡、微涩、嚼之稍刺舌。以皮细嫩、皮孔明显者为佳。

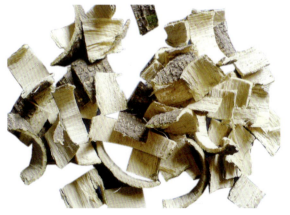

【性味归经】味甘，性平。归心、脾、肺经。

【功能主治】安神解郁，活血消肿。治心神不安，失眠，肺脓疡，咳脓痰，筋骨损伤，痈疽肿痛。

【用法用量】6~12g，水煎服。外用适量，研末调敷。

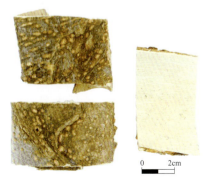

【附注】合欢的花序和花蕾入药，称合欢花。味甘，性平。安神解郁。治心烦，郁闷少眠。

4.75.6 山合欢

ALBIZIAE KALKORAE RADIX ET CORTEX

【别名】山槐、黑心树、夜蒿树

【基原】来源于含羞草科 Mimosaceae 合欢属 *Albizia* 山合欢 *Albizia kalkora*（Roxb.）Prain 的树皮入药。

【形态特征】落叶小乔木或灌木，通常高 3~8m；枝条暗褐色，被短柔毛，有显著皮孔。二回羽状复叶；羽片 2~4 对；小叶 5~14 对，长圆形或长圆状卵形，长 1.8~4.5cm，宽 7~20mm，顶端圆钝而有细尖头，基部不等侧，两面均被短柔毛，中脉稍偏于上侧。头状花序 2~7 枚生于叶腋，或于枝顶排成圆锥花序；花初白色，后变黄，具明显的小花梗；花萼管状，长 2~3mm，5 齿裂；花冠长 6~8mm，中部以下联合呈管状，裂片披针形，花萼、花冠均密被长柔毛；雄蕊长 2.5~3.5cm，基部联合呈管状。荚果带状，长 7~17cm，宽 1.5~3cm，深棕色，嫩荚密被短柔毛，老时无毛；种子 4~12 颗，倒卵形。花期 5~6 月；果期 8~10 月。

【生境】生于溪边、路旁、山坡。

【分布】华北、西北、华东、华南至西南各地。越南、缅甸、印度也有分布。

【采集加工】夏、秋季采收，树皮晒干。

【性味归经】味甘，性平。

【功能主治】安神解郁，和血止痛。治心神不安，失眠健忘，肺脓疡，咳脓痰，筋骨损伤，痈疖肿痛，风火眼疾，视物不清，咽喉肿痛。

【用法用量】3~9g，水煎服。

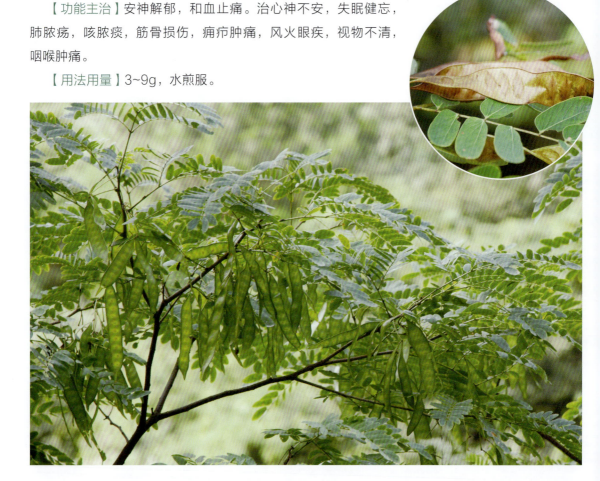

4.75.7 猴耳环

ARCHIDENDRI CLYPEARIAE RAMULUS

【别名】蛟龙木、尿桶公

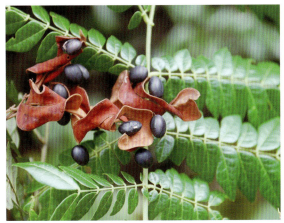
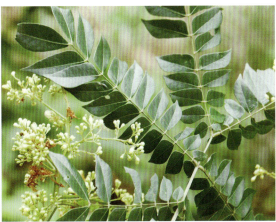

【基原】来源于含羞草科 Mimosaceae 猴耳环属 Archidendron 猴耳环 Archidendron clypearia (Jack.) Nielsen [Pithecellobium clypearia (Jack) Benth.] 的带叶嫩枝入药。

【形态特征】猴耳环为常绿乔木,高达10m;嫩枝有棱角,稍被微柔毛。叶为二回羽状复叶,有羽片4~7对,总轴有锐角,在每一对羽片下及叶柄近基部有腺体1枚;下部的羽片有小叶3~6对或更多,上部的羽片有小叶10~12对;小叶对生,小叶片近菱形,最顶的长可达2~6cm,宽0.7~3cm,其他的较小,顶端短尖,叶面微光亮,背面近无毛或被褐色柔毛。圆锥花序顶生和腋生,被褐色微柔毛;花柄短,数朵聚成小头状花序;萼钟形,长约2mm,被微柔毛,裂齿不明显;花冠白色,长3~4mm,外面被褐色微柔毛;雄蕊长约为花冠3倍。荚果作2或3回旋转,在种子着生处之间的外边缘凹下。花期2~6月;果期4~8月。

【生境】生于疏林或密林中。

【分布】浙江、福建、台湾、广东、广西、海南、云南。热带亚洲余部也有分布。

【采集加工】全年可采,摘取带叶嫩枝晒干。

【药材性状】本品嫩枝有纵棱,略呈方柱形,直径0.5~2cm,棕色至棕褐色;质坚实,但易折断,断面木部黄白色,髓部小,棕色。叶互生,为二回羽状复叶,羽片常4~6对,有的多达11对;小叶常卷缩或破碎,易脱落,近革质,菱形,顶生的小叶最大,长2~6cm,上面深绿色至棕黄色,微有光泽,下面色较浅。气无,味微涩。以茎枝幼嫩、叶片多者为佳。

【性味归经】味微苦、涩,性凉。归脾、胃、肝经。

【功能主治】清热解毒,凉血消肿。治上呼吸道感染、咽喉炎、扁桃体炎、痢疾。外用治烧、烫伤,疮痈疖肿。

【用法用量】10~15g,水煎服。外用干品研粉调茶油涂患处,或鲜叶捣烂敷患处。

4.75.8　亮叶猴耳环

ARCHIDENDRI LUCIDI RAMUS ET FOLIUM

【别名】亮叶围涎树

【基原】来源于含羞草科 Mimosaceae 猴耳环属 Archidendron 亮叶猴耳环 Archidendron lucidum（Benth.）Nielsen [Pithecellobium lucidum Benth.] 的枝、叶入药。

【形态特征】乔木，高2~10m；小枝无刺，嫩枝、叶柄和花序均被褐色短茸毛。羽片1~2对；总叶柄近基部、每对羽片下和小叶片下的叶轴上均有圆形而凹陷的腺体，下部羽片通常具2~3对小叶，上部羽片具4~5对小叶；小叶斜卵形或长圆形，长5~9（11）cm，宽2~4.5cm，顶生的一对最大，对生，余互生且较小，顶端渐尖而具钝小尖头，基部略偏斜，两面无毛或仅在叶脉上有微毛，叶面光亮，深绿色。头状花序球形，有花10~20朵，总花梗长不超过1.5cm，排成腋生或顶生的圆锥花序；花萼长不及2mm，与花冠同被褐色短茸毛；花瓣白色，长4~5mm，中部以下合生；子房具短柄，无毛。荚果旋卷成环状，宽2~3cm，边缘在种子间缢缩；种子黑色，长约1.5cm，宽约1cm。花期4~6月；果期7~12月。

【生境】多生于混交林或阔叶林中。

【分布】浙江、台湾、福建、广东、海南、香港、广西、云南、四川等地。印度、越南也有分布。

【采集加工】夏、秋采收，枝、叶晒干。

【性味归经】味微苦、辛，性凉；有小毒。

【功能主治】消肿，解毒。治风湿痛，跌打，火烫伤。

【用法用量】6~9g，水煎服。

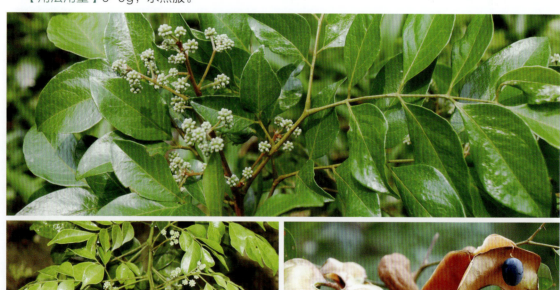
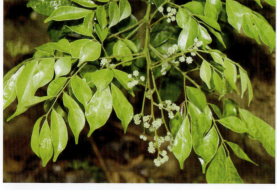
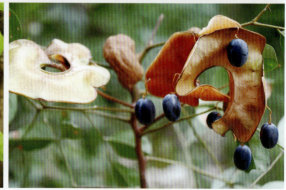

4.75.9　过岗龙

ENTADAE PHASEOLOIDIS CAULIS

【别名】过岗扁龙、过江龙、眼镜豆、扭龙、左右扭、扭骨风

【基原】来源于含羞草科 Mimosaceae 榼藤属 Entada 榼藤子 Entada phaseoloides（L.）Merr. 的藤茎入药。

【形态特征】榼藤子为木质大藤本。叶对生，二回偶数羽状复叶，长 10~25cm，通常有羽片 2 对，顶生一对羽片已变为卷须，每羽片有小叶 2~4 对；小叶对生，长椭圆形，长 3~8.5cm，宽 1.5~4cm。花淡黄色，长 2~3mm，排成腋生、长 10~25cm 的穗状花序，穗状花序有时再复合成圆锥花序状；花萼钟状，5 齿裂；花瓣 5 片，长椭圆形，淡黄色；雄蕊 10 枚，分离，较花冠长。荚果木质，长达 1m，宽 8~10cm，弯曲，扁平，多节，成熟时逐节脱落，每节具 1 种子；种子近圆形，扁平，直径 4~6cm，暗褐色，稍具网纹。花期 3~6 月；果期 8~11 月。

【生境】生于山涧或山坡混交林中，攀援于大乔木上。

【分布】台湾、广东、香港、海南、福建、广西、云南、西藏。东半球热带余部地区也有分布。

【采集加工】全年均可采收。砍下藤茎，洗净，斩成块片，蒸后晒干。

【药材性状】本品为不规则块片，大小不等，厚 1~2cm 或稍过之；树皮棕褐色或淡棕色，粗糙，有灰白色地衣斑块，具明显纵皱纹或纵沟纹，有点状皮孔和枝痕，一侧常有一条棱脊状突起；切削面皮部深棕色，有红棕色或棕黑色树脂状物渗出，木部棕色或浅棕色，有多数导管孔，环绕髓部有一圈红棕色树脂状物，位置偏于有棱脊的一侧；质坚硬，不易折断。气微，味微涩。以片大、色红、树脂状物多者为佳。

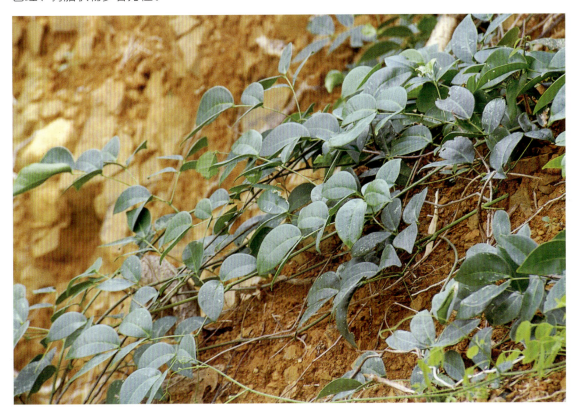

【性味归经】味微苦、涩，性平；有小毒。归肝、脾经。

【功能主治】祛风除湿，活血通络。治风湿性关节炎，跌打损伤，四肢麻木。

【用法用量】9~30g，水煎服，或浸酒服。并煎水洗患处。

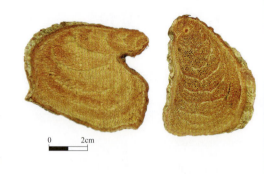

【注意】榼藤子的种子亦入药，称木腰子或过岗龙子。味甘，性平。功能解痉止痛，治胃痛和痔痛。通常研末口服，一次量1~3g。据说种仁有毒，故内服不宜过量。

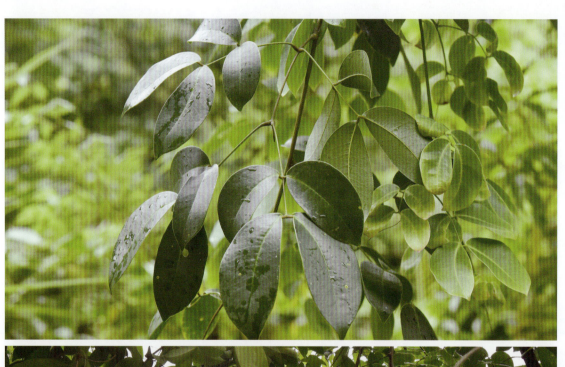

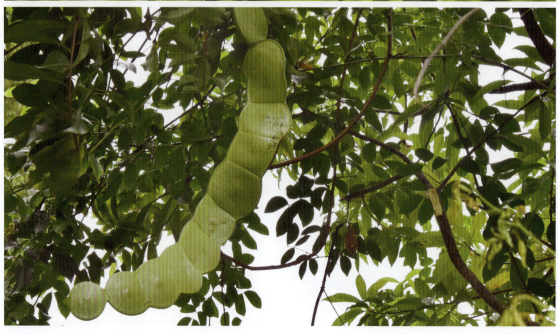

4.75.10　含羞草

MIMOSAE PUDICAE HERBA

【别名】感应草、知羞草、呼喝草、怕丑草

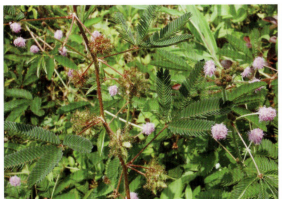
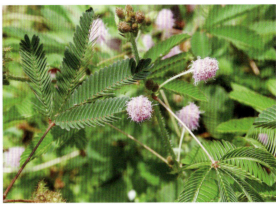

【基原】来源于含羞草科 Mimosaceae 含羞草属 *Mimosa* 含羞草 *Mimosa pudica* L. 的全草入药。

【形态特征】披散、亚灌木状草本。高可达 1m；茎圆柱状，具分枝，有散生、下弯的钩刺及倒生刺毛。托叶披针形，长 5~10mm，有刚毛。羽片和小叶触之即闭合而下垂；羽片通常 2 对，指状排列于总叶柄之顶端，长 3~8cm；小叶 10~20 对，线状长圆形，长 8~13mm，宽 1.5~2.5mm，顶端急尖，边缘具刚毛。头状花序圆球形，直径约 1cm，具长总花梗，单生或 2~3 个生于叶腋；花小，淡红色，多数；苞片线形；花萼极小；花冠钟状，裂片 4 枚，外面被短柔毛；雄蕊 4 枚，伸出于花冠之外；子房有短柄，无毛；胚珠 3~4 颗，花柱丝状，柱头小。荚果长圆形，长 1~2cm，宽约 5mm，扁平，稍弯曲，荚缘波状，具刺毛，成熟时荚节脱落，荚缘宿存；种子卵形，长 3.5mm。花期 3~10 月；果期 5~11 月。

【生境】生于旷野荒坡草地。

【分布】香港、广东、海南、台湾、福建、广西、云南等地。原产热带美洲，现广布于世界热带地区。

【采集加工】夏、秋季采收，将全草晒干。

【性味归经】味甘、涩，性凉；有小毒。

【功能主治】清热利尿，化痰止咳，安神止痛。治感冒，小儿高热，急性结膜炎，支气管炎，胃炎，肠炎，泌尿系结石，疟疾，神经衰弱。外用治跌打肿痛，疮疡肿毒。

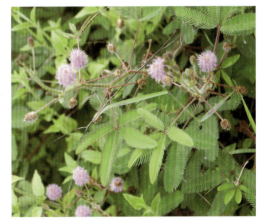

【用法用量】16~26g，水煎服。外用适量，捣烂敷患处。

【注意】孕妇忌服。

【附方】① 治小儿高热：含羞草 9g，水煎服。

② 治慢性支气管炎：含羞草根（鲜）100g，红丝线根（鲜）18g。水煎，每日 1 剂，分 2 次服。10 天为 1 个疗程，连续 2 个疗程。

4.76 苏木科

4.76.1 鞍叶羊蹄甲

BAUHINIAE BRACHYCARPAE RADIX

【别名】夜关门、马鞍叶

【基原】来源于苏木科 Caesalpiniaceae 羊蹄甲属 Bauhinia 鞍叶羊蹄甲 Bauhinia brachycarpa Wall. ex Benth. 的根入药。

【形态特征】灌木。小枝具棱，被微柔毛。叶片近圆形，长 3~6cm，宽 4~7cm，基部近截形，顶端 2 裂达中部，裂片顶端圆钝，下面略被稀疏微柔毛；托叶丝状，早落。伞房式总状花序侧生，有密集的花十余朵；总花梗与花梗被短柔毛；苞片线形，早落；花托陀螺形；萼佛焰苞状，裂片 2；花瓣白色，倒披针形；能育雄蕊 10 枚，其中 5 枚较长，花丝长 5~6mm，无毛；子房被茸毛，具短的子房柄，柱头盾状。荚果长圆形，扁平，长 5~7.5cm，宽 9~12mm，两端渐狭，中部两荚缝近平行，顶端具短喙；种子 2~4 颗，卵形，褐色，有光泽。花期 5~7 月；果期 8~10 月。

【生境】生于海拔 800~2200m 的山地草坡和河溪旁灌丛中。

【分布】四川、云南、甘肃和湖北。印度、缅甸和泰国也有分布。

【采集加工】夏、秋季采收，晒干或鲜用。

【性味归经】味苦、涩，性平。

【功能主治】清热润肺，敛阴安神，除湿，杀虫。治心悸失眠、盗汗遗精、瘰疬、湿疹、疥癣、百日咳等。

【用法用量】30~50g，水煎服。

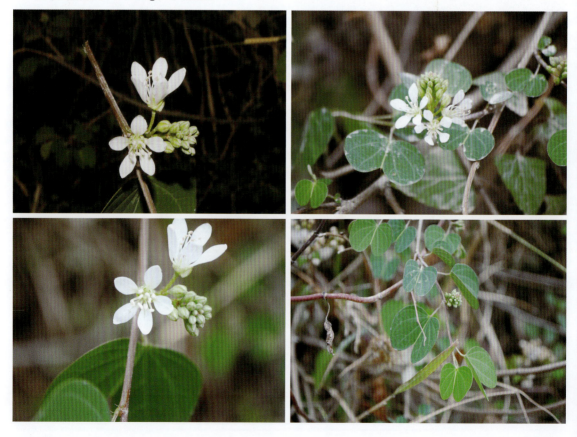

4.76.2 圆过岗龙

BAUHINIAE CHAMPIONII CAULIS

【别名】过岗圆龙、羊蹄藤、九龙藤、乌郎藤

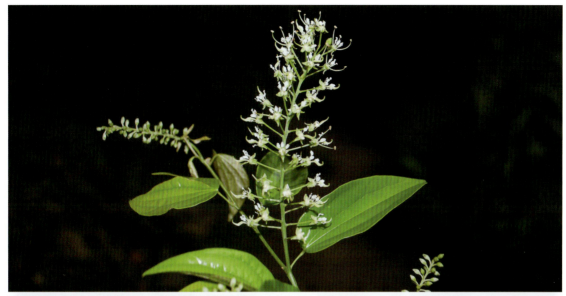

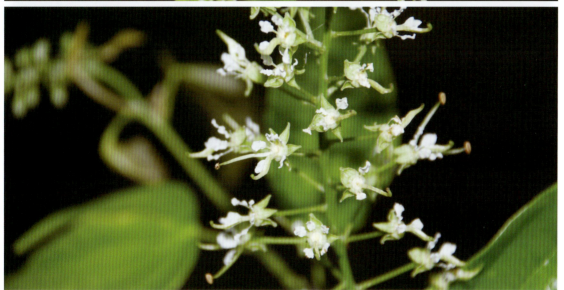

【基原】来源于苏木科 Caesalpiniaceae 羊蹄甲属 *Bauhinia* 龙须藤 *Bauhinia championii* (Benth.) Benth. 的藤茎入药。

【植物特征】木质大藤本。长达 10m。枝上有卷须，小枝和花序被白色短柔毛。叶纸质，卵形或心形，长 5.5~10cm，宽 4~8cm，顶端渐尖、微缺或 2 裂，裂片不等长，锐尖或渐尖，基部微凹、心形、截平或圆，下面被贴伏的微柔毛，粉绿色；基出脉 7 条。花白色，直径约 8mm，排成腋生或与叶对生的总状花序，有时数个总状花序聚于枝顶成圆锥花序状，长 10~20cm；花萼具短管，裂片近披针形，长约 3mm；花瓣具长约 4mm 的爪；发育雄蕊 3 枚，与萼近等长，不育雄蕊 2 枚。荚果扁平，倒卵状长圆形，长 7~12cm，含 3~5 颗种子。花期 6~10 月；果期 7~12 月。

【生境】多生于混交林或阔叶林中。

【分布】浙江、台湾、福建、广东、香港、海南、广西、江西、湖南、湖北和贵州等地。印度、越南和印度尼西亚也有分布。

【采集加工】全年均可采收。割取藤茎,切斜片或短段,晒干。

【药材性状】本品为厚片或短段,切断面近圆形,直径3~8cm,皮部棕色,木部淡棕色,有数圈环状纹理,针孔状导管清楚可见;质坚硬,难折断。气无,味淡或微涩。以片大、色浅棕者为佳。

【性味归经】味微苦、微涩,性微温。归肝、大肠经。

【功能主治】祛风除湿,活血止痛,健脾理气。治跌打损伤,风湿性关节痛,胃痛,小儿疳积。

【用法用量】15~30g,水煎服。

【附方】治风湿性关节炎:圆过岗龙、五指毛桃、山苍子根、千斤拔各15g,半枫荷、黑老虎各9g,水煎服。

【附注】根、叶亦入药,根的功能与藤茎同;叶可解酒。

治骨折:龙须藤根皮(二层皮)4份,鲜桃树根皮2份,鲜竹叶、椒叶、鲜鹅不食草各1份,共捣烂,酒调敷患处。

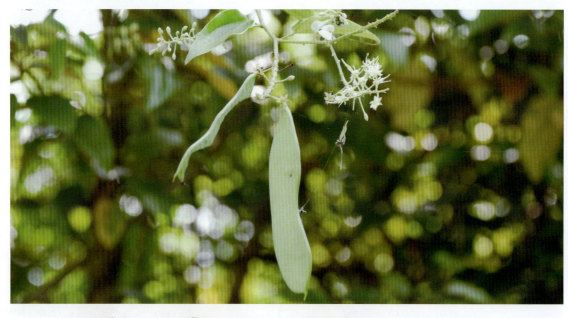

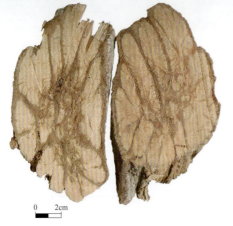

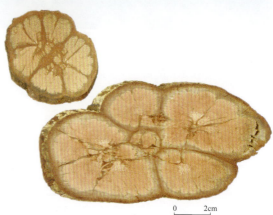

4.76.3　首冠藤

BAUHINIAE CORYMBOSAE FOLIUM

【别名】深裂羊蹄甲

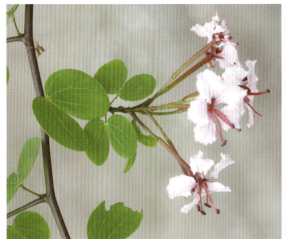
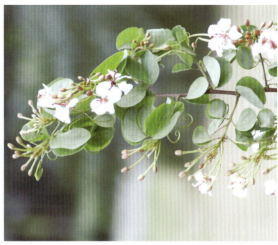

【基原】来源于苏木科 Caesalpiniaceae 羊蹄甲属 Bauhinia 首冠藤 Bauhinia corymbosa Roxb. 的叶入药。

【形态特征】木质藤本；嫩枝、花序和卷须的一面被红棕色小粗毛；枝纤细，无毛；卷须单生或成对。叶纸质，近圆形，长和宽 2~3（4）cm，或宽度略超过于长度，自顶端深裂达叶长的 3/4，裂片顶端圆，基部近截平或浅心形，两面无毛或下面基部和脉上被红棕色小粗毛；基出脉 7 条；叶柄纤细，长 1~2cm。伞房花序式的总状花序顶生于侧枝上，长约 5cm，多花，具短的总花梗；苞片和小苞片锥尖，长约 3mm；花芳香；花蕾卵形，急尖，与纤细的花梗同被红棕色小粗毛；花托纤细，长 18~25mm，萼片长约 6mm，外面被毛，开花时反折；花瓣白色，有粉红色脉纹，阔匙形或近圆形，长 8~11mm，宽 6~8mm，外面中部被丝质长柔毛，边缘皱曲，具短瓣柄；能育雄蕊 3 枚，花丝淡红色，长约 1cm；退化雄蕊 2~5 枚；子房具柄，无毛，柱头阔，截形。荚果带状长圆形，扁平，直或弯曲，长 10~16（25）cm，宽 1.5~2.5cm，具果颈，果瓣厚革质。花期 4~6 月；果期 9~12 月。

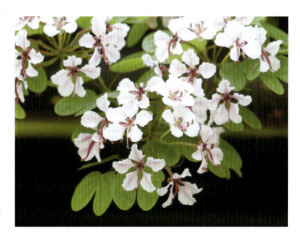

【生境】生于山谷疏林中或山坡阳处。

【分布】香港、广东、海南有分布。世界热带、亚热带地区有栽培。

【采集加工】全年可采，叶鲜用。

【性味归经】味苦、涩，性凉。

【功能主治】清热解毒。治痢疾，湿疹，疥癣，疮毒。

【用法用量】10~30g，水煎服。外用鲜叶捣烂敷患处。

4.76.4 粉叶羊蹄甲

BAUHINIAE GLAUCAE CAULIS ET FOLIUM

【基原】来源于苏木科 Caesalpiniaceae 羊蹄甲属 Bauhinia 粉叶羊蹄甲 Bauhinia glauca (Wall. ex Benth.) Benth. 的枝叶或全株入药。

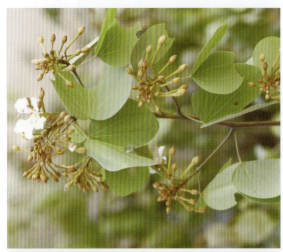

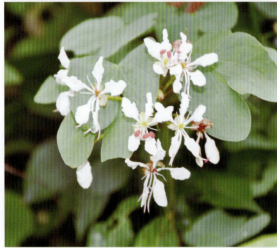

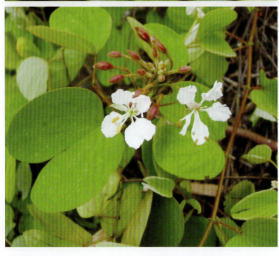

【形态特征】木质藤本；卷须略扁，旋卷。叶纸质，近圆形，长 5~7（9）cm，2 裂达中部或更深裂，罅口狭窄，裂片卵形，内侧近平行，顶端圆钝，基部阔，心形至截平，叶面无毛，背面疏被柔毛，脉上较密；基出脉 9~11 条；叶柄纤细，长 2~4cm。伞房花序式的总状花序顶生或与叶对生，具密集的花；总花梗长 2.5~6cm，被疏柔毛，渐变无毛；苞片与小苞片线形，锥尖，长 4~5mm；花序下部的花梗长可达 2cm；花蕾卵形，被锈色短毛；花托长 12~15mm，花盛开时长达 20mm，被疏毛；萼片卵形，急尖，长约 6mm，外被锈色茸毛；花瓣白色，倒卵形，各瓣近相等，具长柄，边缘皱波状，长 10~12mm，瓣柄长约 8mm；能育雄蕊 3 枚，花丝无毛，远比花瓣长；退化雄蕊 5~7 枚；子房无毛，具柄，花柱长约 4mm，柱头盘状。荚果带状，薄，无毛，不开裂，长 15~20cm，宽 4~6cm，荚缝稍厚，果颈长 6~10mm；种子 10~20 颗，在荚果中央排成一纵列，卵形，极扁平，长约 1cm。花期 4~6 月；果期 7~9 月。

【生境】生于山地疏林中或山谷荫蔽的密林或灌丛中。

【分布】香港、广东、广西、江西、湖南、贵州、云南。印度、中南半岛余部、印度尼西亚也有分布。

【采集加工】全年可采，枝叶或全株鲜用。

【性味归经】味辛、甘、酸、微苦，性温。

【功能主治】清热利湿，消肿止痛，收敛止痒。治皮肤湿疹。

【用法用量】外用鲜品捣烂敷患处或煎水洗患处。

4.76.5 羊蹄甲

BAUHINIAE PURPUREAE RADIX ET CORTEX

【基原】来源于苏木科 Caesalpiniaceae 羊蹄甲属 Bauhinia 羊蹄甲 Bauhinia purpurea L. 的树皮、根和花入药。

【形态特征】乔木，高 7~10m；树皮厚，近光滑，灰色至暗褐色；枝初时略被毛，毛渐脱落。叶硬纸质，近圆形，长 10~15cm，宽 9~14cm，基部浅心形，顶端分裂达叶长的 1/3~1/2，裂片顶端圆钝或近急尖，两面无毛或背面薄被微柔毛；基出脉 9~11 条；叶柄长 3~4cm。总状花序侧生或顶生，少花，长 6~12cm，有时 2~4 朵生于枝顶而成复总状花序，被褐色绢毛；花蕾多少纺锤形，具 4~5 棱或狭翅，顶钝；花梗长 7~12mm；萼佛焰状，一侧开裂达基部成外反的 2 裂片，裂片长 2~2.5cm，顶端微裂，其中一片具 2 齿，另一片具 3 齿；花瓣桃红色，倒披针形，长 4~5cm，具脉纹和长的瓣柄；能育雄蕊 3 枚，花丝与花瓣等长；退化雄蕊 5~6 枚，长 6~10mm；子房具长柄，被黄褐色绢毛，柱头稍大，斜盾形。荚果带状，扁平，长 12~25cm，宽 2~2.5cm，略呈弯镰状，成熟时开裂，木质的果瓣扭曲将种子弹出；种子近圆形，扁平，直径 12~15mm，种皮深褐色。花期 9~11 月；果期 2~3 月。

【生境】栽培。

【分布】我国南部。中南半岛余部、印度、斯里兰卡也有分布。

【采集加工】树皮、根夏、秋采收，花秋冬采收晒干。

【性味归经】味苦，性寒。根皮有毒。

【功能主治】清热解毒，收敛。树皮、花和根有抗菌、镇痛、抗炎的功效。治腹泻，烫伤，脓疮。

【用法用量】10~15g，水煎服。外用鲜叶捣烂敷患处。

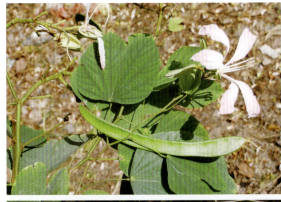

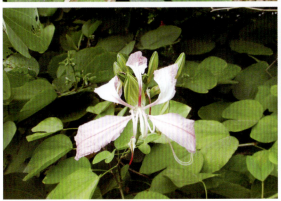

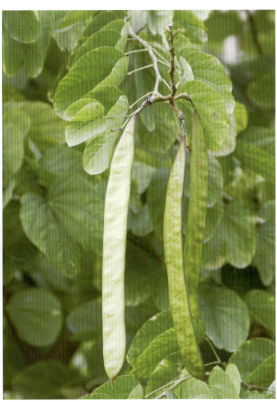

4.76.6 洋紫荆

BAUHINIAE VARIEGTAE RADIX ET CAULIS

【别名】羊蹄甲

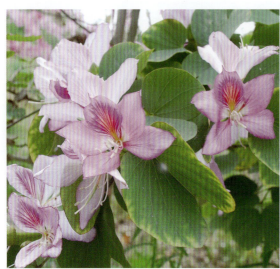
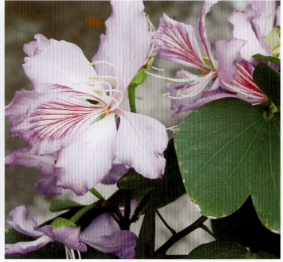

【基原】来源于苏木科 Caesalpiniaceae 羊蹄甲属 Bauhinia 洋紫荆 Bauhinia variegata L. 的根、树皮、叶和花入药。

【形态特征】落叶乔木；幼嫩部分常被灰色短柔毛；枝广展，硬而稍呈之字曲折，无毛。叶近革质，阔卵形至近圆形，宽度常超过于长度，长 5~9cm，宽 7~11cm，基部浅至深心形，有时近截形，顶端 2 裂达叶长的 1/3，裂片阔，钝头或圆，两面无毛或下面略被灰色短柔毛；基出脉（9）13 条；叶柄长 2.5~3.5cm，被毛或近无毛。总状花序侧生或顶生，极短缩，多少呈伞房花序式，少花，被灰色短柔毛；总花梗短而粗；苞片和小苞片卵形，极早落；花大，近无梗；花蕾纺锤形；萼佛焰苞状，被短柔毛，一侧开裂为一阔卵形、长 2~3cm 的裂片；花托长 12mm；花瓣倒卵形或倒披针形，长 4~5cm，具瓣柄，紫红色或淡红色，杂以黄绿色及暗紫色的斑纹，近轴一片较阔；能育雄蕊 5 枚，花丝纤细，无毛，长约 4cm；退化雄蕊 1~5 枚，丝状，较短；子房具柄，被柔毛，尤以缝线上被毛较密，柱头小。荚果带状，扁平，长 15~25cm，宽 1.5~2cm，具长柄及喙；种子 10~15 颗，近圆形，扁平，直径约 1cm。花期全年，3 月最盛。

【生境】栽培。

【分布】我国南部。印度、中南半岛余部也有分布。

【采集加工】根、树皮、叶夏、秋采收，花秋冬采收晒干。

【性味归经】根：味微涩，性微凉。树皮：味苦、涩，性平。叶：味淡，性平。花：味淡，性凉。

【功能主治】根：止血，健脾。树皮：健脾燥湿。叶：润肺止咳，缓泻。花：消炎。根：治咯血，消化不良。树皮：治消化不良，急性胃肠炎。叶：治咳嗽，便秘。花：治肝炎，肺炎，支气管炎。

【用法用量】根 15~30g，树皮、花和叶 9~15g，水煎服。

【附方】治消化不良性腹泻：洋紫荆树皮 15g，水煎服。胡椒为引。

4.76.7 刺果云实

CAESALPINIAE BONDUC FOLIUM

【别名】大托叶云实、刺果苏木、杧果钉

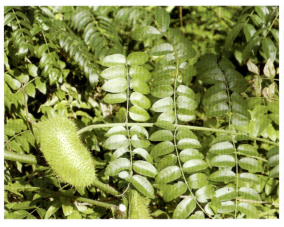
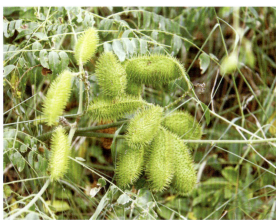

【基原】来源于苏木科 Caesalpiniaceae 云实属 Caesalpinia 刺果云实 Caesalpinia bonduc (L.) Roxb. 的叶入药。

【形态特征】攀援灌木。各部均被黄色柔毛；刺直或弯曲。叶长 30~45cm；叶轴有钩刺；羽片 6~9 对，对生；羽片柄极短，基部有刺 1 枚；托叶大，叶状，常分裂，脱落；在小叶着生处常有托叶状小钩刺 1 对；小叶 6~12 对，膜质，长圆形，长 1.5~4cm，宽 1.2~2cm，顶端圆钝而有小凸尖，基部斜，两面均被黄色柔毛。总状花序腋生，具长梗，上部稠密，下部稀疏；花梗长 3~5mm；苞片锥状，长 6~8mm，被毛，外折，开花时渐脱落；花托凹陷；萼片 5，长约 8mm，内外均被锈色毛；花瓣黄色，最上面一片有红色斑点，倒披针形，有柄；花丝短，基部被绵毛；子房被毛。荚果革质，长圆形，长 5~7cm，宽 4~5cm，顶端有喙，膨胀，外面具细长针刺；种子 2~3 颗，近球形，铅灰色，有光泽。花期 8~10 月；果期 10 月至翌年 3 月。

【生境】生于山地林中。

【分布】香港、广东、广西、台湾。世界热带地区均有分布。

【采集加工】夏、秋季采收，叶晒干。

【性味归经】味苦，性寒。

【功能主治】祛瘀止痛，清热解毒。治肝功能失调，急慢性胃炎，胃溃疡，痈疮疔肿，消化不良，便秘。

【用法用量】6~9g，水煎服。

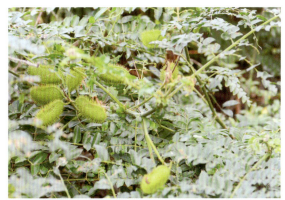
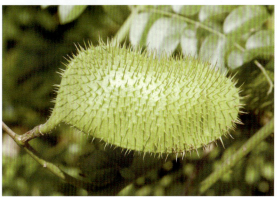

4.76.8 华南云实

CAESALPINIAE CRISTAE RADIX

【别名】刺果苏木、假老虎簕、虎耳藤、双角龙

【基原】来源于苏木科 Caesalpiniaceae 云实属 *Caesalpinia* 华南云实 *Caesalpinia crista* L. [*C. nuga*（L.）Ait.] 的根入药。

【形态特征】木质藤本。长可达 10m 以上；树皮黑色，有少数倒钩刺。二回羽状复叶长 20~30cm；叶轴上有黑色倒钩刺；羽片 2~3 对，有时 4 对，对生；小叶 4~6 对，对生，具短柄，革质，卵形或椭圆形，长 3~6cm，宽 1.5~3cm，顶端圆钝，有时微缺，很少急尖，基部阔楔形或钝，两面无毛，叶面有光泽。总状花序长 10~20cm，复排列成顶生、疏松的大型圆锥花序；花芳香；花梗纤细，长 5~15mm；萼片 5 枚，披针形，长约 6mm，无毛；花瓣 5 片，不相等，其中

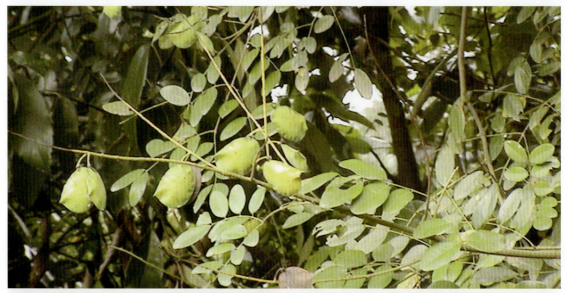

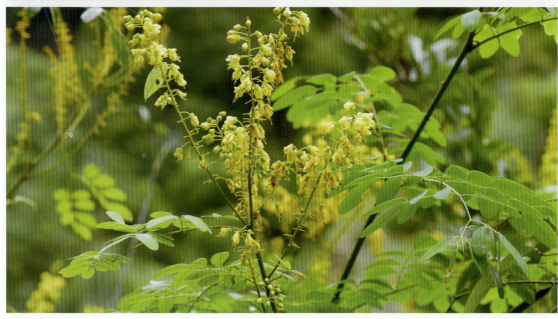

4 片黄色，卵形，无毛，瓣柄短，稍明显，上面一片具红色斑纹，向瓣柄渐狭，内面中部有毛；雄蕊略伸出，花丝基部膨大，被毛；子房被毛，有胚珠 2 颗。荚果斜阔卵形，革质，长 3~4cm，宽 2~3cm，肿胀，具网脉，顶端有喙；种子 1 颗，扁平。花期 4~7 月；果期 7~12 月。

【生境】生于海拔 400~1500m 的山地林中。

【分布】云南、贵州、四川、湖北、湖南、广东、香港、广西、福建和台湾。印度、斯里兰卡、缅甸、泰国、柬埔寨、越南、马来半岛、波利尼西亚群岛和日本也有分布。

【采集加工】夏、秋季采收，根切片晒干备用。

【性味归经】味苦，性凉。

【功能主治】祛瘀止痛，清热解毒。治急、慢性胃炎，胃溃疡，痈疮疖肿。

【用法用量】6~9g，水煎服。外用适量，捣烂敷患处。

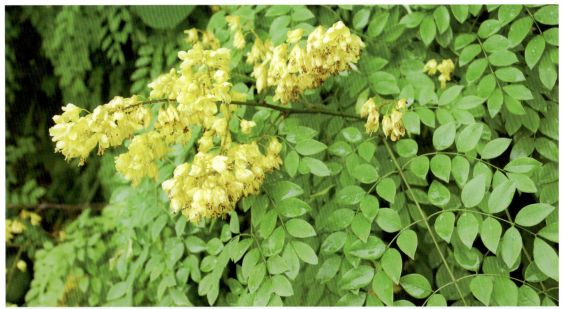

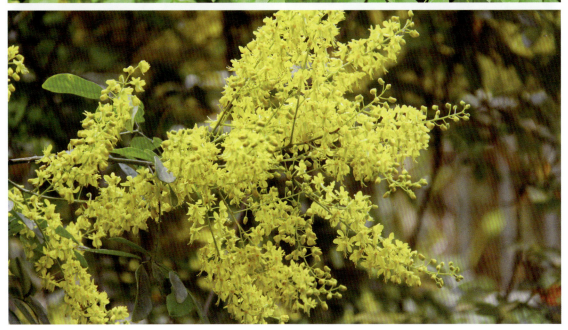

4.76.9 大叶云实

CAESALPINIAE MAGNIFOLIOLATAE RADIX

【别名】铁藤根

【基原】来源于苏木科 Caesalpiniaceae 苏木属 *Caesalpinia* 大叶云实 *Caesalpinia magnifoliolata* Metc. 的根入药。

【形态特征】有刺藤状灌木；小枝被锈色短柔毛；二回羽状复叶有羽片 2~3 对；小叶 4~6 对，革质，长圆形，长 4~15cm，宽 2.5~7cm，两端圆钝，或顶端极钝，上面无毛，有光泽，下面有短柔毛；叶柄与小叶柄均被短柔毛。总状花序腋生或圆锥花序顶生；花黄色；花梗长 9~10mm；花托凹陷；萼片 5 枚，长约 5mm，宽约 3mm；花瓣 5 片，长约 10mm，宽约 5mm，具短柄；雄蕊 10 枚，花丝长约 1cm，下部被短柔毛；子房近无柄，无毛，花柱长约 1cm，柱头平截形。荚果近圆形而扁，长 3.5~4cm，宽 3.5cm，背缝线向两侧扩张成龙骨状的狭翅，果瓣木质，棕色，表面有粗网脉；种子 1 颗，近圆形，直径 2cm，极扁，棕黑色。花期 4 月；果期 5~6 月。

【生境】生于海拔 500~1300m 的灌木丛中。

【分布】广东、广西、云南和贵州。

【采集加工】夏、秋季采收根，晒干备用。

【性味归经】味甘、辛，性温。

【功能主治】活血消肿。治跌打损伤。

【用法用量】15~25g，水煎服。外用鲜品捣烂敷患处。

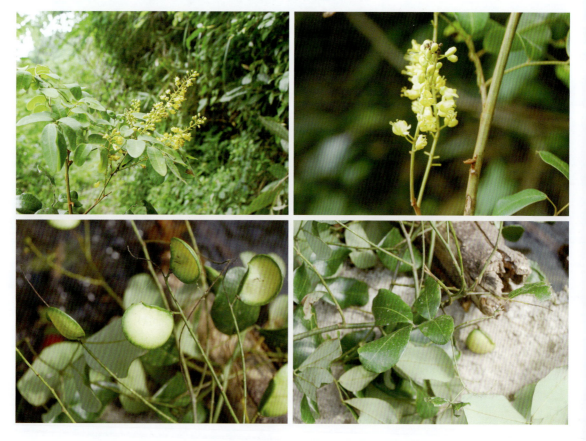

4.76.10 小叶云实

CAESALPINIAE MILLETTII RADIX

【别名】刺果苏木、假南蛇簕、楠卡

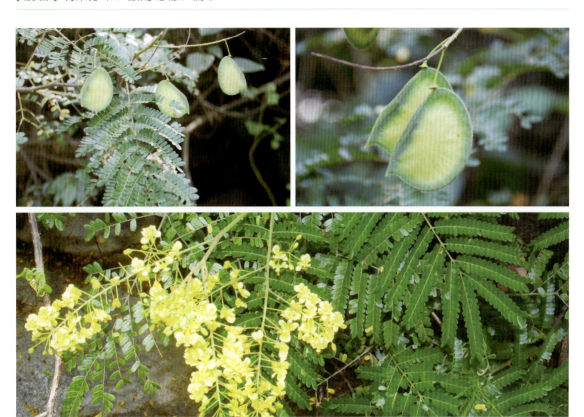

【基原】来源于苏木科 Caesalpiniaceae 云实属 Caesalpinia 小叶云实 Caesalpinia millettii Hook. et Arn. 的根入药。

【形态特征】有刺攀援灌木。各部被锈色短柔毛。叶长 19~20cm；叶轴具成对的钩刺；羽片 7~12 对；小叶 15~20 对，互生，长圆形，长 7~13mm，宽 4~5mm，顶端圆钝，基部斜截形，两面被锈色毛，背面较密。圆锥花序腋生，长达 30cm；花多数，上部稠密，下部稀疏；花梗长 15mm，被稀疏短柔毛；花托凹陷；萼片 5 枚，最下面一片长达 8mm，其余的长约 5mm；花瓣黄色，近圆形，宽约 8mm，最上面一片较小，宽只有 4mm，基部有柄；雄蕊长约 1cm，花丝下部被长柔毛；雌蕊较雄蕊略长，长约 13mm，子房与花柱下部被柔毛，柱头截平，有短毛。荚果倒卵形，背缝线直，具狭翅，被短柔毛，革质，无刺，成熟时沿背缝线开裂；种子 1 颗，肾形，红棕色，长约 11mm，宽约 6mm，有光泽，具环纹。花期 8~9 月；果期 12 月。

【生境】生于山脚灌丛中或溪水旁。

【分布】广西、广东、湖南、江西。

【采集加工】夏、秋季采收，根切片晒干。

【性味归经】味甘，性温。

【功能主治】健脾和胃，消食化积。治胃病，消化不良，风湿痹痛。

【用法用量】10~15g，水煎服。

4.76.11　苦石莲子

CAESALPINIAE MINACIS CAULIS ET SEMEN

【别名】南蛇簕、石莲子、喙果云实、苦石莲

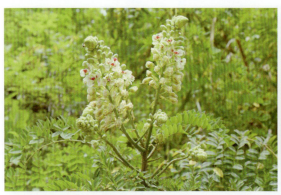
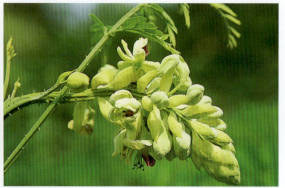

【基原】来源于苏木科 Caesalpiniaceae 云实属 Caesalpinia 喙荚云实 Caesalpinia minax Hance 的根、茎、叶和种子入药。

【形态特征】有刺灌木。各部被短柔毛。二回羽状复叶长可达 45cm；托叶锥状而硬；羽片 5~8 对；小叶 6~12 对，椭圆形或长圆形，长 2~4cm，宽 1.1~1.7cm，顶端圆钝或急尖，基部圆形，微偏斜，两面沿中脉被短柔毛。总状花序或圆锥花序顶生；苞片卵状披针形，顶端短渐尖；萼片 5 枚，长约 13mm，密生黄色茸毛；花瓣 5 片，白色，有紫色斑点，倒卵形，长约 18mm，宽约 12mm，顶端圆钝，基部靠合，外面和边缘有毛；雄蕊 10 枚，较花瓣稍短，花丝下部密被长柔毛；子房密生细刺，花柱稍超出于雄蕊，无毛。荚果长圆形，长 7.5~13cm，宽 4~4.5cm，顶端圆钝而有喙，喙长 5~25mm，果瓣表面密生针状刺，有种子 4~8 颗；种子椭圆形与莲子相仿，一侧稍洼，有环状纹，长约 18mm；宽约 10mm，种子在狭的一端。花期 4~5 月；果期 7 月。

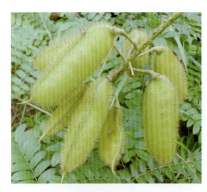

【生境】生于海拔 400~1500m 的山沟、溪旁或灌丛中。

【分布】香港、广东、海南、广西、云南、贵州、四川、福建。

【采集加工】根、茎、叶夏、秋季采收，种仁秋、冬季采收，晒干。

【性味归经】根、茎、叶：味苦，性凉。种仁：味苦，性寒。

【功能主治】根、茎、叶：清热解暑，消肿，止痛，止痒。种仁：清热利湿。根、茎、叶：治感冒发热，风湿性关节炎。外用治跌打损伤，骨折，疮疡肿毒，皮肤瘙痒，毒蛇咬伤。种仁：治急性胃肠炎，痢疾，膀胱炎。

【用法用量】根、茎、叶、种仁均为 9~15g，水煎服。茎、叶外用适量鲜品捣烂敷患处，或煎水洗。

【附方】治感冒发热：苦石莲子（茎叶）9g，甘草1.5g。水煎服。

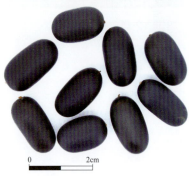

4.76.12 苏木

SAPPAN LIGNUM

【别名】苏方木

【基原】来源于苏木科 Caesalpiniaceae 云实属 Caesalpinia 苏木 Caesalpinia sappan L. 的心材入药。

【形态特征】小乔木。高达 6m，具疏刺，除老枝、叶下面和荚果外，多少被细柔毛；枝上的皮孔密而显著。二回羽状复叶长 30~45cm；羽片 7~13 对，对生，长 8~12cm，小叶 10~17 对，紧靠，无柄，小叶片纸质，长圆形至长圆状菱形，长 1~2cm，宽 5~7mm，顶端微缺，基部歪斜，以斜角着生于羽轴上；侧脉纤细，在两面明显，至边缘附近联结。圆锥花序顶生或腋生，长约与叶相等；苞片大，披针形，早落；花梗长 15mm，被细柔毛；花托浅钟形；萼片 5 枚，稍不等，下面一片比其他的大，呈兜状；花瓣黄色，阔倒卵形，长约 9mm，最上面一片基部带粉红色，具柄；雄蕊稍伸出，花丝下部密被柔毛；子房被灰色茸毛，具柄，花柱细长，被毛，柱头截平。荚果木

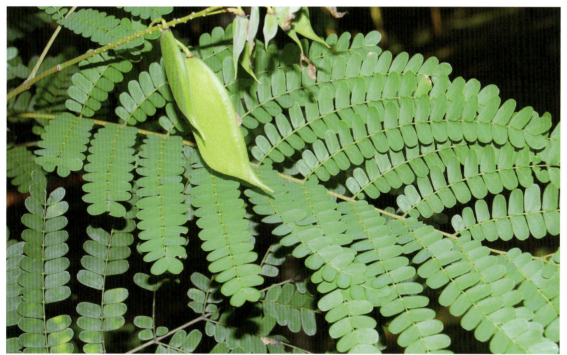

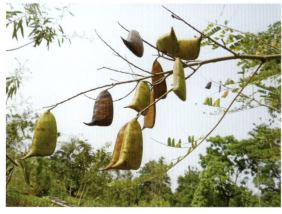

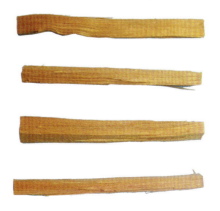

质，稍压扁，近长圆形至长圆状倒卵形，长约 7cm，宽 3.5~4cm，基部稍狭，顶端斜向截平，上角有外弯或上翘的硬喙，不开裂，红棕色，有光泽；种子 3~4 颗，长圆形，稍扁，浅褐色。花期 5~10 月；果期 7 月至翌年 3 月。

【生境】生于山地林中。

【分布】云南、贵州、四川、海南、广东、广西、福建和台湾有栽培或野生。原产印度、越南、马来半岛及斯里兰卡。

【采集加工】全年可采伐。砍取树龄 5 年以上的树干或粗大枝干，削去外皮及白色边材，选取红色心材，截为长段，晒干。

【药材性状】本品呈长圆柱形或对剖半圆柱形，长 10~100cm，直径 3~12cm。表面黄红色至棕红色，具刀削痕，常见纵向裂缝。质坚硬。断面略具光泽，年轮明显，有的可见暗棕色、质松、带亮星的髓部。气微，味微涩。

【性味归经】味甘、咸，性平。

【功能主治】行血祛瘀，消肿止痛。治产后流血不止或瘀阻腹痛，内伤积瘀，外伤瘀肿，跌打损伤，肠炎。外用治外伤出血。

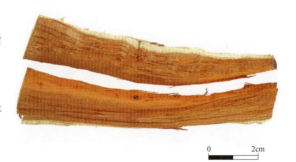

【用法用量】3~9g，水煎服。外用适量，研粉撒患处。

【注意】月经过多者及孕妇慎服。

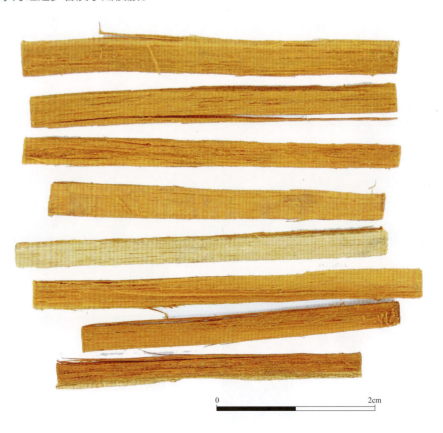

4.76.13　翅荚决明

CASSIAE ALATAE FOLIUM

【别名】对叶豆、非洲木通

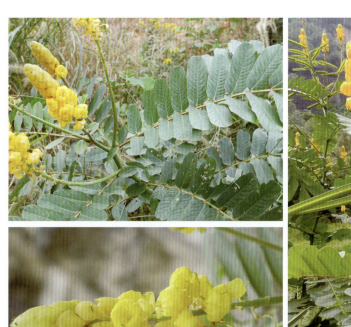
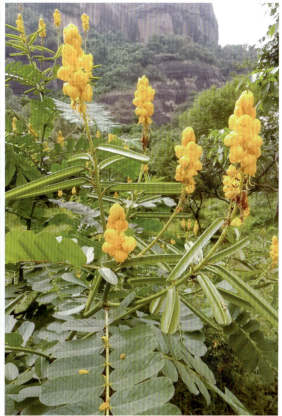

【基原】来源于苏木科 Caesalpiniaceae 决明属 Cassia 翅荚决明 Cassia alata L. 的叶入药。

【形态特征】直立灌木，高 1.5~3m；枝粗壮，绿色。叶长 30~60cm；在靠腹面的叶柄和叶轴上有两条纵棱条，有狭翅，托叶三角形；小叶 6~12 对，薄革质，倒卵状长圆形或长圆形，长 8~15cm，宽 3.5~7.5cm，顶端圆钝而有小短尖头，基部斜截形，下面叶脉明显凸起；小叶柄极短或近无柄。花序顶生和腋生，具长梗，单生或分枝，长 10~50cm；花直径约 2.5cm，芽时为长椭圆形、膜质的苞片所覆盖；花瓣黄色，有明显的紫色脉纹；位于上部的 3 枚雄蕊退化，7 枚雄蕊发育，下面两枚的花药大，侧面的较小。荚果长带状，长 10~20cm，宽 1.2~1.5cm，每果瓣的中央顶部有直贯至基部的翅，翅纸质，具圆钝的齿；种子 50~60 颗，扁平，三角形。花期 11 月至翌年 1 月；果期 12 月至翌年 2 月。

【生境】生于疏林或干旱的山坡上。

【分布】香港、广东、海南、云南。原产美洲热带地区，现广布于全世界热带地区。

【采集加工】全年可采收，叶鲜用。

【性味归经】味辛，性温。

【功能主治】杀虫，止痒。治神经性皮炎，牛皮癣，湿疹，皮肤瘙痒，疮疖肿疡。

【用法用量】用鲜叶适量捣汁擦患处。

4.76.14 短叶决明

CASSIAE LESCHENAULTIANAE HERBA

【别名】地甘油、牛旧藤

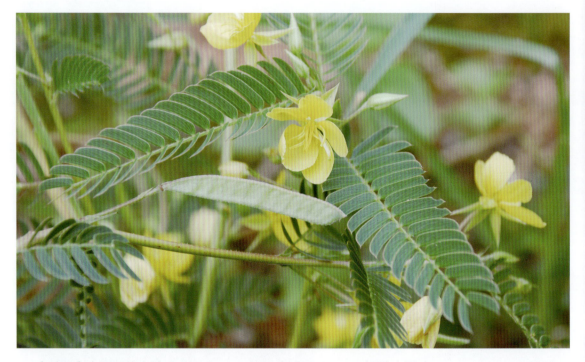

【基原】来源于苏木科 Caesalpiniaceae 决明属 Cassia 短叶决明 Cassia leschenaultiana DC. 的全株入药。

【形态特征】一年生或多年生亚灌木状草本，高 30~80cm，有时可达 1m；茎直立，分枝，嫩枝密生黄色柔毛。叶长 3~8cm，在叶柄的上端有圆盘状腺体 1 枚；小叶 14~25 对，线状镰形，长 8~13（15）mm，宽 2~3mm，两侧不对称，中脉靠近叶的上缘；托叶线状锥形，长 7~9mm，宿存。花序腋生，有花 1 或数朵不等；总花梗顶端的小苞片长约 5mm；萼片 5 枚，长约 1cm，带状披针形，外面疏被黄色柔毛；花冠橙黄色，花瓣稍长于萼片或与萼片等长；雄蕊 10 枚，或有时 1~3 枚退化；子房密被白色柔毛。荚果扁平，长 2.5~5cm，宽约 5mm，有 8~16 粒种子。花期 6~8 月；果期 9~11 月。

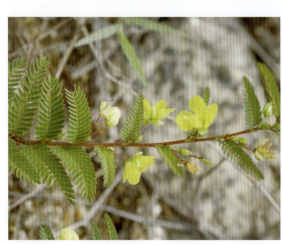

【生境】生于山地路旁的灌木丛或草丛中。

【分布】安徽、江西、浙江、福建、台湾、海南、广东、香港、广西、贵州、云南、四川等地。越南、缅甸、印度也有分布。

【采集加工】夏、秋采收，将全草晒干。

【性味归经】味微苦，性平。

【功能主治】消食化积，清热解毒，利湿。治水肿，小儿疳积，蛇头疮。

【用法用量】15~20g，水煎服。

4.76.15 含羞草决明

CASSIAE MIMOSOIDIS HERBA

【别名】山扁豆

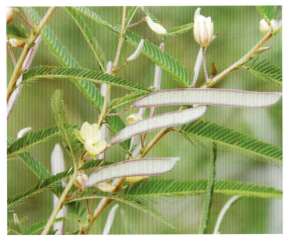
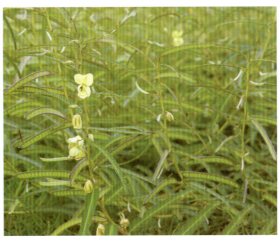

【基原】来源于苏木科 Caesalpiniaceae 决明属 Cassia 含羞草决明 Cassia mimosoides L. 的全株入药。

【形态特征】一年生或多年生亚灌木状草本，高 30~60cm，多分枝；枝条纤细，被微柔毛。叶长 4~8cm，在叶柄的上端、最下一对小叶的下方有圆盘状腺体 1 枚；小叶 20~50 对，线状镰形，长 3~4mm，宽约 1mm，顶端短急尖，两侧不对称，中脉靠近叶的上缘，干时呈红褐色；托叶线状锥形，长 4~7mm，有明显肋条，宿存。花序腋生，1 或数朵聚生不等，总花梗顶端有 2 枚小苞片，长约 3mm；萼长 6~8mm，顶端急尖，外被疏柔毛；花瓣黄色，不等大，具短柄，略长于萼片；雄蕊 10 枚，5 长 5 短相间而生。荚果镰形，扁平，长 2.5~5cm，宽约 4mm，果柄长 1.5~2cm；种子 10~16 颗。花、果期通常 8~10 月。

【生境】生于旷野、山麓的疏林边。

【分布】华东南部、华南至西南。原产美洲热带地区，现广布于世界热带、亚热带地区。

【采集加工】夏、秋采收，全株晒干。

【性味归经】味甘、微苦，性平。

【功能主治】清热解毒，利尿，通便。治肾炎水肿，口渴，咳嗽痰多，习惯性便秘，毒蛇咬伤。

【用法用量】9~18g，水煎服，亦可代茶饮。

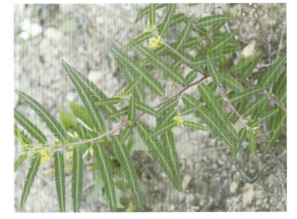

【附方】治毒蛇咬伤：山扁豆（全草），瓜子金（全草）、金牛远志（全草）、卵叶娃儿藤根、无患子、乌桕根各 15g，六棱菊（全草）9g，以上均干品，切碎，用 500ml 米酒浸 20 天。成人每次 2 汤匙，每隔 1 小时服 1 次，每日 3~4 次。儿童酌减。

4.76.16 望江南子

CASSIAE OCCIDENTALIS SEMEN

【别名】槐豆、羊角豆

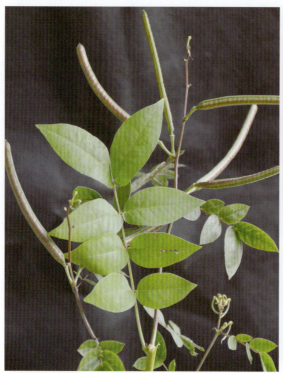
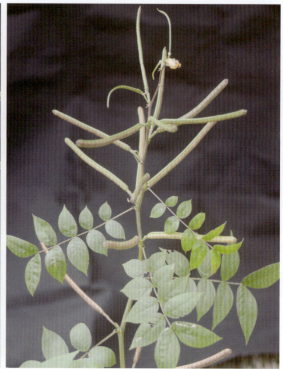

【基原】来源于苏木科 Caesalpiniaceae 决明属 Cassia 望江南 Cassia occidentalis L. 的成熟种子入药。

【形态特征】亚灌木或高大草本,高 1~2m。茎直立,圆柱形,上部多分枝,幼枝疏具柔毛。偶数羽状复叶互生,长 15~20cm;叶柄基部具 1 扁钻形腺体;托叶卵状披针形,小叶 3~5 对,卵形或卵状披针形,长 2~6cm,宽 1~2cm,全缘,疏具睫毛,小叶柄密生柔毛。总状花序伞房状,顶生或腋生;花少数,具长约 2cm 的纤细花梗;花萼 5;花冠假蝶形,花瓣 5,黄色;雄蕊 10,上面 3 个不育;雄蕊 1,筒状,密被白色柔毛。柱头点状。荚果长带状,长 10~13cm,宽 7~10mm,微弯曲,扁平,淡紫褐色,表面疏具短毛,果内有平行横隔 40 余条,每隔有 1 种子。种子卵形,扁平,直径 3~4mm,暗绿褐色,平滑,无光泽。花期 8~9 月;果期 9~10 月。

【生境】生于平缓旷地、村边或丘陵的疏林中。

【分布】华东南部和西南各地均有分布。原产热带美洲,现广布于全世界热带地区。

【采集加工】秋季果实成熟后,拔取全株,晒干,待荚壳裂开后,打取种子,筛去泥沙,簸去果壳、枝叶等杂质,晒干。

【药材性状】种子扁广卵形,一端尖,另一端圆形,边缘略隆起,直径 3~4mm,表面灰绿色至灰棕色,微有光泽,两面中央有椭圆形斑块,种脐位于尖端处。质坚硬,用水浸软后,剥去种皮,有 2 片黄色子叶,外为黏胶状胚乳包围。气微,味淡,嚼之略有香气。以身干、颗粒均匀、饱满、绿棕色者为佳。

【性味归经】味甘、苦，性平；有小毒。归肝、胃经。

【功能主治】清肝明目，健胃，通便，解毒。治目赤肿痛，头晕头胀，消化不良，胃痛，腹痛，痢疾，便秘。

【用法用量】6~9g，水煎服。外用研末调敷。

【附方】治高血压引起的头胀痛、便秘：望江南种子9g，微炒稍研碎，水煎服或水煎当茶饮。

【附注】茎叶亦入药。味苦，性寒。肃肺，清肝，和胃，消肿解毒。治咳嗽，气喘，脘腹痞痛，血淋，便秘，头痛，目赤，疔疮肿毒，虫、蛇咬伤。用量：6~9g或捣敷外用。

① 治顽固性头痛：望江南叶9g，瘦猪肉50g，加少量盐，水煎服。每日1剂。

② 治蛇咬伤：望江南叶9g，水煎服。外用茎叶适量，捣烂敷伤口周围。

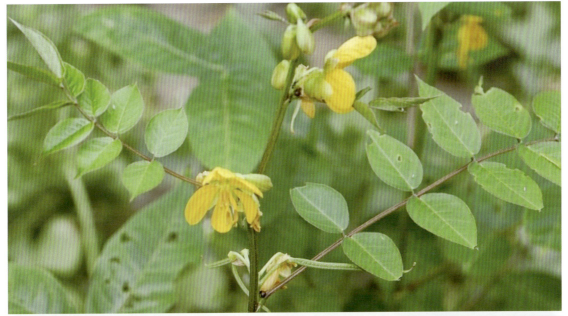

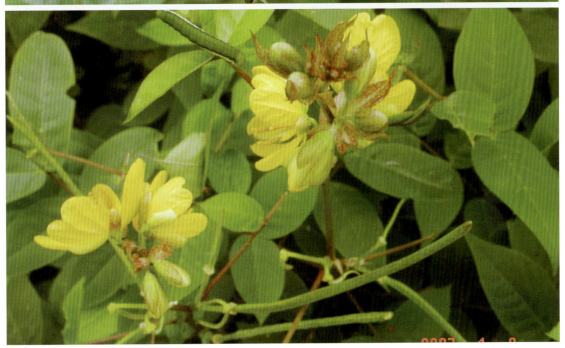

4.76.17 黄槐

CASSIAE SURATTENSIS FOLIUM

【别名】黄槐决明

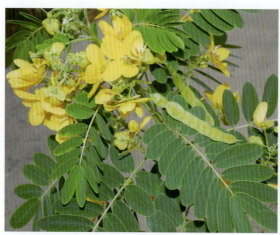
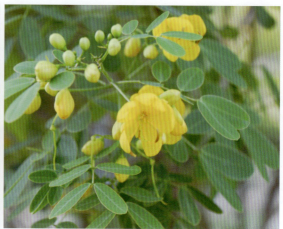

【基原】来源于苏木科 Caesalpiniaceae 决明属 Cassia 黄槐 Cassia surattensis Burm. f. 的叶入药。

【形态特征】灌木或小乔木，高 5~7m；分枝多，小枝有肋条；树皮颇光滑，灰褐色；嫩枝、叶轴、叶柄被微柔毛。叶长 10~15cm；叶轴及叶柄呈扁四方形，在叶轴上面最下 2 或 3 对小叶之间和叶柄上部有棍棒状腺体 2~3 枚；小叶 7~9 对，长椭圆形或卵形，长 2~5cm，宽 1~1.5cm，下面粉白色，被疏散、紧贴的长柔毛，边全缘；小叶柄长 1~1.5mm，被柔毛；托叶线形，弯曲，长约 1cm，早落。总状花序生于枝条上部的叶腋内；苞片卵状长圆形，外被微柔毛，长 5~8mm；萼片卵圆形，大小不等，内生的长 6~8mm，外生的长 3~4mm，有 3~5 脉；花瓣鲜黄至深黄色，卵形至倒卵形，长 1.5~2cm；雄蕊 10 枚，全部能育，最下 2 枚有较长花丝，花药长椭圆形，2 侧裂；子房线形，被毛。荚果扁平，带状，开裂，长 7~10cm，宽 8~12mm，顶端具细长的喙，果颈长约 5mm，果柄明显；种子 10~12 颗，有光泽。花、果期几全年。

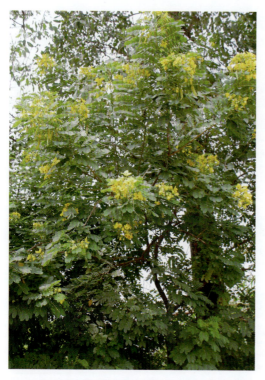

【生境】栽培。

【分布】我国东南部常栽培。原产印度、斯里兰卡、印度尼西亚、菲律宾和澳大利亚、波利尼西亚等地。

【采集加工】夏、秋采收，叶晒干。

【性味归经】味甘、苦，性寒。归大肠经。

【功能主治】清凉，解毒，润肠。治肠燥便秘。

【用法用量】10~15g，水煎服。

4.76.18 决明子

CASSIAE SEMEN

【别名】草决明

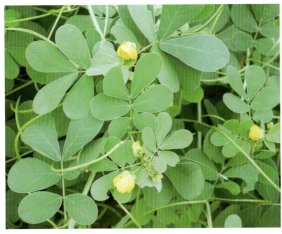
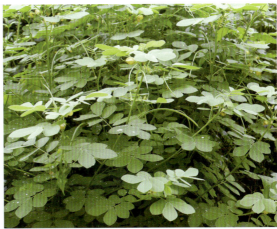

【基原】来源于云实科 Caesalpiniaceae 决明属 Cassia 决明 Cassia tora L. 的成熟种子入药。

【形态特征】一年生、直立、粗壮草本，高 1~2m。偶数羽状复叶，长 4~8cm，叶柄上无腺体，叶轴上每对小叶间有棒状的腺体 1 枚；小叶 3 对，纸质，倒心形或倒卵状长椭圆形，长 2~6cm，宽 1.5~2.5cm，顶端钝而有小尖头，基部渐狭，偏斜，两面被柔毛；小叶柄长 1.5~2mm；托叶线形，被柔毛，早落。花腋生，通常 2 朵聚生，总梗长 6~10mm；花梗长 1~1.5cm，丝状；萼片 5 枚，膜质，下部合生成短管，外面被柔毛，长约 8mm；花瓣 5 片，黄色，下面两片略长；发育雄蕊 7 枚；子房无柄，被白色柔毛。荚果纤细，近线形，有四直棱，两端渐尖，长达 5cm，宽 3~4mm；种子菱形，光亮。花、果期 8~11 月。

【生境】生于山坡、旷野及河滩沙地上。

【分布】我国长江以南各地普遍分布。原产美洲热带地区。

【采集加工】秋季采收成熟果实，晒干，打下种子，除去杂质。

【药材性状】本品略呈四方形或短圆柱形，两端近平行，稍倾斜，长 3~7mm，宽 2~4mm，绿棕色或暗棕色，平滑有光泽，背腹面各有 1 条突起的棱线，棱线两侧各有 1 条淡黄色的线形凹纹；质坚硬，不易破碎。横切面可见薄的种皮和 2 片 S 形折曲的黄色子叶。气微，味微苦。以颗粒饱满、色绿棕者为佳。

【性味归经】味甘、咸、苦，性微寒。归肝、大肠经。

【功能主治】清肝明目，润肠通便，解毒止痛。治头痛眩晕、目赤昏花、胃痛、肋痛、肝炎、高血压、结膜炎、便秘、皮肤瘙痒、毒蛇咬伤等。

【用法用量】9~15g，水煎服。

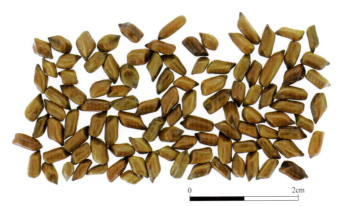

4.76.19 紫荆

CERCIS CHINENSIS RADIX ET CORTEX

【别名】紫荆皮

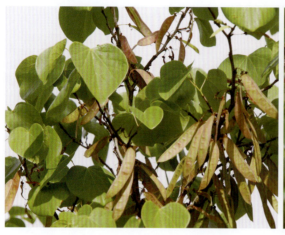
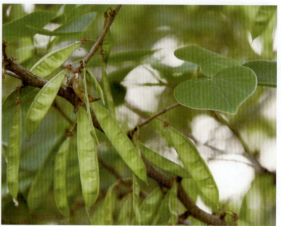

【基原】来源于苏木科 Caesalpiniaceae 紫荆属 Cercis 紫荆 Cercis chinensis Bunge 的树皮入药。

【形态特征】丛生或单生灌木,高 2~5m;树皮和小枝灰白色。叶纸质,近圆形或三角状圆形,长 5~10cm,宽与长相若或略短于长,顶端急尖,基部浅至深心形,两面通常无毛,嫩叶绿色,仅叶柄略带紫色,叶缘膜质透明,新鲜时明显可见。花紫红色或粉红色,2~10 余朵成束,簇生于老枝和主干上,尤以主干上花束较多,越到上部幼嫩枝条则花越少,通常先于叶开放,但嫩枝或幼株上的花则与叶同时开放,花长 1~1.3cm;花梗长 3~9mm;龙骨瓣基部具深紫色斑纹;子房嫩绿色,花蕾时光亮无毛,后期则密被短柔毛,胚珠 6~7 颗。荚果扁狭长形,绿色,长 4~8cm,宽 1~1.2cm,翅宽约 1.5mm,顶端急尖或短渐尖,喙细而弯曲,基部长渐尖,两侧缝线对称或近对称;果颈长 2~4mm;种子 2~6 颗,阔长圆形,长 5~6mm,宽约 4mm,黑褐色,光亮。花期 3~4 月;果期 8~10 月。

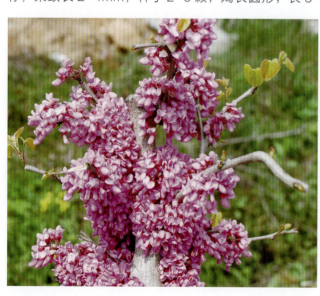

【生境】少数生于密林或石灰岩地区或栽培。

【分布】河北、陕西及其以南各地。

【采集加工】夏、秋采收,树皮晒干。

【性味归经】味苦,性平。

【功能主治】活血通经,消肿止痛,解毒。治月经不调,痛经,经闭腹痛,风湿性关节炎,跌打损伤,咽喉肿痛。外用治痔疮肿痛,虫蛇咬伤。

【用法用量】6~9g,水煎服。外用适量,煎汤洗,或研粉调敷患处。

4.76.20　湖北紫荆
CERCIS GLABRAE CORTEX

【基原】来源于苏木科 Caesalpiniaceae 紫荆属 Cercis 湖北紫荆 *Cercis glabra* Pampan. 的树皮入药。

【形态特征】乔木，高 6~16m，胸径达 30cm；树皮和小枝灰黑色。叶较大，厚纸质或近革质，心脏形或三角状圆形，长 5~12cm，宽 4.5~11.5cm，顶端钝或急尖，基部浅心形至深心形，幼叶常呈紫红色。总状花序短，总轴长 0.5~1cm，有花数至十余朵；花淡紫红色或粉红色，先于叶或与叶同时开放，长 1.3~1.5cm，花梗长 1~2.3cm。荚果狭长圆形，紫红色，长 9~14cm，宽 1.2~1.5cm，翅宽约 2mm，顶端渐尖，基部圆钝，二缝线不等长，背缝稍长，向外弯拱，少数基部渐尖而缝线等长；果颈长 2~3mm；种子 1~8 颗，近圆形、扁，长 6~7mm，宽 5~6mm。花期 3~4 月；果期 9~11 月。

【生境】生于海拔 600~1900m 的山地疏林或密林中。

【分布】湖北、河南、陕西、重庆、云南、贵州、广西、广东、湖南、浙江、安徽等地。

【采集加工】7~8 月采收树皮，切段晒干。

【性味归经】味苦，性平。

【功能主治】活血通经，消肿解毒。治风寒湿痹，妇女经闭、血气疼痛，喉痹，淋疾，痈肿，癣疥，跌打损伤，蛇虫咬伤。

【用法用量】10~20g，水煎服。

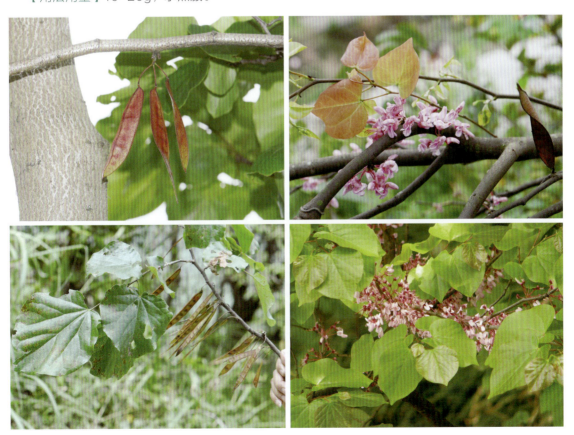

4.76.21 山皂荚

GLEDITSIAE JAPONICAE ACANTHA ET FRUCTUS

【别名】日本皂荚

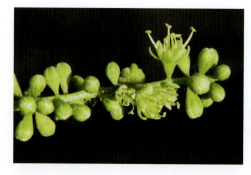

【基原】来源于苏木科 Caesalpiniaceae 皂荚属 Gleditsia 山皂荚 Gleditsia japonica Miq. 的果实和枝刺入药。

【形态特征】落叶乔木或小乔木，高达 10m；小枝紫褐色或脱皮后呈灰绿色；刺略扁，粗壮，紫褐色至棕黑色，常分枝，长 2~15.5cm。叶为一回或二回羽状复叶（具羽片 2~6 对），长 11~25cm；小叶 3~10 对，纸质至厚纸质，卵状长圆形或卵状披针形至长圆形，长 2~9cm，宽 1~4cm（二回羽状复叶的小叶显著小于一回羽状复叶的小叶）；小叶柄极短。花黄绿色，组成穗状花序；花序腋生或顶生，雄花序长 8~20cm，雌花序长 5~16cm。雄花：直径 5~6mm。花托长 1.5mm，深棕色；萼片 3~4，三角状披针形；花瓣 4，椭圆形；雄蕊 6~9。雌花：直径 5~6mm；花托长约 2mm；萼片和花瓣均为 4~5，形状与雄花的相似；不育雄蕊 4~8；花柱短，下弯，柱头膨大，2 裂；胚珠多数。荚果带形，扁平，长 20~35cm，宽 2~4cm，不规则旋扭或弯曲作镰刀状；种子多数，椭圆形。花期 6~7 月，果期 8~9 月。

【生境】生于向阳山坡或谷地、溪边路旁等处。

【分布】黑龙江、吉林、辽宁、河北、河南。江苏、安徽、浙江、江西、福建、湖北、湖南、四川、贵州、云南。朝鲜也有分布。

【采集加工】秋季采摘果实，去掉杂质，晒干。夏、秋季采收枝刺，切段，洗净，晒干。

【性味归经】果实：味辛，性温；有小毒。枝刺：味辛，性温。

【功能主治】果实：祛痰开窍。枝刺：活血祛瘀，消肿溃脓，下乳。果实治中风，癫痫，痰多咳嗽。枝刺治淋巴结结核，乳腺炎，恶疮，痈肿不溃。

【用法用量】5~10g，水煎服。

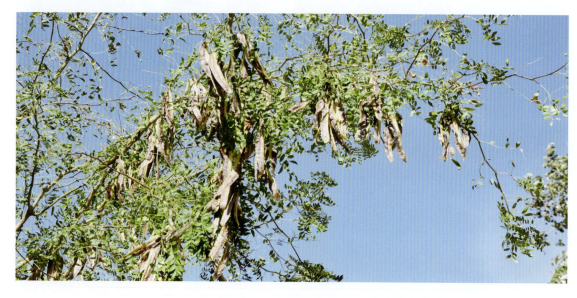

4.76.22 皂角刺
GLEDITSIAE SINENSIS ACANTHA

【别名】猪牙皂、皂角

【基原】来源于苏木科 Caesalpiniaceae 皂荚属 Gleditsia 皂荚 Gleditsia sinensis Lam. 树干上的棘刺入药。

【植物特征】落叶乔木。高达 15m。树干和分枝上均有分叉的粗大棘刺。叶为一回羽状复叶，叶柄基部肿胀；小叶 4~8 对，长卵形或有时长椭圆形，长 3~6cm，宽 1~4cm，顶端短尖，钝头，基部常偏斜，边缘有小锯齿，小叶柄短。花黄白色，长约 10mm，杂性同株，排成腋生或顶生、长 6~8cm 的总状花序；花萼钟状，有 4 个卵状披针形的裂片；花瓣 4，卵形或长椭圆形；雄蕊 8，4 长 4 短。荚果坚韧革质，条形，长 12~30cm，宽约 3.5cm，顶端有喙，棕紫色，被白粉；种子多数，长椭圆形，长约 1cm，棕褐色。花期 3~5 月；果期 5~12 月。

【生境】生于路旁、溪边、宅旁或向阳处。

【分布】河北、山东、河南、山西、陕西、甘肃、江苏、安徽、浙江、江西、湖南、湖北、福建、海南、广东、广西、四川、贵州、云南等地。

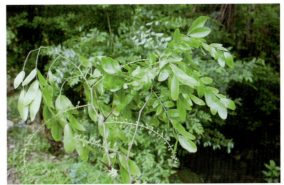

【采集加工】全年可采。将棘刺削下，晒干，或趁鲜切成薄片，晒干。

【药材性状】完整的棘刺有多数分枝，主刺长 3~15cm 或更长，主刺基部直径 0.3~1cm，有数个向四周伸展的分刺，分枝长 1~6cm。表面紫棕色，尖部红棕色，平滑，略具光泽。质坚硬，不易折断。商品已加工成片状者多为纵切或斜切的薄片，厚 1~3mm，切面可见木质部黄白色，髓大而疏松，淡红棕色。质脆，易折断。气无，味淡。以片薄、刺多、表面红棕色、有光泽者为佳。

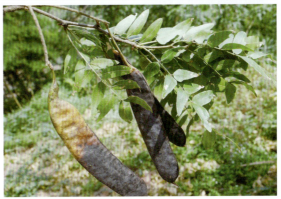

【性味归经】味辛，性温。归肝、胃经。

【功能主治】消肿托毒，排脓，杀虫。治痈肿，疮毒。

【用法用量】5~10g，水煎服。外用适量，醋蒸取汁涂患处。

【附注】皂荚树的成熟荚果和种子均入药。前者称大皂角，功能祛风痰，通关窍，除湿毒，杀虫；后者称皂角仁，功能为润燥通便，祛风消肿。

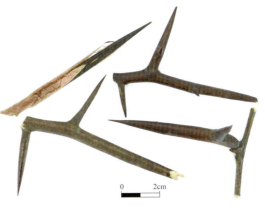

4.76.23 肥皂荚

GYMNOCLADI CHINENSIS RADIX ET CORTEX

【别名】肉皂角、肥皂树、肥猪子

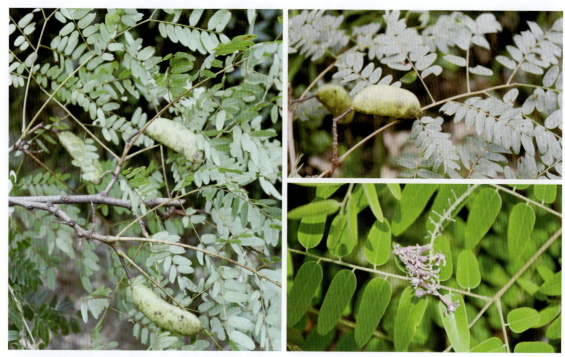

【基原】来源于苏木科 Caesalpiniaceae 肥皂荚属 Gymnocladus 肥皂荚 Gymnocladus chinensis Baill. 的树皮、根、种子入药。

【形态特征】落叶乔木。无刺，高达 15m；树皮灰褐色，具明显的白色皮孔；当年生小枝被锈色或白色短柔毛，后变光滑无毛。二回偶数羽状复叶长 20~25cm，无托叶；叶轴具槽，被短柔毛；羽片对生、近对生或互生，5~10 对；小叶互生，8~12 对，几无柄，具钻形的小托叶，小叶片长圆形，长 2.5~5cm，宽 1~1.5cm，两端圆钝，顶端有时微凹，基部稍斜，两面被绢质柔毛。总状花序顶生，被短柔毛；花杂性，白色或带紫色，有长梗，下垂；苞片小或消失；花托深凹，长 5~6mm，被短柔毛；萼片钻形，较花托稍短；花瓣长圆形，顶端钝，较萼片稍长，被硬毛；花丝被柔毛；子房无毛，不具柄，有 4 颗胚珠，花柱粗短，柱头头状。荚果长圆形，长 7~10cm，宽 3~4cm，扁平或膨胀，无毛，顶端有短喙，有种子 2~4 颗；种子近球形而稍扁，直径约 2cm，黑色，平滑无毛。8 月间结果。

【生境】生于山坡杂木林中及村边或岩石旁。

【分布】江苏、安徽、浙江、江西、福建、湖北、湖南、广东、广西、四川等地。

【采集加工】秋、冬季采收，树皮、根、种子晒干。

【性味归经】味辛，性温。

【功能主治】祛风除湿，活血消肿。治风湿疼痛，跌打损伤，疗疮肿毒。

【用法用量】种子 3~6g，树皮或根 9~15g，水煎服。外用树皮或根皮捣烂取汁外搽，或加酒捣烂外敷。

4.76.24 仪花

LYSIDICAE RHODOSTEGIAE RADIX ET FOLIUM

【别名】铁罗伞、单刀根、广檀木

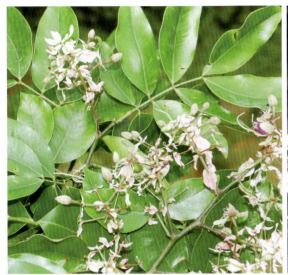
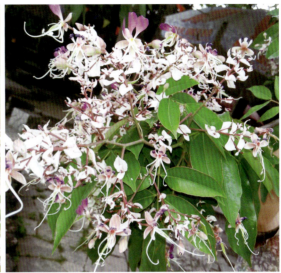

【基原】来源于苏木科 Caesalpiniaceae 仪花属 *Lysidice* 仪花 *Lysidice rhodostegia* Hance 的根和叶入药。

【形态特征】小乔木。高 2~5m。小叶 3~5 对，纸质，长椭圆形或卵状披针形，长 5~16cm，宽 2~6.5cm，顶端尾状渐尖，基部圆钝；侧脉纤细，近平行，两面明显；小叶柄粗短，长 2~3mm。圆锥花序长 20~40cm，总轴、苞片、小苞片均被短疏柔毛；苞片、小苞片粉红色，卵状长圆形或椭圆形，苞片长 1.2~2.8cm，宽 0.5~1.4cm，小苞片小，长 2~5mm，极少超过 5mm；萼管长 1.2~1.5cm，比萼裂片长 1/3 或过之，萼裂片长圆形，暗紫红色；花瓣紫红色，阔倒卵形，连柄长约 1.2cm，顶端圆而微凹；能育雄蕊 2 枚，花药长约 4mm；退化雄蕊通常 4 枚，钻状；子房被毛，有胚珠 6~9 颗，花柱细长，被毛。荚果倒卵状长圆形，长 12~20cm，基部 2 缝线不等长，腹缝较长而弯拱，开裂，果瓣常成螺旋状卷曲；种子 2~7 颗，长圆形，长 2.2~2.5cm，宽 1.2~1.5cm，褐红色，边缘不增厚，种皮较薄而脆。花期 6~8 月；果期 9~11 月。

【生境】生于河边或杂木林中。

【分布】广东、台湾、广西、贵州、云南。越南也有分布。

【采集加工】夏、秋季采收，根、叶晒干。

【性味归经】味苦、辛，性温；有小毒。

【功能主治】活血散瘀，消肿止痛。根：治风湿痹痛，跌打损伤。根、叶：外用治外伤出血。

【用法用量】根 9~15g，水煎服，或浸酒内服。外用根研末敷，叶鲜品适量捣烂敷。

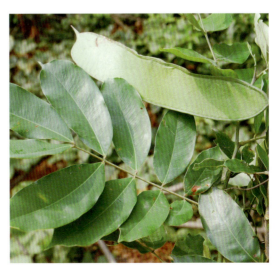

4.76.25 老虎刺

PTEROLOBII PUNCTATI RAMUS ET FOLIUM

【别名】倒爪刺、石龙花、倒钩藤、崖婆勒、蚰蛇利

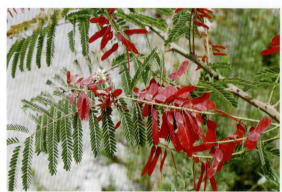
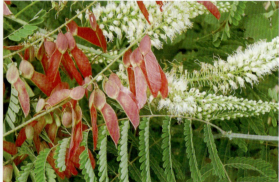

【基原】来源于苏木科 Caesalpiniaceae 老虎刺属 Pterolobium 老虎刺 Pterolobium punctatum Hemsl. 的枝和叶入药。

【形态特征】攀援灌木。高 3~10m；小枝具棱，具散生短钩刺。叶轴长 12~20cm；叶柄长 3~5cm，有成对黑色托叶刺；羽片 9~14 对，狭长；羽轴长 5~8cm，叶面具槽，小叶片 19~30 对，对生，狭长圆形，中部的长 9~10mm，宽 2~2.5mm，基部微偏斜，两面被黄色毛，背面毛更密；脉不明显；小叶柄短，具关节。总状花序被短柔毛，长 8~13cm，宽 1.5~2.5cm；苞片刺毛状，长 3~5mm，极早落；花梗纤细，长 2~4mm，相距 1~2mm；花蕾倒卵形，长 4.5mm，被茸毛；萼片 5 枚，最下面一片较长，舟形，长约 4mm，具睫毛，其余的长椭圆形，长约 3mm；

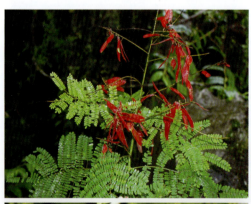

花瓣相等，稍长于萼，倒卵形；雄蕊 10 枚，等长，伸出，花丝长 5~6cm，中部以下被柔毛，花药宽卵形，长约 1mm；子房扁平，胚珠 2 颗。荚果长 4~6cm，发育部分菱形，长 1.6~2cm，宽 1~1.3cm，翅一边直，另一边弯曲，长约 4cm，宽 1.3~1.5cm，光亮；种子单一，椭圆形，扁，长约 8mm。花期 6~8 月；果期 9 月至次年 1 月。

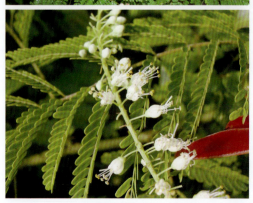

【生境】生于山坡疏林路旁石上。

【分布】广西、广东、云南、贵州、四川、湖南、湖北、江西、福建等地。老挝也有分布。

【采集加工】夏、秋季采收，枝、叶晒干。

【性味归经】味苦、涩，性凉。

【功能主治】清热解毒，止咳，散风除湿，消肿定痛。治疗疮肿痛，肺热咳嗽，咽痛，风湿痹痛，牙痛，跌打损伤。

【用法用量】10~30g，水煎服。外用煎水洗患处。

4.76.26 酸豆

TAMARINDAE INDICAE FRUCTUS

【别名】罗望子

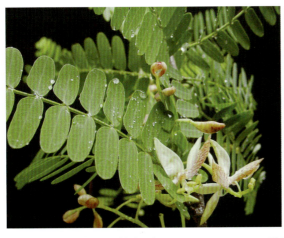
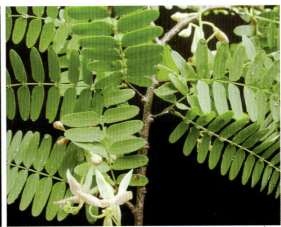

【基原】来源于苏木科 Caesalpiniaceae 酸豆属 *Tamarindus* 酸豆 *Tamarindus indica* L. 的果实入药。

【形态特征】乔木，高 10~25m，胸径达 90cm；树皮暗灰色，不规则纵裂。小叶 10~20 对，长圆形，长 1.3~2.8cm，宽 5~9mm，顶端圆钝或微凹，基部圆而偏斜，两面无毛。总状花序，花少数，花黄色或杂以紫红色条纹；总花梗和花梗被黄绿色短柔毛；小苞片 2 枚，长约 1cm，开花前紧包着花蕾；萼管长约 7mm，檐部裂片披针状长圆形，长约 1.2cm，花后反折；花瓣倒卵形，与萼裂片近等长，边缘波状，具皱褶；雄蕊长 1.2~1.5cm，近基部被柔毛，花丝分离部分长约 7mm，花药椭圆形，长 2.5mm；子房圆柱形，长约 8mm，微弯，被毛。荚果圆柱状长圆形，肿胀，棕褐色，长 5~14cm，直或弯拱，常不规则地缢缩；种子 3~14 颗，褐色，有光泽。花期 5~8 月；果期 12 月至翌年 5 月。

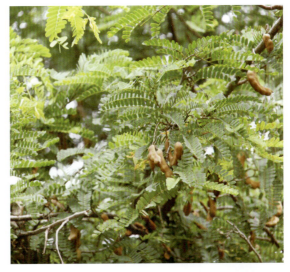

【生境】栽培或逸为野生。

【分布】广东、海南、香港、福建、台湾、广西、云南南部有栽培或为野生。原产非洲。

【采集加工】秋、冬季采收，果实晒干。

【性味归经】味甘、酸，性凉。

【功能主治】清热解暑，消食化积。治中暑，食欲不振，小儿疳积，妊娠呕吐，便秘。

【用法用量】15~30g，水煎服。

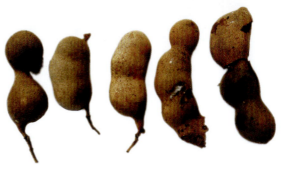

4.77 蝶形花科

4.77.1 鸡骨草

ABRI HERBA

【别名】广州相思子

【基原】来源于蝶形花科 Papilionaceae 相思子属 Abrus 鸡骨草 *Abrus cantoniensis* Hance 摘除荚果（因荚果有毒）的全株入药。

【形态特征】攀援灌木，高1~2m。枝细直，平滑，被白色柔毛，老时脱落。羽状复叶互生；小叶6~11对，膜质，长圆形或倒卵状长圆形，长0.5~1.5cm，宽0.3~0.5cm，顶端截形或稍凹缺，具细尖，上面被疏毛，下面被糙伏毛，叶脉两面均隆起；小叶柄短。总状花序腋生；花小，长约6mm，聚生于花序总轴的短枝上；花梗短；花冠紫红色或淡紫色。荚果长圆形，扁平，长约3cm，宽约1.3cm，顶端具喙，被稀疏白色糙伏毛，成熟时浅褐色，有种子4~5粒。种子黑褐色，种阜蜡黄色，明显，中间有孔，边具长圆状环。花期8月；果期10月。

【生境】生于海拔约200m的疏林、灌丛或山坡。

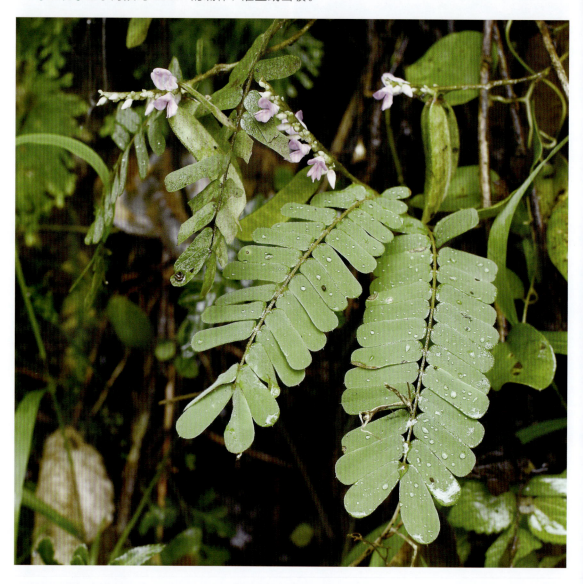

【分布】湖南、广西、广东、香港、海南。泰国也有分布。

【采集加工】全年可采收，摘除荚果（因荚果有毒），将藤叶缠绕于主根，扎成小把，晒干。

【药材性状】本品根圆柱形或近圆锥形，弯曲不直，根头部常呈结节状，直径0.5~1.5cm，常附有细小侧根，灰褐色或微带棕色，主根坚硬，不易折断，断面淡黄色。茎枝丛生，纤细，直径0.1~0.2cm，表面红褐色，光滑，有分枝。偶数羽状复叶有小叶8~11对，小叶矩圆形，近无柄，顶端近平顶而有小凸尖，基部浅心形，表面疏被硬毛，背面密生平贴硬毛，叶片较易脱落。气微香，味淡苦。以茎红褐色、叶青绿者为佳。

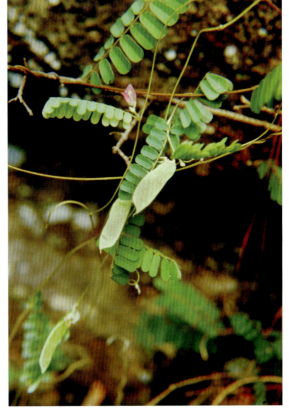

【性味归经】味甘、微苦，性凉。归肝、胃经。

【功能主治】治急、慢性黄疸性肝炎，肝硬化腹水，胃痛，风湿骨痛，毒蛇咬伤；可用作夏季清凉饮料。

【用法用量】30~60g，水煎服。

【附方】治急性黄疸性肝炎：鸡骨草、地耳草、茵陈各30g，栀子15g。胃纳差，加鸡内金；发热加金银花、白花蛇舌草；水肿加葫芦茶。水煎服，每日1剂。

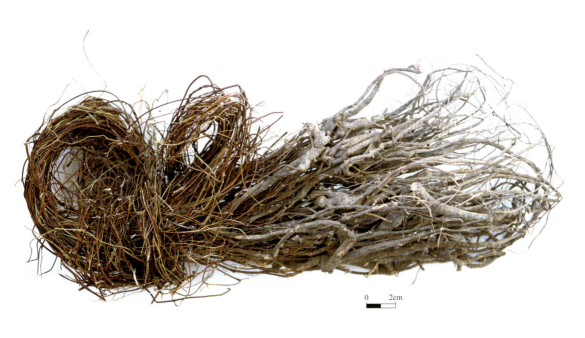

4.77.2 毛相思子

ABRI MOLLIS HERBA

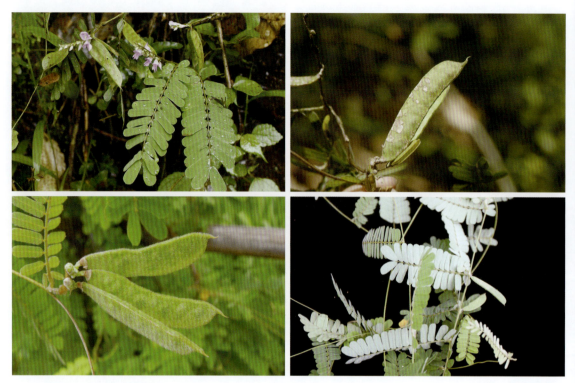

【基原】来源于蝶形花科 Papilionaceae 相思子属 Abrus 毛相思子 Abrus mollis Hance 的全株入药。

【形态特征】木质小藤本，高 1~2m；主根粗壮，直径可达 12mm；茎细长，嫩时密被黄褐色短粗毛，老时毛脱落。偶数羽状复叶互生，有小叶 7~12 对；托叶成对着生，线状披针形；小叶膜质或薄纸质，长圆形或倒卵状长圆形，长 5~12mm，宽 3~5mm，顶端截平，具细尖，基部微心形，上面被疏柔毛，下面被糙伏毛，叶脉于两面均突起；小叶柄短。总状花序腋生，短小；花具短梗，聚生于花序轴的短枝上；花萼杯状，长约 3mm，顶端截平，有 4~5 个不明显的小齿；花冠淡紫红色，突出，旗瓣卵状椭圆形，长约 8mm，顶端微凹，翼瓣、龙骨瓣与旗瓣等长；雄蕊 9 枚，花丝下部合生成管，上部分离；子房近无柄，花柱短。荚果较小，长圆形，扁平，长 2.2~3cm，宽 7~8mm，顶端具喙，被淡黄色稀疏短柔毛，2 瓣裂，有种子 4~7 颗；种子长圆形，扁平，黑褐色或黄褐色，光滑，长 5~6mm，种脐小，长圆形，周围绕以蜡黄色隆起的种阜。花期 7~8 月；果期 10~12 月。

【生境】生于疏林或灌木丛中。

【分布】香港、广东、福建、广西、海南。中南半岛余部也有分布。

【采集加工】夏、秋季采收，全株晒干备用。

【性味归经】味甘、淡，性凉。

【功能主治】清热解毒，祛风除湿。治咽喉肿痛，肝胆实热。

【用法用量】3~9g，水煎服。

4.77.3　相思子

ABRI PRECATORII SEMEN ET CAULIS

【别名】相思豆、红豆、相思藤、猴子眼、鸡母珠

【基原】来源于蝶形花科 Papilionaceae 相思子属 Abrus 相思子 Abrus precatorius L. 的种子、根、藤和叶入药。

【形态特征】藤本。茎细弱，多分枝，被锈疏白色糙伏毛。羽状复叶；小叶 8~13 对，膜质，对生，近长圆形，长 1~2cm，宽 0.4~0.8cm，顶端截形，具小尖头，基部近圆形，叶面无毛，背面被稀疏白色糙伏毛；小叶柄短。总状花序腋生，长 3~8cm；花序轴粗短；花小，密集成头状；花萼钟状，萼齿 4 浅裂，被白色糙毛；花冠紫色，旗瓣柄三角形，翼瓣与龙骨瓣较窄狭；雄蕊 9 枚，子房被毛。荚果长圆形，果瓣革质，长 2~3.5cm，宽 0.5~1.5cm，成熟时开裂，有种子 2~6 粒；种子椭圆形，平滑具光泽，上部约三分之二为鲜红色，下部三分之一为黑色。花期 3~6 月；果期 9~10 月。

【生境】生于疏林中或灌木丛中。

【分布】台湾、广东、香港、海南、广西、云南。现广布于热带地区。

【采集加工】夏、秋季采收，种子、根、藤、叶晒干。

【性味归经】根、藤、叶：味甘，性平。种子：味苦，性平；有大毒。

【功能主治】根、藤、叶：清热解毒，利尿。种子：涌吐，杀虫。根、藤：治咽喉肿痛，肝炎。叶：治支气管炎，并作凉茶配料。种子：外用，治癣疥，痈疮，湿疹。

【用法用量】根、藤、叶 6~15g，水煎服。种子外用适量，捣烂或研粉调油涂患处。

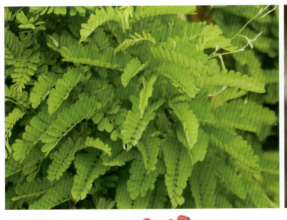
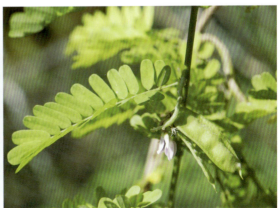
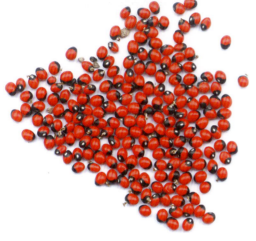
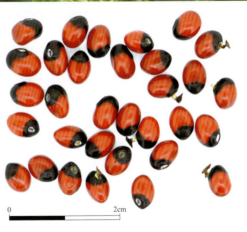

4.77.4 合萌

AESCHYNOMENAE INDICAE HERBA

【别名】水皂角、田皂角

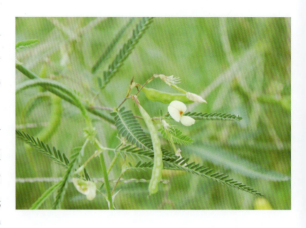

【基原】来源于蝶形花科 Papilionaceae 合萌属 *Aeschynomene* 合萌 *Aeschynomene indica* L. 的全草入药。

【形态特征】草本。茎直立，高 0.3~1m。叶具 20~30 对小叶或更多；托叶膜质，卵形至披针形，长约 1cm，基部下延成耳状，通常有缺刻或啮蚀状；叶柄长约 3mm；小叶近无柄，薄纸质，线状长圆形，长 5~10mm，宽 2~2.5mm，叶面密布腺点，背面稍带白粉，顶端钝圆或微凹，具细刺尖头，基部歪斜，全缘；小托叶极小。总状花序比叶短，腋生，长 1.5~2cm；总花梗长 8~12mm；花梗长约 1cm；小苞片卵状披针形，宿存；花萼膜质，具纵脉纹，长约 4mm，无毛；花冠淡黄色，具紫色的纵脉纹，易脱落，旗瓣大，近圆形，基部具极短的瓣柄，翼瓣篦状，龙骨瓣比旗瓣稍短，比翼瓣稍长或近相等；雄蕊二体；子房扁平，线形。荚果线状长圆形，直或弯曲，长 3~4cm，宽约 3mm，腹缝直，背缝多少呈波状；荚节 4~8，平滑或中央有小疣凸，不开裂，成熟时逐节脱落；种子黑棕色，肾形，长 3~3.5mm，宽 2.5~3mm。花期 7~8 月；果期 8~10 月。

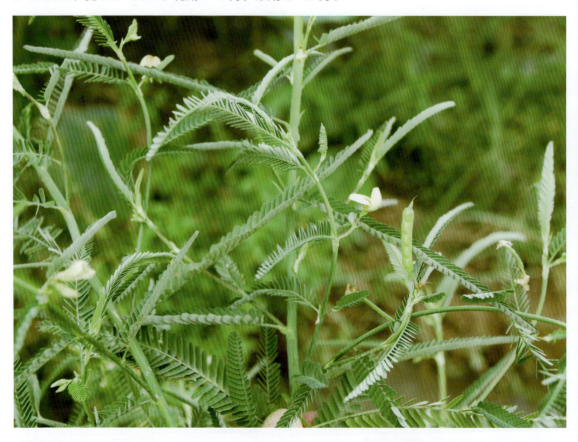

【生境】生于旷野或潮湿地上。

【分布】除草原、荒漠外，全国林区及其边缘均有分布。非洲、大洋洲及亚洲热带余部地区、朝鲜、日本也有分布。

【采集加工】夏、秋季采收，全草晒干。

【性味归经】味苦、涩，性微寒。

【功能主治】清热利尿，解毒。治尿路感染，小便不利，腹泻，水肿，老人眼蒙，目赤，胆囊炎，黄疸，疳积，疮疥，荨麻疹，蛇伤。

【用法用量】10~15g，水煎服。

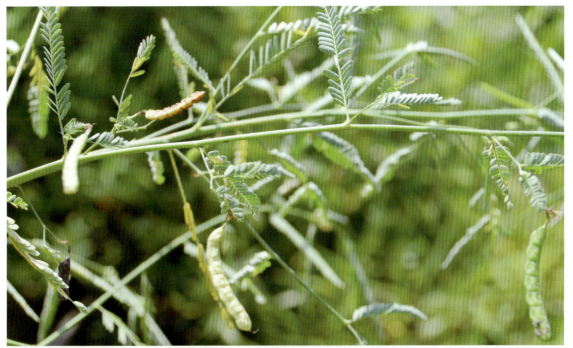

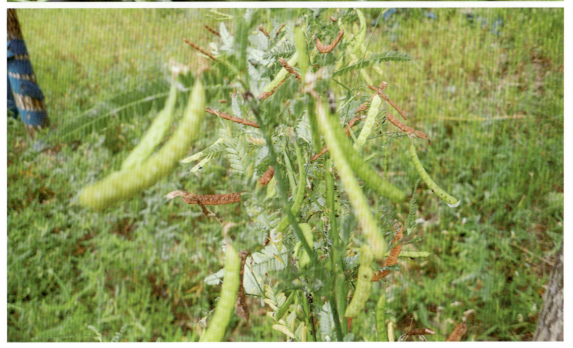

4.77.5 骆驼刺

ALHAGI SPARSIFOLIAE SUCROSUM

【别名】羊刺蜜、草蜜、给敦罗、刺糖、骆驼刺糖

【基原】来源于蝶形花科 Papilionaceae 骆驼刺属 *Alhagi* 骆驼刺 *Alhagi sparsifolia* Shap. 分泌的糖粒入药。

【形态特征】有刺落叶灌木。枝无毛或近无毛，灰绿色；针刺密生，与枝几成直角，长 1.2~2.5cm。叶单生于刺和枝的基部，宽倒卵形，长 1.5~3cm，顶端钝圆，全缘，硬革质，两面有平铺短毛；托叶小，脱落性。总状花序腋生；总花梗刺状，具 1~7 朵花，花红色，长 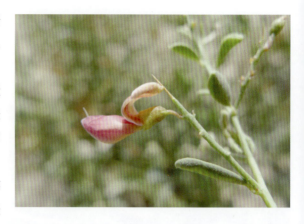 8~10mm；花梗短，基部有 1 苞片，萼基部有 2 苞片；萼钟状，长 2~5mm，萼齿 5，无毛；花冠伸出于萼外，旗瓣倒卵形，龙骨瓣顶端稍钝；雄蕊 9+1 成 2 组；子房线形，无柄，花柱丝状，内弯，柱头头状。荚果串珠状，镰形，不开裂，长可至 2.5cm，种子 1~5 粒。花期 6~7 月。

【生境】生于沙漠上。

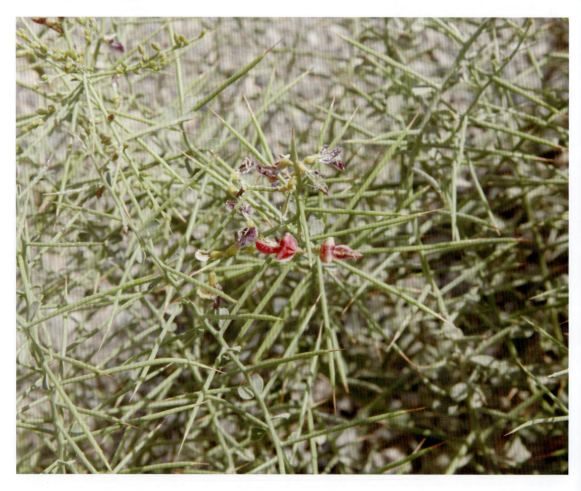

【分布】新疆、宁夏、内蒙古等地。哈萨克斯坦、乌兹别克斯坦、土库曼斯坦、吉尔吉斯斯坦和塔吉克斯坦也有分布。

【采集加工】夏季有糖粒时，在植株下铺布，敲打植株，糖颗粒即落下，收集糖粒除去杂质。

【性味归经】味甘、酸，性平。

【功能主治】收敛涩肠，止痛。治痢疾，腹泻，脘腹胀痛，骨蒸烦渴，头痛，牙痛。

【用法用量】10~15g，水煎服。

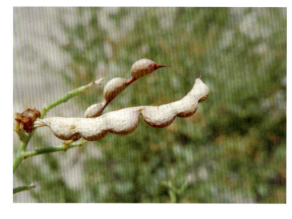

【附方】① 治痢疾、腹泻、腹痛：刺糖15g，为末，冲服。

② 治顽固性头痛：刺糖2g，骆驼蓬草1g，骆驼蹄草2g。共研粉末，日服3次，每次1~2g。

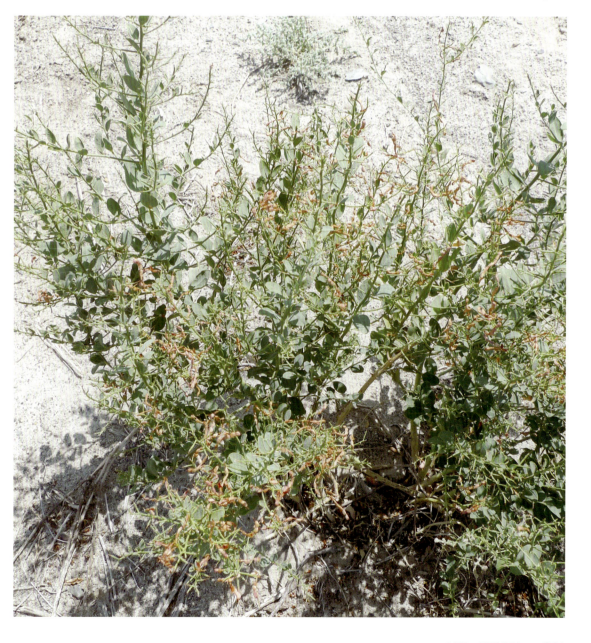

4.77.6 沙冬青

AMMOPIPTANTHI MONGOLICI CAULIS ET FOLIUM

【别名】蒙古沙冬青、蒙古黄花木

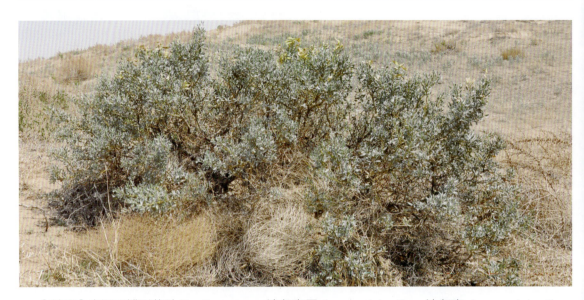

【基原】来源于蝶形花科 Papilionaceae 沙冬青属 Ammopiptanthus 沙冬青 Ammopiptanthus mongolicus（Maxim. ex Kom.）Cheng f. 的茎叶入药。

【形态特征】常绿灌木，高 1~2m。枝黄绿色，幼枝密生白色短柔毛，后渐脱落。掌状三出复叶，少有单叶；总叶柄密生灰白色短柔毛；托叶小，锥形，贴生于叶柄抱茎，密被毛；小叶无柄，长椭圆形、倒卵状椭圆形、菱状椭圆形或椭圆状披针形，顶端锐尖或钝，稀微凹，基部楔形，两面密被银白色茸毛。总状花序顶生或侧生，花序轴无毛或几无毛，花少数，花梗无毛；花萼钟形，萼齿4，极短，上方1齿较大，无毛或仅萼齿边缘具毛；花冠黄色，旗瓣倒卵形，顶端微凹，基部渐狭成短爪，翼瓣短于旗瓣，顶端圆，基部具爪和耳；耳短，圆形，龙骨瓣两片分离，顶端钝，基部具爪和耳；子房具柄，无毛。荚果长椭圆形，扁平，顶端尖锐，具果柄。花期 4~5 月；果期 5~6 月。

【生境】生于干旱沙坡、固定沙丘及砂质地。

【分布】我国内蒙古、宁夏、甘肃等地。蒙古南部也有分布。

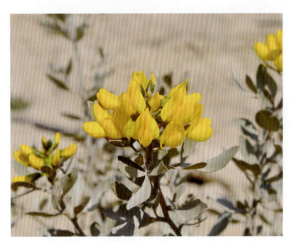

【采集加工】冬季或早春随采随用。

【性味归经】味辛、苦，性温；有毒。

【功能主治】祛风除湿，舒血散瘀。治冻疮，风湿痹痛。

【用法用量】外用适量，煎水洗或浓缩成膏涂患处。

【附方】①治冻疮：沙冬青、茄根各 60g，煎汤熏洗。

②治风湿痹痛：沙冬青、海风藤、芹叶铁线莲、凤仙透骨草各 30g，煎汤熏洗。

4.77.7　链荚豆

ALYSICARPI VAGINALIS HERBA

【别名】小号野花生、山花生

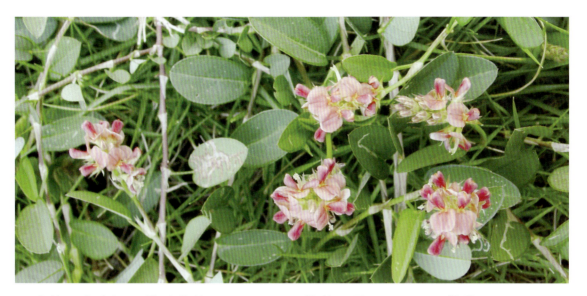

【基原】来源于蝶形花科 Papilionaceae 链荚豆属 Alysicarpus 链荚豆 Alysicarpus vaginalis（L.）DC. 的全草入药。

【形态特征】多年生草本。簇生或基部多分枝，高 30~90cm，无毛或稍被短柔毛。叶仅有单小叶；托叶线状披针形，干膜质，具条纹，无毛，与叶柄等距或稍长；叶柄长 5~14mm，无毛；小叶形状及大小变化很大，茎上部小叶通常为卵状长圆形、长圆状披针形至线状披针形，长 3~6.5cm，宽 1~2cm，下部小叶为心形、近圆形或卵形，长 1~3cm，宽约 1cm，叶面无毛，背面稍被短柔毛，全缘，侧脉 4~5（9 条），稍清晰。总状花序腋生或顶生，长 1.5~7cm，有花 6~12 朵，成对排列于节上，节间长 2~5mm；苞片膜质，卵状披针形，长 5~6mm；花梗 5，长 3~4mm；花萼膜质，比第一个荚节稍长，长 5~6mm，5 裂，裂片较萼筒长；花冠紫蓝色，略伸出于萼外，旗瓣宽，倒卵形；子房被短柔毛，有胚珠 4~7 颗。荚果扁圆柱形，长 1.5~2.5cm，宽 2~2.5mm，被短柔毛，有不明显皱纹，荚节 4~7 节，荚节间不收缩。花期 9 月；果期 9~11 月。

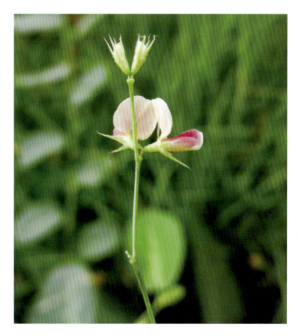

【生境】生于旷野、草坡、路旁或海边沙地。

【分布】福建、广东、香港、海南、广西、云南、台湾。东半球热带余部地区也有分布。

【采集加工】夏、秋季采收，全株晒干。

【性味归经】味甘、苦，性平。

【功能主治】活血通络，清热化湿，驳骨消肿，去腐生肌。治半身不遂，股骨酸痛，慢性肝炎，跌打损伤，骨折。

【用法用量】30~60g，水煎服。外用鲜品捣烂敷患处或用叶研粉撒患处。治疮疡溃烂久不收口，用鲜全株水煎外洗，并用叶研粉撒患处。

【附方】① 治半身不遂：链荚豆根 30~60g，捣烂煎服。

② 治股骨酸痛：链荚豆根 45g，猪蹄、酒炖服。

③ 治慢性肝炎：链荚豆全草 60g，猪肉炖服。

④ 治蛇咬伤：链荚豆全草与半边莲各 50g，水煎服。

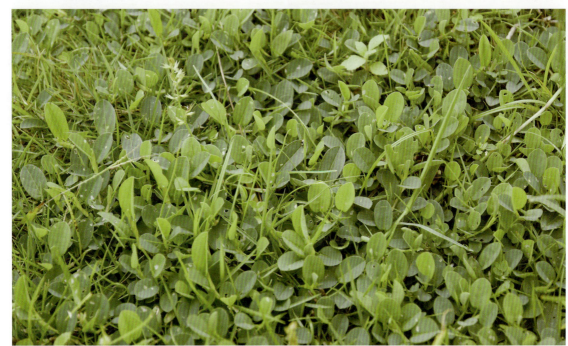

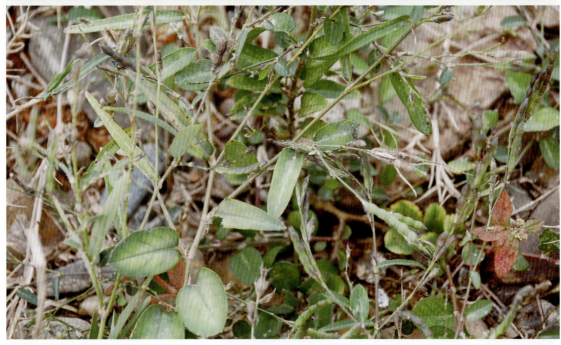

4.77.8 紫穗槐

AMORPHAE FRUTICOSAE FOLIUM

【别名】椒条、棉条、棉槐、紫槐、槐树

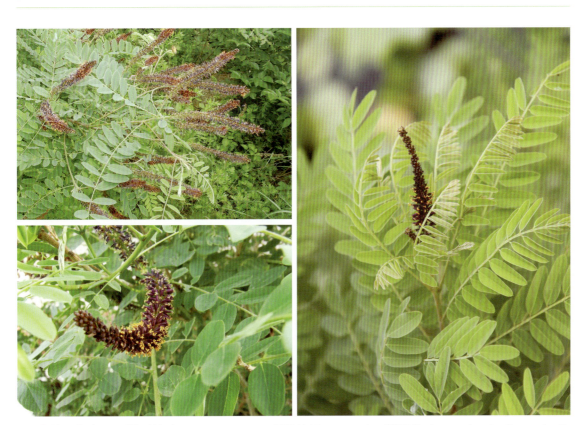

【基原】来源于蝶形花科 Papilionaceae 紫穗槐属 Amorpha 紫穗槐 Amorpha fruticosa L. 的叶入药。

【形态特征】落叶灌木。丛生，高 1~4m。小枝灰褐色，被疏毛，后变无毛，嫩枝密被短柔毛。叶互生，奇数羽状复叶，长 10~15cm，有小叶 11~25 片，基部有线形托叶；叶柄长 1~2cm；小叶卵形或椭圆形，长 1~4cm，宽 0.6~2.0cm，顶端圆形，锐尖或微凹，有一短而弯曲的尖刺，基部宽楔形或圆形，叶面无毛或被疏毛，背面有白色短柔毛，具黑色腺点。穗状花序常 1 至数个顶生和枝端腋生，长 7~15cm，密被短柔毛；花有短梗；苞片长 3~4mm；花萼长 2~3mm，被疏毛或几无毛，萼齿三角形，较萼筒短；旗瓣心形，紫色，无翼瓣和龙骨瓣；雄蕊 10 枚，下部合生成鞘，上部分裂，包于旗瓣之中，伸出花冠外。荚果下垂，长 6~10mm，宽 2~3mm，微弯曲，顶端具小尖，棕褐色，表面有凸起的疣状腺点。花、果期 5~10 月。

【生境】栽培。

【分布】东北、华北、西北及山东、安徽、河南、湖北、广西、四川等地均有栽培。原产美国。

【采集加工】夏、秋季采收，叶鲜用。

【性味归经】味微苦，性凉。

【功能主治】清热解毒，收敛，消肿。治烧、烫伤，痈疮，湿疹。

【用法用量】外用鲜品煎水洗患处。

4.77.9 两型豆

AMPHICARPAEAE EDGEWORTHII HERBA

【别名】野毛豆、阴阳豆、山巴豆、三籽两型豆

【基原】来源于蝶形花科 Papilionaceae 两型豆属 *Amphicarpaea* 两型豆 *Amphicarpaea edgeworthii* Benth. 的全草入药。

【形态特征】一年生缠绕草本。叶具羽状 3 小叶；托叶小；叶柄长 2~5.5cm；小叶薄纸质或近膜质，顶生小叶菱状卵形或扁卵形，长 2.5~5.5cm，宽 2~5cm，顶端钝或有时短尖，基部圆形、宽楔形或近截平，上面绿色，下面淡绿色，3 基出脉，纤细，小叶柄短；小托叶极小，侧生小叶稍小，常偏斜。花二型：生在茎上部的为正常花，排成腋生的短总状花序，有花 2~7 朵，各部被淡褐色长柔毛；花梗纤细，长 1~2mm；花萼管状，5 裂，裂片不等；花冠淡紫色或白色，长 1~1.7cm，各瓣近等长，旗瓣倒卵形，具瓣柄，两侧具内弯的耳，翼瓣长圆形亦具瓣柄和耳，龙骨瓣与翼瓣近似，顶端钝，具长瓣柄；雄蕊二体，子房被毛。另生于下部为闭锁花，无花瓣，柱头弯至与花药接触，子房伸入地下结实。荚果二型；生于茎上部的完全花结的荚果为长圆形或倒卵

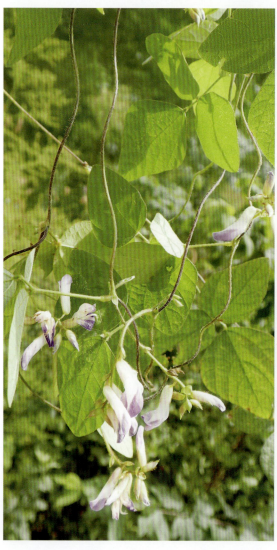
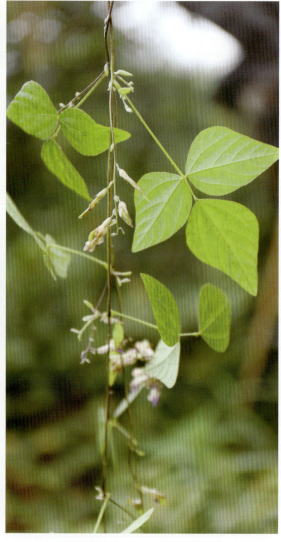

状长圆形，长2~3.5cm，宽约6mm，扁平，微弯，被淡褐色柔毛；种子2~3颗，肾状圆形，黑褐色，种脐小；由闭锁花伸入地下结的荚果呈椭圆形或近球形，不开裂，内含一粒种子。花、果期8~11月。

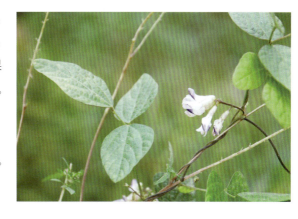

【生境】生于山坡、路旁、旷野草地。

【分布】东北、华北至陕西、甘肃以南各地。俄罗斯、朝鲜、日本、越南、印度也有分布。

【采集加工】夏、秋季采收，将全草晒干。

【性味归经】味苦、淡，性平。

【功能主治】消食，解毒，止痛。治食后腹胀，体虚自汗，诸般疼痛，疮疖。

【用法用量】10~30g，水煎服。

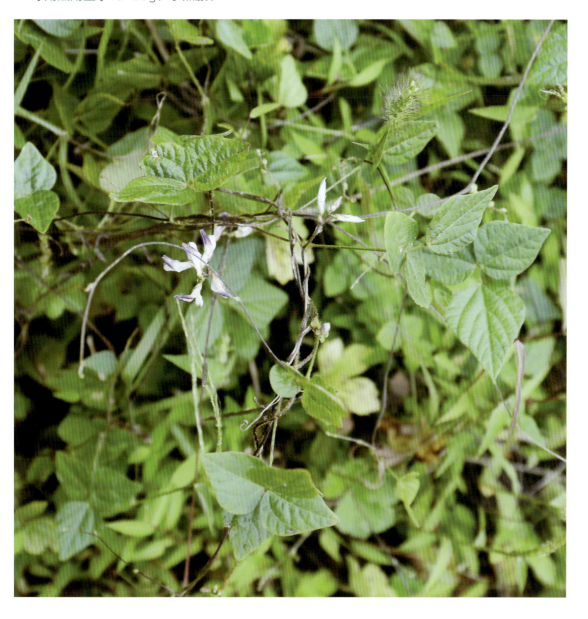

4.77.10 肉色土栾儿

APIORIS CARNEI RADIX

【别名】满塘红

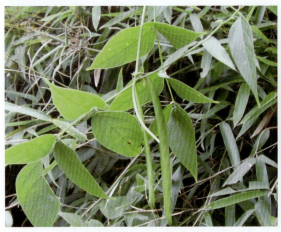

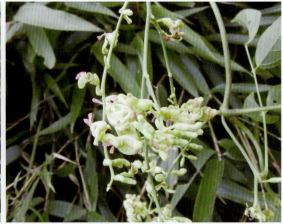

【基原】来源于蝶形花科 Papilionaceae 土栾儿属 *Apios* 肉色土栾儿 *Apios carnea*（Wall.）Benth. ex Baker 的根入药。

【形态特征】缠绕藤本，长 3~4m。茎细长，有条纹，幼时被毛，老则毛脱落而近于无毛。奇数羽状复叶，小叶通常 5 枚，长椭圆形，长 6~12cm，宽 4~5cm，顶端渐尖，成短尾状，基部楔形或近圆形，叶面绿色，背面灰绿色；叶柄长 5~8（12）cm。总状花序腋生，长 15~24cm；苞片和小苞片小，线形，脱落；花萼钟状，二唇形，绿色，萼齿三角形，短于萼筒；花冠淡红色、淡紫红色或橙红色，长为萼的 2 倍；旗瓣最长，翼瓣最短，龙骨瓣带状，弯曲成半圆形；花柱弯曲成圆形或半圆形，柱头顶生。荚果线形，直，长 16~19cm，宽约 7mm；种子 12~21 颗，肾形，黑褐色，光亮。花期 7~9 月；果期 8~11 月。

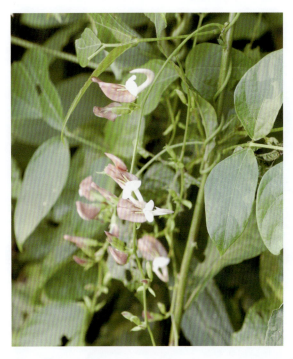

【生境】生于沟边杂木林中或溪边路旁。

【分布】广东、湖南、福建、广西、云南、四川、贵州、甘肃、陕西、西藏。越南、泰国、尼泊尔、印度北部也有分布。

【采集加工】夏、秋季采收，根晒干。

【性味归经】味微苦，性平。

【功能主治】清热解毒，利气散结，补肾强筋。治腰痛，咽喉肿痛。

【用法用量】9~15g，水煎服。

4.77.11 土栾儿

APII FORTUNEI RADIX

【别名】土籽、九牛子、九子羊、土蛋

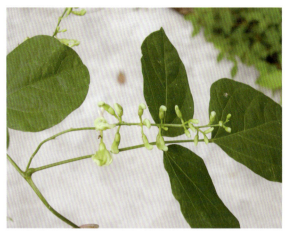
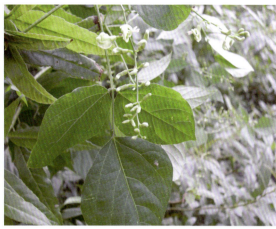

【基原】来源于蝶形花科 Papilionaceae 土栾儿属 Apios 土栾儿 Apios fortunei Maxim. 的块根入药。

【形态特征】缠绕草本。有球状或卵状块根。茎细长，被白色稀疏短硬毛。奇数羽状复叶；小叶3~7片，卵形或菱状卵形，长3~7.5cm，宽1.5~4cm，顶端急尖，有短尖头，基部宽楔形或圆形，上面被极稀疏的短柔毛，下面近于无毛，脉上有疏毛；小叶柄有时有毛。总状花序腋生，长6~26cm；苞片和小苞片线形，被短毛；花带黄绿色或淡绿色，长约11mm，花萼稍呈二唇形；旗瓣圆形，较短，长约10mm，翼瓣长圆形，长约7mm，龙骨瓣最长，卷成半圆形；子房有疏短毛，花柱卷曲。荚果长约8cm，宽约6mm。花期6~8月；果期9~10月。

【生境】生于海拔300~1000m山坡灌丛中，缠绕在树上。

【分布】甘肃、陕西、河南、四川、重庆、贵州、湖北、湖南、江西、浙江、福建、广东、广西等地。日本也有分布。

【采集加工】秋季挖根，晒干。

【性味归经】味甘、微苦，性平。

【功能主治】清热解毒，化痰止咳。治感冒咳嗽，咽喉痛，疝气，痈肿，瘰疬。外用治毒蛇咬伤、疮疡肿毒等。

【用法用量】10~15g，水煎服。外用适量鲜品捣烂敷患处或磨汁涂患处。

【附方】① 治毒蛇咬伤：土栾儿15~30g，捣烂敷伤口。如蕲蛇咬伤，加生半夏、生天南星、蒲公英各15g，捣烂外敷患处。

② 治小儿感冒咳嗽及百日咳：鲜土栾儿15~20g，洗净切碎，加糖或蜂蜜15g，再加水蒸半小时，取汁，分3次服。

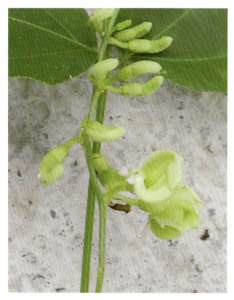

4.77.12 花生

ARACHIS HYPOGAEAE TESTA ET PERICARPIUM

【别名】落花生、花豆、地豆

【基原】来源于蝶形花科 Papilionaceae 花生属 Arachis 花生 Arachis hypogaea L. 的花生皮、花生壳及花生油入药。

【形态特征】一年生草本。根部有丰富的根瘤；茎直立或匍匐，长 30~80cm，茎和分枝均有棱，被黄色长柔毛，后变无毛。叶通常具小叶 2 对；托叶长 2~4cm，具纵脉纹，被毛；叶柄基部抱茎，长 5~10cm，被毛；小叶纸质，卵状长圆形至倒卵形，长 2~4cm，宽 0.5~2cm，顶端钝圆形，有时微凹，具小刺尖头，基部近圆形，全缘，两面被毛，边缘具睫毛；侧脉每边约 10 条；叶脉边缘互相联结

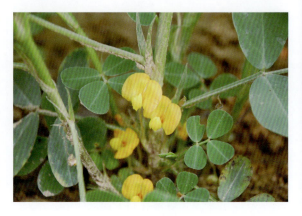

成网状；小叶柄长 2~5mm，被黄棕色长毛；花长约 8mm；苞片 2 枚，披针形；小苞片披针形，长约 5mm，具纵脉纹，被柔毛；萼管细，长 4~6cm；花冠黄色或金黄色，旗瓣直径 1.7cm，开展，顶端凹陷；翼瓣与龙骨瓣分离，翼瓣长圆形或斜卵形，细长；龙骨瓣长卵圆形，内弯，顶端渐狭成喙状，较翼瓣短；花柱延伸于萼管咽部之外，柱头顶生，小，疏被柔毛。荚果长 2~5cm，宽 1~1.3cm，膨胀，荚厚，种子横径 0.5~1cm。花果期 6~8 月。

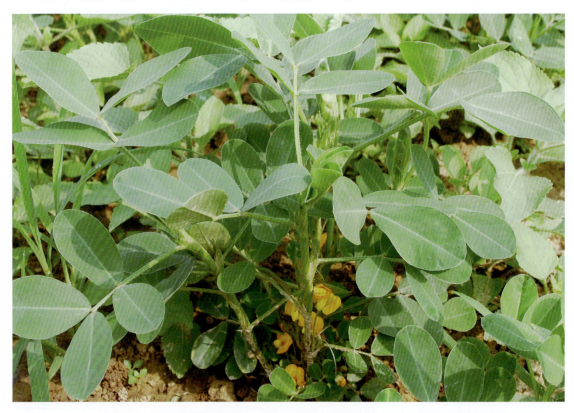

【生境】栽培。

【分布】我国各地有栽培。原产巴西。

【采集加工】夏、秋采收，花生皮、花生壳晒干，花生油备用。

【性味归经】花生皮：味甘、微苦、涩，性平。花生油：味淡，性平。花生壳：味淡、涩，性平。

【功能主治】花生皮：止血，散瘀，消肿。花生油：润肠通便。花生壳：敛肺止咳。花生皮：治血友病，原发性及继发性血小板减少性紫癜，肝病出血症，术后出血，癌肿出血，胃、肠、肺、子宫等出血。花生壳：治久咳气喘，咳痰带血。

【用法用量】花生皮 3~6g，花生壳 9~30g，水煎服。花生油用量 60~80g。

【附方】① 治血友病、血小板减小性紫癜、鼻衄、齿龈出血等：宁血糖浆，每次服 10~20ml，每日 3 次。花生衣片，每片 0.3g，每次服 4~6 片，每日 3 次，饭后服用。儿童酌减。

② 治蛔虫性肠梗阻：花生油 240g 口服或胃管注入，每 4~6 小时重复一次，儿童酌减。一般于第二次用花生油后，用驱蛔灵驱虫。忌服山道年驱虫。

③ 治地图舌：花生油注射双侧足三里、上巨虚穴，每穴用油 1ml。

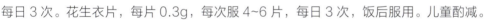

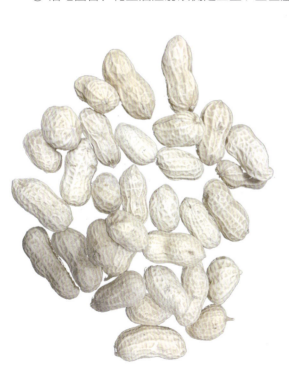

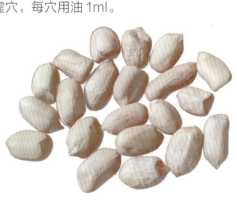

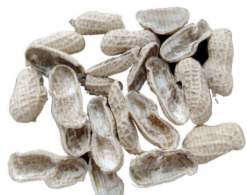

4.77.13 无茎黄芪
ASTRAGALI ACAULIS RADIX

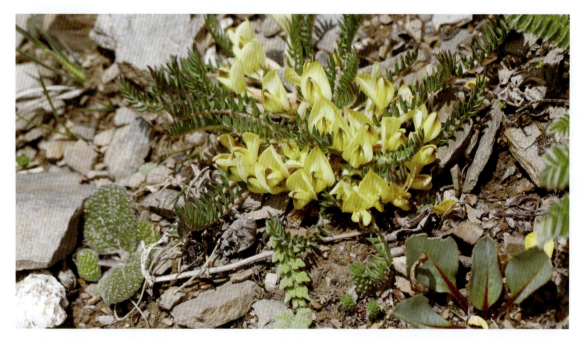

【基原】来源于蝶形花科 Papilionaceae 黄芪属 *Astragalus* 无茎黄芪 *Astragalus acaulis* Baker 的根入药。

【形态特征】多年生草本。根粗壮，直伸，直径约 1cm，淡褐色。茎短缩，被残存的托叶，垫状，高 3~5cm。奇数羽状复叶具 21~27 小叶，长 5~7cm，叶轴常紫红色，散生白色长柔毛；小叶披针形或卵状披针形，长 7~9mm，宽 2~4mm，顶端长渐尖，基部近圆形。总状花序生 2~4 花；总花梗极短，长 2~3mm；苞片线形或狭卵形，膜质，长 8~10mm；花梗长 2~4mm，无毛；花萼管状，长 8~15mm，散生白色长柔毛或近无毛，萼齿狭三角形，长约为萼筒的 1/2；花冠淡黄色，旗瓣长 20~25mm，瓣片宽卵形或近圆形，翼瓣与旗瓣近等长，瓣片狭长圆形，龙骨瓣与翼瓣近等长，瓣片半卵形；子房线形，具短柄。荚果半卵形，长 35~45cm，宽 1.3~1.6cm。种子 10~16 枚，圆肾形，长约 4mm。花、果期 6~8 月。

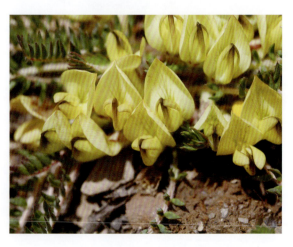

【生境】生于海拔 4000m 左右的高山草地及沙石滩中。

【分布】云南、四川和西藏。印度也有分布。

【采集加工】春、秋季采挖，除去须根及根头，切段，晒干。

【性味归经】味甘，性温。

【功能主治】补气固表，利尿，敛疮收肌。治培根病、腹水、虚性水肿、腹痛、脾食积、肺炎等。

【用法用量】15~25g，水煎服。

4.77.14 斜茎黄芪

ASTRAGALI ADSURGENTIS SEMEN

【别名】沙打旺、直立黄芪

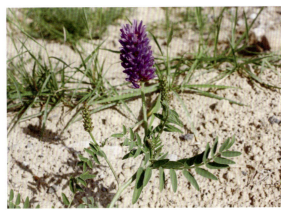
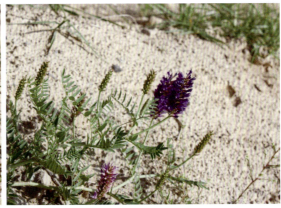

【基原】来源于蝶形花科 Papilionaceae 黄芪属 Astragalus 斜茎黄芪 Astragalus adsurgens Pall. 的种子入药。

【形态特征】多年生草本，高 20~100cm。根较粗壮，暗褐色，有时有长主根。茎多数或数个丛生，直立或斜上，有毛或近无毛。羽状复叶有 9~25 片小叶，叶柄较叶轴短；托叶三角形，渐尖，基部稍合生或有时分离，长 3~7mm；小叶长圆形、近椭圆形或狭长圆形，长 10~25mm，宽 2~8mm，基部圆形或近圆形，有时稍尖，上面疏被伏贴毛，下面较密。总状花序长圆柱状、穗状、稀近头状，生多数花，排列密集，有时较稀疏；总花梗生于茎的上部，较叶长或与其等长；花梗极短；苞片狭披针形至三角形，先端尖；花萼管状钟形，长 5~6mm，被黑褐色或白色毛，或有时被黑白混生毛，萼齿狭披针形，长为萼筒的 1/3；花冠近蓝色或红紫色，旗瓣长 11~15mm，倒卵圆形，先端微凹，基部渐狭，翼瓣较旗瓣短，瓣片长圆形，与瓣柄等长，龙骨瓣长 7~10mm，瓣片较瓣柄稍短；子房被密毛，有极短的柄。荚果长圆形，长 7~18mm，两侧稍扁，背缝凹入成沟槽，顶端具下弯的短喙，被黑色、褐色或和白色混生毛，假 2 室。花期 6~8 月；果期 8~10 月。

【生境】生于向阳山坡、草地、沟渠边、田边及低洼盐碱地。

【分布】东北、华北、西北及河南、四川、云南等地。俄罗斯、蒙古、日本、朝鲜和北美洲温带地区也有分布。

【采集加工】秋末果实成熟尚未开裂时，连茎割下，晒干，打下种子，去净杂质，晒干。

【性味归经】味甘，性温。

【功能主治】益肾固精，补肝明目。治肝肾不足，腰膝酸软，头昏目眩，遗精早泄，遗尿尿频。

【用法用量】10~15g，水煎服。

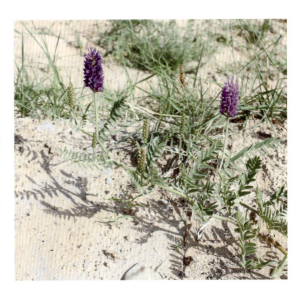

4.77.15 地八角

ASTRAGALI BHOTANENSIS HERBA

【别名】不丹黄芪、土牛膝

【基原】来源于蝶形花科 Papilionaceae 黄芪属 Astragalus 地八角 Astragalus bhotanensis Baker 的全草入药。

【形态特征】多年生草本。茎直立，匍匐或斜上，长 30~100cm，疏被白色毛或无毛。羽状复叶具 19~29 小叶，长 8~26cm；叶轴疏被白色毛；小叶对生，倒卵形或倒卵状椭圆形，长 6~23mm，宽 4~11mm，顶端钝，基部楔形，下面被白色伏贴毛。总状花序头状，生多数花；苞片宽披针形；花萼管状，长约 10mm，萼齿与萼筒等长，疏被白色长柔毛；花冠红紫色、紫色、灰蓝色、白色或淡黄色，旗瓣倒披针形，长约 11mm，宽约 3.5mm，顶端微凹，有时钝圆，瓣柄不明显，翼瓣长约 9mm，瓣片狭椭圆形，较瓣柄长，龙骨瓣长 8~9mm，瓣片宽 2~2.5mm，瓣柄较瓣片短；子房无柄。荚果圆筒形，长 20~25mm，宽 5~7mm，无毛，直立，背腹两面稍扁，黑色或褐色，无果颈，假 2 室。种子多数，棕褐色。花期 3~8 月；果期 8~10 月。

【生境】生于海拔 600~2800m 间的山坡、山沟、河漫滩、田边阴湿处及灌丛下。

【分布】贵州、云南、西藏、四川、重庆、陕西、甘肃。不丹、印度也有分布。

【采集加工】秋季采收全草，洗净，晒干备用。

【性味归经】味苦、涩，性凉。

【功能主治】清热解毒，利尿，消肿。治扁桃体炎，乳蛾，水肿，牙痛，口鼻出血，瘾疹。

【用法用量】10~15g，水煎服。

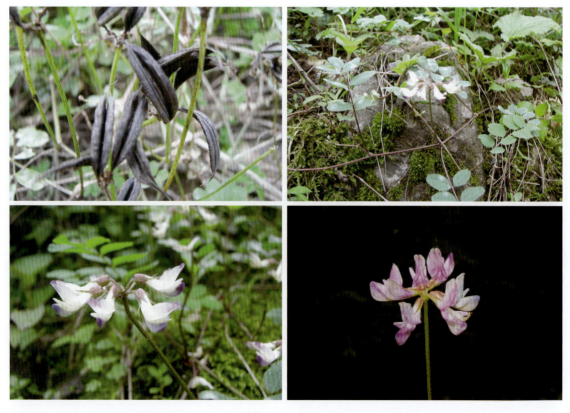

4.77.16 华黄芪

ASTRAGALI CHINENSIS SEMEN

【别名】地黄芪、华黄芪

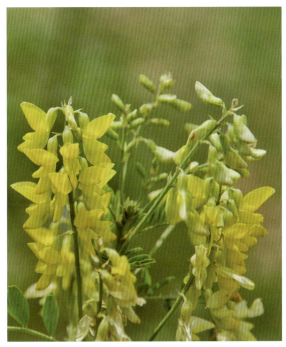 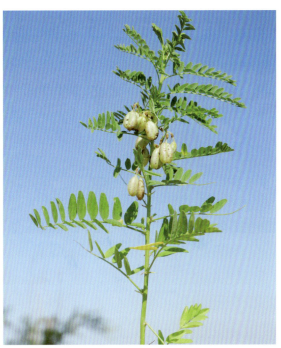

【基原】来源于蝶形花科 Papilionaceae 黄芪属 Astragalus 华黄芪 Astragalus chinensis L. f. 的种子入药。

【形态特征】多年生草本，高 30~90cm。茎直立，通常单一，具深沟槽。奇数羽状复叶，具 17~25 片小叶，长 5~12cm；叶柄长 1~2cm；托叶离生，基部与叶柄稍贴生，披针形，长 7~11mm；小叶椭圆形至长圆形，长 1.5~2.5cm，宽 4~9mm，顶端钝圆，具小尖头，基部宽楔形或近圆形。总状花序生多数花，稍密集；总花梗上部腋生，较叶短；苞片披针形，膜质，长 2~3mm；花梗长 4~5mm；花萼管状钟形，长 6~7mm，萼齿三角状披针形，长约 2mm；小苞片披针形；花冠黄色，旗瓣宽椭圆形或近圆形，长 12~16mm，顶端微凹，基部渐狭成瓣柄，翼瓣小，长 9~12mm，瓣片长圆形，宽约 2mm，顶端钝尖，基部具短耳，瓣柄长 4~5mm，龙骨瓣与旗瓣近等长，瓣片半卵形，瓣柄长约为瓣片的 1/2；子房无毛，具长柄。荚果椭圆形，长 10~15mm，宽 5~6mm；种子肾形，长 2.5~3mm，褐色。花期 6~7 月，果期 7~8 月。

【生境】生于向阳山坡、路旁砂地和草地上。

【分布】黑龙江、吉林、辽宁、内蒙古、河北、山西。

【采集加工】秋季采收果实，晒干，获取种子，去掉杂质，保存。

【性味归经】味甘，性温。

【功能主治】补肝肾，固精，明目。治肝肾不足，腰膝酸痛、目昏、遗精早泄、小便频数、遗尿、尿血、白带等。

【用法用量】10~15g，水煎服。

4.77.17 沙苑子

ASTRAGALI COMPLANATI SEMEN

【别名】蔓黄芪、夏黄芪、扁茎黄芪

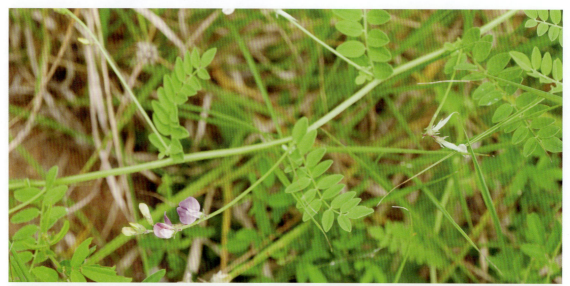

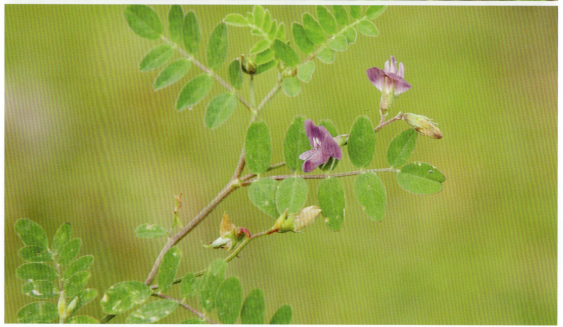

【基原】来源于蝶形花科 Papilionaceae 黄芪属 Astragalus 背扁黄芪 Astragalus complanatus Bunge 的成熟种子入药。

【形态特征】多年生草本。主根圆柱状,长达 1m。茎平卧,单 1 至多数,长 20~100cm,有棱,分枝。羽状复叶具 9~25 片小叶;托叶离生,披针形,长 3mm;小叶椭圆形或倒卵状长圆形,长 5~18mm,宽 3~7mm,顶端钝或微缺,基部圆形。总状花序生 3~7 花,较叶长;总花梗长 1.5~6cm;苞片钻形,长 1~2mm;花梗短;小苞片长 0.5~1mm;花萼钟状,萼筒长 2.5~3mm,萼齿披针形;花冠乳白色或带紫红色,旗瓣长 10~11mm,宽 8~9mm,瓣片近圆形,长 7.5~8mm，顶端微缺，基部突然收狭，瓣柄长 2.7~3mm，翼瓣长 8~9mm，瓣片长圆形，长 6~7mm，宽 2~2.5mm，顶端圆形，瓣柄长约 2.8mm，龙骨瓣长 9.5~10mm，瓣片近倒卵形，长 7~7.5mm；子房柄长 1.2~1.5mm，柱头被簇毛。荚果略膨胀，狭长圆形，长达 35mm，宽 5~7mm；种子淡棕色，肾形，长 1.5~2mm。花期 7~9 月；果期 8~10 月。

【生境】生于向阳草地、山坡、路边及轻碱性草甸，多生于较干燥处。

【分布】黑龙江、吉林、辽宁、内蒙古、河北、山西、河南、陕西、宁夏、甘肃、江苏、四川。蒙古也有分布。

【采集加工】霜降前荚果果皮由绿变黄时，靠近地表 1 寸处割下，晒干脱离，收集种子。

【药材性状】本品略呈肾形而稍扁，长 2~2.5mm，宽 1.5~2mm，厚约 1mm。表面光滑，褐绿色或灰褐色，边缘一侧微凹处具圆形种脐。质坚硬，不易破碎。子叶 2，淡黄色，胚根弯曲，长约 1mm。气微，味淡，嚼之有腥味。

【性味归经】味甘，性温。归肝、肾经。

【功能主治】益肾固精，补肝明目。治头晕眼花、腰膝酸软、遗精、早泄、尿频、遗尿等。

【用法用量】10~15g，水煎服。

【附方】① 治腰膝酸软、遗精：沙苑子、菟丝子各 15g，枸杞子、补骨脂、炒杜仲各 10g。水煎服。

② 治目昏不明：沙苑子 15g，茺蔚子 10g，青葙子 15g，共研细末。日服 2 次，每次 5g。

③ 治肾虚腰痛：沙苑子 15g，水煎服，每日 2 次。

④ 治脾胃虚、饮食不消、湿热成膨胀者：沙苑子 100g（酒拌，炒），苍术 400g（米泔水浸一日，晒干，炒）。共研为末，每日 15g，米汤调服。

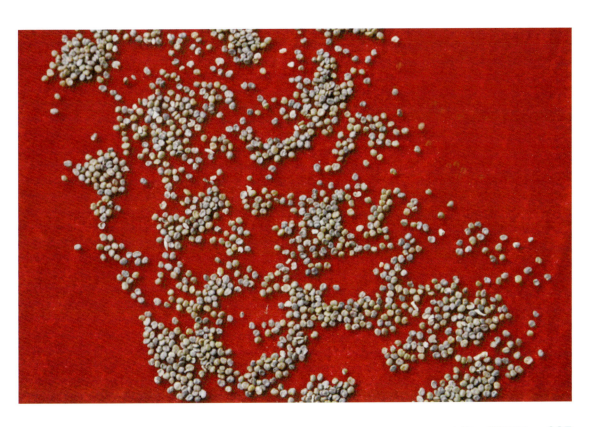

4.77.18 黄芪

ASTRAGALI RADIX

【别名】关芪、正芪、北芪

【基原】来源于蝶形花科 Papilionaceae 黄芪属 *Astragalus* 膜荚黄芪 *Astragalus membranaceus* (Fisch.) Bunge 或蒙古黄芪 *Astragalus membranaceus* (Fisch.) Bunge var. *mongholicus* (Bunge) P. K. Hsiao 的根入药。

【形态特征】A. 膜荚黄芪：高大草本，高 40~150cm 或稍过之；主根细瘦圆柱状，长 25~75cm，稍扭曲；茎被长柔毛。一回奇数羽状复叶互生，叶轴被长柔毛；小叶 27~31 片，卵状披针形或椭圆形，长 7.5~30mm，宽 4.5~10mm，顶端钝圆；托叶狭披针形，长约 6mm，被白色长柔毛。总状花序腋生，有长梗，花梗基部有线形苞片；萼管状，长约 5mm；花冠蝶形，白色，旗瓣无爪，翼瓣和龙骨瓣有长爪，比旗瓣短；子房有柄，被毛。荚果膜质，膨胀，卵状长圆形，被黑色短柔毛。

【生境】生于向阳山坡的草丛和灌丛。

【分布】东北、华北以及甘肃、四川和西藏等地。朝鲜和俄罗斯远东地区也有分布。

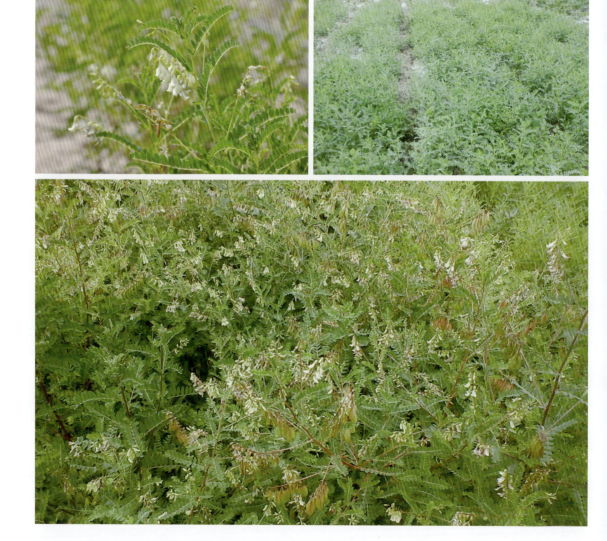

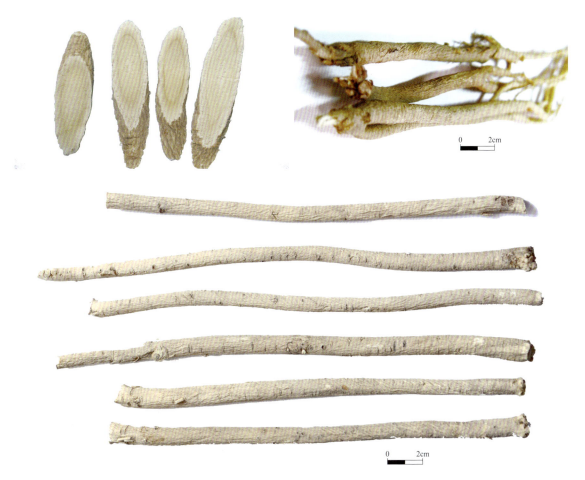

【形态特征】B. 蒙古黄芪与膜荚黄芪的不同在于：植株较矮小；小叶较小，长 5~10mm，宽 3~5mm；荚果无毛等。

【生境】生于向阳山坡的草丛和灌丛。

【分布】黑龙江、内蒙古、河北、山西。

【采集加工】春、秋二季采挖根部，除去根头部及须根，去净泥土，晒干。

【药材性状】本品通常呈圆柱形，有时有分枝，长 30~70cm，直径 0.5~3cm，略扭曲，较粗糙，有不规则纵皱纹和皮孔，根头部中央常枯朽成空洞，有时带有残茎，表面淡棕黄色或浅棕褐色。质坚实，稍韧，不易折断，断面纤维状，可见裂隙，皮部白色或灰白色，木部黄色，有放射状纹理。气香，味甜，嚼之有豆腥味。以粗壮、无空头、气清香、味甜者为佳。

【性味归经】味甘，性微温。归肺、脾经。

【功能主治】补脾益气，固表止汗，利尿消肿，托毒排脓。治气血两虚，心悸气短，脾虚泄泻，食少便溏，中气下陷，久泻脱肛，痈疽难溃，血虚萎黄及一切气衰血虚之证。

【用法用量】9~30g，水煎服。

【附方】① 治体虚自汗：（玉屏风散）黄芪 15g，白术 9g，防风 6g，水煎服。

② 治失血体虚：黄芪 30g，当归 6g，水煎服。

③ 治脾胃虚弱以及气虚下陷引起的胃下垂、子宫下垂、脱肛：（补中益气汤）黄芪 12g，党参、白术、当归各 9g，炙甘草、陈皮、升麻、柴胡各 4.5g，水煎服。

④ 治血小板减少性紫癜：黄芪 30g，当归、龙眼肉、五味子各 15g，红枣 10 枚，黑豆 30g，水煎服。

⑤ 治脑血栓：黄芪 15~30g，川芎 6g，当归、赤芍、地龙、桃仁、牛膝、丹参各 9g，水煎服。

⑥ 治白细胞减少症、贫血：生黄芪、鸡血藤各 60g，当归 30g，党参、熟地黄各 15g，每日 1 剂，水煎，分 2 次服。孕妇当归应减量。

⑦ 治各种神经性皮炎：黄芪、党参、山药各 15g，当归、莲子、薏苡仁、荆芥、蛇床子、牛蒡子、地肤子、蝉蜕各 12g，甘草 6g。有感染者加生地黄 9g，黄柏 12g。老人、儿童酌减。水煎服，早晚各服 1 次，并用热药渣搽患处。

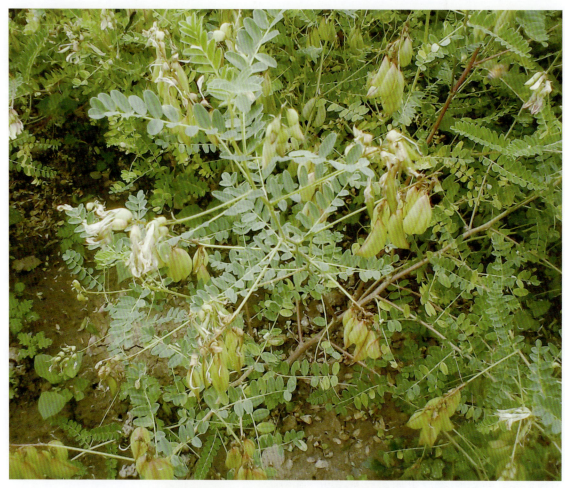

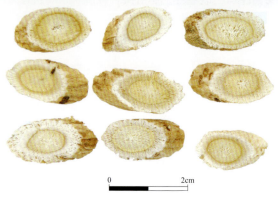

4.77.19 牧场黄芪
ASTRAGALI PASTORII RADIX

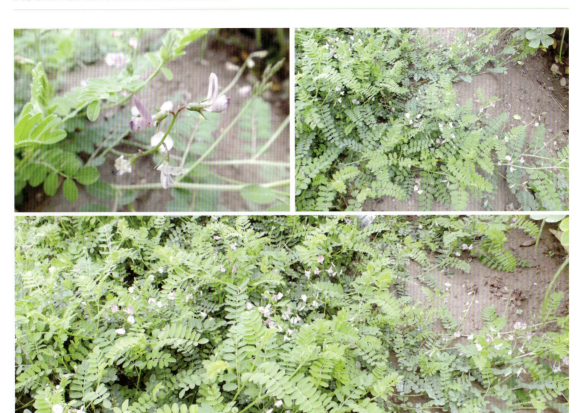

【基原】来源于蝶形花科 Papilionaceae 黄芪属 Astragalus 牧场黄芪 Astragalus pastorius Tsai et Yü 的根入药。

【形态特征】多年生草本，茎外倾或平铺，长15~30cm，近无毛。羽状复叶有7~11片小叶，长达9cm；小叶互生，椭圆状长圆形，长12~25mm，宽6~8mm，上面无毛，下面被白色伏贴毛。总状花序具7~9花，疏被黑色毛；花萼钟状，被褐色毛，萼筒长3~4mm，萼齿三角状披针形，长2~3mm；花冠紫色，旗瓣长15~16mm，宽10~11mm，瓣片近圆形，长8.5~9mm，翼瓣长11~12mm，瓣片狭长圆形，长8.5~9mm，宽2.5~3.5mm，龙骨瓣长13~13.5mm，瓣片近倒卵形，长8.5~9mm，宽4~5mm；子房被短柔毛，柱头被簇毛。荚果膨胀，椭圆形，长2~2.5cm，宽6~7mm。花期6~7月；果期8~10月。

【生境】生于海拔3000~3400m的江岸、草坡和路旁开阔牧场上。

【分布】四川西南部、云南西北部。

【采集加工】秋季采挖，除净泥土，切去芦头，晒干。

【性味归经】味甘，性微温。

【功能主治】益卫固表，利水消肿，托毒生肌。治自汗、盗汗、血痹、浮肿、痈疽不溃、溃久不敛、脾虚泄泻、脱肛等。

【用法用量】15~20g，水煎服。

【注意】实证及阴虚阳盛者忌服。

4.77.20 藤槐

BOWRINGIAE CALLICARPAE RADIX ET FOLIUM

【别名】包令豆

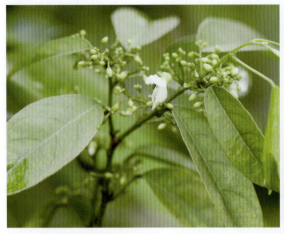
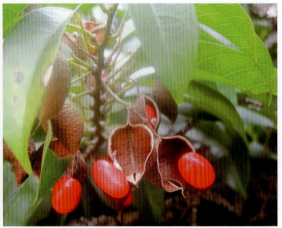

【基原】来源于蝶形花科 Papilionaceae 藤槐属 Bowringia 藤槐 Bowringia callicarpa Champ. ex Benth. 的根和叶入药。

【形态特征】攀援灌木。单叶，近革质，长圆形或卵状长圆形，长 6~13cm，宽 2~6cm，顶端渐尖或短渐尖，基部圆形，两面几无毛，叶脉两面明显隆起，侧脉 5~6 对，于叶缘前汇合，细脉明显；叶柄两端稍膨大，长 1~3cm；托叶小，卵状三角形，具脉纹。总状花序或排列成伞房状，长 2~5cm，花疏生，与花梗近等长；苞片小，早落；花梗纤细，长 10~13mm；花萼杯状，长 2~3mm，宽 3~4mm，萼齿极小，锐尖，顶端近截平；花冠白色；旗瓣近圆形或长圆形，长 6~8mm，顶端微凹或呈倒心形，柄长 1~2mm，翼瓣较旗瓣稍长，镰状长圆形，龙骨瓣最短，长 5~7mm，宽 3~3.5mm，长圆形，柄长 2~3mm；雄蕊 10 枚，不等长，分离，花药长卵形，基部着生；子房被短柔毛。荚果卵形或卵球形，长 2.5~3cm，直径约 15mm，顶端具喙，沿缝线开裂，表面具明显凸起的网纹，具种子 1~2 粒；种子椭圆形，稍扁，长约 12mm，宽约 8mm，厚约 7mm，深褐色至黑色。花期 4~6 月；果期 7~9 月。

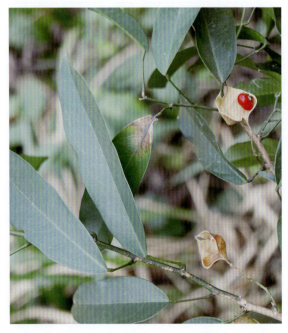

【生境】生于山谷林缘或河溪旁。

【分布】福建、广西、广东、香港、海南。越南也有分布。

【采集加工】夏、秋采收，根、叶晒干。

【性味归经】味苦，性寒。

【功能主治】清热，凉血。治血热所致的吐血，衄血。

【用法用量】6~12g，水煎服。

4.77.21 木豆

CAJANI CAJANTIS RADIX

【别名】豆蓉、山豆根、扭豆

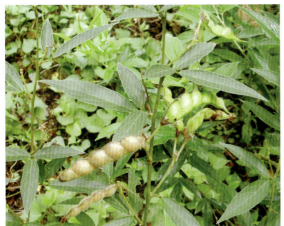
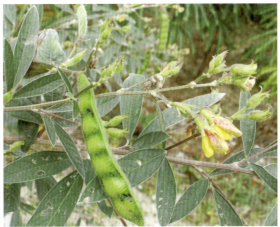

【基原】来源于蝶形花科 Papilionaceae 木豆属 *Cajanus* 木豆 *Cajanus cajan*（L.）Millsp. 的根入药。

【形态特征】灌木，高 1~3m。叶具羽状三小叶；托叶小，卵状披针形，长 2~3mm；叶柄长 1.5~5cm，上面具浅沟，背面具细纵棱，略被短柔毛；小叶纸质，披针形至椭圆形，长 5~10cm，宽 1.5~3cm，顶端渐尖或急尖，叶面被极短的灰白色短柔毛。背面较密，呈灰白色，有不明显的黄色腺点；小叶柄长 1~2mm，被毛。总状花序长 3~7cm；总花梗长 2~4cm；花数朵生于花序顶部或近顶部；苞片卵状椭圆形；花萼钟状，长达 7mm，裂片三角形或披针形，花序、总花梗、苞片、花萼均被灰黄色短柔毛；花冠黄色，长约为花萼的 3 倍，旗瓣近圆形，背面有紫褐色纵线纹，基部有附属体及内弯的耳，翼瓣微倒卵形，有短耳，龙骨瓣顶端钝，微内弯；雄蕊二体，对旗瓣的 1 枚离生，其余 9 枚合生；子房被毛，有胚珠数颗，花柱长，线状，无毛，柱头头状。荚果线状长圆形，长 4~7cm，宽 6~11mm，于种子间具明显凹入的斜横槽，被灰褐色短柔毛，顶端渐尖，具长的尖头；种子 3~6 颗。花、果期 2~11 月。

【生境】栽培。

【分布】云南、四川、江西、湖南、广东、广西、香港、海南、浙江、福建、台湾、江苏等地有栽培。原产地为印度。

【采集加工】夏、秋采收，根晒干。

【性味归经】味辛、涩，性平。

【功能主治】利湿消肿，散瘀止痛。治黄疸性肝炎，风湿关节痛，跌打损伤，瘀血肿痛，便血，衄血。

【用法用量】9~15g，水煎服。

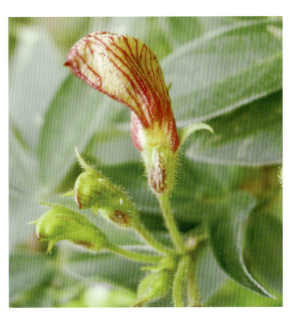

4.77.22 蔓草虫豆

CAJANI SCARABAEOIDIS FOLIUM

【别名】止血草、水风草、地豆草

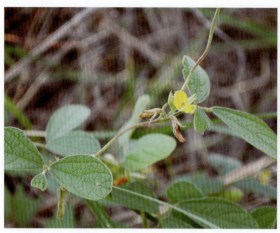 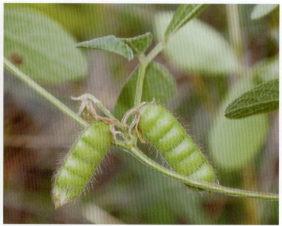

【基原】来源于蝶形花科 Papilionaceae 木豆属 Cajanus 蔓草虫豆 Cajanus scarabaeoides (L.) Thouars [Atylosia scarabaeoides (L.) Benth.] 的叶入药。

【形态特征】草质藤本。叶具羽状 3 小叶；托叶小；叶柄长 1~3cm；小叶纸质或近革质，背面有腺状斑点，顶生小叶椭圆形至倒卵状椭圆形，长 1.5~4cm，宽 0.8~1.5cm，顶端钝或圆，侧生小叶稍小，斜椭圆形至斜倒卵形，两面薄被褐色短柔毛，但背面较密；3 基出脉；小托叶缺；小叶柄极短。总状花序腋生，通常长不及 2cm，有花 1~5 朵；总花梗长 2~5mm；花萼钟状，4 齿裂或有时上面 2 枚不完全合生而呈 5 裂状，裂片线状披针形，总轴、花梗、花萼均被黄褐色至灰褐色茸毛；花冠黄色，长约 1cm，通常于开花后脱落，旗瓣倒卵形，有暗紫色条纹，基部有呈齿状的短耳和瓣柄，翼瓣狭椭圆状，龙骨瓣上部弯，具瓣柄；雄蕊二体，花药一式，圆形；子房密被丝质长柔毛，有胚珠数颗。荚果长圆形，长 1.5~2.5cm，宽约 6mm，密被红褐色或灰黄色长毛，果瓣革质，于种子间有横缢线；种子 3~7 颗，椭圆状，长约 4mm，种皮黑褐色，有凸起的种阜。花期 9~10 月；果期 11~12 月。

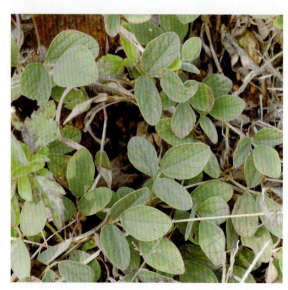

【生境】生于灌木丛中或旷野草地上。

【分布】云南、四川、贵州、广西、广东、海南、香港、福建、台湾。亚洲余部、大洋洲、非洲也有分布。

【采集加工】夏、秋季采收，叶晒干。

【性味归经】味甘、辛、淡，性温。

【功能主治】解暑利尿，止血生肌。治伤风感冒，风湿水肿。

【用法用量】15~30g，水煎服。外用治外伤出血，鲜叶捣烂敷伤口，或晒干为末外敷患处。

4.77.23 杭子梢

CAMPYLOTROPIS MACROCARPAE RADIX ET CAULIS

【基原】来源于蝶形花科 Papilionaceae 杭子梢属 Campylotropis 杭子梢 Campylotropis macrocarpa（Bunge）Rehd. 的根、枝和叶入药。

【形态特征】灌木，高 1~3m。三出复叶；托叶狭三角形、披针形或披针状钻形，长 3~6mm；叶柄长 1.5~3.5cm，叶柄常较短，有时长不及 1cm；小叶椭圆形或宽椭圆形，长 3~7cm，宽 1.5~3.5cm，顶端圆形、钝或微凹，具小凸尖，基部圆形，稀近楔形，叶面通常无毛，脉明显，背面被柔毛，中脉毛较密。总状花序单一腋生并顶生，花序连总花梗长 4~10cm，总花梗长 1~4cm，花序轴密生开展的短柔毛或微柔毛；苞片卵状披针形，长 1.5~3mm；花梗长（4）6~12mm，具开展的微柔毛或短柔毛；花萼钟形，长 3~4（5）mm，稍浅裂或近中裂；花冠紫红色或近粉红色，长 10~12mm，旗瓣椭圆形、倒卵形或近长圆形等，近基部狭窄，翼瓣微短于旗瓣或等长，龙骨瓣呈直角或微钝角内弯，瓣片上部通常比瓣片下部（连瓣柄）短 1~3（3.5）mm。荚果长圆形、近长圆形或椭圆形，长 10~14mm，宽 4.5~5.5mm，顶端具短喙尖，果颈长 1~1.4mm，无毛，具网脉，边缘生纤毛。花、果期 6~10 月。

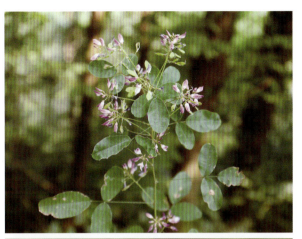

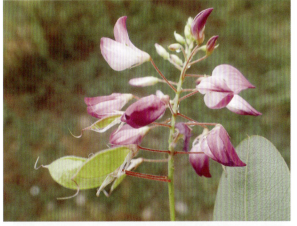

【生境】生于海拔 150~1300m 的山坡、灌丛、林缘、山谷沟边及林中。

【分布】河北、山西、陕西、甘肃、山东、江苏、安徽、浙江、江西、福建、河南、湖北、湖南、广东、广西、四川、贵州、云南、西藏等地。朝鲜也有分布。

【采集加工】夏、秋采收，根、枝、叶晒干。

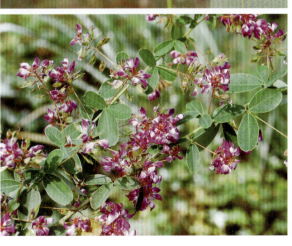

【性味归经】味微辛、苦，性平。

【功能主治】疏风解表，活血通络。治风寒感冒，痧症，肾炎水肿，肢体麻木，半身不遂。

【用法用量】10~15g，水煎服。

4.77.24 刀豆

CANAVALIAE SEMEN

【别名】刀豆仁

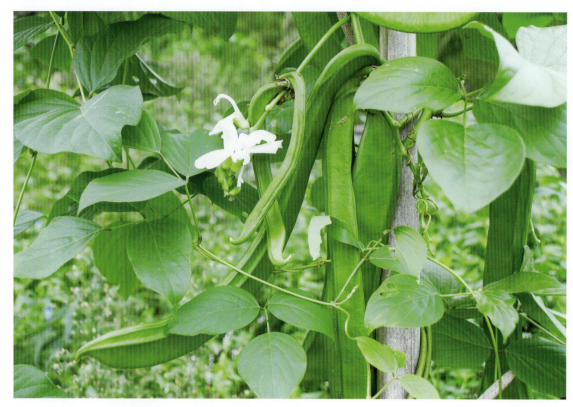

【基原】来源于蝶形花科 Papilionaceae 刀豆属 Canavalia 刀豆 *Canavalia gladiata*（Jacz.）DC. 的成熟种子、果壳、根入药。

【形态特征】一年生缠绕革质大藤本，无毛或被疏毛。叶为三出复叶，叶柄长 8~12cm；小叶片阔卵形或卵状长椭圆形，长 8~15cm，宽 5~13cm，边全缘，侧生小叶两侧不对称。总状花序腋生，总梗很长；花数朵，生于花序轴中部以上，有短梗；花萼管状钟形，檐部二唇形，上唇长约 1cm，2 裂，下唇 3 齿小，长 2~3mm；花冠淡红色或淡紫色，蝶形，长 3~4cm，旗瓣近圆形，翼瓣较短，约与龙骨瓣等长，龙骨瓣弯曲；雄蕊 10 枚，联合为单体；子房具短柄。荚果大，扁带状，长 10~30cm，直径 3~5cm，被贴生短柔毛，边缘有隆起的脊，顶端弯曲成钩状，内含种子 10~14 粒。种子卵状椭圆形，粉红色或红色，种脐约占全长的 3/4，扁平而光滑。花期 7~9 月；果期 10 月。

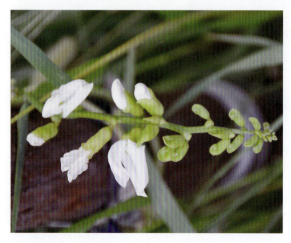

【生境】栽培。

【分布】我国长江以南有栽培。广布热带、亚热带，原产热带非洲。

【采集加工】夏、秋采收，种子、果壳、根晒干。

【药材性状】本品呈卵圆形或近肾形，压扁，长 2~3.5cm，宽 1~2cm，厚 0.5~1.2cm，淡红色至红紫色，微有皱缩纹。边缘具黑色、长约 2cm 的种脐，种脐上有白色细纹 3 条。质硬，难破碎，破开革质种皮可见其内表面棕绿色而光亮；子叶 2 片，黄白色，油润。无臭，味淡，嚼之有豆腥气。以粒大、饱满、色淡红者为佳。

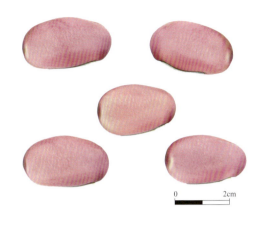

【性味归经】味甘，性温。归胃、肾经。

【功能主治】温中降逆，补肾。治虚寒呃逆，胃痛，肾虚腰痛。

【用法用量】4.5~9g，水煎服。

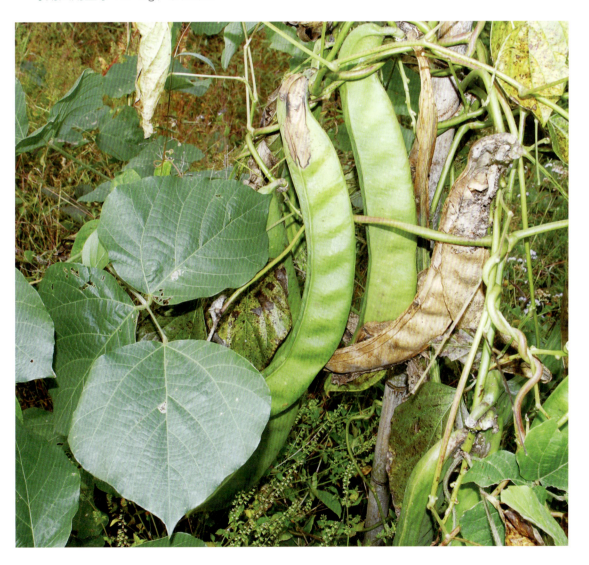

4.77.25 刺叶锦鸡儿

CARAGANAE ACANTHOPHYLLAE FLOS

【基原】来源于蝶形花科 Papilionaceae 锦鸡儿属 Caragana 刺叶锦鸡儿 Caragana acanthophylla Kom. 的花入药。

【形态特征】灌木,高 0.7~1.5cm,由基部多分枝。老枝深灰色,一年生枝浅褐色,嫩枝有条棱,被伏贴短柔毛。羽状复叶有(2)3~4(5)对小叶;托叶在长枝者硬化成针刺,长 2~5mm,宿存,短枝者脱落;叶轴在长枝者硬化成针刺,长 1.5~4cm,宿存,粗壮,短枝者纤细,脱落;小叶倒卵形、狭倒卵形或长圆形,长 4~12mm,宽 3~5mm,顶端钝,有 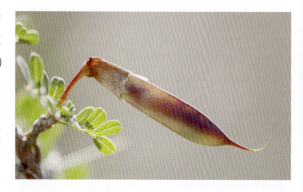 刺尖,基部稍狭,两面近无毛或疏被短伏贴柔毛。花梗单生,长 1~2.5cm,中上部具关节,苞片早落;花萼钟状管形,长 6~10mm,近无毛;花冠黄色,长 26~30mm,旗瓣宽卵形,翼瓣长圆形,瓣柄长为瓣片的 1/3~1/2,耳齿状,龙骨瓣的瓣柄长约为瓣片的 3/4,耳短小,子房近无毛。荚果长 2~3cm,宽约 4mm。花期 4~5 月;果期 7 月。

【生境】生于盐碱地、干旱砾石山坡、山坡灌丛、山谷、河岸、山前平原、沙地、荒山、冲积扇荒漠及干坡草地。

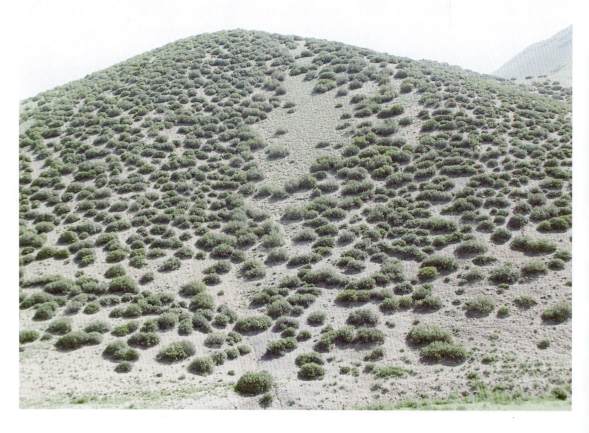

【分布】新疆。中亚也有分布。

【采集加工】花期采收花，晒干备用。

【性味归经】味甘、微苦，性寒。

【功能主治】祛风除湿，健脾化积，补益肝肾。治风湿痹痛，腰膝酸痛，食积停滞，小儿疳积，肝肾不足之月经不调、白带、虚损等。

【用法用量】12~18g，水煎服。

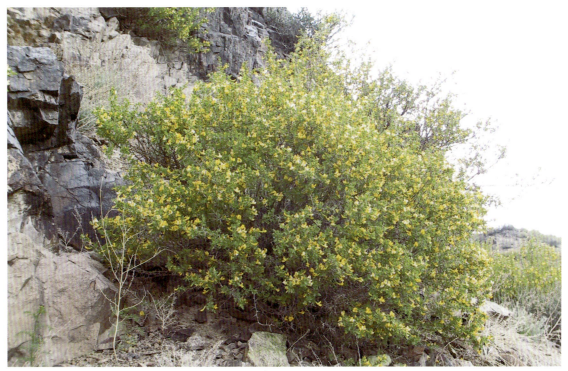

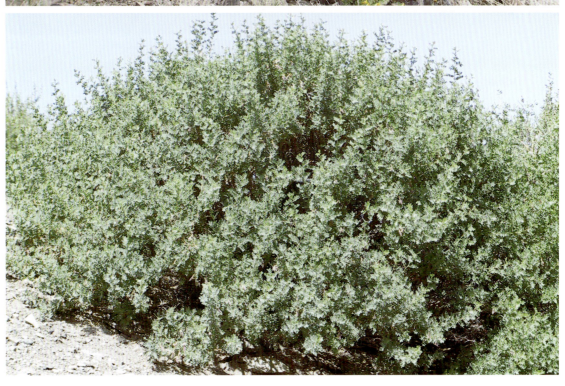

4.77.26 锦鸡儿

CARAGANAE SINICAE RADIX ET FLOS

【别名】金雀花、大绣花针

【基原】来源于蝶形花科 Papilionaceae 锦鸡儿属 *Caragana* 锦鸡儿 *Caragana sinica*（Buchoz）Rehd. 的根和花入药。

【形态特征】灌木，高1~2m。树皮深褐色；小枝有棱，无毛。托叶三角形，硬化成针刺，长5~7mm；叶轴脱落或硬化成针刺，针刺长7~15（25）mm；小叶2对，羽状，有时假掌状，上部1对常较下部的为大，厚革质或硬纸质，倒卵形或长圆状倒卵形，长1~3.5cm，宽5~15mm，顶端圆形或微缺，具刺尖或无刺尖，基部楔形或宽楔形，叶面深绿色，背面淡绿色。花单生，花梗长约1cm，中部有关节；花萼钟状，长12~14mm，宽6~9mm，基部偏斜；花冠黄色，常带红色，长2.8~3cm，旗瓣狭倒卵形，具短瓣柄，翼瓣稍长于旗瓣，瓣柄与瓣片近等长，耳短小，龙骨瓣宽钝；子房无毛。荚果圆筒状，长3~3.5cm，宽约5mm。花期4~5月；果期7月。

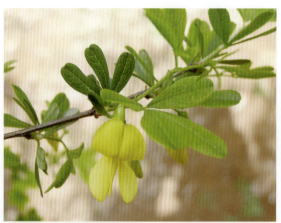

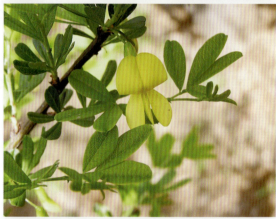

【生境】生于山坡或栽培。

【分布】河北、河南、陕西、湖北、湖南、华东、西南等地。

【采集加工】夏、秋季采收，根、花晒干。

【性味归经】根：味甘、微辛，性平。花：味甘，性温。

【功能主治】根：滋补强壮，活血调经，祛风利湿。花：祛风活血，止咳化痰。根：治高血压病，头昏头晕，耳鸣眼花，体弱乏力，月经不调，白带，乳汁不足，风湿关节痛，跌打损伤。花：治头晕耳鸣，肺虚咳嗽，小儿消化不良。

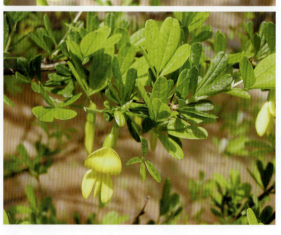

【用法用量】根15~30g，花12~18g，水煎服。

【附方】治高血压病：a：锦鸡儿根洗净，去外皮切片，每日24~30g，水煎加白糖适量，分3次服。b：锦鸡儿、草决明各30g，青木香15g。加水200ml，煎至100ml，加糖适量，分2次服。7日为一个疗程。

4.77.27 铺地蝙蝠草

CHRISTIAE OBCORDATAE HERBA

【别名】半边钱、蝴蝶叶

【基原】来源于蝶形花科 Papilionaceae 蝙蝠草属 Christia 铺地蝙蝠草 Christia obcordata（Poir.）Bakh. f. ex Meeuwen 的全草入药。

【形态特征】多年生匍匐草本，长 15~60cm。茎与枝极纤细，被灰色短柔毛。叶通常为三出复叶，稀为单小叶；托叶刺毛状，长约 1mm；叶柄长 8~10mm，丝状，疏被灰色柔毛；小叶膜质，顶生小叶多为肾形、圆三角形或倒卵形，长 5~15mm，宽 10~20mm，顶端截平而略凹，基部宽楔形，侧生小叶较小，倒卵形、心形或近圆形，长 6~7mm，宽约 5mm，叶面无毛，背面被疏柔毛，侧脉每边 3~5 条；小叶柄长 1mm。总状花序多为顶生，长 3~18cm；每节生 1 花；花小，花梗长 2~3mm，纤细，被灰色柔毛；花萼半透明，被灰色柔毛，最初长约 2mm，结果时长达 6~8mm，有明显网脉，5 裂，裂片三角形，与萼筒等长，上部 2 裂片稍合生；花冠蓝紫色或玫瑰红色，略长于花萼。荚果有荚节 4~5 节，完全藏于萼内，荚节圆形，直径约 2.5mm，无毛。花期 5~8 月；果期 9~10 月。

【生境】生于旷野、坡地上。

【分布】福建、海南、广东、香港、广西、台湾。印度、缅甸、菲律宾、印度尼西亚至澳大利亚北部也有分布。

【采集加工】夏、秋采收，将全草晒干。

【性味归经】味微苦，性凉。

【功能主治】全草：清热利湿，利尿止带。根：凉血。全草：治结膜炎，小便不利，膀胱炎，尿道炎，慢性肾炎，乳腺炎，石淋，白带。外用治疥癣，跌打损伤，毒蛇咬伤。根：治吐血，咯血。

【用法用量】15~30g，鲜品 30~60g，水煎服。

【附方】① 治乳腺炎：铺地蝙蝠草 15~30g，水煎服，并外用鲜全草捣烂外敷。

② 治小便不利：鲜铺地蝙蝠草全草 60g（小儿减半），煎水代茶饮。

③ 治石淋：鲜铺地蝙蝠草全草 15~30g，水煎服。

④ 治白带：鲜铺地蝙蝠草全草 30~60g，炖青蛙肉服。

⑤ 治疥癣：鲜铺地蝙蝠草适量，水煎外洗。

⑥ 治毒蛇咬伤：鲜铺地蝙蝠草叶 60g，水煎服，另以鲜叶捣烂敷伤口周围。

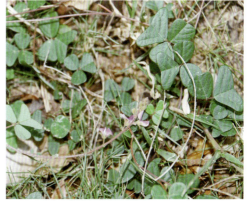
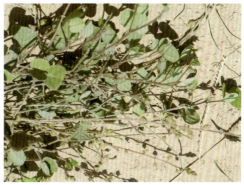
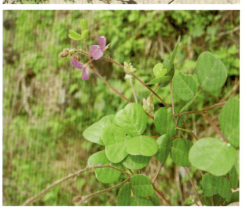

4.77.28 蝙蝠草

CHRISTIAE VESPERTILIONIS HERBA

【别名】蝴蝶草、飞锡草

【基原】来源于蝶形花科 Papilionaceae 蝙蝠草属 Christia 蝙蝠草 Christia vespertilionis (L. f.) Bakh. f. 的全草入药。

【形态特征】多年生直立草本，高 60~120cm。常由基部开始分枝，枝较纤细，上部略被灰色柔毛。叶通常为单小叶，稀有 3 小叶；托叶刺毛状，长 5~6mm，脱落；叶柄长 2~2.5cm，被稀疏短柔毛；小叶近革质，灰绿色，顶生小叶菱形或长菱形或元宝形，长 0.8~1.5cm，宽 5~9cm，顶端宽而截平，近中央处稍凹，基部略呈心形，侧生小叶倒心形或倒三角形，两侧常不对称，长 8~15mm，宽 15~20mm，顶端截平，基部楔形或近圆形，叶面无毛，背面稍被短柔毛，侧脉每边 3~4 条，平展，网脉在背面不明显；小叶柄长 1mm。总状花序顶生或腋生，有时组成圆锥花序，长 5~15cm，被短柔毛；花梗长 2~4mm，被灰色短柔毛，较萼短；花萼半透明，被柔毛，花后增大，长 8~12mm，网脉明显，5 裂，裂片三角形，约与萼筒等长，上部 2 裂片稍合生；花冠黄白色，不伸出萼外。荚果有 4~5 荚节，椭圆形，荚节长 3mm，宽 2mm，成熟后黑褐色，有网纹，无毛，完全藏于萼内。花期 3~5 月；果期 10~12 月。

【生境】生于山坡草地或灌丛中。

【分布】香港、广东、海南、广西。全世界热带地区均有分布。

【采集加工】夏、秋季采收，将全草晒干。

【性味归经】味微苦，性凉。

【功能主治】清热凉血，接骨。治肺结核，支气管炎，扁桃体炎。

【用法用量】12~15g，水煎服。治跌打骨折，鲜全草捣烂或用全草研粉，调酒炒热外敷患处。

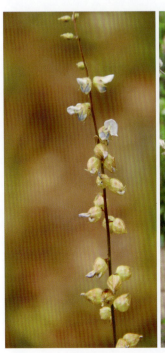
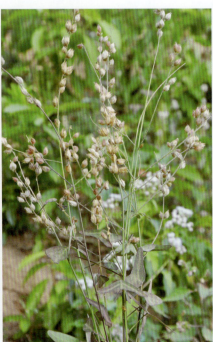
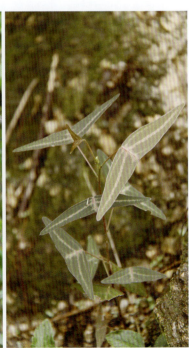

4.77.29　三叶蝶豆

CLITORIAE MARIANAE RADIX ET FLOS

【别名】三叶蝴蝶花豆、顺气豆、大山豆

【基原】来源于蝶形花科 Papilionaceae 蝶豆属 Clitoria 三叶蝶豆 Clitoria mariana L. 的根、叶、花入药。

【形态特征】攀援、缠绕状亚灌木。疏被脱落性淡黄色长硬毛。托叶卵状披针形，长 5~10mm，有纵线纹；叶柄很长，长可达 11.5cm；羽状复叶具 3 小叶，小叶片薄纸质，椭圆形至卵状椭圆形，长 4~11cm，宽 1.5~2.3（5）cm，顶端钝或钝急尖，稀为短渐尖，具小凸尖，基部圆形，上面绿色，无毛，下面粉绿色，被疏毛或无毛，侧脉每边 7~11 条，在下面明显凸起；小托叶线状披针形，长 3~7mm，具线纹，其中侧生小叶的小托叶常较顶生小叶的稍大；小叶柄短。花大，蓝色，通常单生叶腋，稀为短总状，花梗基部常具 4~5 个苞片；苞片卵形至卵状披针形，长 2~4mm，有线纹；小苞片着生于花萼的基部，形状与苞片相仿，但较大，长 5~8mm，外面微被毛，边缘具长硬毛；花萼大，筒状，膜质，有纵条纹，通常无毛，裂片 5，披针形至卵状披针形，为管长的 1/3~2/3，顶端长渐尖；花冠浅蓝色或紫红色，长可达 5cm，旗瓣宽椭圆状或近倒卵状，基部渐狭成柄，翼瓣与龙骨瓣相似而近等长，远较旗瓣短，具细长的瓣柄；雄蕊二体；子房及花柱有长柔毛。荚果长圆形，长 2.5~4.5cm，宽约 8mm，顶端具喙，幼时有疏柔毛，后变无毛；种子 2~4 颗，近圆柱形，黑褐色。花期 5~7 月；果期 6~8 月。

【生境】生于海拔 1200~2200m 的山坡灌丛。

【分布】云南、广西。缅甸、老挝、越南、印度、北美洲也有分布。

【采集加工】秋季挖根，洗净，切片、晒干；全年可采叶，晒干；夏、秋两季花开时采收花，晒干。

【性味归经】味甘，性温。

【功能主治】补肾，止血，舒筋，活络。治感冒，肾虚头晕，带下病，水肿，肠出血，风湿关节痛。

【用法用量】20~30g，水煎服。

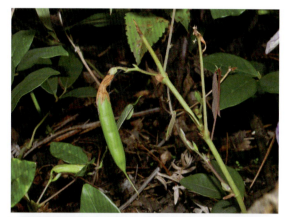

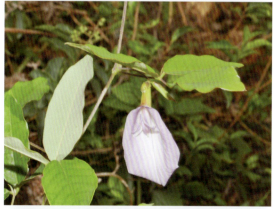

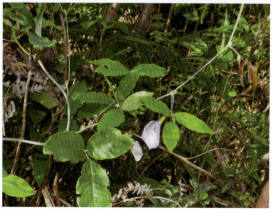

4.77.30 圆叶舞草

CODARIOCALYCIS GYROIDIS HERBA

【基原】来源于蝶形花科 Papilionaceae 舞草属 *Codariocalyx* 圆叶舞草 *Codariocalyx gyroides*（Roxb. ex Link）Hassk. 的全草入药。

【形态特征】直立灌木，高 1~3m；嫩枝被长柔毛，老时渐变无毛。叶为三出复叶；托叶狭三角形，长 12~15mm，基部宽 2~2.5mm，初时具白色丝状毛，后渐变无毛，边缘有丝状毛；叶柄长 2~2.5cm，疏被柔毛；小叶纸质，顶生小叶倒卵形或椭圆形，长 3.5~5cm，宽 2.5~3cm，侧生小叶较小，长 1.5~2cm，宽 8~10mm，顶端圆钝，有时略凹入，基部钝，上面被稀疏柔毛，下面毛被较密，侧脉每边 7~9 条，不达叶缘；小托叶钻形，长 4~6mm，两面无毛；小叶柄长约 2mm。总状花序顶生或腋生，长 6~9cm，中部以上有密集的花；苞片宽卵形，长 6~9.5mm，宽 4~5.5mm，外面有白色疏柔毛，具条纹，边缘有缘毛；花梗长 4~9mm，密被黄色柔毛；花萼宽钟形，长 2~2.5mm，萼筒长 1.2~1.7mm，上部裂片 2 裂，长约 1mm，下部裂片长 0.8mm；花冠紫色，旗瓣长 9~11mm，宽与长几相等，翼瓣长 7~9mm，宽 4~6mm，基部具耳，瓣柄极短，龙骨瓣长 9~12mm，瓣柄长约 5mm；雄蕊长 9~11mm；雌蕊长 12~14mm，子房线形，被毛。荚果呈镰刀状弯曲，长 2.5~5cm，宽 4~6mm，腹缝线直，背缝线稍缢缩为波状，成熟时沿背缝线开裂，密被黄色短钩状毛和长柔毛，有荚节 5~9；种子长 4mm，宽约 2.5mm。花期 9~10 月；果期 10~11 月。

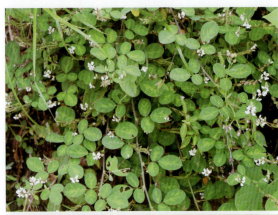

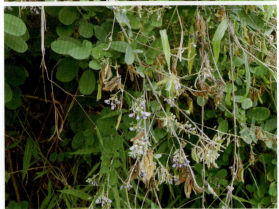

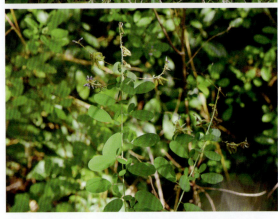

【生境】生于海拔 100~1200m 的草地及山坡疏林中。

【分布】海南、广东、广西、云南、福建、江西、台湾、贵州。印度、尼泊尔、缅甸、斯里兰卡、泰国、越南、柬埔寨、老挝、马来西亚和新几内亚也有分布。

【采集加工】夏、秋季采收，将全草晒干。

【性味归经】味微涩、甘，性平。

【功能主治】祛瘀生新，活血消肿。治跌打肿痛，骨折，小儿疳积，风湿骨痛。

【用法用量】15~25g，水煎服。

4.77.31 舞草

CODARIOCALYCIS MOTORII HERBA

【别名】钟萼豆

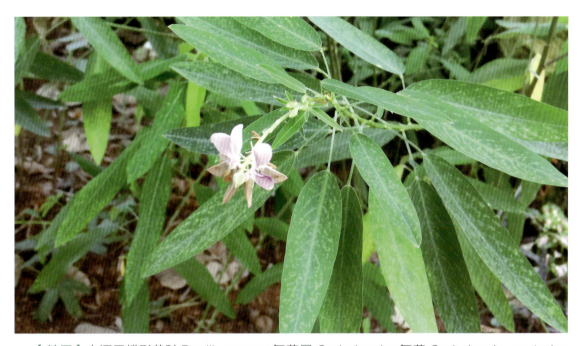

【基原】来源于蝶形花科 Papilionaceae 舞草属 Codariocalyx 舞草 Codariocalyx motorius (Houtt.) Ohashi 的全草入药。

【形态特征】亚灌木，高达 1.5m。叶为三出复叶，侧生小叶很小或缺而仅具单小叶；托叶窄三角形，长 10~14mm，基部宽 1.7~2.3mm，通常偏斜，无毛，边缘疏生小柔毛；叶柄长 1.1~2cm，上面具沟槽，疏生开展柔毛；顶生小叶长椭圆形或披针形，长 5.5~10cm，宽 1~2.5cm，顶端圆形或急尖，有细尖，基部钝或圆，上面无毛，下面被贴伏短柔毛，侧脉每边 8~14 条，不达叶缘，侧生小叶很小，长椭圆形或线形或有时缺；小托叶钻形，长 3~5mm，两面无毛；小叶柄长约 2mm。圆锥花序或总状花序顶生或腋生，花序轴具弯曲钩状毛；苞片宽卵形，长约 6mm，密生，花时脱落；花梗开花时长 1~4mm，花后延长至 3~7mm，被开展毛；花萼膜质，长 2~2.5mm，外面被毛，萼筒长 1~1.5mm，上部裂片顶端 2 裂，长约 1mm，下部裂片长约

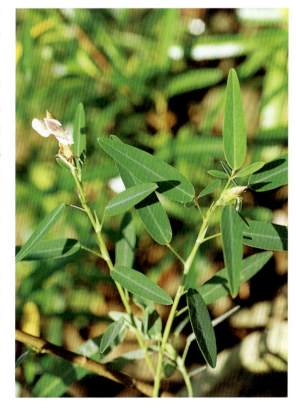

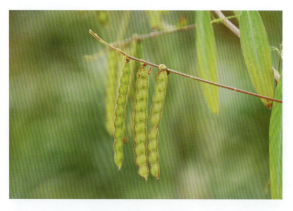

1mm；花冠紫红色，旗瓣长宽各 7.5~10mm，翼瓣长 6.5~9.5mm，宽 4~5mm，龙骨瓣长约 10mm，宽约 3mm，具长瓣柄，雄蕊长 8~11mm；雌蕊长 10~12mm，子房被微毛。荚果镰刀形或直，长 2.5~4cm，宽约 5mm，腹缝线直，背缝线稍缢缩，成熟时沿背缝线开裂，疏被钩状短毛，有荚节 5~9；种子长 4~4.5mm，宽 2.5~3mm。花期 7~9 月；果期 10~11 月。

【生境】生于海拔 200~1500m 的丘陵山坡或山沟灌丛中。

【分布】福建、江西、广东、广西、四川、贵州、云南及台湾等地。印度、尼泊尔、不丹、斯里兰卡、泰国、缅甸、老挝、印度尼西亚、马来西亚等也有分布。

【采集加工】夏、秋季采收，将全草晒干。

【性味归经】味微涩、甘，性平。

【功能主治】祛瘀生新，活血消肿，舒筋活络。治跌打肿痛，骨折，风湿骨痛。

【用法用量】15~25g，水煎服。

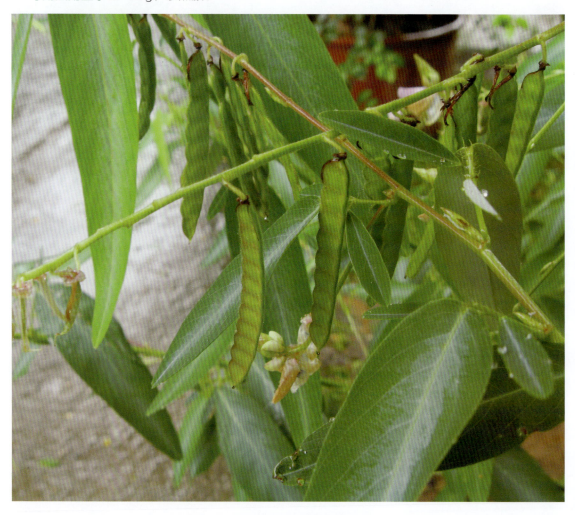

4.77.32　巴豆藤
CRASPEDOLOBII SCHOCHII RADIX

【别名】铁藤、铁血藤、黑藤、三叶藤、血藤

【基原】来源于蝶形花科 Papilionaceae 巴豆藤属 *Craspedolobium* 巴豆藤 *Craspedolobium schochii* Harms 的根入药。

【形态特征】攀援灌木。长约 3m。茎具髓，初时被黄色平伏细毛，老枝渐秃净，暗褐色，具纵棱，密生褐色皮孔。羽状三出复叶，长 12~18cm；叶柄长 4~7cm；叶轴上面具狭沟；托叶三角形，脱落；小叶倒阔卵形至宽椭圆形，长 5~9cm，宽 3~6cm，顶端钝圆或短尖，基部阔楔形至

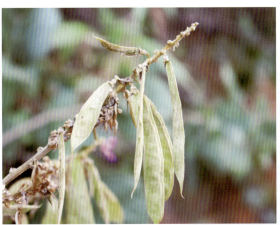
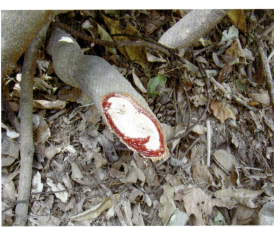
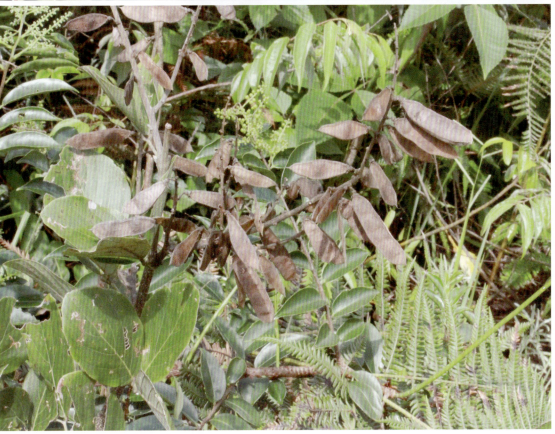

钝圆，顶生小叶较大或近等大，具长小叶柄，侧生小叶两侧不等大，歪斜，上面平坦，散生平伏细毛或秃净，下面被平伏细毛，脉上甚密，中脉直伸达叶尖成小刺尖，侧脉5~7对，达叶缘向上弧曲，细脉网状；小叶柄粗短，长约4mm，被细毛。总状花序着生枝端叶腋，长15~25cm，常多枝聚集生成大型的复合花序，节上簇生3~5朵花；苞片三角状卵形，长1.5mm，脱落，小苞片三角形，微小，宿存；花长约1cm；花梗短，长2~3mm；花萼钟状，长约5mm，宽约3mm，与花梗、苞片均被黄色细绢毛，萼齿卵状三角形，短于萼筒；花冠红色，花瓣近等长。荚果线形，长6~9cm，宽1.2cm，密被褐色细绢毛，顶端狭尖，具短尖喙，基部钝圆，果颈比萼筒短，腹缝具狭翅，有种子3~5枚；种子圆肾形，扁平。花期6~9月；果期9~10月。

【生境】生于海拔2000m以下土壤湿润的常绿阔叶林、疏林下或灌丛中。

【分布】云南、贵州、四川、广西。缅甸、泰国、越南也有分布。

【采集加工】秋季挖根，洗净，切片，晒干。

【性味归经】味苦、涩，性微温。

【功能主治】行血调经，祛风除湿。治内出血，月经不调，贫血，跌打损伤，腰腿痛，风湿关节痛，红崩白带。

【用法用量】30~50g，水煎服。

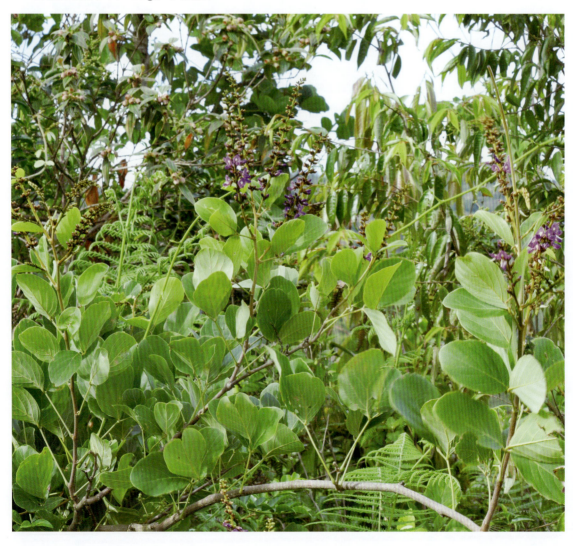

4.77.33 响铃豆

CROTALARIAE ALBIDAE HERBA

【别名】黄花地丁、小响铃、马口铃

【基原】来源于蝶形花科 Papilionaceae 猪屎豆属 Crotalaria 响铃豆 Crotalaria albida Heyne ex Roth 的全草入药。

【形态特征】多年生直立草本，基部常木质，高达 70cm；植株或上部分枝，通常细弱，被紧贴的短柔毛。托叶细小，刚毛状，早落；单叶，叶片倒卵形、长圆状椭圆形或倒披针形，长 1~2.5cm，宽 0.5~1.2cm，顶端钝或圆，具细小的短尖头，基部楔形，叶面绿色，近无毛，背面暗灰色，略被短柔毛；叶柄近无。总状花序顶生或腋生，有花 20~30 朵，花序长达 20cm，苞片丝状，长约 1mm，小苞片与苞片同形，生萼筒基部；花梗长 3~5mm；花萼二唇形，长 6~8mm，深裂，上面二萼齿宽大，顶端稍钝圆，下面三萼齿披针形，顶端渐尖；花冠淡黄色，旗瓣椭圆形，长 6~8mm，顶端具束状柔毛，基部胼胝体可见，翼瓣长圆形，约与旗瓣等长，龙骨瓣弯曲，几达 90°，中部以上变狭形成长喙；子房无柄。荚果短圆柱形，长约 10mm，无毛，稍伸出花萼之外；种子 6~12 颗。花果期 5~12 月。

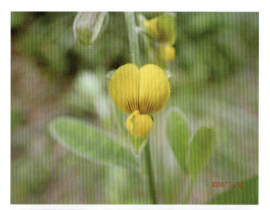

【生境】生于山坡路旁、草丛中、灌丛或岩石旁。

【分布】台湾、福建、江西、湖南、安徽、贵州、香港、广东、海南、广西、四川、云南。中南半岛余部及太平洋诸岛也有分布。

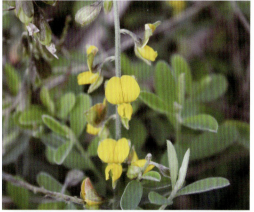

【采集加工】夏、秋季采收，将全草晒干。

【性味归经】味苦、辛，性凉。

【功能主治】清热解毒，止咳平喘，截疟。治尿道炎，膀胱炎，肝炎，胃肠炎，痢疾，支气管炎，肺炎，哮喘，疟疾。外用治痈肿疮毒，乳腺炎。

【用法用量】9~15g，水煎服。外用适量，鲜叶捣烂敷患处。

【附方】① 治尿道炎、膀胱炎：响铃豆 30~45g，水煎，白酒为引内服。

② 治急性黄疸性肝炎：响铃豆 15g，马鞭草 12g，茵陈、虎杖各 30g，水煎服。

③ 治目赤肿痛：响铃豆鲜全草煎水熏洗。

④ 治乳腺炎：响铃豆鲜全草适量，加红糖少许，捣烂敷患处。

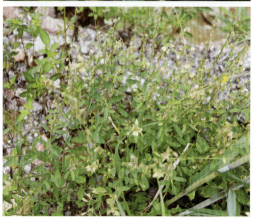

4.77.34 大猪屎豆

CROTALARIAE ASSAMICAE FOLIUM

【别名】马铃根、自消容、凸尖野百合、大猪屎青

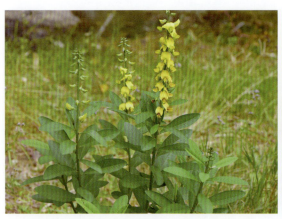
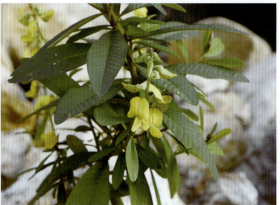

【基原】来源于蝶形花科 Papilionaceae 猪屎豆属 Crotalaria 大猪屎豆 Crotalaria assamica Benth. 的叶入药。

【形态特征】直立高大草本，高达 1.5m；茎枝粗壮，圆柱形，被锈色柔毛。托叶细小，线形，贴伏于叶柄两旁；单叶，叶片质薄，倒披针形或长椭圆形，顶端钝圆，具细小短尖，基部楔形，长 5~15cm，宽 2~4cm，叶面无毛，背面被锈色短柔毛；叶柄长 2~3mm，总状花序顶生或腋生，有花 20~30 朵；苞片线形，长 2~3mm，小苞片与苞片的形状相似，通常稍短；花萼二唇形，长 10~15mm，萼齿披针状三角形，约与萼筒等长，被短柔毛；花冠黄色，旗瓣圆形或椭圆形，长 15~20mm，基部具胼胝体二枚，顶端微凹或圆，翼瓣长圆形，长 15~18mm，龙骨瓣弯曲，几达 90°，中部以上变狭形成长喙，伸出萼外；子房无毛。荚果长圆形，长 4~6cm，直径约 1.5cm，果颈长约 5mm；种子 20~30 颗。花、果期 5~12 月。

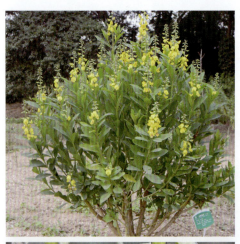
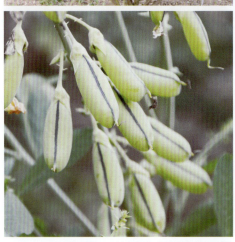

【生境】生于海拔 50~900m 的山坡路边及山谷草丛中。

【分布】台湾、海南、广西、云南、贵州。中南半岛余部地区也有分布。

【采集加工】夏、秋季采收，叶晒干。

【性味归经】味淡，性微凉。

【功能主治】清热解毒，凉血降压，利水。治热咳，吐血。

【用法用量】15~30g，水煎服或与猪瘦肉炖服。

【附方】治马口疮：大猪屎豆鲜叶捣烂调蜂蜜外敷。

4.77.35　长萼野百合

CROTALARIAE CALYCINAE HERBA

【别名】长萼猪屎豆、狗铃豆

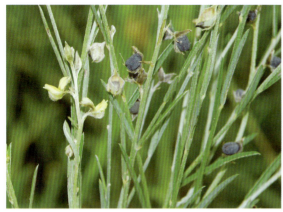
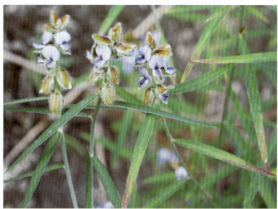

【基原】来源于蝶形花科 Papilionaceae 猪屎豆属 *Crotalaria* 长萼野百合 *Crotalaria calycina* Schrank 的全株入药。

【形态特征】多年生直立草本，体高 30~80cm；茎圆柱形，密被粗糙的褐色长柔毛。托叶丝状，长约 1mm，宿存或早落；单叶，近无柄，长圆状线形或线状披针形，长 3~12cm，宽 0.5~1.5cm，顶端急尖，基部渐狭，叶面沿中脉有毛，背面密被褐色长柔毛。总状花序顶生，稀腋生，通常缩短或形似头状，有花 3~12 朵；苞片披针形，长 1~2cm，稍弯曲成镰刀状，小苞片和苞片同形，稍短，生花萼基部或花梗中部以上；花梗粗壮，长 2~4mm；花萼二唇形，长 2~3cm，深裂，几达基部，萼齿披针形，外面密被棕褐色长柔毛；花冠黄色，全部包被萼内，旗瓣倒卵圆形或圆形，长 1.5~2.5cm，顶端或上面靠上方有微柔毛，基部具胼胝体二枚，翼瓣长椭圆形，约与旗瓣等长，龙骨瓣近直生，具长喙；子房无柄。荚果圆形，成熟后黑色，长约 1.5cm，秃净无毛；种子 20~30 颗。花、果期 6~12 月间。

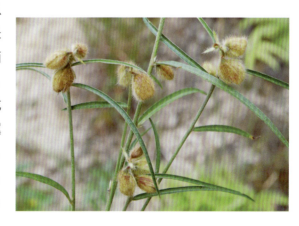

【生境】生于旷野草地上。

【分布】香港、广东、福建、台湾、海南、广西、云南、西藏。非洲、大洋洲、亚洲热带和亚热带余部地区也有分布。

【采集加工】夏、秋季采收，全株晒干。

【性味归经】味辛、甘，性平。

【功能主治】健脾消食。治小儿疳积，消化不良，脘腹胀满。

【用法用量】3~10g，水煎服。

4.77.36 假地蓝

CROTALARIAE FERRUGINEAE HERBA

【别名】狗响铃、响铃草、荷猪草

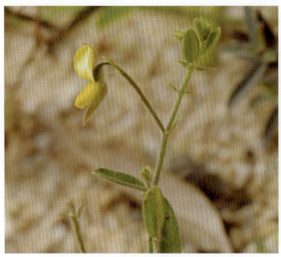 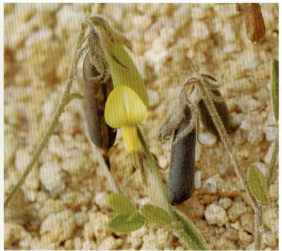

【基原】来源于蝶形花科 Papilionaceae 猪屎豆属 Crotalaria 假地蓝 Crotalaria ferruginea Grah. ex Benth. 的全草入药。

【形态特征】草本，基部常木质，高 60~120cm；茎直立或铺地蔓延，具多分枝，被棕黄色伸展的长柔毛。托叶披针形或三角状披针形，长 5~8mm；单叶，叶片椭圆形，长 2~6cm，宽 1~3cm，两面被毛，尤以叶下面叶脉上的毛更密，顶端钝或渐尖，基部略楔形，侧脉隐见。总状花序顶生或腋生，有花 2~6 朵；苞片披针形，长 2~4mm，小苞片与苞片同型，生萼筒基部；花梗长 3~5mm；花萼二唇形，长 10~12mm，密被粗糙的长柔毛，深裂，几达基部，萼齿披针形；花冠黄色，旗瓣长椭圆形，长 8~10mm，翼瓣长圆形，长约 8mm，龙骨瓣与翼瓣等长，中部以上变狭形成长喙，包被萼内或与之等长；子房无柄。荚果长圆形，无毛，长 2~3cm；种子 20~30 颗。花、果期 6~12 月。

【生境】生于海拔 400~1000m 的山坡疏林及荒山草地。

【分布】江苏、安徽、浙江、江西、湖南、湖北、福建、台湾、广东、香港、广西、四川、贵州、云南、西藏。印度、尼泊尔、斯里兰卡、缅甸、泰国、老挝、越南、马来西亚等地区也有分布。

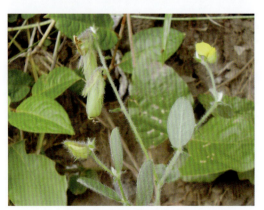

【采集加工】夏、秋季采收，全草晒干。

【性味归经】味甘、微苦，性平。

【功能主治】养肝滋肾，止咳平喘，调经。治肝肾不足致头晕目眩，耳鸣耳聋，遗精，肾炎，支气管炎，哮喘，月经不调，白带。

【用法用量】15~30g，水煎服。

【附注】云南有将本品作清热利尿药用，治疗扁桃体炎，腮腺炎，淋巴结炎，小便不利，膀胱炎，肾结石。外用治疗疮肿毒，用鲜品捣烂敷患处。

4.77.37 线叶猪屎豆

CROTALARIAE LINIFOLIAE RADIX

【别名】条叶猪屎豆、小苦参

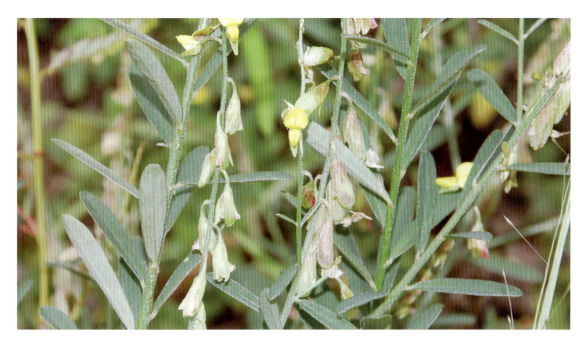

【基原】来源于蝶形花科 Papilionaceae 猪屎豆属 Crotalaria 线叶猪屎豆 Crotalaria linifolia L. f. 的根入药。

【形态特征】多年生草本，高 50~100cm；茎圆柱形，密被丝质短柔毛。托叶小，常早落；单叶，倒披针形或长圆形，长 2~5cm，宽 0.5~1.5cm，顶端渐尖或钝尖，具细小的短尖头，基部渐狭，但非为楔形，两面被丝质柔毛；叶柄短。总状花序顶生或腋生，有花多朵，花序长 10~20cm；苞片披针形，长 2~3mm，小苞片与苞片相似，生萼筒基部；花萼二唇形，长 6~7mm，深裂，上唇二萼齿阔披针形或阔楔形，合生，下唇三萼齿披针形，密被锈色柔毛；花冠黄色，旗瓣圆形或长圆形，顶端圆或凹，长 5~7mm，基部边缘被毛，胼胝体垫状，翼瓣长圆形，长 6~7mm，龙骨瓣长约 8mm，近直生，中部以上变狭，具长喙；子房无柄。荚果四角菱形，长 5~6mm，无毛，成熟后果皮黑色；种子 8~10 颗。花期 5~10 月；果期 8~12 月。

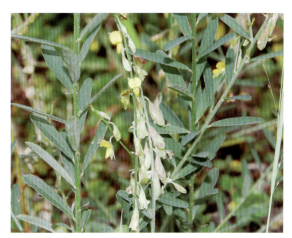

【生境】生于路旁、田边及空旷地方。

【分布】我国华南、西南各地。

【采集加工】夏、秋采收，根晒干。

【性味归经】味辛、微苦，性平。

【功能主治】清热解毒，理气消积。治腹痛，耳鸣，肾亏，遗精，妇女干血痨。

【用法用量】9~15g，水煎服。外用治毒疮，鲜品适量捣烂敷患处。

4.77.38 猪屎豆

CROTALARIAE PALLIDAE RADIX ET CAULIS

【别名】野花生、猪屎青、土沙苑子、大马铃

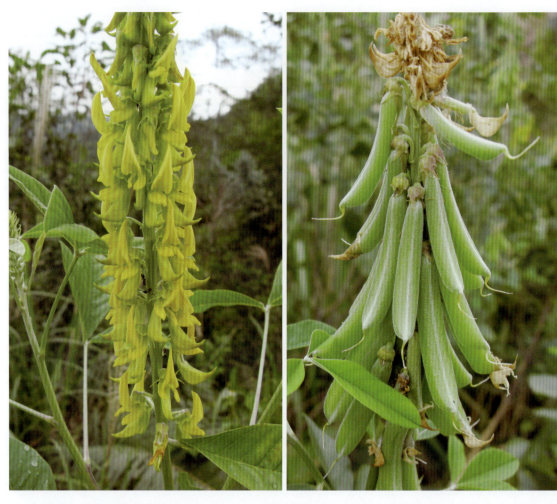

【基原】来源于蝶形花科 Papilionaceae 猪屎豆属 Crotalaria 猪屎豆 Crotalaria pallida Ait. [C. mucronata Desv.] 的根、茎、叶、种子入药。

【形态特征】多年生草本；茎枝圆柱形，具小沟纹，密被紧贴的短柔毛。托叶极细小，刚毛状，常早落；叶三出，柄长 2~4cm；小叶长圆形或椭圆形，长 3~6cm，宽 1.5~3cm，顶端钝圆或微凹，基部阔楔形，叶面无毛，背面略被丝光质短柔毛，两面叶脉清晰；小叶柄长 1~2mm。总状花序顶生，长达 25cm，有花 10~40 朵；苞片线形，长约 4mm；早落，小苞片的形状与苞片相似，长约 2mm，花时极细小，长不及 1mm，生萼筒中部或基部；花梗长 3~5mm；花萼近钟形，长 4~6mm，五裂，萼齿三角形，约与萼筒等长，密被短柔毛；花冠黄色，伸出萼外，旗瓣圆形或椭圆形，直径约 10mm，基部具胼胝体二枚，翼瓣长圆形，长约 8mm，下部边缘具柔毛，龙骨瓣最长，约 12mm，弯曲，几达 90°，具长喙，基部边缘具柔毛；子房无柄。荚果长圆形，长 3~4cm，径 5~8mm，幼时被毛，成熟后脱落，果瓣开裂后扭转；种子 20~30 颗。花果期 9~12 月间。

【生境】生于海拔 100~900m 的荒山草地及沙质土壤中。

【分布】香港、广东、海南、福建、台湾、广西、四川、云南、山东、浙江、湖南。美洲、非洲、亚洲热带和亚热带余部地区也有分布。

【采集加工】夏、秋采收，将根、茎、叶、种子晒干。

【性味归经】根：味微苦、辛，性平。种子：味甘、涩，性凉。茎、叶：味苦、辛，性平。

【功能主治】根：解毒散结，消积。种子：补肝肾，明目，固精。茎、叶：清热祛湿。根：治淋巴结结核，乳腺炎，痢疾，小儿疳积。种子：治头晕目花，神经衰弱，遗精，早泄，小便频数，遗尿，白带。茎、叶：治痢疾，湿热腹泻。

【用法用量】根 15~30g，种子 6~15g，茎、叶 6~18g，水煎服。

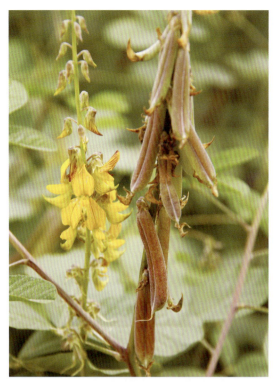

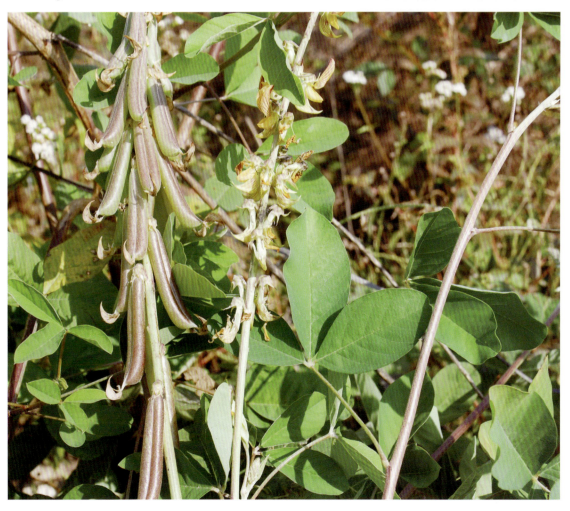

4.77.39 农吉利

CROTALARIAE SESSILIFLORAE HERBA

【别名】紫花野百合、倒挂山芝麻、羊屎蛋

【基原】来源于蝶形花科 Papilionaceae 猪屎豆属 Crotalaria 野百合 Crotalaria sessiliflora L. 的全草入药。

【形态特征】一年生直立草本，高 20~100cm，通体被紧贴的长毛，略粗糙。单叶互生，狭披针形或线状披针形，有时线形，长 2.5~8cm，宽 0.5~1cm，两端狭尖，顶端通常有成束的毛，上面略被毛或几无毛，下面被丝毛，有光泽；叶柄极短；托叶刚毛状。花紫蓝色，多朵组成顶生或腋生的总状花序，每花序有花 2~20 朵；苞片和小苞片相似，线形，小苞片着生于花梗上部，均略被粗糙的长毛；花梗极短，结果时下垂；花萼长 10~15mm，密被棕黄色长毛；花冠蝶形，紫蓝色或淡蓝色，约与花萼等长，旗瓣圆形，翼瓣较旗瓣短，倒卵状长圆形，龙骨瓣与翼瓣等长，内弯，具喙；雄蕊 10 枚，单体；子房无柄，花柱细长。荚果无毛，长圆形，约与花萼等长，种子 10~15 粒。花、果期 5 月至翌年 2 月。

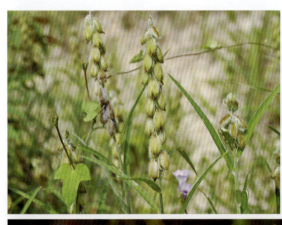
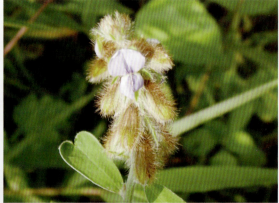
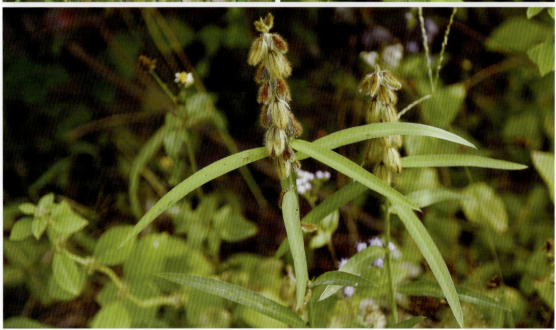

【生境】生于海拔70~1500m的荒地路旁及山谷草地。

【分布】辽宁、河北、山东、江苏、浙江、安徽、江西、香港、福建、台湾、湖南、湖北、广东、海南、广西、四川、贵州、云南、西藏。中南半岛余部、朝鲜、日本及太平洋诸岛余部也有分布。

【采集加工】秋季果实成熟时采割，除去杂质，晒干。

【药材性状】本品茎呈圆柱形，长20~90cm，灰绿色，密被灰白色丝毛。单叶互生，叶片多皱卷，展平后呈线状披针形或线形，暗绿色，全缘，下面有丝状长毛。花萼5裂，外面密被棕黄色长毛。荚果长圆形，包于宿萼内，灰褐色。种子肾状圆形，深棕色，有光泽。无臭，味淡。以色绿、果多者为佳。

【性味归经】味苦、淡，性平。

【功能主治】滋阴益肾，解毒，抗癌。治疗疮，皮肤鳞状上皮癌，食管癌，宫颈癌。

【用法用量】15~30g，水煎服。外用适量鲜品捣烂敷患处，或制成农吉利甲素盐酸盐灭菌溶液作肌内注射。每天肌注2次，每次100mg。

【附方】治肿瘤 a. 皮肤鳞状上皮细胞癌：用局部敷贴配合电离子透入治疗。取新鲜农吉利全草适量，捣成糊状，或干品研成细粉用水调成糊状，敷患处，每日两次，直至疮面愈合为止；电离子透入即将农吉利捣成糊状，涂于纱布上，放在疮面处，然后放上阳极，以轻刺感为宜，每日1次，每次20~30分钟，12次为一疗程，间隔7天再进行第二个疗程。第三、第四疗程以此类推。b. 食管癌：肌内注射农吉利甲素盐酸盐灭菌溶液，每支2ml中含农吉利甲素50mg。每次4ml，1天两次；或口服片剂与糖浆，片剂每服4~10片，1天3次，糖浆每服20~50ml，1天3~4次。c. 宫颈癌：局部注射农吉利甲素盐酸盐灭菌溶液，1日或隔日在病灶边缘注射1次，每次2~4ml。或配合口服片剂、糖浆及肌内注射治疗。

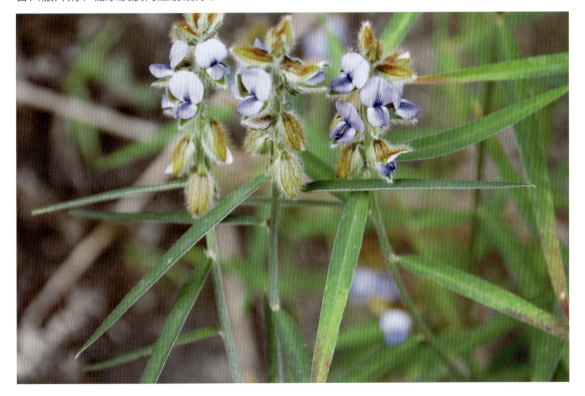

4.77.40 南岭黄檀

DALBERGIAE BALANSAE LIGNUM

【别名】南岭檀、水相思、黄类树

【基原】来源于蝶形花科 Papilionaceae 黄檀属 *Dalbergia* 南岭黄檀 *Dalbergia balansae* Prain 的木材入药。

【形态特征】乔木，高 6~15m；树皮灰黑色，粗糙，有纵裂纹。羽状复叶长 10~15cm；叶轴和叶柄被短柔毛；托叶披针形；小叶 6~7 对，皮纸质，长圆形或倒卵状长圆形，长 2~3（4）cm，宽约 2cm，顶端圆形，有时近截形，常微缺，基部阔楔形或圆形，初时略被黄褐色短柔毛，后变无毛。圆锥花序腋生，疏散，长 5~10cm，直径约 5cm，中部以上具短分枝；总花梗、分枝和花序轴疏被黄褐色短柔毛或近无毛；基生小苞片卵状披针形，副萼状小苞片披针形，均早落；花长约 10mm；花梗长 1~2mm，与花萼同被黄褐色短柔毛；花萼钟状，长约 3mm，萼齿 5，最下 1 枚较长，顶端尖，其余的三角形，顶端钝，上方 2 枚近合生；花冠白色，长 6~7mm，各瓣均具柄，旗瓣圆形，近基部有 2 枚小附属体，顶端凹缺，翼瓣倒卵形，龙骨瓣近半月形；雄蕊 10，合生为 5+5 的二体；子房具柄，密被短柔毛，有胚珠（1）3（5）粒，花柱短，柱头小，头状。荚果舌状或长圆形，长 5~6cm，宽 2~2.5cm，两端渐狭，通常有种子 1 粒，稀 2~3 粒，果瓣对种子部分有明显网纹。花期 6 月。

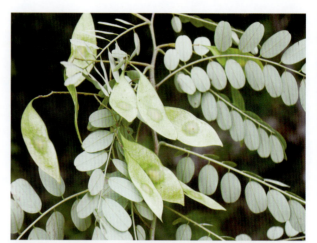

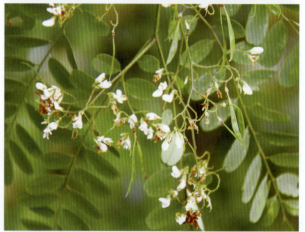

【采集加工】全年均可采，将木材砍碎，鲜用或晒干。

【性味归经】味辛，性温。

【功能主治】行气止痛，解毒消肿。治跌打瘀痛，外伤疼痛，痈疽肿毒。

【用法用量】9~15g，水煎服。外用适量研末撒敷或鲜品捣敷。

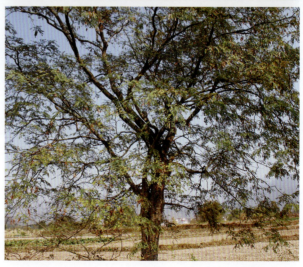

4.77.41 海南檀

DALBERGIAE HAINANENSIS LIGNUM

【别名】海南黄檀、花梨公、花梨木

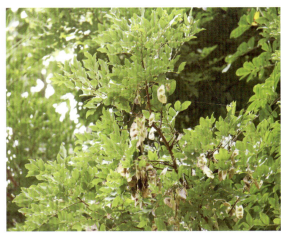
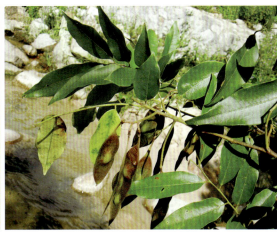

【基原】来源于蝶形花科 Papilionaceae 黄檀属 Dalbergia 海南檀 Dalbergia hainanensis Merr. et Chun 的心材入药。

【形态特征】乔木，高 9~16m；树皮暗灰色，有槽纹。嫩枝略被短柔毛。羽状复叶长 15~18cm；叶轴、叶柄被褐色短柔毛；小叶（3）4~5 对，纸质，卵形或椭圆形，长 3~5.5cm，宽 2~2.5cm，顶端短渐尖，常钝头，基部圆或阔楔形，嫩时两面被黄褐色伏贴短柔毛。成长时近无毛；小叶柄长 3~4mm，被褐色短柔毛。圆锥花序腋生，连总花梗长 4~9（13）cm，直径 4~10cm，略被褐色短柔毛；花初时近圆形，极小；副萼状小苞片阔卵形至近圆形；花萼长约 5mm，与花梗同被褐色短柔毛，萼齿 5 枚，不相等，花冠粉红色，旗瓣倒卵状长圆形，长约 9mm，宽约 5mm，翼瓣菱状长圆形，长 9~10mm，宽约 3mm，内侧有下向的耳，龙骨瓣较短，亦具耳；雄蕊 10 枚，成 5+5 的二体；子房线形，具短柄，除花柱外密被短柔毛，有胚珠 1~3 粒。荚果长圆形，倒披针形或带状，长 5~9cm，宽 1.5~1.8cm，直或稍弯，顶端急尖，基部楔形，渐狭下延为一短果颈，果瓣被褐色短柔毛，种子明显凸起，有网纹，有种子 1（2）粒。

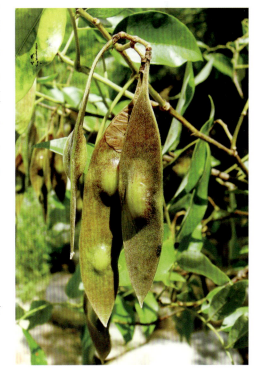

【生境】生于山地林中。

【分布】海南。

【采集加工】全年可采，心材切片晒干。

【性味归经】味辛，性温。

【功能主治】理气止痛，止血。治胃痛气痛，刀伤出血。

【用法用量】9~15g，水煎服。

4.77.42 藤檀

DALBERGIAE HANCEI RADIX ET CAULIS

【别名】藤黄檀、大香藤、痛必灵、梣果藤、丁香柴

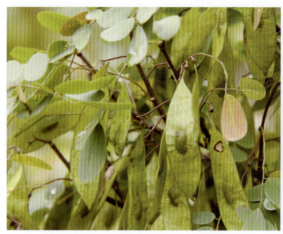
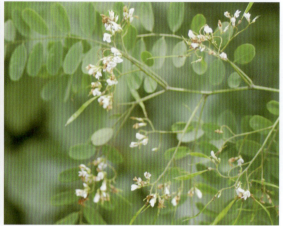

【基原】来源于蝶形花科 Papilionaceae 黄檀属 Dalbergia 藤檀 Dalbergia hancei Benth. 的茎和根入药。

【形态特征】藤本。枝纤细，幼枝略被柔毛，小枝有时变钩状或旋扭。羽状复叶长 5~8cm；托叶膜质，披针形，早落；小叶 3~6 对，较小狭长圆或倒卵状长圆形，长 10~20mm，宽 5~10mm，顶端钝或圆，微缺，基部圆或阔楔形，嫩时两面被伏贴疏柔毛，成长时叶面无毛。总状花序远较复叶短，幼时包藏于舟状、覆瓦状排列、早落的苞片内，数个总状花序常再集成腋生短圆锥花序；花梗长 1~2mm，与花萼和小苞片同被褐色短茸毛；基生小苞片卵形，副萼状小苞片披针形，均早落；花萼阔钟状，长约 3mm，萼齿短，阔三角形，除最下 1 枚顶端急尖外，其余的均钝或圆，具缘毛；花冠绿白色，芳香，长约 6mm，各瓣均具长柄，旗瓣椭圆形，基部两侧稍呈截形，具耳，中间渐狭下延而成一瓣柄，翼瓣与龙骨瓣长圆形；雄蕊 9 枚，单体，有时 10 枚，其中 1 枚对着旗瓣；子房线形，除腹缝略具缘毛外，其余无毛，具短的子房柄，花柱稍长，柱头小。荚果扁平，长圆形或带状，无毛，长 3~7cm，宽 8~14mm，基部收缩为一细果颈，通常有 1 粒种子，稀 2~4 粒；种子肾形，极扁平，长约 8mm，宽约 5mm。花期 4~5 月。

【生境】生于山坡灌丛中或山谷溪旁。

【分布】安徽、浙江、江西、福建、广东、香港、海南、广西、四川、贵州。

【采集加工】夏、秋季采收，茎、根切片晒干。

【性味归经】味辛，性温。

【功能主治】理气止痛。茎：治胃痛，腹痛，胸胁痛。根：治腰腿关节痛。

【用法用量】茎 3~9g，根 2.4~4.5g，水煎服。

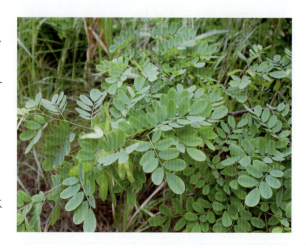

4.77.43　黄檀

DALBERGIAE HUPEANAE RADIX

【别名】檀树、黄檀树

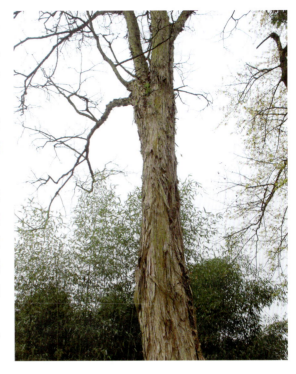

【基原】来源于蝶形花科 Papilionaceae 黄檀属 *Dalbergia* 黄檀 *Dalbergia hupeana* Hance 的根入药。

【形态特征】乔木。高 10~20m；树皮暗灰色，呈薄片状剥落。幼枝淡绿色，无毛。羽状复叶长 15~25cm；小叶 3~5 对，近革质，椭圆形至长圆状椭圆形，长 3.5~6cm，宽 2.5~4cm，顶端钝或稍凹入，基部圆形或阔楔形，两面无毛，细脉隆起，叶面有光泽。圆锥花序顶生或生于最上部的叶腋间，连总花梗长 15~20cm，直径 10~20cm，疏被锈色短柔毛；花密集，长 6~7mm；花梗长约 5mm，与花萼同疏被锈色柔毛；基生和副萼状小苞片卵形，被柔毛，脱落；花萼钟状，长 2~3mm，萼齿 5 枚，上方 2 枚阔圆形，近合生，侧方的卵形，最下一枚披针形，长为其余 4 枚两倍；花冠白色或淡紫色，长倍于花萼，各瓣均具柄，旗瓣圆形，顶端微缺，翼瓣倒卵形，龙骨瓣半月形，与翼瓣内侧均具耳；雄蕊 10 枚成 5+5 的二体；子房具短柄，除基部与子房柄外，无毛，胚珠 2~3 颗，花

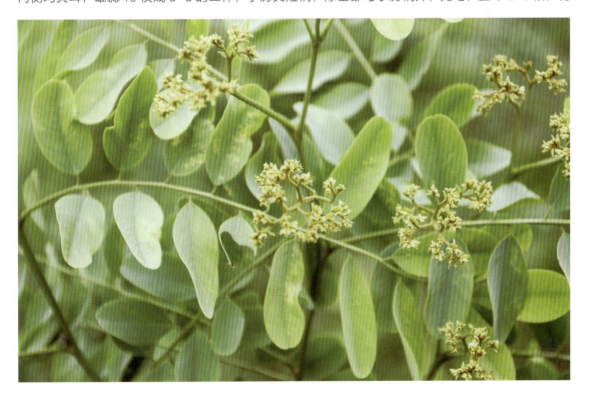

柱纤细，柱头小，头状。荚果长圆形或阔舌状，长4~7cm，宽13~15mm，顶端急尖，基部渐狭成果颈，果瓣薄革质，对种子部分有网纹，有1~2（3）粒种子；种子肾形，长7~14mm，宽5~9mm。花期5~7月。

【生境】生于海拔600~1400m的林中、灌丛中、山沟溪旁及坡地。

【分布】山东、江苏、安徽、浙江、江西、福建、湖北、湖南、广西、云南、四川、贵州。

【采集加工】夏、秋季采收，根切片晒干。

【性味归经】味辛，性平；有小毒。

【功能主治】清热解毒，止血消肿。治疗疮疖毒，毒蛇咬伤，细菌性痢疾，跌打损伤。

【用法用量】15~30g，水煎服。外用研粉调敷。

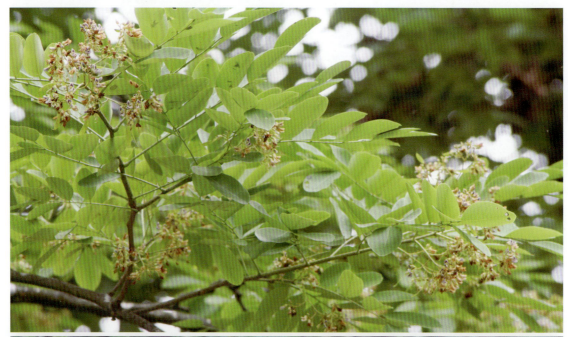

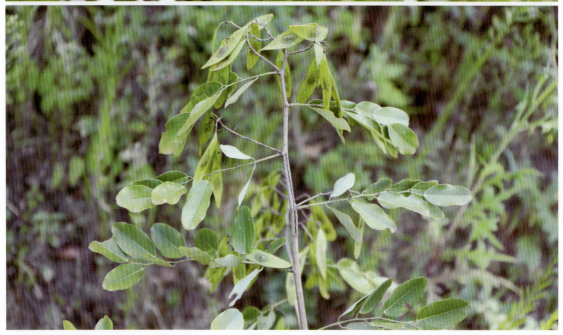

4.77.44　香港黄檀

DALBERGIAE MILLETTII FOLIUM

【别名】倒钩刺、孟葛藤、细叶黄檀、崖豆藤黄檀

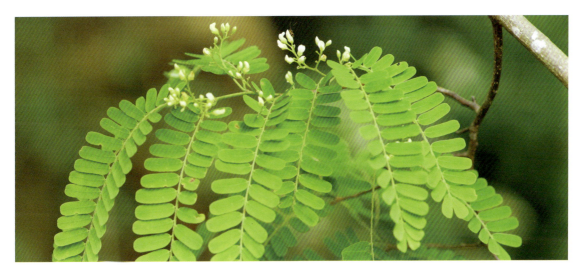

【基原】来源于蝶形花科 Papilionaceae 黄檀属 Dalbergia 香港黄檀 Dalbergia millettii Benth. 的叶入药。

【形态特征】藤本。枝无毛，干时黑色，有时短枝钩状。羽状复叶长 4~5cm；叶柄无毛；托叶狭披针形，长 2~3mm，脱落；小叶 12~17 对，紧密，线形或狭长圆形，长 10~15mm，宽 3~5mm，顶端截形，有时微凹缺，基部圆或钝，两侧略不等，顶小叶常为倒卵形或倒卵状长圆形，基部楔形，两面无毛；小叶柄无毛。圆锥花序腋生，长 1~1.5cm；总花梗、花序轴和分枝被极稀疏的短柔毛；花微小，长 2.5~3mm；花梗极短；基生和副萼状小苞片卵形，宿存，具缘毛；花萼钟状，长约 1mm，近无毛，萼齿 5 枚，最下 1 枚三角形，顶端急尖，侧方两枚卵形，上方 2 枚合生，圆形；花冠白色，花瓣具柄，旗瓣圆形，顶端微凹缺，基部具短柄，翼瓣卵状长圆形，龙骨瓣长圆形；雄蕊 9 枚，单体；子房具柄，略被疏毛，有胚珠 1~2 粒，花柱短，柱头小，荚果长圆形至带状，扁平，无毛，长 4~6cm，宽 12~16mm，顶端钝或圆，基部阔楔形，具短果颈，果瓣革质，全部有网纹，对种子部分网纹较明显，有种子 1（2）粒；种子肾形，扁平，长 8~12mm，宽约 6mm。花期 5 月。

【生境】生于海拔 350~800m 的山谷疏林中或密林中。

【分布】香港、广东、广西、浙江、湖南、四川。

【采集加工】夏、秋季采收，叶晒干。

【性味归经】味苦，性寒。

【功能主治】清热解毒。治疗疮，痈疽，蜂窝织炎，毒蛇咬伤。

【用法用量】15~30g，水煎服。外用鲜品捣烂敷患处。

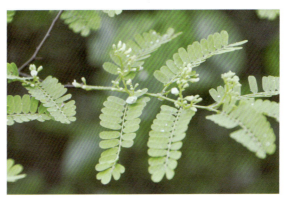

4.77.45 降香檀

DALBERGIAE ODORIFERAE LIGNUM

【别名】花梨母、降香黄檀、花梨木

【基原】来源于蝶形花科 Papilionaceae 黄檀属 Dalbergia 降香檀 Dalbergia odorifera T. Chen 的树干和根部心材入药。

【形态特征】乔木。高 10~18m；除幼嫩部分、花序及子房略被短柔毛外，全株无毛；树皮褐色或淡褐色，粗糙，有纵裂槽纹。小枝有小而密集皮孔。羽状复叶长 12~25cm；叶柄长

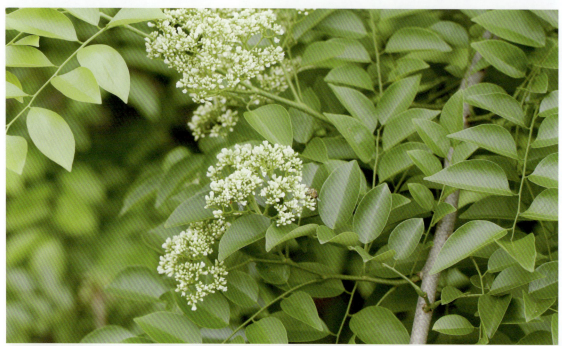

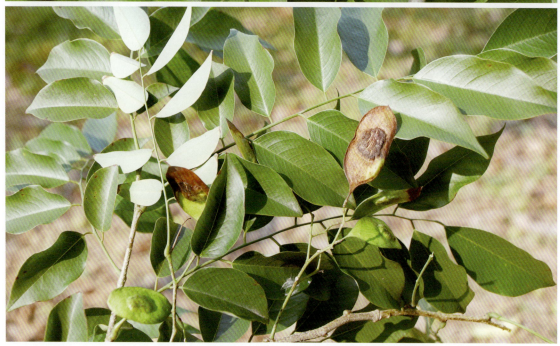

1.5~3cm；托叶早落；小叶（3）4~5（6）对，近革质，卵形或椭圆形，长3~7cm，宽2~3.5cm，复叶顶端的1枚小叶最大，往下渐小，基部1对长仅为顶端小叶的1/3，顶端渐尖或急尖，钝头，基部圆或阔楔形；小叶柄长3~5mm。圆锥花序腋生，长8~10cm，直径6~7cm，分枝呈伞房花序状；总花梗长3~5cm；基生小苞片近三角形，长0.5mm，副萼状小苞片阔卵形，长约1mm；花长约5mm，初时密集于花序分枝顶端，后渐疏离；花梗长约1mm；花萼长约2mm，下方1枚萼齿较长，披针形，其余的阔卵形，急尖；花冠乳白色或淡黄色，各瓣近等长，均具长约1mm瓣柄，旗瓣倒心形，连柄长约5mm，上部宽约3mm，顶端截平，微凹缺，翼瓣长圆形，龙骨瓣半月形，背弯拱；雄蕊9枚，单体；子房狭椭圆形，具长柄，柄长约2.5mm，有胚珠1~2颗。荚果舌状长圆形，长4.5~8cm，宽1.5~1.8cm，基部略被毛，顶端钝或急尖，基部骤然收窄与纤细的果颈相接，果颈长5~10mm，果瓣革质，对种子的部分明显凸起，状如棋子，厚可达5mm，有种子1（2）粒。

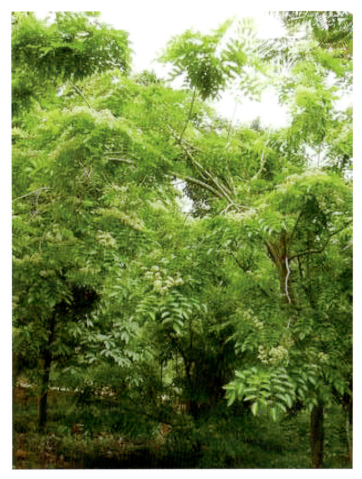

【生境】生于中海拔的山坡疏林中或栽培。

【分布】香港、广东、海南有分布。

【采集加工】全年可采，除去边材，阴干。

【药材性状】本品呈类圆柱形或不规则块状。表面紫红色或红褐色，切面有致密的纹理。质硬，有油性。气微香，味微苦。

【性味归经】味辛，性温。归肝、脾经。

【功能主治】理气止痛，化瘀止血。治脘腹疼痛，肝郁胁痛，胸痹刺痛，跌打损伤，外伤出血。

【用法用量】9~15g，水煎服，入煎剂宜后下。外用适量，研细末敷患处。

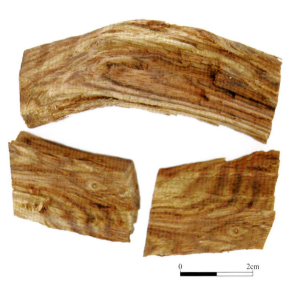

4.77.46 假木豆

DENDROLOBII TRIANGULARIS RADIX ET FOLIUM

【别名】野蚂蝗、千金不藤、木黄豆、明金条

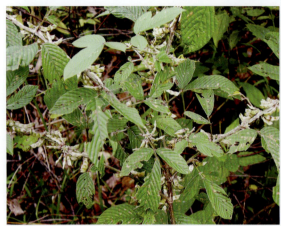
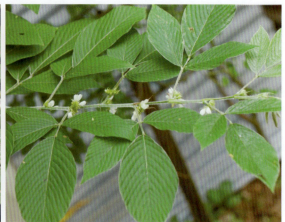

【基原】来源于蝶形花科 Papilionaceae 假木豆属 *Dendrolobium* 假木豆 *Dendrolobium triangulare* (Retz.) Schindl. 的根和叶入药。

【形态特征】灌木。高 1~2m；嫩枝三棱形，密被灰白色丝状毛，老时变无毛。叶为三出羽状复叶；托叶披针形，长 8~20mm，外面密被灰白色丝状毛；叶柄长 1~2.5cm，具沟槽，被开展或贴伏丝状毛；小叶硬纸质，顶生小叶倒卵状长椭圆形，长 7~15cm，宽 3~6cm，顶端渐尖，基部钝圆或宽楔形，侧生小叶略小，基部略偏斜，叶面无毛，背面被长丝状毛，脉上毛尤密，侧脉每边 10~17 条，直达叶缘；小托叶钻形至狭三角形，长 3~8mm；小叶柄长 0.5~1.5cm，被开展或贴伏丝状毛。花序腋生，伞形花序有花 20~30 朵；苞片披针形，花梗不等长，密被贴伏丝状毛；花萼长 5~9mm，被贴伏丝状毛，萼筒长 1.8~3mm，下部 1 裂片与萼筒近等长，其余比萼筒稍短；花冠白色或淡黄色，长约 9mm，旗瓣宽椭圆形，具短瓣柄，翼瓣和龙骨瓣长圆形，基部具瓣柄；雄蕊长 8~12mm；雌蕊长 7~14mm，花柱长 7~12mm，子房被毛。荚果长 2~2.5cm，稍弯曲，有荚 3~6 节，被

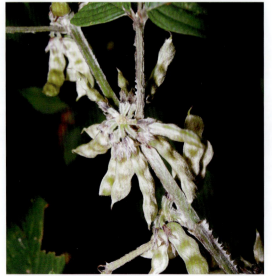

贴伏丝状毛；种子椭圆形，长 2.5~3.5mm，宽 2~2.5mm。花期 8~10 月；果期 10~12 月。

【生境】生于山坡或林中。

【分布】广东、香港、海南、广西、贵州、云南、台湾等地。印度、斯里兰卡、缅甸、泰国、越南、老挝、柬埔寨、马来西亚和非洲也有分布。

【采集加工】夏、秋季采收，根、叶晒干。

【性味归经】味辛、甘，性寒。

【功能主治】清热，凉血，强筋，壮骨，健脾利湿。治喉痛，腹泻，跌打损伤，骨折，内伤吐血。

【用法用量】7.5~15g，水煎服。外用适量，捣烂加酒糟炒热敷患处。

4.77.47 小槐花

DESMODII CAUDATI HERBA

【别名】草鞋板、味噌草、羊带归、青酒缸、拿身草

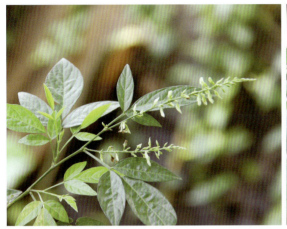
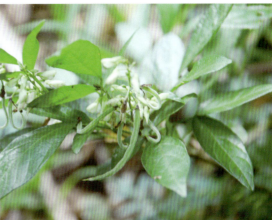
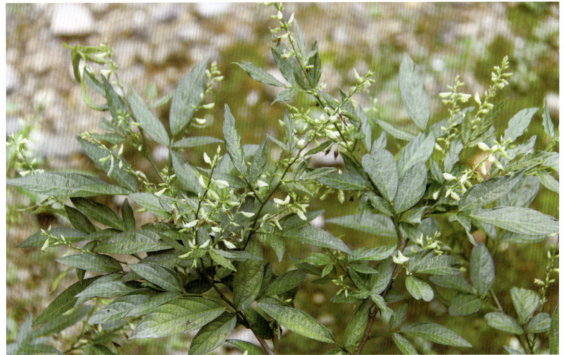

【基原】来源于蝶形花科 Papilionaceae 山蚂蝗属 *Desmodium* 小槐花 *Desmodium caudatum* (Thunb.) DC. 的全株入药。

【形态特征】直立灌木或亚灌木，高 1~2m。树皮灰褐色，分枝多，上部分枝略被柔毛。叶为羽状三出复叶；托叶披针状线形，长 5~10mm，基部宽约 1mm，具条纹，宿存，叶柄长 1.5~4cm，扁平，较厚，叶面具深沟，多少被柔毛，两侧具极窄的翅；小叶近革质或纸质，顶生小叶披针形或长圆形，长 5~9cm，宽 1.5~2.5cm，侧生小叶较小，顶端渐尖、急尖或短渐尖，基部楔形，全缘，叶面绿色，有光泽，疏被极短柔毛、老时渐变为无毛，背面疏被贴伏短柔毛，中脉上毛较密，侧脉每边 10~12 条，不达叶缘；小托叶丝状，长 2~5mm；小叶柄长达 14mm，总状

花序顶生或腋生，长 5~30cm，花序轴密被柔毛并混生小钩状毛，每节生 2 花；苞片钻形，长约 3mm；花梗长 3~4mm，密被贴伏柔毛；花萼窄钟形，长 3.5~4mm，被贴伏柔毛和钩状毛，裂片披针形，上部裂片顶端微 2 裂；花冠绿白或黄白色，长约 5mm，具明显脉纹，旗瓣椭圆形，瓣柄极短，翼瓣狭长圆形，具瓣柄，龙骨瓣长圆形，具瓣柄；雄蕊二体；雌蕊长约 7mm，子房在缝线上密被贴伏柔毛。荚果线形，扁平，长 5~7cm，稍弯曲，被伸展的钩状毛，腹背缝线浅缢缩，有荚节 4~8，荚节长椭圆形，长 9~12mm，宽约 3mm。花期 7~9 月；果期 9~11 月。

【生境】生于海拔 150~1000m 的山坡林下或草地。

【分布】长江以南各地，东至台湾。印度、斯里兰卡、不丹、缅甸、马来西亚、日本、朝鲜也有分布。

【采集加工】夏、秋季采收，全株晒干。

【性味归经】味微苦、辛，性平。

【功能主治】清热解毒，祛风利湿。治感冒发热，胃肠炎，痢疾，小儿疳积，风湿关节痛。外用治毒蛇咬伤，痈疖疔疮，乳腺炎。

【用法用量】15~30g，水煎服。外用适量，鲜根皮、全草煎水洗或捣烂敷患处。

【附方】① 治毒蛇咬伤：小槐花根 15~30g，红管药根 9~15g。水煎服或鲜品捣烂绞汁服，每天 2 剂。伤口经外科常规处理后，用药外敷。

② 治小儿疳积：小槐花根 30g，与猪瘦肉同炖，喝汤吃肉。

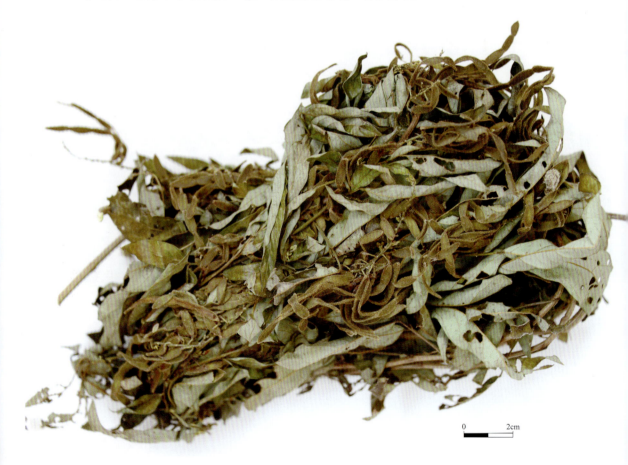

4.77.48 假地豆

DESMODII HETEROCARPI HERBA

【别名】异果山绿豆、假花生、大叶青、稗豆

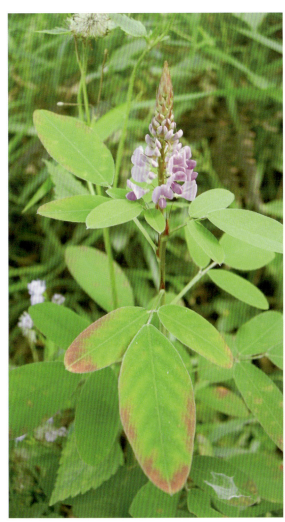
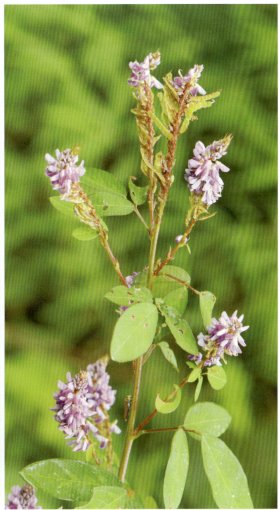

【基原】来源于蝶形花科 Papilionaceae 山蚂蝗属 Desmodium 假地豆 Desmodium heterocarpon (L.) DC. 的全株入药。

【形态特征】亚灌木。茎直立或平卧，高 30~150cm；基部多分枝，多少被糙伏毛，后变无毛。叶为羽状三出复叶；托叶宿存，狭三角形，长 5~15mm，顶端长尖，基部宽，叶柄长 1~2cm，略被柔毛；小叶纸质，顶生小叶椭圆形、长椭圆形或宽倒卵形，长 2.5~6cm，宽 1.3~3cm，侧生小叶通常较小，顶端圆或钝，微凹，具短尖，基部钝，叶面无毛，无光泽，背面被贴伏白色短柔毛，全缘，侧脉每边 5~10 条，不达叶缘；小托叶丝状，长约 5mm；小叶柄长 1~2mm，密被糙伏毛。总状花序顶生或腋生，长 2.5~7cm，总花梗密被淡黄色开展的钩状毛；花极密，每 2 朵生于花序的节上；苞片卵状披针形，被缘毛，在花未开放时呈覆瓦状排列；花梗长 3~4mm，近无毛或疏被毛；花萼长 1.5~2mm，钟形，4 裂，疏被柔毛，裂片三角形，较萼筒稍短，上部裂片顶端微 2 裂；花冠紫红色、紫色或白色，长约 5mm，旗瓣倒卵状长圆形，顶端圆至微缺，基部具短瓣柄，翼瓣

倒卵形，具耳和瓣柄，龙骨瓣极弯曲，顶端钝；雄蕊二体，长约 5mm；雌蕊长约 6mm，子房无毛或被毛，花柱无毛。荚果密集，狭长圆形，长 12~20mm，宽 2.5~3mm，腹缝线浅波状，腹背两缝线被钩状毛，有荚 4~7 节，荚节近方形。花期 7~10 月；果期 10~11 月。

【生境】生于山谷、水旁、灌丛或林中。

【分布】长江以南各地，西至云南，东至台湾。印度、斯里兰卡、缅甸、泰国、越南、柬埔寨、老挝、马来西亚、日本、太平洋群岛余部及大洋洲也有分布。

【采集加工】夏、秋季采收，全株晒干。

【性味归经】味苦、甘，性寒。

【功能主治】清热解毒，消肿止痛。预防腮腺炎，治流行性乙型脑炎，喉痛。外用治毒蛇咬伤，跌打肿痛，痈疖。

【用法用量】15~60g，水煎服。外用适量鲜品捣烂敷患处。

【附方】治毒蛇咬伤：a. 假地豆、铁扫帚（截叶铁扫帚）各等量，晒干，研粉，加少量淀粉压片，每片含生药 0.3g。用温开水送服或磨碎冲温开水灌服，每次 15~20 片，每天 2~3 次。b. 假地豆、白花蛇舌草各 9g，徐长卿、吴茱萸各 6g，水煎冲酒服，治青竹蛇、眼镜蛇咬伤。

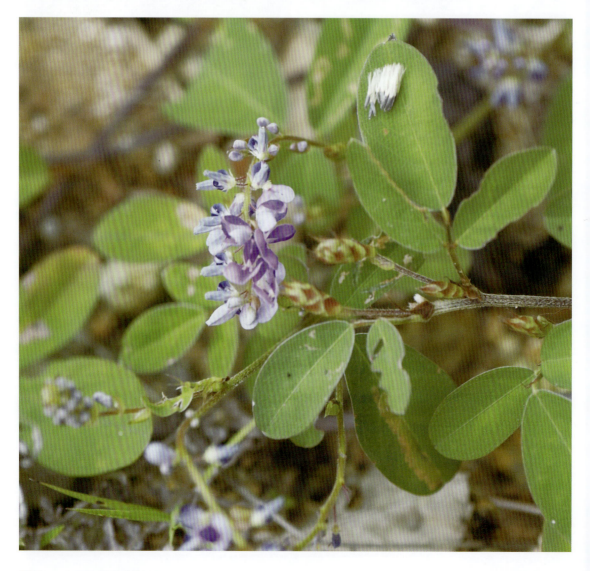

4.77.49　大叶山绿豆

DESMODII GANGETICI HERBA

【别名】恒河山绿豆、单叶山蚂蝗、大叶山蚂蝗

【基原】来源于蝶形花科 Papilionaceae 山蚂蝗属 *Desmodium* 大叶山绿豆 *Desmodium gangeticum* (L.) DC. 的全株入药。

【形态特征】亚灌木，高达 1m。茎柔弱，稍具棱，被稀疏柔毛，分枝多。叶具单小叶；托叶狭三角形或狭卵形，长约 1cm，宽 1~3mm；叶柄长 1~2cm，密被直毛和小钩状毛；小叶纸质，长椭圆状卵形，有时为卵形或披针形，大小变异很大，长 3~13cm，宽 2~7cm，顶端急尖，基部圆形，叶面除中脉外，其余无毛，背面薄被灰色长柔毛，侧脉每边 6~12 条，直达叶缘，全缘；小托叶钻形，长 2~9mm；小叶柄长约 3mm，毛被与叶柄同。总状花序顶生和腋生，但顶生者有时为圆锥花序，长 10~30cm，总花梗纤细，被短柔毛，每一节上生花 2~6 朵，节疏离；苞片针状，脱落；花梗长 2~5mm，被毛；花萼宽钟状，长约 2mm，被糙伏毛，裂片披针形，较萼筒稍长，上部裂片顶端微 2 裂；花冠绿白色，长 3~4mm，旗瓣倒卵形，基部渐狭，具不明显的瓣柄，翼瓣长圆形，基部具耳和短瓣柄，龙骨瓣狭倒卵形，无耳；雄蕊二体，长 3~4mm；雌蕊长 4~5mm，子房线形，被毛，花柱上部弯曲。荚果密集，略弯曲，长 1.2~2cm，宽约 2.5mm，腹缝线稍直，背缝线波状，有荚节 6~8，荚节近圆形或宽长圆形长 2~3mm，被钩状短柔毛。花期 4~8 月；果期 8~9 月。

【生境】生于海拔 100~900m 的荒地草丛或次生林中。

【分布】香港、广东、海南、广西、云南、台湾。斯里兰卡、印度、缅甸、泰国、越南、马来西亚、热带非洲和大洋洲也有分布。

【采集加工】全年可采，全株鲜用。

【性味归经】味微苦，性平。

【功能主治】祛瘀，驳骨，消肿。治跌打损伤，骨折。

【用法用量】外用鲜品捣烂敷患处。

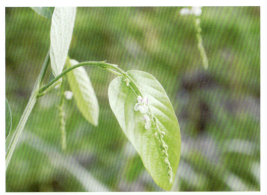
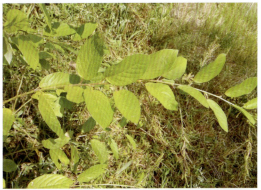
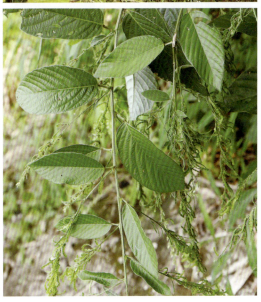

4.77.50 小叶三点金

DESMODII MICROPHYLLI HERBA

【别名】小叶山绿豆、小叶山蚂蝗

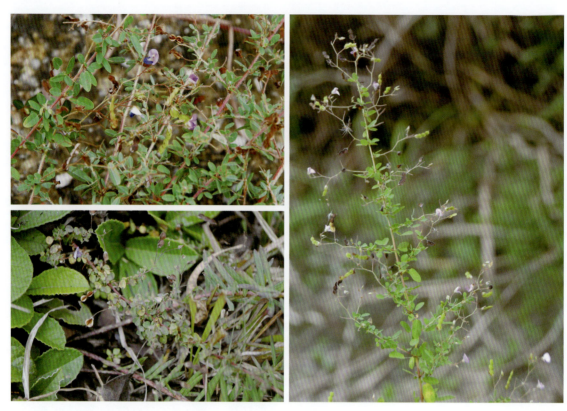

【基原】来源于蝶形花科 Papilionaceae 山蚂蝗属 Desmodium 小叶三点金 Desmodium microphyllum（Thunb.）DC. 的全草入药。

【形态特征】多年生草本。茎纤细，多分枝，直立或平卧。羽状三出复叶或单小叶；托叶披针形，长 3~4mm，疏生柔毛；小叶薄纸质，倒卵状长椭圆形或长椭圆形，长 10~12mm，宽 4~6mm，顶端圆形，基部宽楔形，下面被稀疏柔毛。总状花序顶生或腋生，被黄褐色柔毛；有花 6~10 朵，花长约 5mm；苞片卵形，被黄褐色柔毛；花萼长约 4mm，5 深裂，密被黄褐色长柔毛；花冠粉红色，与花萼近等长，旗瓣倒卵形或倒卵状圆形，翼瓣倒卵形，龙骨瓣长椭圆形；雄蕊二体，长约 5mm；子房线形，被毛。荚果长约 12mm，宽约 3mm，荚节扁平。花期 5~9 月；果期 9~11 月。

【生境】生于海拔 150~2500m 的荒地草丛中或灌木林中。

【分布】长江以南各地，西至云南、西藏，东至台湾。印度、斯里兰卡、尼泊尔、缅甸、泰国、越南、马来西亚、日本和澳大利亚也有分布。

【采集加工】夏、秋季采集全草，除去杂质，切段，晒干。

【性味归经】味甘，性平。

【功能主治】健脾利湿，止咳平喘，解毒消肿。治小儿疳积、黄疸、痢疾、咳嗽、哮喘、支气管炎、毒蛇咬伤、痈疮溃烂、漆疮、痔等。

【用法用量】20~40g，水煎服。

4.77.51 饿蚂蝗

DESMODII MULTIFLORI HERBA

【别名】山豆根、粘身草、胃痛草、红掌草、多花山蚂蝗

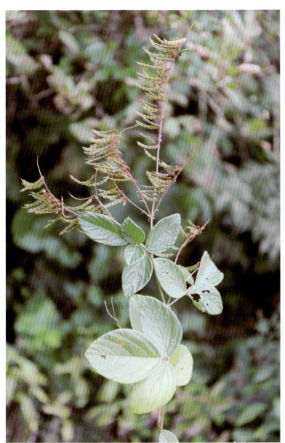
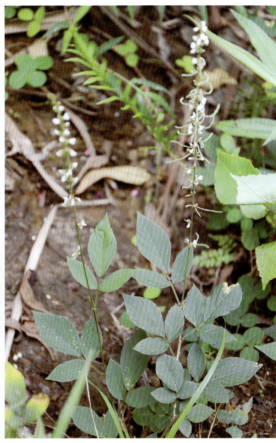

【基原】来源于蝶形花科 Papilionaceae 山蚂蝗属 Desmodium 饿蚂蝗 Desmodium multiflorum DC. [D. sambuense（D. Don）DC.] 的根或全草入药。

【形态特征】直立灌木，高 1~2m。多分枝，幼枝具棱角，密被淡黄色至白色柔毛，老时渐变为无毛。叶为羽状三出复叶；托叶狭卵形至卵形，长 4~11mm，宽 1.5~2.5mm；叶柄长 1.5~4cm，密被茸毛；小叶近革质，椭圆形或倒卵形，顶生小叶长 5~10cm，宽 3~6cm，侧生小叶较小，顶端钝或急尖，具硬细尖，基部楔形、钝或稀为圆形，叶面几无毛，干时常呈黑色，背面多少灰白，被贴伏或伸展丝状毛，中脉尤密，侧脉每边 6~8 条，直达叶缘，明显；小托叶狭三角形，长 1~3mm，宽 0.3~0.8mm；小叶柄长约 2mm，被茸毛。花序顶生或腋生，顶生者多为圆锥花序，腋生者为总状花序，长可达 18cm；总花梗密被向上丝状毛和小钩状毛；花常 2 朵生于每节上；苞片披针形，长约 1cm，被毛；花梗长约 5mm，结果时稍增长，被直毛和钩状毛；花萼长约 4.5mm，密被钩状毛，裂片三角形，与萼筒等长；花冠紫色，旗瓣椭圆形、宽椭圆形至倒卵形，长 8~11mm，翼瓣狭椭圆形，微弯曲，长 8~14mm，具瓣柄，龙骨瓣长 7~10mm，具长瓣柄；雄蕊单体，长 6~7mm；雌蕊长约 9mm，子房线形，被贴伏柔毛。荚果长 15~24mm，腹缝线近直或微波状，背缝线圆齿状，有荚 4~7 节，荚节倒卵形，长 3~4mm，宽约 3mm。密被贴伏褐色

丝状毛。花期7~9月；果期8~10月。

【生境】生于海拔500~1200m的草地或林缘。

【分布】浙江、福建、江西、湖北、湖南、广东、广西、四川、贵州、云南、西藏、台湾等地。印度、不丹、尼泊尔、缅甸、泰国、老挝也有分布。

【采集加工】夏、秋季采收，根或全株晒干。

【性味归经】味甘，性凉。

【功能主治】清热解毒，消食止痛。治胃痛，小儿疳积，腮腺炎，淋巴结炎，毒蛇咬伤。

【用法用量】9~30g，水煎服。

【附方】治小儿疳积：饿蚂蝗30g和猪瘦肉炖汤服。

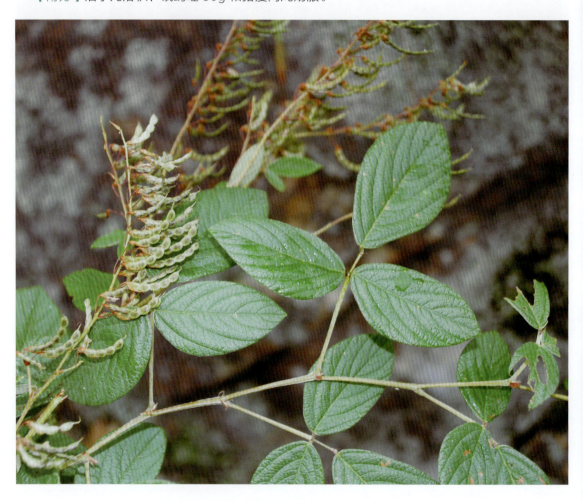

4.77.52　长波叶山蚂蝗

DESMODII SEQUACIS RADIX ET CAULIS

【别名】波叶山蚂蝗、瓦子草

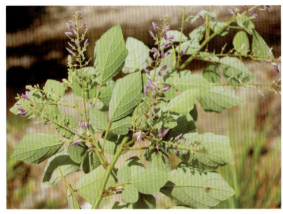
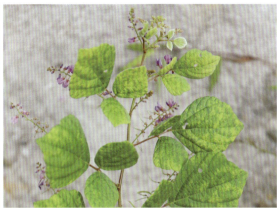

【基原】来源于蝶形花科 Papilionaceae 山蚂蝗属 Desmodium 长波叶山蚂蝗 Desmodium sequax Wall. 的茎和叶入药。

【形态特征】灌木。高 1~2m，多分枝。幼枝和叶柄被锈色柔毛，有时混有小钩状毛。叶为羽状三出复叶；托叶线形，长 4~5mm，宽约 1mm，外面密被柔毛，有缘毛；叶柄长 2~3.5cm；小叶纸质，卵状椭圆形或圆菱形，顶生小叶长 4~10cm，宽 4~6cm，侧生小叶略小，顶端急尖，基部楔形至钝，边缘自中部以上呈波状，叶面密被贴伏小柔毛或渐无毛，背面被贴伏柔毛并混有小钩状毛，侧脉通常每边 4~7 条，网脉隆起；小托叶丝状，长 1~4mm；小叶柄长约 2mm，被锈黄色柔毛和混有小钩状毛。总状花序顶生和腋生，顶生者通常分枝成圆锥花序，长达 12cm；总花梗密被开展或向上硬毛和小茸毛；花通常 2 朵生于每节上；苞片早落，狭卵形，长 3~4mm，宽约 1mm，被毛；花梗长 3~5mm，结果时稍增长，密被开展柔毛；花萼长约 3mm，萼裂片三角形，与萼筒等长；花冠紫色，长约 8mm，旗瓣椭圆形至宽椭圆形，顶端微凹，翼瓣狭椭圆形，具瓣柄和耳，龙骨瓣具长瓣柄，微具耳；雄蕊单体，长 7.5~8.5mm；雌蕊长 7~10mm，子房线形，疏被短柔毛。荚果腹背缝线缢缩呈念珠状，长 3~4.5cm，宽 3mm，有荚节 6~10，荚节近方形，密被开展褐色小钩状毛。花期 7~9 月；果期 9~11 月。

【生境】生于山谷、草坡或林缘。

【分布】湖北、湖南、广东、香港、广西、江西、四川、贵州、云南、西藏、台湾等地。印度、尼泊尔、缅甸、印度尼西亚也有分布。

【采集加工】夏、秋季采收，茎、叶晒干。

【性味归经】味涩、微苦，性凉。

【功能主治】清热泻火，活血祛瘀，敛疮。治风热目赤，胞衣不下，血瘀经闭，烧伤。

【用法用量】30~60g，水煎服。

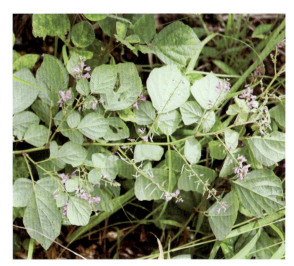

4.77.53 广金钱草

DESMODII STYRACIFOLII HERBA

【别名】金钱草、落地金钱、铜钱草、假地豆、马蹄香

【基原】来源于蝶形花科 Papilionaceae 山蚂蝗属 *Desmodium* 广东金钱草 *Desmodium styracifolium*（Osbeck）Merr. 的地上部分入药。

【形态特征】亚灌木状草本，高 20~40cm，有时达 1.5m；小枝密被黄色扩展的长硬毛。叶多数只有 1 小叶，少数具 3 小叶；小叶近革质，圆形，如具 3 小叶，则侧生的远比顶生的小，顶端微凹，基部浅心形，上面无毛，下面密被灰白色贴伏长丝毛；侧脉 8~14 对，密而近平行，下面凸起。花排成顶生或腋生的总状花序，花序长 2.5~3cm；花密集，常 2~3 朵聚生于花序总轴的节上；萼

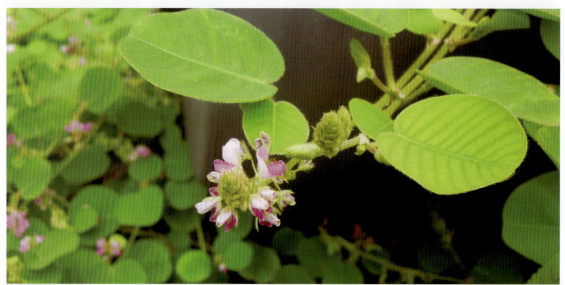

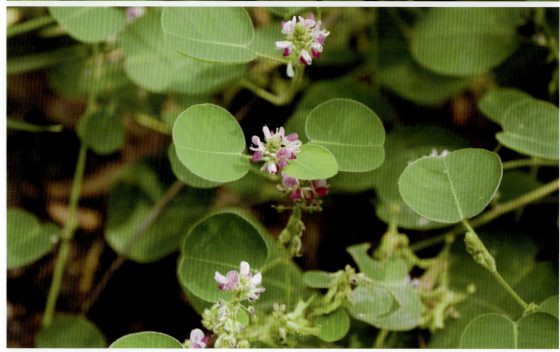

钟状，长约 3.5mm，被毛，裂齿狭披针形，比萼管长 1 倍；花冠紫红色，蝶形，长约 4mm，旗瓣倒卵形；翼瓣长倒卵形，具短爪；龙骨瓣极弯拱，顶端钝。荚果扁平，长 1~2cm，宽约 2.5mm，被毛，有荚节 3~6 个；荚节近方形，长和宽几相同；种子肾形，长约 2mm，黑褐色。花、果期 6~9 月。

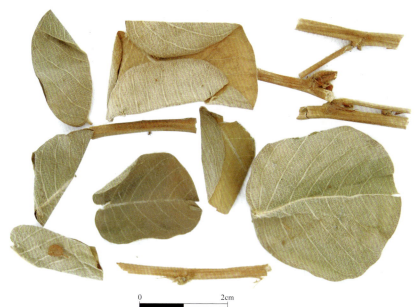

【生境】生于海拔 1000m 以下的山坡、草地或灌木丛中。

【分布】香港、广东、海南、广西、云南。印度、斯里兰卡、缅甸、泰国、越南、马来西亚也有分布。

【采集加工】夏、秋季采收，抖净泥沙，除去杂质，晒干。

【药材性状】茎呈圆柱形，长而柔软，直径 0.2~0.4cm，密被黄色扩展的短柔毛，质稍脆，断面中部有髓；叶互生，小叶 1 或 3 片，叶片革质，圆形，顶端略凹入，基部心形，全缘，直径 2~5.5cm，叶面淡绿色，叶背具灰白色紧贴的长丝毛；托叶一对，披针形，锐尖，长约 0.8cm。气微香，味微甘。以色绿、叶多者为佳。

【性味归经】味甘、淡，性凉。归膀胱、肝、肾经。

【功能主治】清热祛湿，利尿，排石。治泌尿系感染，热淋，石淋，砂淋，小便涩痛，水肿尿少，黄疸尿赤。

【用法用量】15~30g，水煎服。

【注意】孕妇忌服。

【附方】① 治泌尿系感染：广金钱草 24g，车前草、海金沙、金银花各 15g，水煎服。每日 1 剂。

② 治泌尿系结石：广金钱草、石韦、穿破石、冬葵子各 18g，萹蓄、海金沙各 12g，瞿麦、泽泻、茯苓各 9g，木通 4.5g；腰痛加牛膝，体虚加党参。每日 1 剂，水煎服。

4.77.54 三点金

DESMODII TRIFLORI HERBA

【别名】蝇翅草

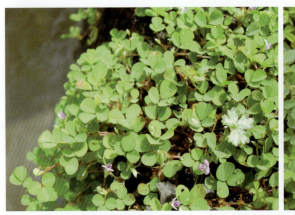
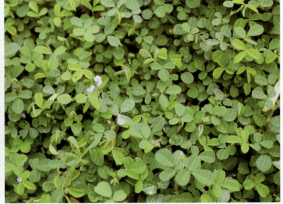

【基原】来源于蝶形花科 Papilionaceae 山蚂蝗属 *Desmodium* 三点金 *Desmodium triflorum* (L.) DC. 的全草入药。

【形态特征】多年生草本平卧，高 10~50cm。茎纤细，多分枝，被开展柔毛。叶为羽状三出复叶，3 小叶；托叶披针形，膜质，长 3~4mm，宽 1~1.5mm，外面无毛，边缘疏生丝状毛；叶柄长约 5mm，被柔毛；小叶纸质，顶生小叶倒心形、倒三角形或倒卵形，长和宽为 2.5~10mm，顶端宽截平而微凹入，基部楔形，叶面无毛，背面被白色柔毛，老时近无毛，叶脉每边 4~5 条，不达叶缘；小托叶狭卵形，长 0.5~0.8mm，被柔毛；小叶柄长 0.5~2mm，被柔毛。花单生或 2~3 朵簇生于叶腋；苞片狭卵形，长约 4mm，宽约 1.3mm，外面散生贴伏柔毛；花梗长 3~8mm，结果时延长达 13mm，全部或顶部有开展柔毛；花萼长约 3mm，密被白色长柔毛，5 深裂，裂片狭披针形，较萼筒长；花冠紫红色，与萼近相等，旗瓣倒心形，基部渐狭，具长瓣柄，翼瓣椭圆形，具短瓣柄，龙骨瓣略呈镰刀形，较翼瓣长，弯曲，具长瓣柄；雄蕊二体；雌蕊长约 4mm，子房线形，多少被毛，花柱内弯，无毛。荚果扁平，狭长圆形，略呈镰刀状，长 5~12mm，宽 2.5mm，腹缝线直，背缝线波状，有荚节 3~5，荚节近方形，长 2~2.5mm，被钩状短毛，具网脉。花、果期 6~10 月。

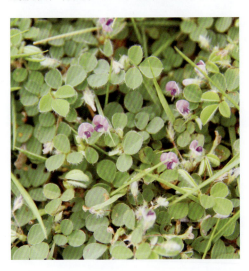

【生境】生于旷野荒地草丛中或河边沙土上。

【分布】广东、香港、海南、台湾、浙江、福建、江西、广西、云南等地。印度、斯里兰卡、尼泊尔、缅甸、泰国、越南、马来西亚、大洋洲和美洲热带地区也有分布。

【采集加工】夏、秋季采收，将全草晒干。

【性味归经】味苦、微辛，性温。

【功能主治】行气止痛，温经散寒，解毒。治中暑腹痛，疝气痛，月经不调，痛经，产后关节痛，狂犬病。

【用法用量】9~15g，鲜草 15~30g，水煎服。外用适量，鲜草加盐少许，捣烂敷患处。

【注意】孕妇忌服。

4.77.55 长柄野扁豆

DUNBARIAE PODOCARPAE HERBA

【别名】山绿豆

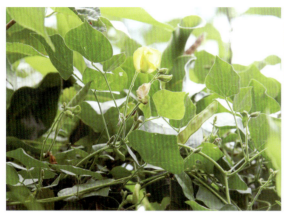
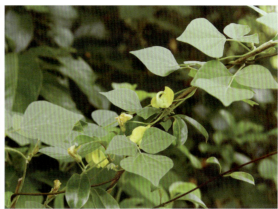

【基原】来源于蝶形花科 Papilionaceae 野扁豆属 *Dunbaria* 长柄野扁豆 *Dunbaria podocarpa* Kurz 的全株入药。

【形态特征】多年生缠绕藤本，长 1~4m。茎密被灰色短柔毛，具纵棱，棱上被毛较密。叶具羽状 3 小叶；托叶小，早落；叶柄长 1.5~4cm，密被短柔毛；顶生小叶菱形，长和宽 3~4cm，顶端急尖，基部钝、圆形或有时近截平，侧生小叶较小，斜卵形，两面均密被灰色短柔毛，背面有红色腺点；3 基出脉，侧脉每边 1~3 条；小托叶常缺；小叶柄长 1~2mm，与叶柄同被灰色短柔毛。短总状花序腋生；有花 1~2 朵，稀 3~4 朵；花长 1.5~2cm；总花梗长 0.5~1cm；花梗长 2~6mm，均密被灰色短柔毛；花萼钟状，萼齿卵状披针形，被短柔毛及有橙黄色腺点；花冠黄色，旗瓣横椭圆形，宽大于长，基部有 2 耳，翼瓣窄椭圆形，基部一侧具下弯的耳，龙骨瓣极弯曲，具长喙，无耳；雄蕊二体；子房密被丝质柔毛及橙黄色腺点，具柄，有胚珠 9~11 颗。荚果线状长圆形，长 5~8cm，宽 0.9~1.1cm，密被灰色短柔毛和橙黄色细小腺点，顶端具长喙；果颈长 1.5~1.7cm；种子 7~11 颗，近圆形，扁平，黑色，长宽约 4mm。花、果期 6~11 月。

【生境】生于河边、灌丛或攀援于树上。

【分布】香港、广东、广西、海南、福建、云南、湖南。印度、老挝、越南、柬埔寨也有分布。

【采集加工】夏、秋季采收，全株晒干。

【性味归经】味甘，性平。

【功能主治】清热解毒，消肿痛。治咽喉肿痛，乳痈，牙痛，毒蛇咬伤，白带过多。

【用法用量】10~30g，水煎服。外用鲜叶捣烂敷患处。

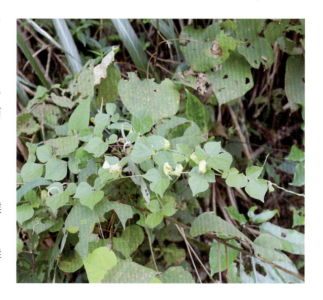

4.77.56 圆叶野扁豆

DUNBARIAE PUNCTATAE HERBA

【别名】罗网藤、假绿豆

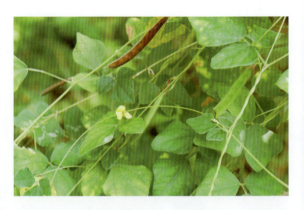

【基原】来源于蝶形花科 Papilionaceae 野扁豆属 Dunbaria 圆叶野扁豆 Dunbaria punctata (Wight et Arn.) Benth. [D. rotundifolia (Lour.) Merr.] 的全草入药。

【形态特征】多年生缠绕藤本。茎纤细，柔弱，微被短柔毛。叶具羽状 3 小叶；托叶小，披针形，常早落；叶柄长 0.8~2.5cm；小叶纸质，顶生小叶圆菱形，长 1.5~2.7（4）cm，宽常稍大于长，顶端钝或圆形，基部圆形，两面微被极短柔毛或近无毛，被黑褐色小腺点，尤以下面较密，侧生小叶稍小，偏斜；基出脉 3 条，小脉略密，网状，干后灰绿色，叶缘波状，略背卷。花 1~2 朵腋生；花萼钟状，长 2~5mm，齿裂。裂齿卵状披针形，密被红色腺点和短柔毛；花冠黄色，长 1~1.5cm，旗瓣倒卵状圆形，顶端微凹，基部具 2 枚齿状的耳，翼瓣倒卵形，略弯，具尖耳，龙骨瓣镰状，具钝喙；雄蕊二体；子房无柄。荚果线状长椭圆形，扁平，略弯，长 3~5cm，宽约 8mm，被极短柔毛或近无毛，顶端具针状喙，无果颈；种子 6~8 颗，近圆形，直径约 3mm，黑褐色。果期 9~10 月。

【生境】常生于山坡灌丛中和旷野草地上。

【分布】四川、贵州、广西、广东、香港、海南、江西、福建、台湾、江苏。印度、印度尼西亚、菲律宾也有分布。

【采集加工】夏、秋季采收，将全草晒干。

【性味归经】味淡，性凉。

【功能主治】清热解毒，止血生肌。治急性肝炎，肺热，大肠湿热。

【用法用量】15~30g，水煎服。外用适量，或捣烂敷，煎水洗。

4.77.57 鸡头薯

ERIOSEMAE CHINENSIS RADIX

【别名】猪仔笠、地草果、毛瓣花、岗菊、雀脷珠、山葛

【基原】来源于蝶形花科 Papilionaceae 鸡头薯属 Eriosema 鸡头薯 Eriosema chinense Vog. 的块根入药。

【形态特征】多年生直立草本。茎高 20~50cm，通常不分枝，密被棕色长柔毛并杂以同色的短柔毛；块根纺锤形，肉质。叶仅具单小叶，披针形，长 3~7cm，宽 0.5~1.5cm，顶端钝或急尖，基部圆形或有时微心形，叶面及叶缘散生棕色长柔毛，背面被灰白色短茸毛，沿主脉密被棕色长柔毛；近无柄；托叶线形至线状披针形，长 4~8mm，有细脉纹，被毛，宿存。总状花序腋生，极短，通常有花 1~2 朵；苞片线形；花萼钟状，长约 3mm，5 裂，裂片披针形，被棕色近丝质柔毛；花冠淡黄色，长约为花萼的 3 倍，旗瓣倒卵形，背面略被丝质毛，基部具 2 枚下垂、长圆形的耳，翼瓣倒卵状长圆形，一侧具短耳，龙骨瓣比翼瓣短，但形状相仿；雄蕊二体；子房密被白色长硬毛，花柱内弯，无毛。荚果菱状椭圆形，长 8~10mm，宽约 6mm，成熟时黑色，被褐色长硬毛；种子 2 颗，小，肾形，黑色，种脐长线形，长约占种子的全长，珠柄着生于种脐的一端。花期 5~6 月；果期 7~10 月。

【生境】生于向阳山坡草地、干旱山顶。

【分布】广东、香港、海南、广西、湖南、江西、贵州、云南。印度、缅甸、泰国、越南、印度尼西亚也有分布。

【采集加工】夏、秋季采收，块根晒干。

【性味归经】味甘、微涩，性平。

【功能主治】清热解毒，生津止渴，止咳化痰。治上呼吸道感染，发热烦渴，肺脓疡，痢疾。外用治跌打损伤。

【用法用量】9~15g，水煎服。外用鲜品适量捣烂敷患处。

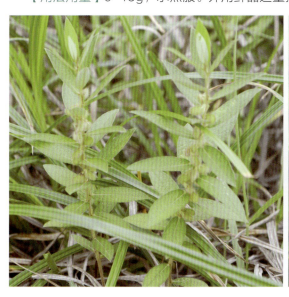
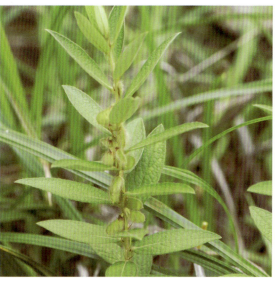

4.77.58 海桐皮

ERYTHRINAE VARIEGATAE CORTEX

【别名】鸡桐木、空桐树、山芙蓉

【基原】来源于蝶形花科 Papilionaceae 刺桐属 *Erythrina* 刺桐 *Erythrina variegata* L. [*Erythrina indica* Lam.] 的树皮或根皮入药。

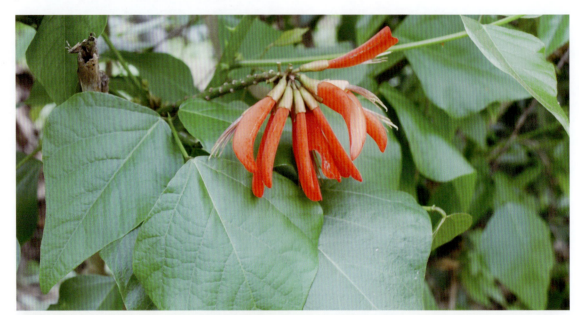

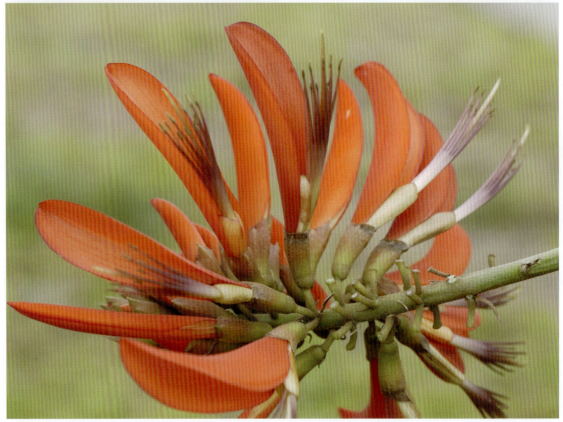

【形态特征】落叶乔木，高达 20m，通常 10~15m；茎灰色，有刺。三出复叶互生，叶柄长 9~14cm；小叶纸质，阔卵形，长 10~15cm，顶端稍钝，侧生小叶两侧多少不对称，两面鲜绿色，小叶柄短，小托叶为腺体状。花组成密花的总状花序，总梗木质，粗壮，长 7~10cm；花鲜红色，花萼佛焰状，长 2~3cm，口部倾斜，一边开裂；花冠旗瓣长 5~6cm，翼瓣和龙骨瓣比萼短。荚果肥厚，长达 30cm，念珠状；种子暗红色，长约 15mm。花期 3 月；果期 8 月。

【生境】栽培。

【分布】广东、海南、香港、广西、云南、福建有栽培。原产印度至大洋洲海岸林中，马来西亚、印度尼西亚、柬埔寨、老挝、越南也有分布。

【采集加工】全年可收，晒干。

【药材性状】本品呈板片状，两边略卷曲，厚 0.3~1cm，外面黄绿色、淡棕色或棕色，常有宽窄不等的纵凹纹，钉刺多已脱落，如存在，则为长圆锥形，高 0.5~0.8cm，锐尖，基部直径 0.5~1cm，内表面黄棕色，较平坦，有细密网纹；质硬而韧，断面条裂状、不整齐。气微香，味微苦。以皮薄、带钉刺者为佳。

【性味归经】味苦，性平。归肝、肾经。

【功能主治】祛风湿，舒筋活络。治风湿麻木，腰腿筋骨疼痛，跌打损伤。外用治各种顽癣，皮肤湿疹。

【用法用量】9~15g，水煎服。外用鲜品捣烂敷患处。

【附方】① 治风湿骨痛：海桐皮 12g，千斤拔 15g，秽草（落马衣）9g。水煎服。

② 治腰膝疼痛、手足拘挛：海桐皮、熟地黄各 12g，牡丹皮、牛膝、山茱萸、补骨脂各 9g，葱白 10cm。水煎服。

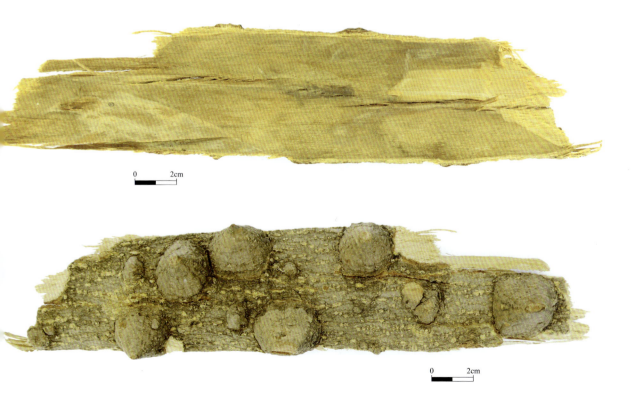

4.77.59　山豆根

EUCHRESTAE JAPONICAE HERBA

【别名】三小叶山豆根

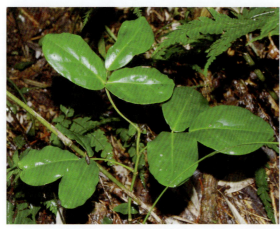
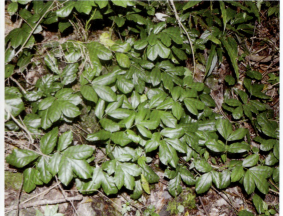

【基原】来源于蝶形花科 Papilionaceae 山豆根属 Euchresta 山豆根 Euchresta japonica Hook. f. ex Regel 的全株入药。

【形态特征】灌木。几不分枝，茎上常生不定根。叶仅具小叶 3 枚；叶柄长 4~5.5cm，被短柔毛，近轴面有一明显的沟槽；小叶厚纸质，椭圆形，长 8~9.5cm，宽 3~5cm，顶端短渐尖至钝圆，基部宽楔形，叶面暗绿色，无毛，干后呈现皱纹，背面苍绿色，被短柔毛；侧脉极不明显；顶生小叶柄长 0.5~1.3cm，侧生小叶柄几无。总状花序长 6~10.5cm，总花梗长 3~5.5cm，花梗长 0.5~0.7cm，均被短柔毛；小苞片细小，钻形；花萼杯状，长 3~5mm，宽 4~6mm，内外均被短柔毛，裂片钝三角形；花冠白色，旗瓣瓣片长圆形，长 1cm，宽 2~3mm，顶端钝圆，匙形，基部外面疏被短柔毛，瓣柄线形，略向后折，长约 2mm；翼瓣椭圆形，顶端钝圆，瓣片长 9mm，宽 2~3mm，瓣柄卷曲，线形，长约 2.5mm，宽不及 1mm，龙骨瓣上半部黏合，极易分离，瓣片椭圆形，长约 1cm，宽 3.5mm，基部有小耳，瓣柄长约 2mm；子房扁长圆形或线形，长 5mm，子房柄长约 4mm，花柱长 3mm。果序长约 8cm，荚果椭圆形，长 1.2~1.7cm，宽 1.1cm，顶端钝圆，具细尖，黑色，光滑，果梗长 1cm，果颈长 4cm，无毛。

【生境】生于海拔 500~1150m 的山谷或山坡密林中。

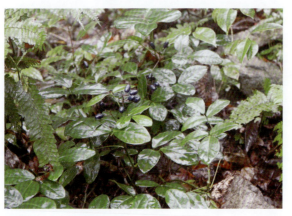

【分布】广东、广西、四川、湖南、江西、浙江。日本也有分布。

【采集加工】夏、秋季采收，全株切段晒干。

【性味归经】味苦，性寒；有小毒。

【功能主治】清热解毒，消肿止痛，通便。治急性咽喉炎，牙龈肿痛，肺热咳嗽，湿热黄疸，痈疖肿毒，便秘。

【用法用量】3~9g，水煎服，内服剂量不可过大。

4.77.60 管萼山豆根

EUCHRESTAE TUBULOSAE RADIX

【别名】鄂豆根、胡豆莲、黄结

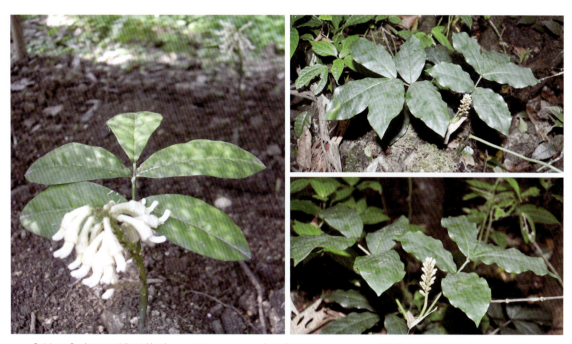

【基原】来源于蝶形花科 Papilionaceae 山豆根属 Euchresta 管萼山豆根 Euchresta tubulosa Dunn 的根入药。

【形态特征】灌木。羽状复叶具小叶 3~7 枚，叶柄长 6~7cm；小叶纸质，椭圆形或卵状椭圆形，上面无毛，下面被黄褐色短柔毛，小叶近等大，长 8~10.5cm，宽 3.5~4.5cm。总状花序顶生，长约 8cm，总花梗长约 4cm，花梗长约 4mm，均被黄褐色短柔毛；花长 2~2.2cm；花萼管状，长约 9mm，直径约 2mm；旗瓣折合并向背后弯曲，长约 1.5cm，顶端钝而微凹，上半部宽约 5mm，向下渐狭成瓣柄，最基部宽约 2mm，翼瓣瓣片长圆形，长约 8.5mm，宽约 3.5mm，顶端钝圆，基部平截，无耳状突出，龙骨瓣长圆形，下部分离，上部黏合，顶端钝圆，瓣片长约 7mm，宽约 3mm；雄蕊管长约 1.2cm；子房线形，长约 5.5mm；花柱线形，长约 4mm。果椭圆形，长 1.5~1.8cm，宽约 8mm，黑褐色。花期 5~7 月；果期 7~9 月。

【生境】生于海拔 300~1700m 的山谷林下或岩壁上。

【分布】湖北、湖南、重庆、贵州、四川。

【采集加工】8~9 月间采挖，除去茎叶及须根，洗净，晒干。

【性味归经】味苦，性寒。

【功能主治】清热，解毒，消肿，镇痛。治肠炎腹泻，腹胀，腹痛，胃痛，咽喉痛，牙痛，疮疖肿毒。

【用法用量】10~15g，水煎服。

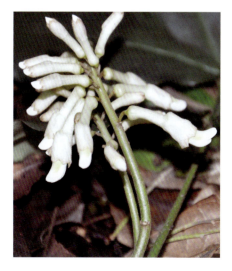

4.77.61 墨江千斤拔

FLEMINGIAE CHAPPAR RADIX

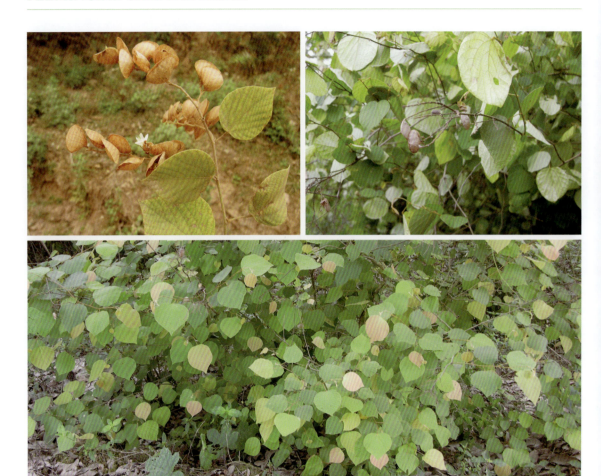

【基原】来源于蝶形花科 Papilionaceae 千斤拔属 *Flemingia* 墨江千斤拔 *Flemingia chappar* Buck.-Ham. 的根入药。

【形态特征】直立小灌木。高约 1m。小枝纤细，密被棕色茸毛。单叶互生，纸质或近革质，圆心形，长与宽 4~4.5cm，顶端圆形或钝，基部微心形，上面脉上贴生棕色短毛，其余无毛或微被短柔毛，下面有棕色小腺点并被棕色茸毛。小聚伞花序包藏于膜质、宿存的贝状苞片内，再排成长数厘米的总状花序；贝状苞片长约 2cm，宽 3.8cm，顶端凹缺，无毛，具明显的网脉；花萼 5 裂，裂片披针形；旗瓣倒卵形，翼瓣长圆形，龙骨瓣略弯曲。荚果椭圆形，长约 1cm，宽约 6mm，密被棕色茸毛。果期 5 月。

【生境】生于海拔 800~1700m 的林下。

【分布】云南。缅甸、老挝、柬埔寨、印度、孟加拉国、泰国也有分布。

【采集加工】秋后采挖，根洗净，切段，晒干。

【性味归经】味甘，性微温。

【功能主治】消炎止痛。治肾炎，膀胱炎，骨膜炎。

【用法用量】15~30g，水煎服。

4.77.62 腺毛千斤拔

FLEMINGIAE GLUTINOSAE RADIX

【基原】来源于蝶形花科 Papilionaceae 千斤拔属 Flemingia 腺毛千斤拔 Flemingia glutinosa (Prain) Y. T. Wei et S. Lee 的根入药。

【形态特征】直立亚灌木。高 0.4~2m。常多分枝。小枝圆柱状，密被基部膨大的长腺毛和灰色短茸毛。叶具指状 3 小叶；托叶披针形至卵状披针形，长 6~10mm，具纵纹，顶端长尖，通常宿存；叶柄长 1.5~4cm，无翅，具细纵棱，被茸毛及腺毛；顶生小叶片椭圆形，长 4~9cm，宽 1.5~3cm，顶端渐尖，基部楔形至宽楔形，上面被短柔毛或偶间有稀疏长柔毛，下面被短柔毛并密被红褐色小腺点，基出脉 3，侧脉每边 7~9 条，上面通常平，下面凸起，侧生小叶稍小，斜椭圆形，顶端钝至渐尖，基部斜圆形，长 1~3cm 或有时更长，叶面侧脉与叶面相平，下面密被红褐色小腺点，被短柔毛。圆锥花序顶生或腋生，长 1.5~5cm，初时密被金黄色、基部膨大的长腺毛及茸毛；总花梗长 1 至数厘米；花小，长 5~7mm，常密集于分枝上端；苞片小，卵形至卵状披针形，密被灰色至灰黄色短柔毛；花梗极短；花萼裂片 5，披针形，略比萼管长，花萼与花梗均密被灰色茸毛；花冠黄色，与花萼等长或稍伸出萼外，长约 5mm；旗瓣近长圆形，基部具瓣柄和两小耳，翼瓣倒卵状长圆形至椭圆形，基部具细瓣柄，一侧具耳，龙骨瓣近半圆形，顶端尖，基部具细瓣柄。荚果狭椭圆形，长 1~1.4cm，宽 0.5~0.7cm，顶端有小凸尖，被基部扩大的淡黄色腺毛；种子 2 颗，近圆形，直径约 2mm，黑褐色。花、果期 2~5 月。

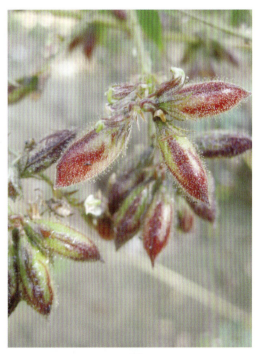

【生境】生于海拔 1440m 的山坡、平原、路旁或灌丛中。

【分布】云南、广西。缅甸、老挝、越南、泰国也有分布。

【采集加工】秋后采收，根切片，晒干。

【性味归经】味微苦、辛，性温。

【功能主治】行血，除湿。治风湿关节痛，慢性阑尾炎。

【用法用量】15~30g，水煎服。

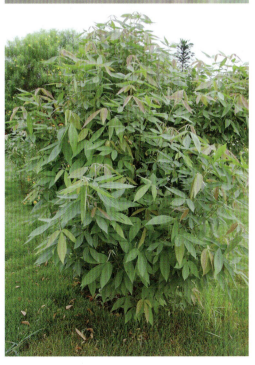

4.77.63 大叶千斤拔

FLEMINGIAE MACROPHYLLAE RADIX

【别名】天根不倒、千斤红、假乌豆草、皱面树

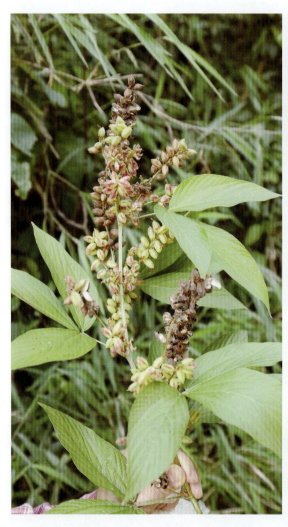 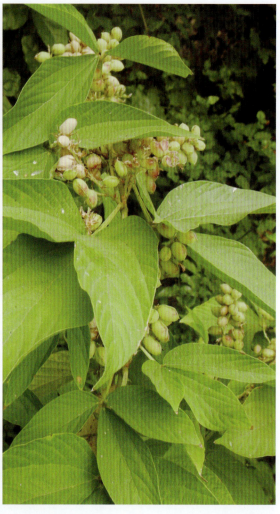

【基原】来源于蝶形花科 Papilionaceae 千斤拔属 *Flemingia* 大叶千斤拔 *Flemingia macrophylla*（Willd.）Prain [*Moghania macrophylla*（Willd.）Kuntze] 的根入药。

【形态特征】灌木，高 0.8~2.5m。幼枝有明显纵棱，密被紧贴丝质柔毛。叶具指状 3 小叶：托叶大，披针形，长可达 2cm，顶端长尖，被短柔毛，具腺纹，常早落；叶柄长 3~6cm，具狭翅，被毛与幼枝同；小叶纸质或薄革质，顶生小叶宽披针形至椭圆形，长 8~15cm，宽 4~7cm，顶端渐尖，基部楔形；3 出脉，两面除沿脉上被紧贴的柔毛外，通常无毛，背面被黑褐色小腺点，侧生小叶稍小，偏斜，基部一侧圆形，另一侧楔形；2~3 基出脉；小叶柄长 2~5mm，密被毛。总状花序常数个聚生于叶腋，长 3~8cm，常无总梗；花多而密集；花梗极短；花萼钟状，长 6~8mm，被丝质短柔毛，裂齿线状披针形，较萼管长 1 倍，下部一枚最长，花序轴、苞片、花梗均密被灰色至灰褐色柔毛；花冠紫红色，稍长于萼，旗瓣长椭圆形，具短瓣柄及 2 耳，翼瓣狭椭圆形，一侧略具耳，瓣柄纤细，龙骨瓣长椭圆形，顶端微弯，基部具长瓣柄和一侧耳；雄蕊二体；

子房椭圆形，被丝质毛，花柱纤细。荚果椭圆形，长 1~1.6cm，宽 7~9mm，褐色，略被短柔毛，顶端具小尖喙；种子 1~2 颗，球形光亮黑色。花期 6~9 月；果期 10~12 月。

【生境】生于空旷地及灌丛中。

【分布】四川、云南、广东、广西、福建。

【采集加工】夏、秋季采收，根晒干。

【性味归经】味甘、微涩，性平。

【功能主治】壮筋骨，强腰肾，祛风湿。治风湿性关节炎，腰腿痛，腰肌劳损，白带，跌打损伤。

【用法用量】15~30g，水煎服。

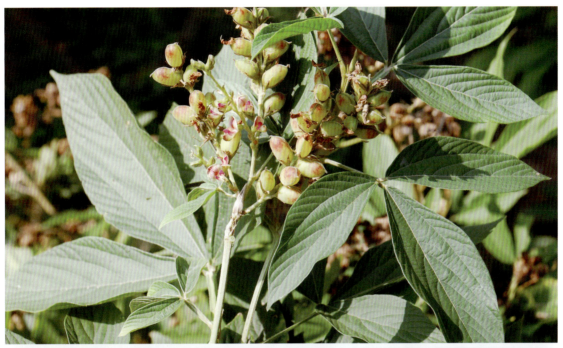

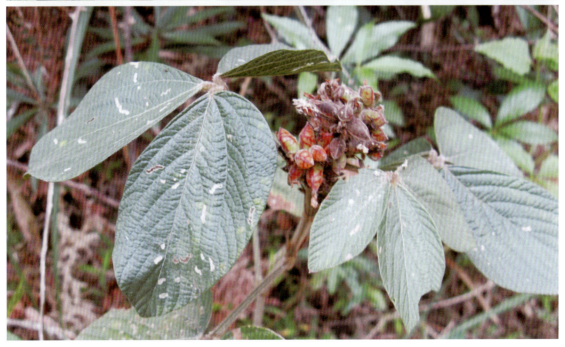

4.77.64 千斤拔

FLEMINGIAE PROSTRATAE RADIX

【别名】蔓性千斤拔、一条根、老鼠尾

【基原】来源于蝶形花科 Papilionaceae 千斤拔属 *Flemingia* 千斤拔 *Flemingia prostrata* Roxb. f. ex Roxb. [*Moghania philippinensis* Merr. et Rolfe] 的根入药。

【形态特征】直立或披散亚灌木。幼枝三棱柱状，密被灰褐色短柔毛。叶三出复叶；托叶线状披针形，长 0.6~1cm，有纵纹，被毛，顶端细尖，宿存；叶柄长 2~2.5cm；小叶厚纸质，长椭圆形或卵状披针形，偏斜长 4~7cm，宽 1.7~3cm，顶端钝，有时有小凸尖，基部圆形，叶面被疏短柔毛，背面密被灰褐色柔毛；3 基出脉，侧脉及网脉在上面多少凹陷，背面凸起，侧生小叶略小；小叶柄极短，密被短柔毛。总状花序腋生，通常长 2~2.5cm，各部密被灰褐色至灰白色柔毛；苞片狭卵状披针形；花密生，具短梗；萼裂片披针形，远较萼管长，被灰白色长伏毛；花冠紫红色，约与花萼等长，旗瓣长圆形，基部具极短瓣柄，两侧具不明显的耳，翼瓣镰状，基部具瓣柄及一侧具微耳，龙骨瓣椭圆状，略弯，基部具瓣柄，一侧具 1 尖耳；雄蕊二体；子房被毛。荚果椭圆状，长 7~8mm，宽约 5mm，被短柔毛；种子 2 颗，近圆球形，黑色。花、果期夏、秋季。

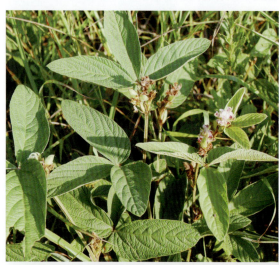

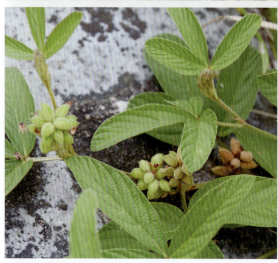

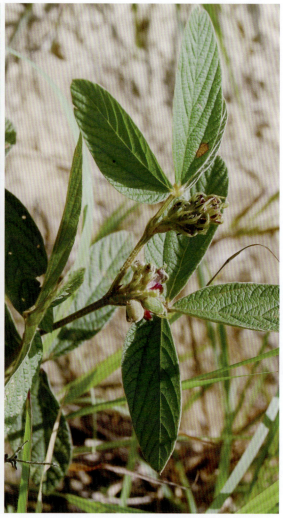

【生境】生于较干旱的山坡、路旁灌丛或草丛中。

【分布】贵州、湖南、湖北、广西、福建、广东、海南、台湾。菲律宾亦有分布。

【采集加工】全年可采，除去地上部分和根须，晒干即可。

【药材性状】本品呈长圆柱形，常不分枝，长 25~70cm，上粗下渐细，上部直径 1~2.5cm。表面灰黄色至棕褐色，顶端有细小芦头，有稍突起的横长皮孔和细皱纹；栓皮薄，刮去栓皮可见棕褐色皮部。质坚韧，不易折断，切断面皮部棕红色，易剥离，其余部分黄白色，有车辐状纹。气微，味微甘、涩。以根条粗壮而长、色黄白者为佳。

【性味归经】味甘、微涩，性平。

【功能主治】祛风湿，强腰膝。治风湿性关节炎，腰腿痛，腰肌劳损，白带，跌打损伤。

【用法用量】15~30g，水煎服。

【附方】① 治风湿性关节炎：千斤拔 30g，两面针根 9~15g，水煎服。

② 治慢性腰腿痛：千斤拔、龙须藤（九龙藤）、杜仲各 15g，水煎服。

③ 治跌打内伤：千斤拔 30g，威灵仙 12g，水煎兑酒适量服。

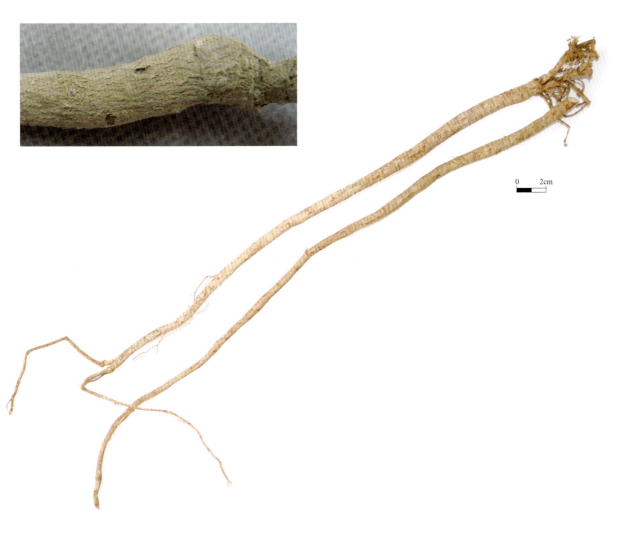

4.77.65 茎花豆

FORDIAE CAULIFLORAE RADIX

【别名】水罗伞、野京豆、虾须豆、干花豆、土甘草、大罗伞

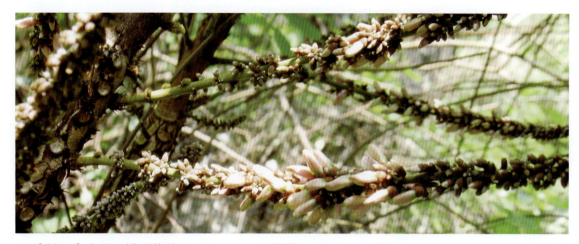

【基原】来源于蝶形花科 Papilionaceae 茎花豆属 Fordia 茎花豆 Fordia cauliflora Hemsl. 的根入药。

【形态特征】灌木，高达 2m。茎粗壮，当年生枝密被锈色茸毛，后秃净，老茎赤褐色。羽状复叶长达 50cm，其中叶柄约长 10cm；托叶钻形，长 2~2.5cm，稍弯曲，宿存；小叶达 12 对，长圆形至卵状长圆形，中部叶较大，最下部 1~2 对叶较小，长 4~12cm，宽 2.5~3cm，顶端长渐尖，基部钝圆，全缘，叶面无毛，背面淡白色，密被平伏细毛，侧脉 8~10 对，近叶缘弧曲上弯；小叶柄长约 3mm；小托叶丝状，长 8~10mm，宿存。总状花序长 15~40cm，着生侧枝基部或老茎上，劲直，有时 2~3 枝簇生，生花节球形，簇生 3~6（10）朵花；苞片圆形，甚小，小苞片小，圆形，贴萼生；花长 10~13mm；花梗长 1~2mm；花萼钟状，长 2~3mm，萼齿浅三角形，短萼筒；花冠粉红色至紫红色，旗瓣圆形，外被细绢毛，具瓣柄；子房窄卵形，被柔毛，无柄，上部渐狭至花柱，细长上弯，胚珠 2 枚。荚果棍棒状，扁平，长 7~10cm，宽 2~2.5cm，革质，顶端截形，具尖喙，基部渐狭，被平伏柔毛，后渐秃净，有种子 1~2 粒；种子圆形，扁平宽约 1cm，棕褐色，光滑，种阜膜质，包于珠柄。花期 5~9 月；果期 6~11 月。

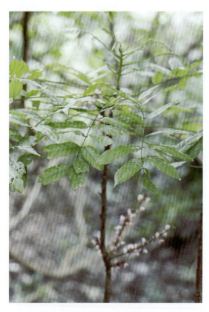

【生境】生于灌木林中或栽培。

【分布】香港、广东、广西。

【采集加工】夏、秋季采收，根切片晒干。

【性味归经】味辛、微酸，性平。

【功能主治】散瘀消肿，润肺化痰。治风湿骨痛，跌打骨折，瘀积疼痛，肺结核咳嗽。

【用法用量】9~12g，水煎服。

【附方】治痈疮肿痛：鲜根调红糖捣烂外敷。

【注意】孕妇忌服。

4.77.66 甘草

GLYCYRRHIZAE RADIX ET RHIZOMA

【别名】国老、甜草、甜根子

【基原】来源于蝶形花科 Papilionaceae 甘草属 *Glycyrrhiza* 甘草 *Glycyrrhiza uralensis* Fisch.、胀果甘草 *Glycyrrhiza inflata* Bat. 和光果甘草 *Glycyrrhiza glabra* L. 的根和根状茎入药。

【形态特征】A. 甘草：为多年生直立草本；根和根状茎粗壮，红棕色；枝稍曲折，被白色柔毛和刺毛状腺体。奇数羽状复叶互生，有小叶 7~17 片；小叶互生或近对生，稍疏离，具短柄，小叶片卵形或阔卵形，长 2~5cm，宽 1~3cm，顶端钝或短尖，基部近圆形，两面被短柔毛和腺体。总

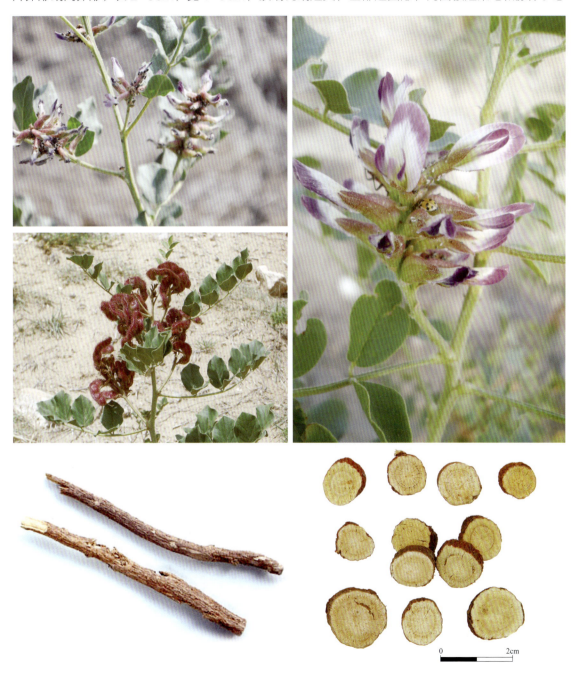

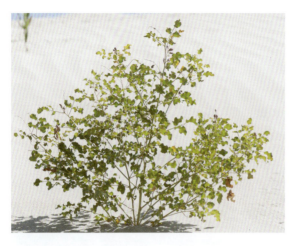

状花序腋生，通常比叶短，密花；花萼钟状，外面被短柔毛和刺毛状腺体；花冠深紫色，蝶形，长1.4~2.5cm，旗瓣倒卵状椭圆形，翼瓣和龙骨瓣均有爪；雄蕊二体（9+1）。荚果线形，呈镰刀状或环状弯曲，密生刺毛状腺体；种子每荚6~8颗，肾形。花期6~8月；果期7~10月。

【生境】生于富含钙质的砂质土上。

【分布】我国东北、华北和西北。蒙古、俄罗斯、巴基斯坦和阿富汗也有分布。

【形态特征】B. 胀果甘草：多年生草本；根与根状茎粗壮，外皮褐色，被黄色鳞片状腺体，里面淡黄色，有甜味。茎直立，高达150cm。叶长4~20cm；叶柄、叶轴均密被褐色鳞片状腺点，幼时密被短柔毛；小叶3~7（9）枚，卵形、椭圆形或长圆形，长2~6cm，宽0.8~3cm，顶端锐尖或钝，基部近圆形，两面被黄褐色腺点，沿脉疏被短柔毛，边缘或多或少波状。总状花序腋生，具多数疏生的花；总花梗与叶等长或短于叶，花后常延伸，密被鳞片状腺点，幼时密被柔毛；苞片长圆状披针形，长约3mm，密被腺点及短柔毛；花萼钟状，长5~7mm，密被橙黄色腺点及柔毛，萼齿5，披针形，与萼筒等长，上部2齿在1/2以下联合；花冠紫色或淡紫色，旗瓣长椭圆形，长6~9（12）mm，宽4~7mm，顶端圆，基部具短瓣柄，翼瓣与旗瓣近等大，明显具耳及瓣柄，龙骨瓣稍短，均具瓣柄和耳。荚果椭圆形或长圆形，长8~30mm，宽5~10mm，直或微弯，二种子膨胀，被褐色的腺点和刺毛状腺体，疏被长

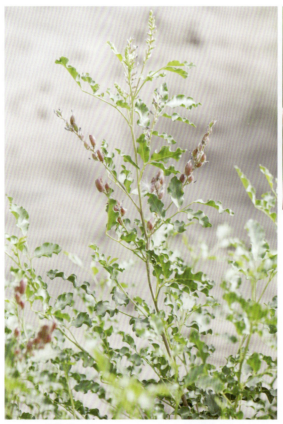

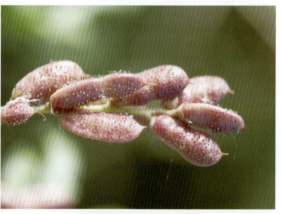

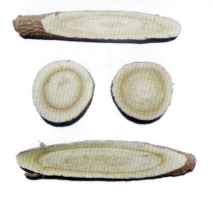

柔毛。花期 5~7 月；果期 6~10 月。

【生境】生于河岸阶地、水边、农田边或荒地中。

【分布】内蒙古、甘肃和新疆。哈萨克斯坦、乌兹别克斯坦、土库曼斯坦、吉尔吉斯斯坦和塔吉克斯坦也有分布。

【形态特征】C. 光果甘草：多年生草本；根与根状茎粗壮，直径 0.5~3cm，根皮褐色，里面黄色，具甜味。高达 1.5m，基部带木质，密被淡黄色鳞片状腺点和白色柔毛。叶长 5~14cm；叶柄密被黄褐腺毛及长柔毛；小叶 11~17 枚，卵状长圆形、长圆状披针形、椭圆形，长 1.7~4cm，宽 0.8~2cm，上面近无毛或疏被短柔毛，下面密被淡黄色鳞片状腺点，顶端圆或微凹，具短尖，基部近圆形。总状花序腋生，具多数密生的花；花萼钟状，长 5~7mm，疏被淡黄色腺点和短柔毛，萼齿 5 枚，披针形，与萼筒近等长，上部的 2 齿大部分联合；花冠紫色或淡紫色，长 9~12mm；子房无毛。荚果长圆形，扁，长 1.7~3.5cm，宽 4.5~7mm，微作镰形弯，有时在种子间微缢缩，无毛或疏被毛，有时被或疏或密的刺毛状腺体。种子 2~8 颗，暗绿色，光滑，肾形，直径约 2mm。花期 5~6 月，果期 7~9 月。

【生境】生于河岸阶地、沟边、田边、路旁，较干旱的盐渍化土壤上亦能生长。

【分布】东北、华北、西北各地。欧洲、地中海区域余部、哈萨克斯坦、乌兹别克斯坦、土库曼斯坦、吉尔吉斯斯坦、塔吉克斯坦、俄罗斯西伯利亚地区以及蒙古也有分布。

【采集加工】春、秋季采挖根和根状茎，但以秋季采者较佳。挖取后，趁鲜除去支根、须根和疙瘩状的根头部，切成长段，晒干。

【药材性状】A. 甘草：呈长条状圆柱形，较直，向下端渐细，长 25~100cm，直径 0.6~3.5cm，表面红棕色或灰棕色，有纵皱纹和横生皮孔，散生细根痕。两端切口处隆起，中央凹下。质坚实，折断时有黄色粉尘散出，断面黄白色，粉性，有明显的放射状纹理，并常有裂隙。气微，有特殊甜味。以粗壮、质坚而重、色枣红、断面密实、味甜、富粉质者为佳。

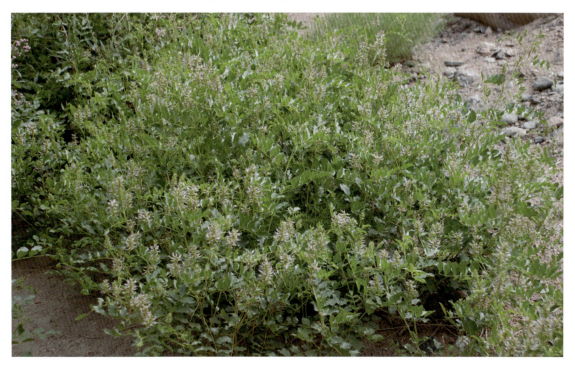

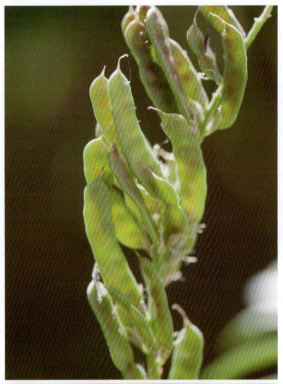

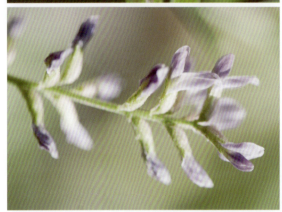

B. 胀果甘草：根和根状茎木质粗壮，有的分枝，外皮粗糙，多灰棕色或灰褐色。质坚硬，木质纤维多，粉性小。根茎不定芽多而粗大。

C. 光果甘草：根和根状茎质地较坚实，有的分枝，外皮粗糙，多灰棕色或灰褐色。质坚硬，木质纤维多，粉性小。根茎不定芽多而粗大。

【性味归经】味甘，性平。归心、肺、脾、胃经。

【功能主治】补脾益气，清热解毒，祛痰止咳，缓急止痛，调和诸药。治脾胃虚弱，倦怠乏力，心悸气短，咳嗽痰多，脘腹疼痛，痈肿疮毒，食物中毒。

【用法用量】2~10g，水煎服。

【附方】① 治胃、十二指肠溃疡：甘草 10g，鸡蛋壳 15g，曼陀罗叶 0.5g，共研成粉，每次服 3g，每日 3 次。

② 治癔病：（甘草大枣汤）甘草 10g，大枣 30g，浮小麦 12g，水煎服。

③ 治血虚心悸、脉结代（早期搏动）：炙甘草、党参、生地黄、阿胶、麦冬、火麻仁各 9g，桂枝 4.5g，生姜 3 片，大枣 5 枚。阴虚内热、夜寐不安者去桂枝、生姜，加灵磁石 15g、牡蛎 30g；气虚者加黄芪 9g、五味子 4.5g。

【注意】本品不宜与海藻、京大戟、红大戟、芫花、甘遂同用。

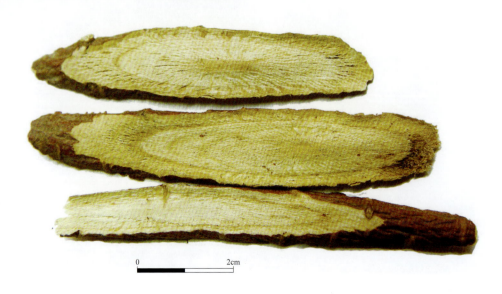

4.77.67 大豆

SOJAE SEMEN

【别名】黄豆、白豆

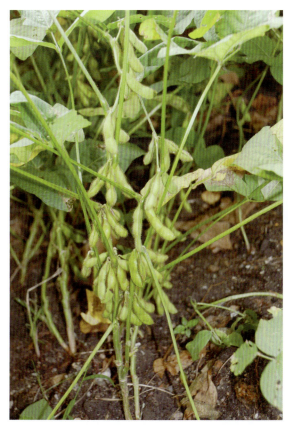
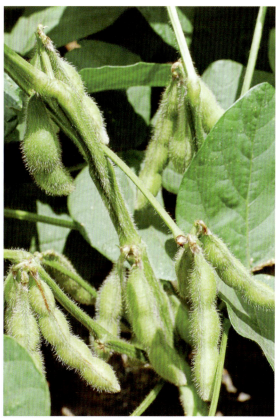

【基原】来源于蝶形花科 Papilionaceae 大豆属 *Glycine* 大豆 *Glycine max*（L.）Merr. 的种子入药。

【形态特征】一年生草本。茎通常直立或半蔓性，粗壮；全体密被长硬毛；高 50~150cm。羽状 3 小叶；小叶卵形、椭圆形，或侧生小叶斜卵形，长 5~13cm，宽 2.5~8cm，全缘，顶端圆或急尖，稀渐尖，两面通常被毛；托叶和小托叶宽卵形至披针形，渐尖，背面被毛。总状花序短，腋生，有花 2~12 朵；苞片及小苞片披针形，有毛；花小，淡红紫色或白色，长 6~8mm，花萼钟状，萼齿 5，披针形，最下面的较长；旗瓣近圆形，顶端微凹，基部有短爪，翼瓣梳篦状，具明显的爪和耳，龙骨瓣斜倒卵形，具短爪；子房有毛。荚果密被黄褐色硬毛，稍弯，下垂，长约 5cm，宽约 1cm；种子间缢缩；种子 2~5 颗，宽肾形、卵形或球形，颜色因品种不同而不同。

【生境】山坡、田野栽培。

【分布】全国各地有栽培。原产我国。

【采集加工】夏、秋季采收，种子发芽后晒干。

【药材性状】本品呈椭圆形或类球形，稍扁，长 6~12mm，直径 5~9mm。表面黄色，具光泽，一侧有淡黄白色长椭圆形种脐。质坚硬。种皮薄而脆，子叶 2，肥厚，黄绿色或淡黄色。气微，味淡，嚼之有豆腥味。

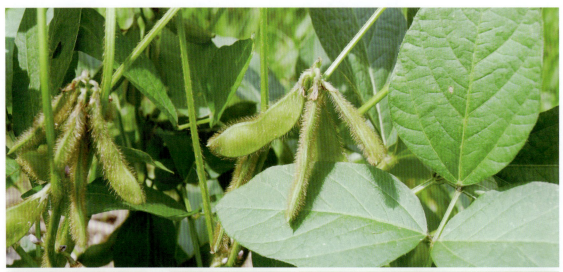

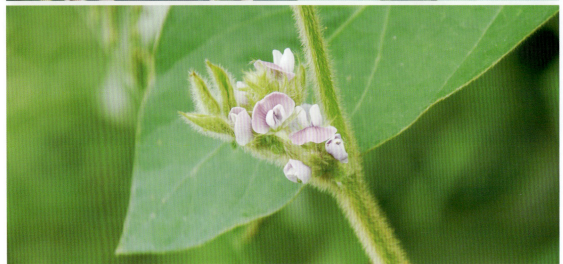

【性味归经】味甘，性平。

【功能主治】清热，除湿，解表。治暑湿发热，麻疹不透，胸闷不舒，骨节疼痛，水肿胀满。

【用法用量】9~100g，水煎服。

【注意】凡无湿热者忌用。

【附方】① 治急性肾炎：大豆100g，鲫鱼500g，炖服，每日2次，连服7天。

② 治妊娠水肿：大豆100g，猪脚500g，炖服，每日2次，连服7天。

③ 治脾虚泄泻：大豆100g，猪大肠1副，炖服。

④ 治头发早白：大豆100g，黑芝麻50g，红枣50g，炖熟服。

⑤ 治肾虚腰痛、夜尿次数多：大豆100g，置于猪小肚内炖服。

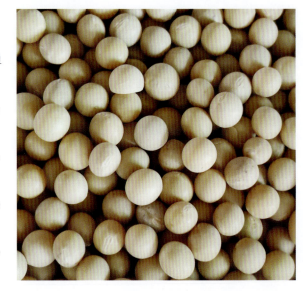

4.77.68 红芪

HEDYSARI RADIX

【别名】黑芪

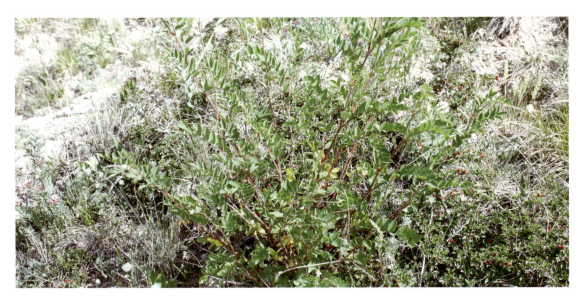

【基原】来源于蝶形花科 Papilionaceae 岩黄芪属 *Hedysarum* 多序岩黄芪 *Hedysarum polybotrys* Hand.-Mazz. 的根入药。

【形态特征】多年生直立草本，高达80cm。主根粗壮，外皮红棕色。奇数羽状复叶，互生，长10~15cm，小叶7~25枚，小叶片卵状长圆形，长1~3cm，宽7~15mm，顶端圆或微缺，有小尖头，基部钝圆；托叶长披针形，基部联合。总状花序腋生，有多数花，花梗丝状，长3~4mm；花萼斜钟形，萼齿远比筒部短，最下边的一枚萼齿较其余4枚长约1倍；花冠淡黄色，旗瓣倒卵形，长约10mm，翼瓣与旗瓣等长，龙骨瓣长13~16mm。荚果有3~5节，荚节近圆形，直径约5mm，边缘有窄翅，表面被贴伏短柔毛，并具网纹。花期6~8月；果期7~9月。

【生境】生于向阳山坡、灌丛或林缘草地。

【分布】甘肃、宁夏、四川等地。

【采集加工】夏、秋季采收根，晒干。

【药材性状】本品呈圆柱形，少有分枝，上端略粗，长10~50cm，直径0.6~2cm。表面灰红棕色，有纵皱纹、横长皮孔样突起及少数支根痕，外皮易脱落，剥落处淡黄色。质硬而韧，不易折断，断面纤维性，并显粉性，皮部黄白色，木部淡黄棕色，射线放射状，形成层环浅棕色。气微，味微甜，嚼之有豆腥味。

【性味归经】味甘，性温。

【功能主治】补气固表，利尿排毒，排脓，敛疮生肌。治气虚乏力，食少便溏，中气下陷，久泻脱肛，便血崩漏，表虚自汗，气虚水肿，痈疽难溃，久溃不敛，血虚萎黄，内热消渴。

【用法用量】9~30g，水煎服。

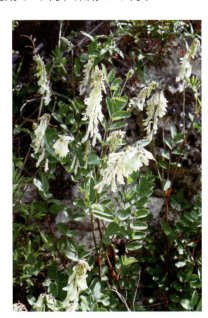

4.77.69 羽叶长柄山蚂蟥

HYLODESMI OLDHAMII HERBA

【别名】藤甘草、羽叶山绿豆

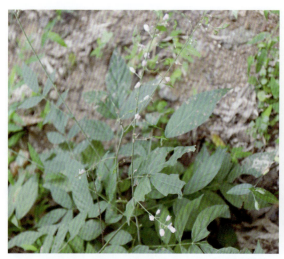
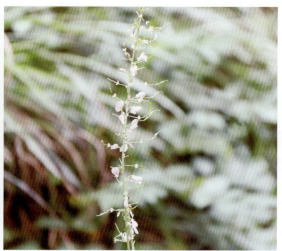

【基原】来源于蝶形花科 Papilionaceae 长柄山蚂蟥属 *Hylodesmum* 羽叶长柄山蚂蟥 *Hylodesmum oldhamii*（Oliver）H. Ohashi & R. R. Mill [*Desmodium oldhamii* Oliv.] 的全草入药。

【形态特征】多年生草本，高达150cm。根茎木质，较粗壮；茎微有棱，几无毛。叶为羽状复叶，小叶3~7枚；托叶钻形，长7~8mm，基部宽约1mm；叶柄长约6cm，被短柔毛；小叶纸质，披针形、长圆形或卵状椭圆形，长6~15cm，宽3~5cm，顶生小叶较大，下部小叶较小，顶端渐尖，基部楔形或钝，两面疏被短柔毛，全缘，侧脉每边约6条；小托叶丝状，长1~2.5mm，早落；顶生小叶的小叶柄长约1.5cm。总状花序顶生或腋生，单一或有短分枝，长达40cm，花序轴被黄色短柔毛；花疏散；苞片狭三角形，长5~8mm，宽约1mm；开花时花梗长4~6mm，结果时长6~11mm，密被开展钩状毛；小苞片缺；花萼长2.5~3mm，萼筒长1.5~1.7mm，裂片长1~1.3mm，上部裂片顶端明显2裂；花冠紫红色，长约7mm，旗瓣宽椭圆形，顶端微凹，具短瓣柄，翼瓣、龙骨瓣狭椭圆形，具短瓣柄；雄蕊单体；子房线形，被毛，具子房柄，花柱弯曲。荚果扁平，长约3.4cm，自背缝线深凹入至腹缝，通常有荚节2，稀1~3，荚节斜三角形，长10~15mm，宽5~7mm，有钩状毛；果梗长6~11mm；果颈长10~15mm；种子长9mm，宽5mm。花期8~9月；果期9~10月。

【生境】生于山谷、沟边、林中、林边。

【分布】吉林、陕西、四川、湖北、湖南、江西、福建、浙江、江苏。

【采集加工】夏、秋季采收，将全草晒干。

【性味归经】味微苦，性温。

【功能主治】祛风活血，解表散寒，利尿，杀虫。治风湿骨痛、劳伤咳嗽、吐血等。外用敷疮毒。

【用法用量】15~20g，水煎服。

4.77.70 马棘

INDIGOFERAE PSEUDOTINCTORIAE RADIX

【别名】一味药

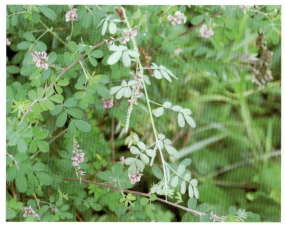
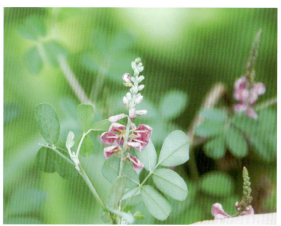

【基原】来源于蝶形花科 Papilionaceae 木蓝属 Indigofera 马棘 Indigofera pseudotinctoria Matsum. 的根入药。

【形态特征】落叶亚灌木，植株高 55~90cm；小枝具白色丁字毛。叶互生，奇数羽状复叶，小叶对生，7~11 枚，椭圆形、倒卵状椭圆形或倒卵形，全缘，长 1~2cm，宽 5~10mm，顶端圆或微凹，有小尖头，基部阔楔形或近圆形，两面被丁字毛；托叶锥形而小。总状花序腋生。长 3.5~10cm；花密生，长约 4mm，花萼钟状，5 裂，被白色茸毛；花冠蝶形，淡红色至深红色，偶有白色，旗瓣外面具短柔毛；雄蕊 10，二体（9+1）；子房具丁字毛。荚果圆柱形，长 1~3.5cm，宽约 3mm，幼时密被丁字毛。种子肾形。花期 5~7 月；果期 9~10 月。

【生境】生于海拔 100~1300m 的山坡林缘及灌木丛中。

【分布】江苏、安徽、浙江、江西、福建、湖北、湖南、广东、广西、四川、贵州、云南。日本也有分布。

【采集加工】秋季采挖根，洗净，切段，晒干或鲜用。

【药材性状】本品根呈圆柱形，下部常有 2~3 分枝，长 15~30cm，直径 1~2.5cm。表面灰褐色或棕黄色，具稀疏的纵皱纹及横列皮孔，并有细点状根痕。质坚硬，不易折断，断面黄白色，纤维性。气微，味苦。以身干、根条均匀、皮细、无细根、无杂质者为佳。

【性味归经】味苦、涩，性平。

【功能主治】清热解毒。治感冒咳嗽，扁桃体炎，颈淋巴结结核，小儿疳积，疮疖痈肿，痢疾，痔。

【用法用量】9~30g，水煎服。外用适量，捣敷或捣汁搽患处。

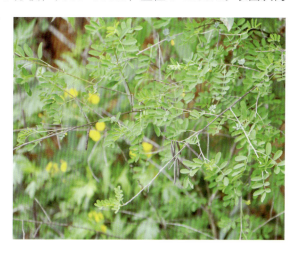

4.77.71　木蓝

INDIGOFERAE TINCTORIAE HERBA

【别名】蓝靛

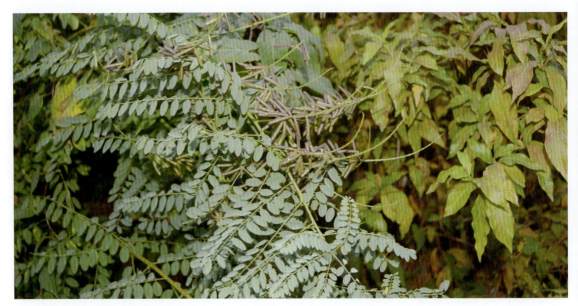

【基原】来源于蝶形花科 Papilionaceae 木蓝属 *Indigofera* 木蓝 *Indigofera tinctoria* L. 的叶或全株入药。

【形态特征】直立亚灌木，高 0.5~1m；分枝少。幼枝有棱，扭曲，被白色丁字毛。羽状复叶长 2.5~11cm；叶柄长 1.3~2.5cm，叶轴上面扁平，有浅槽，被丁字毛，托叶钻形，长约 2mm；小叶 4~6 对，对生，倒卵状长圆形或倒卵形，长 1.5~3cm，宽 0.5~1.5cm，顶端圆钝或微凹，基部阔楔形或圆形，两面被丁字毛或叶面近无毛，中脉上面凹入，侧脉不明显；小叶柄长约 2mm；小托叶钻形。总状花序长 2.5~5（9）cm，花疏生，近无总花梗；苞片钻形，长 1~1.5mm；花梗长 4~5mm；花萼钟状，长约 1.5mm，萼齿三角形，与萼筒近等长，外面被丁字毛；花冠伸出萼外，红色，旗瓣阔倒卵形，长 4~5mm，外面被毛，瓣柄短，翼瓣长约 4mm，龙骨瓣与旗瓣等长；花药心形；子房无毛。荚果线形，长 2.5~3cm，种子间有缢缩，外形似串珠状，有毛或无毛，有种子 5~10 粒，内果皮具紫色斑点；果梗下弯；种子近方形，长约 1.5mm。花期几乎全年；果期 10 月。

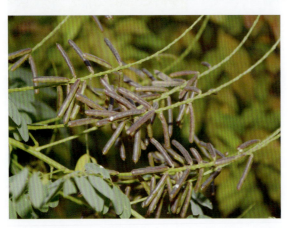

【生境】栽培。

【分布】安徽、广东、海南、香港、台湾有栽培。广泛分布于亚洲及非洲热带地区。

【采集加工】夏、秋季采收，叶或全株晒干。

【性味归经】味微苦，性寒。

【功能主治】清热解毒。防治流行性乙型脑炎，腮腺炎。外用治疮疖肿毒，丹毒。

【用法用量】15~30g，水煎服。外用适量，鲜叶捣烂绞汁涂患处。

4.77.72　三叶木蓝

INDIGOFERAE TRIFOLIATAE HERBA

【别名】地蓝根

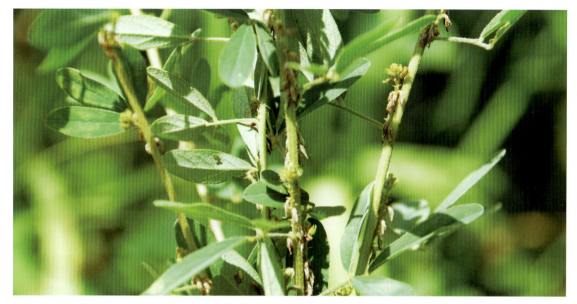

【基原】来源于蝶形花科 Papilionaceae 木蓝属 Indigofera 三叶木蓝 Indigofera trifoliata L. 的全草入药。

【形态特征】多年生草本。茎平卧或近直立，基部木质化，具细长分枝，初期被毛，后变无毛。三出羽状或掌状复叶；叶柄长 6~10mm，纤细；托叶微小；小叶膜质，倒卵状长椭圆形或倒披针形，长 1~2.5cm，宽 4~7mm，顶端圆，基部楔形，叶面灰绿色，背面淡绿色，有暗褐色或红色腺点，两面被柔毛，中脉上面凹入，侧脉不明显；小叶柄长 0.5~1mm。总状花序近头状，远较复叶短，花小，通常 6~12 朵，密集；总花梗长约 2.5mm，密生长硬毛；花萼钟状，长约 2.5mm，萼齿刚毛状，长达 2mm；花冠红色，旗瓣倒卵形，长约 6mm，被毛，翼瓣长圆形，无毛，龙骨瓣镰形，外面密被毛；花药圆形；子房无毛。荚果长 1~1.5cm，下垂，背腹两缝线有明显的棱脊，早期被毛及红色腺点，后渐脱落，有种子 6~8 粒。花期 7~9 月；果期 9~10 月。

【生境】生于山坡草地。

【分布】云南、湖北、湖南、广东、海南、广西。越南、缅甸、印度尼西亚、菲律宾、尼泊尔、斯里兰卡、印度、巴基斯坦及澳大利亚也有分布。

【采集加工】夏、秋季采收，将全草晒干。

【性味归经】味苦，性寒。

【功能主治】清热消肿。治急、慢性咽喉炎。

【用法用量】9~12g，水煎服。

【附方】治乳腺炎：全草适量，水煎外洗。

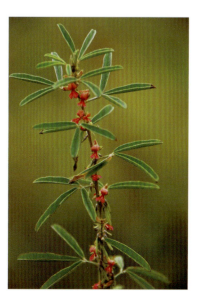

4.77.73 鸡眼草

KUMMEROWIAE STRIATAE HERBA

【别名】人字草、三叶人字草、掐不齐、老鸦须、铺地锦

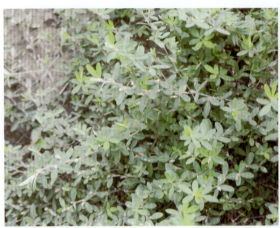
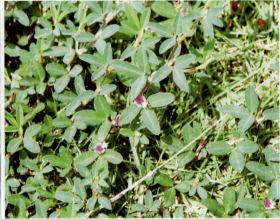

【基原】来源于蝶形花科 Papilionaceae 鸡眼草属 *Kummerowia* 鸡眼草 *Kummerowia striata* (Thunb.) Schindl. 的全草入药。

【形态特征】一年生平卧草本。长5~30cm，茎、枝被倒生纤毛。指状3小叶，椭圆形、长椭圆形、长圆形、倒卵形或倒卵状长圆形，长5~20mm，宽3~8mm，顶端圆钝，偶有微凹，常有微小尖头，基部圆形、宽楔形至楔形，上面无毛或少有毛，下面沿中脉及边缘被白色毛；托叶大，干膜质，比叶柄长，长卵形或近卵形，顶部渐尖。花1~3朵腋生，稀5朵；苞片2，小苞片4；花梗密被白色柔毛；萼钟状，有5深裂齿；花冠淡紫色。荚果卵状长圆形，两侧略压扁，稍露出萼外，表面有网纹，外被细毛。花、果期7~9月。

【生境】生于山坡、路旁、田边、林边和林下。

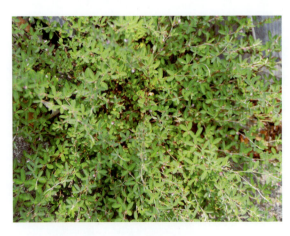

【分布】我国东北、华北、华东、华中南部、西南等地。朝鲜、日本、俄罗斯也有分布。

【采集加工】夏、秋季采收，将全草晒干备用。

【性味归经】味甘、淡，性微寒。

【功能主治】清热解毒，活血，利尿，止泻。治胃肠炎，痢疾，肝炎，夜盲症，泌尿系感染，跌打损伤，疗疮疖肿。

【用法用量】9~30g，水煎服。

【附方】① 治急性胃肠炎、痢疾：鸡眼草、铁苋草、仙鹤草各30g，辣蓼15g。水煎服。

② 治夜盲症：鸡眼草9~12g，炒黄研粉，拌猪肝蒸服。

③ 治感冒高热、咳嗽胸痛：鸡眼草30g，紫苏叶9g，金锦香9g，水煎服。

④ 治腹泻：鸡眼草15g，加红糖或白糖水煎服。

⑤ 治黄疸性肝炎：鸡眼草、溪黄草、马鞭草、田边菊各15g，水煎服。

4.77.74 白扁豆

LABLAB PURPUREI SEMEN

【别名】火镰扁豆、峨眉豆、茶豆、扁豆子

【基原】来源于蝶形花科 Papilionaceae 扁豆属 *Lablab* 扁豆 *Lablab purpureus*（L.）Sweet [*Dolichos lablab* L.] 的成熟种子入药。

【形态特征】一年生草质藤本。茎长可达 6m，绿色，无毛。三出复叶互生，有柄；小叶纸质，两面有疏毛，顶生小叶阔三角状卵形，长 5~9cm，宽 6~10cm，侧生小叶较大，斜卵形，两侧不对称。花秋冬开放。总状花序腋生，长 15~25cm，直立而粗壮，常 2 至多花簇生于花序轴的节上；

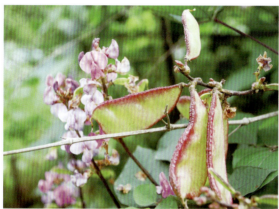
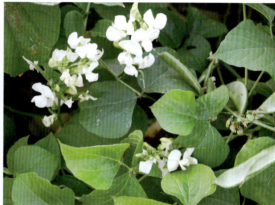
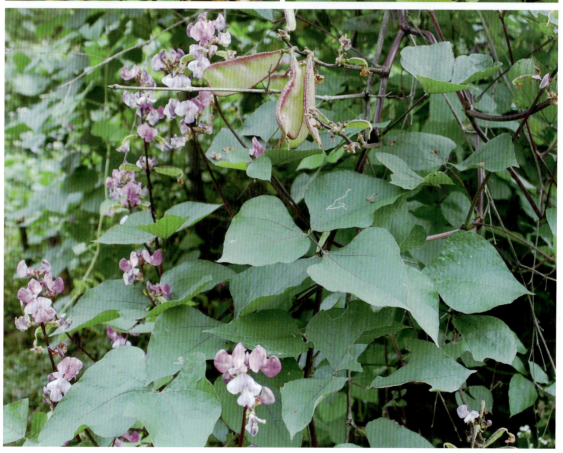

花萼阔钟状，5 齿裂，上部 2 片合生；花冠白色或紫红色，长 15~18mm，旗瓣基部两侧有 2 个耳状附属体。荚果长圆形，扁平，微弯，长 5~7cm，宽 1.4~1.8mm；种子长圆形，白色或紫黑色。花、果期 5~12 月。

【生境】栽培。

【分布】我国各地广泛栽培。原产印度，今世界各热带地区均有栽培。

【采集加工】秋、冬采收成熟果实，取出种子，晒干。

【药材性状】干燥种子为扁椭圆形或扁卵圆形，长 8~12mm，宽 6~9mm，厚 4~7mm。表面黄白色，平滑而有光泽，一侧边缘有半月形白色隆起的种阜，占周径的 1/3~1/2，剥去后可见凹陷的种脐，紧接种阜的一端有 1 珠孔，另端有短的种脊。质坚硬，种皮薄而脆，内有子叶 2 枚，肥厚，黄白色，角质。嚼之有豆腥气。以饱满、色白者佳。

【性味归经】味甘，性微温。归脾、胃经。

【功能主治】和胃化湿，健脾止泻。治脾虚腹泻，恶心呕吐，食欲不振，白带。

【用法用量】9~15g，水煎服。

【附方】① 治小儿腹泻：扁豆 9g，煨肉豆蔻、莲子各 6g，木香 4.5g，姜黄连 2g，甘草 3g。共研细粉，每服 0.9~1.5g，每日 3 次。

② 治夏季伤暑、烦躁口渴、腹满吐泻：扁豆（炒）120g，藿香叶 60g，共研细末，每服 6g，冷开水冲服，如有转筋（小腿腓肠肌痉挛），另加木瓜 30g，水煎服。

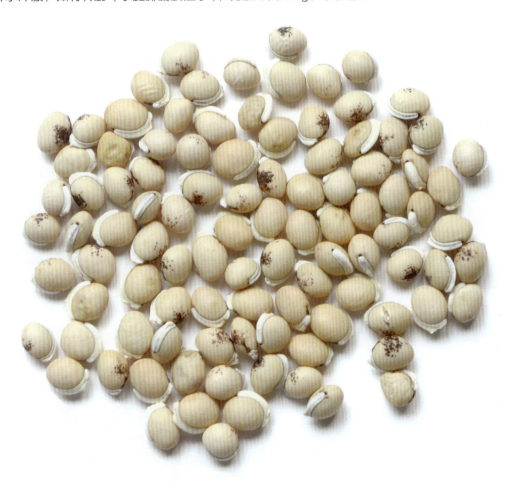

4.77.75 中华胡枝子

LESPEDEZAE CHINENSIS HERBA

【别名】太阳草、高脚硬梗、台湾胡枝子

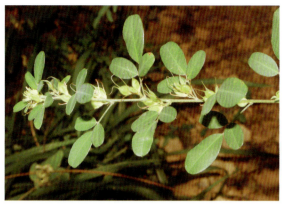
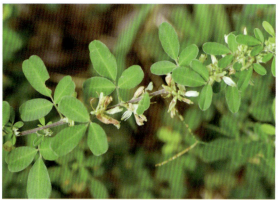

【基原】来源于蝶形花科 Papilionaceae 胡枝子属 Lespedeza 中华胡枝子 Lespedeza chinensis G. Don 的根或全草入药。

【形态特征】小灌木。高达 1m。全株被白色伏毛，茎下部毛渐脱落，茎直立或铺散；分枝斜升，被柔毛。托叶钻状，长 3~5mm；叶柄长约 1cm；3 复叶，小叶倒卵状长圆形、长圆形、卵形或倒卵形，长 1.5~4cm，宽 1~1.5cm，顶端截形、近截形、微凹或钝头，具小刺尖，边缘稍反卷，叶面无毛或疏生短柔毛，背面密被白色伏毛。总状花序腋生，不超出叶，少花；总花梗极短；花梗长 1~2mm；苞片及小苞片披针形，小苞片 2，长 2mm，被伏毛；花萼长为花冠之半，5 深裂，裂片狭披针形，长约 3mm，被伏毛，边具缘毛；花冠白色或黄色，旗瓣椭圆形，长约 7mm，宽约 3mm，基部具瓣柄及 2 耳状物，翼瓣狭长圆形，长约 6mm，具长瓣柄，龙骨瓣长约 8mm，闭锁花簇生于茎下部叶腋。荚果卵圆形，长约 4mm，宽 2.5~3mm，顶端具喙，基部稍偏斜，表面有网纹，密被白色伏毛。花期 8~9 月；果期 10~11 月。

【生境】生于灌木丛中、草丛等处。

【分布】江苏、安徽、浙江、江西、广东、福建、台湾、湖北、湖南、四川、澳门。

【采集加工】夏、秋季采收，根或全株晒干。

【性味归经】味微苦，性凉。

【功能主治】清热解毒，宣肺平喘，截疟。治小儿高热，中暑发痧，哮喘，痢疾，乳痈肿痛，疟疾，脚气，风湿痹痛，关节炎。

【用法用量】15~18g，水煎服。

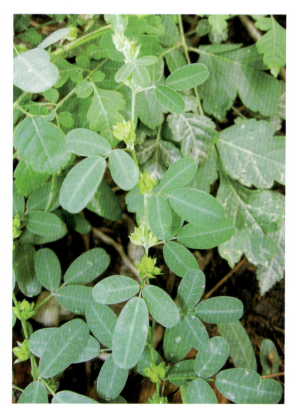

4.77.76 截叶铁扫帚

LESPEDEZAE CUNEATAE HERBA

【别名】铁扫帚、铁马鞭、苍蝇翼、三叶公母草、鱼串草

【基原】来源于蝶形花科 Papilionaceae 胡枝子属 *Lespedcza* 截叶铁扫帚 *Lespedeza cuneata*（Dum.-Cours.）G. Don 的全草入药。

【形态特征】小灌木。高 30~100cm；小枝微有棱，被白色柔毛。小叶 3 枚，顶生小叶倒披针形，长约 1（3）cm，宽约 2（5）mm，顶端截形，微凹，有小尖头，基部楔形，上面无毛或疏被毛，下面密被白色柔毛，侧生小叶较小；叶柄长 5~10mm，被柔毛；托叶锥形。总状花序腋生，有 2~4 花，比叶稍短，总花梗不明显；无瓣花簇生叶腋；小苞片狭卵形或卵形；花萼浅杯状，萼齿 5，披针形，较萼筒长，被短柔毛；花冠白色至淡红色，旗瓣稍短于龙骨瓣。荚果卵形，长约 3mm。花期 6~9 月；果期 10 月。

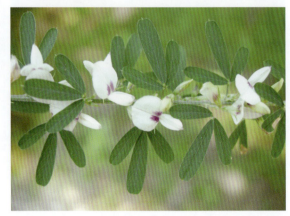

【生境】生于海拔 100m 以下的山坡路旁。

【分布】陕西、甘肃、山东、广东、香港、台湾、河南、湖北、湖南、四川、云南、西藏等地。朝鲜、日本、印度、巴基斯坦、阿富汗、澳大利亚也有分布。

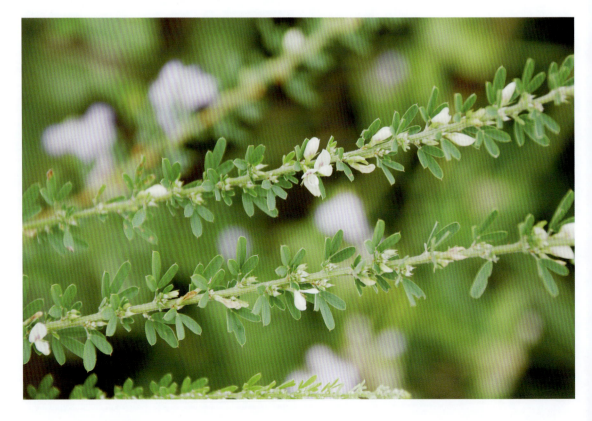

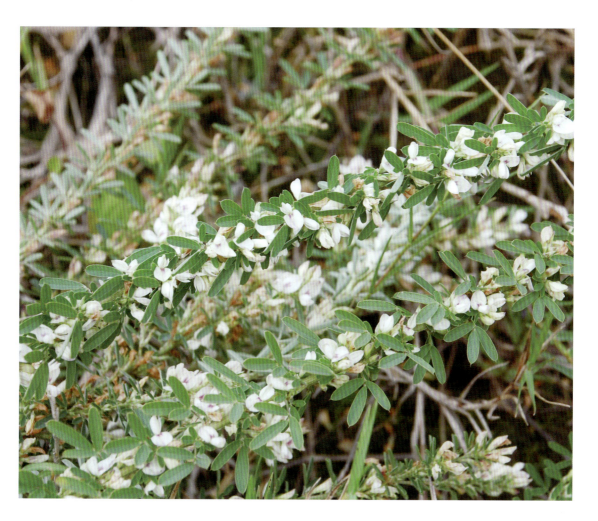

【采集加工】夏、秋采收，全株晒干备用。

【性味归经】味甘、微苦，性平。

【功能主治】清热利湿，消食除积，祛痰止咳。治小儿疳积，消化不良，胃肠炎，细菌性痢疾，胃痛，黄疸性肝炎，肾炎水肿，白带，口腔炎，咳嗽，支气管炎；外用治带状疱疹，毒蛇咬伤。

【用法用量】15~30g，水煎服。外用适量鲜品捣烂敷患处。

【附方】① 治小儿疳积：铁扫帚根、胡颓子根各30g（共蜜炙），麦芽、枯萝卜（结籽后地下的萝卜）各6g。用砂锅水煎代茶喝。

② 治急性肾炎：铁扫帚、乌药、积雪草各30g，白马骨15g，水煎服，每日1剂。

③ 治小儿口腔炎：铁扫帚全株30g，水煎加糖服。

④ 治慢性气管炎：铁扫帚60g（鲜品90g），加水600ml，煎成200ml，每服100ml，每日2次，10天为一个疗程。

⑤ 治毒蛇咬伤：铁扫帚叶、山花生（假花生、异果山绿豆）叶各等量，研细粉，每次服4~6g，每日2次。或取鲜药适量洗净嚼服。外用白牛胆（羊耳菊）、地锦草、地稔各30~60g煎水外洗，每日1~3次；严重患者剃去百会穴处头发，用消毒针挑刺，微有渗血，取上药4~6g，温开水调敷，胶布固定，每日换药1~2次。同时，用消毒针或手术刀扩大伤口，以便排毒。

⑥ 治带状疱疹：铁扫帚叶、蛇莓全草各等量，加入人乳少许，捣烂搽患处，每4小时1次。

4.77.77 大叶胡枝子

LESPEDEZAE DAVIDII FRUTEX

【别名】大叶乌梢、大叶马料梢、活血丹

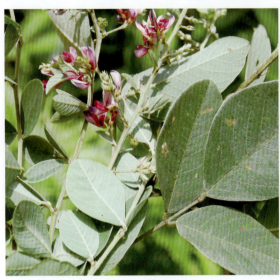
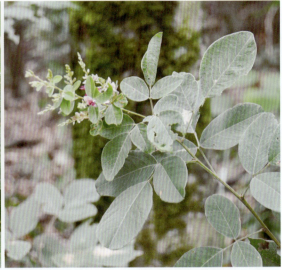

【基原】来源于蝶形花科 Papilionaceae 胡枝子属 *Lespedeza* 大叶胡枝子 *Lespedeza davidii* Franch. 的全株入药。

【形态特征】直立灌木，高 1~3m。枝条较粗壮，稍曲折，有明显的条棱，密被长柔毛。托叶 2，卵状披针形，长 5mm；叶柄长 1~4cm，密被短硬毛；小叶宽卵圆形或宽倒卵形，长 3.5~7（13）cm，宽 2.5~5（8）cm，顶端圆或微凹，基部圆形或宽楔形，全缘，两面密被黄白色绢毛。总状花序腋生或于枝顶形成圆锥花序，花稍密集，比叶长；总花梗长 4~7cm，密被长柔毛；小苞片卵状披针形，长 2mm，外面被柔毛；花萼阔钟形，5 深裂，长 6mm，裂片披针形，被长柔毛；花红紫色，旗瓣倒卵状长圆形，长 10~11mm，宽约 5mm，顶端圆或微凹，基部具耳和短柄，翼瓣狭长圆形，比旗瓣和龙骨瓣短，长 7mm，基部具弯钩形耳和细长瓣柄，龙骨瓣略呈弯刀形，与旗瓣近等长，基部有明显的耳和柄，子房密被毛。荚果卵形，长 8~10mm，稍歪斜，顶端具短尖，基部圆，表面具网纹和稍密的绢毛。花期 7~9 月；果期 9~10 月。

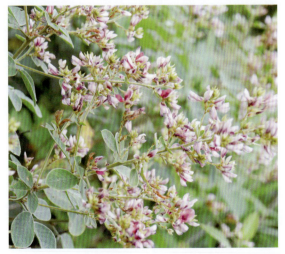

【生境】生于海拔 800m 的山坡灌丛中。

【分布】江苏、安徽、浙江、江西、福建、河南、湖南、广东、广西、四川、贵州。

【采集加工】夏、秋采收，全株切片晒干。

【性味归经】味甘，性平。

【功能主治】清热解表，止咳止血，通经活络。治外感头痛，发热，痧疹不透，痢疾，咳嗽，咯血，尿血，便血，崩漏，腰痛。

【用法用量】15~30g，水煎服。

4.77.78 美丽胡枝子

LESPEDEZAE FORMOSAE FRUTEX

【别名】马扫帚、白花羊牯枣、夜关门、三妹木、假蓝根

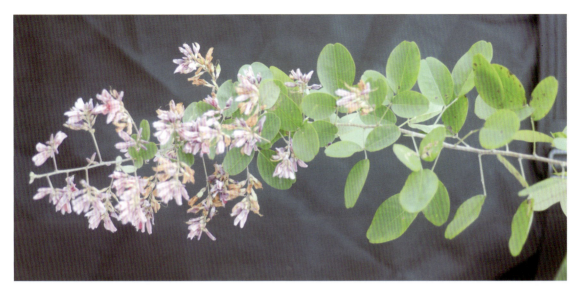

【基原】来源于蝶形花科 Papilionaceae 胡枝子属 Lespedeza 美丽胡枝子 Lespedeza formosa（Vog.）Koehne 的根或全株入药。

【形态特征】直立灌木，高 1~2m。多分枝，枝伸展，被疏柔毛。托叶披针形至线状披针形，长 4~9mm，褐色，被疏柔毛；叶柄长 1~5cm；被短柔毛；小叶椭圆形、长圆状椭圆形或卵形，稀倒卵形，两端稍尖或稍钝，长 2.5~6cm，宽 1~3cm，叶面绿色，稍被短柔毛，背面淡绿色，贴生短柔毛。总状花序单一，腋生，比叶长，或组成顶生的圆锥花序；总花梗长可达 10cm，被短柔毛；苞片卵状渐尖，长 1.5~2mm，密被茸毛；花梗短，被毛；花萼钟状，长 5~7mm，5 深裂，裂片长圆状披针形，长为萼筒的 2~4 倍，外面密被短柔毛；花冠红紫色，长 10~15mm，旗瓣近圆形或稍长，顶端圆，基部具明显的耳和瓣柄，翼瓣倒卵状长圆形，短于旗瓣和龙骨瓣，长 7~8mm，基部有耳和细长瓣柄，龙骨瓣比旗瓣稍长，在花盛开时明显长于旗瓣，基部有耳和细长瓣柄。荚果倒卵形或倒卵状长圆形，长 8mm，宽 4mm，表面具网纹且被疏柔毛。花期 7~9 月；果期 9~10 月。

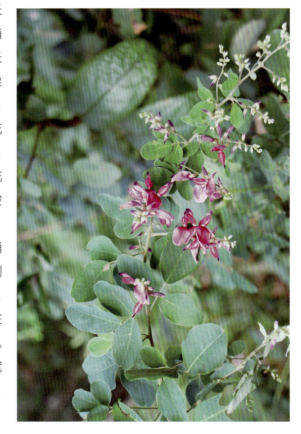

【生境】生于山坡林下或杂草丛中。

【分布】我国华北、华东、西南至广西、广东等地。朝鲜、日本、印度也有分布。

【采集加工】夏、秋采收，根、全株切片晒干。

【性味归经】味苦、微涩，性平。

【功能主治】清热凉血，活血散瘀，消肿止痛。治肺热咯血，肺脓肿，疮痈疔肿，便血，风湿关节痛，跌打肿痛。外用治扭伤，脱臼，骨折。

【用法用量】15~30g。外用适量，鲜根和酒糟捣烂敷患处。

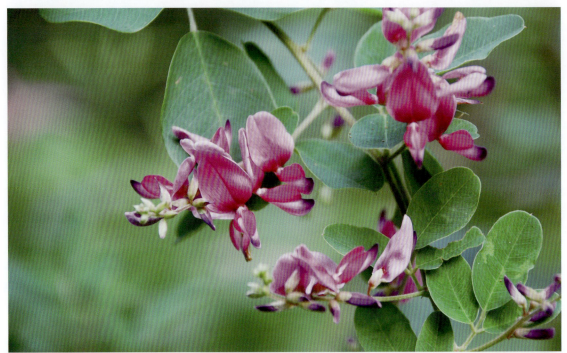

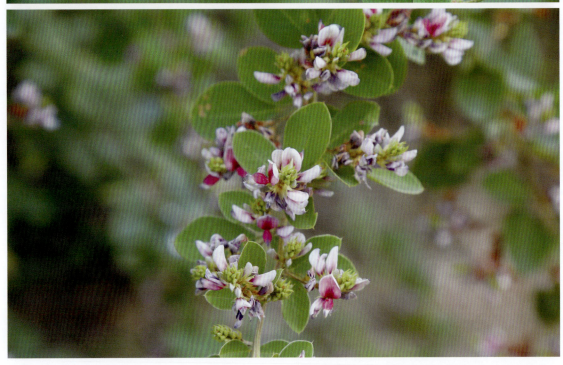

4.77.79 茸毛胡枝子

LESPEDEZAE TOMENTOSAE RADIX

【别名】山豆花、毛胡枝子、白胡枝子、白土子、白萩

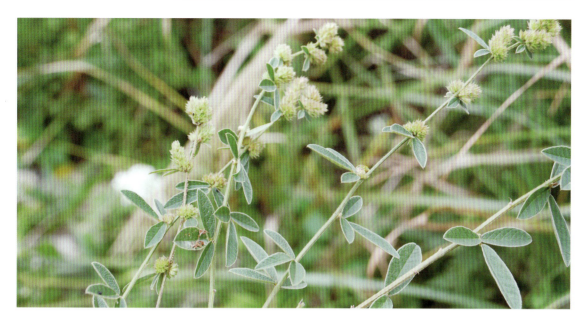

【基原】来源于蝶形花科 Papilionaceae 胡枝子属 Lespedeza 茸毛胡枝子 Lespedeza tomentosa（Thunb.）Sieb. ex Maxim. 的根入药。

【形态特征】灌木，高达 1m。全株密被黄褐色茸毛。茎直立，单一或上部少分枝。托叶线形，长约 4mm；羽状复叶具 3 小叶；小叶质厚，椭圆形或卵状长圆形，长 3~6cm，宽 1.5~3cm，顶端钝或微心形，边缘稍反卷，上面被短伏毛，下面密被黄褐色茸毛或柔毛，沿脉上尤多；叶柄长 2~3cm。总状花序顶生或于茎上部腋生；总花梗粗壮，长 4~8cm；苞片线状披针形，长 2mm，有毛；花具短梗，密被黄褐色茸毛；花萼密被毛长约 6mm，5 深裂，裂片狭披针形，长约 4mm，顶端长渐尖；花冠黄色或黄白色，旗瓣椭圆形，长约 1cm，龙骨瓣与旗瓣近等长，翼瓣较短，长圆形；闭锁花生于茎上部叶腋，簇生成球状。荚果倒卵形，长 3~4mm，宽 2~3mm，顶端有短尖，表面密被毛。

【生境】生于海拔 1000m 以下的山坡草地及灌丛间。

【分布】我国东北、河北、山西、山东、陕西、河南、湖南、广西、贵州、四川、云南、福建等地。

【采集加工】夏、秋采收，将根晒干。

【性味归经】味甘，性平。

【功能主治】健脾补虚。治虚痨，血虚头晕，水肿，腹水，痢疾，痛经。

【用法用量】15~30g，水煎服。

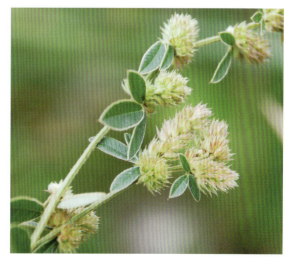

4.77.80　新疆百脉根

LOTI FRONDOSI RADIX ET FLOS

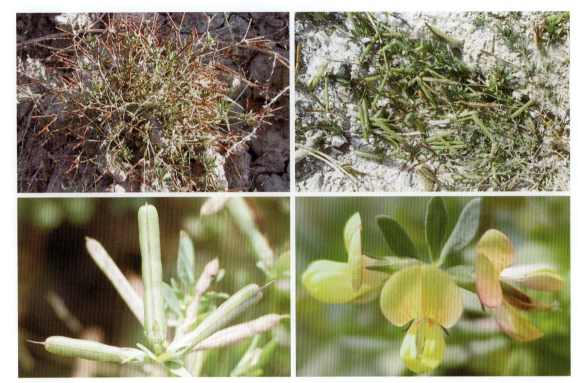

【基原】来源于蝶形花科 Papilionaceae 百脉根属 Lotus 新疆百脉根 Lotus frondosus（Freyn）Kupr. 的花和根入药。

【形态特征】多年生草本，高 10~35cm，无毛或上部茎叶略被柔毛。茎基部多分枝，直立或上升，中空，节间短，叶茂盛。羽状复叶有小叶 5 枚；叶轴长 4~6mm；顶端 3 小叶倒卵形至倒卵状椭圆形，长 7~13mm，宽 4~6mm，顶端钝圆，基部楔形，下端 2 小叶斜卵形，锐尖头，两面近无毛，纸质；小叶柄短，无毛。伞形花序；总花梗纤细，长 2~5cm；花 1~2（3）朵，长 8~11mm；花梗短；苞片 3 枚，叶状，或为 5 枚小叶片，生于花梗基部，与萼等长；萼钟形，长 5~6mm，宽 4mm，无毛或被稀疏柔毛，萼齿丝状，长于萼筒；花冠橙黄色，具红色斑纹，旗瓣阔倒卵形，下延至瓣柄，与翼瓣、龙骨瓣近等长，翼瓣长圆形，具细瓣柄，龙骨瓣卵状三角形，顶端呈尖喙状，中部以下弯曲；花柱直，子房线形，胚珠 30~35 粒。荚果圆柱形，长 2~3cm，直径 2~3mm。花期 5~8 月；果期 7~10 月。

【生境】生于湿润的盐碱草滩和沼泽边缘。

【分布】新疆。欧洲、蒙古、伊朗、印度、巴基斯坦、中亚余部也有分布。

【采集加工】春季采花晒干，夏、秋季挖根，洗净晒干或先除去木心，切片晒干。

【性味归经】味甘、苦，性微寒。

【功能主治】根：活血，利尿，止痛，强壮。花：祛风平肝，止咳。治风热咳嗽，咽喉肿痛，胃脘疼痛，湿疹，痢疾，痔，便血。

【用法用量】10~15g，水煎服。

4.77.81 南苜蓿

MEDICAGINIS POLYMORPHAE HERBA

【别名】黄花草子、金花菜

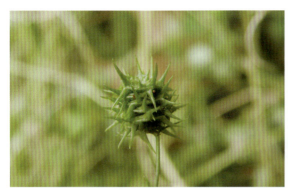
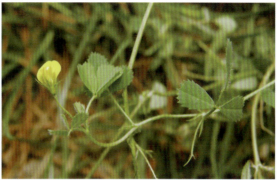

【基原】来源于蝶形花科 Papilionaceae 苜蓿属 Medicago 南苜蓿 Medicago polymorpha L. 的全草入药。

【形态特征】一、二年生草本，高 20~90cm。茎平卧、上升或直立，近四棱形，基部分枝，无毛或微被毛。三出羽状复叶；托叶大，卵状长圆形，长 4~7mm，顶端渐尖，基部耳状，边缘具不整齐条裂，成丝状细条或深齿状缺刻，脉纹明显；叶柄柔软，细长，长 1~5cm，上面具浅沟；小叶倒卵形或三角状倒卵形，几等大，长 7~20mm，宽 5~15mm，纸质，顶端钝，近截平或凹缺，具细尖，基部阔楔形，边缘在三分之一以上具浅锯齿，叶面无毛，背面被疏柔毛，无斑纹。花序头状伞形，具花（1）2~10 朵；总花梗腋生，纤细无毛，长 3~15mm，通常比叶短，花序轴顶端不呈芒状尖；苞片甚小，尾尖；花长 3~4mm；花梗不到 1mm；萼钟形，长约 2mm，萼齿披针形，与萼筒近等长，无毛或稀被毛；花冠黄色，旗瓣倒卵形，顶端凹缺，基部阔楔形，比翼瓣和龙骨瓣长，翼瓣长圆形，基部具耳和稍阔的瓣柄，齿突甚发达，龙骨瓣比翼瓣稍短，基部具小耳，成钩状；子房长圆形，镰状上弯，微被毛。荚果盘形，暗绿褐色，顺时针方向紧旋 1.5~2.5（6）圈，直径（不包括刺）4~6（10）mm，螺面平坦无毛，有多条辐射状脉纹，近边缘处环结，每圈具棘刺或瘤突 15 枚；种子每圈 1~2 粒；种子长肾形，长约 2.5mm，宽 1.25mm，棕褐色，平滑。花期 3~5 月；果期 5~6 月。

【生境】栽培。

【分布】长江以南各地，以及陕西、甘肃，常栽培或呈半野生状态。欧洲南部、西亚以及非洲也有分布。

【采集加工】夏、秋季采收，将全草晒干。

【性味归经】味微甘、苦、涩，性平。

【功能主治】清热凉血，利湿退黄，通淋排石。治热病烦满，黄疸，腹痛吐泻，痢疾，水肿，石淋，痔疾出血。

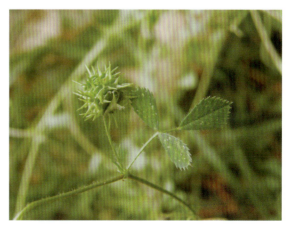

【用法用量】15~30g，水煎服。外用鲜品捣烂敷患处。

4.77.82 草木犀

MELILOTI OFFICINALIS HERBA

【别名】蛇蜕草，黄花草木犀

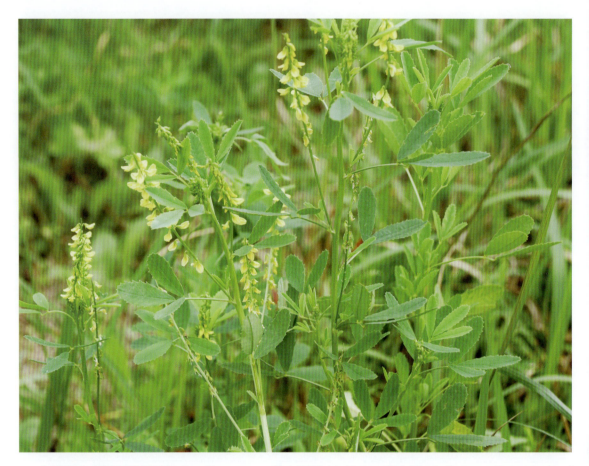

【基原】来源于蝶形花科 Papilionaceae 草木犀属 *Melilotus* 草木犀 *Melilotus officinalis*（L.）Pall. 的全草入药。

【形态特征】二年生草本，高 40~130cm。茎直立，粗壮，多分枝，具纵棱，微被柔毛。羽状三出复叶；托叶镰状线形，长 3~5（7）mm，中央有 1 条脉纹，全缘或基部有 1 尖齿；叶柄细长；小叶倒卵形、阔卵形、倒披针形至线形，长 15~25（30）mm，宽 5~15mm，顶端钝圆或截形，基部阔楔形，边缘具不整齐疏浅齿，叶面无毛，粗糙，背面散生短柔毛，侧脉 8~12 对，平行直达齿尖，两面均不隆起，顶生小叶稍大，具较长的小叶柄，侧小叶的小叶柄短。总状花序长 6~15（20）cm，腋生，具花 30~70 朵，初时稠密，花开后渐疏松，花序轴在花期中显著伸展；苞片刺毛状，长约 1mm；花长 3.5~7mm；花梗与苞片等长或稍长；萼钟形，长约 2mm，脉纹 5 条，甚清晰，萼齿三角状披针形，稍不等长，比萼筒短；花冠黄色，旗瓣倒卵形，与翼瓣近等长，龙骨瓣稍短或三者均近等长；雄蕊筒在花后常宿存包于果外；子房卵状披针形，胚珠（4）6（8）粒，花柱长于子房。荚果卵形，长 3~5mm，宽约 2mm，顶端具宿存花柱，表面具凹凸不平的横向细网纹，棕黑色；有种子 1~2 粒。种子卵形，长 2.5mm，黄褐色，平滑。花期 5~9 月；果期 6~10 月。

【生境】生于山坡、草地、路边。

【分布】黑龙江、吉林、辽宁、河北、河南、山东、山西、陕西、甘肃、江苏、安徽、浙江、四川、云南、内蒙古等地。欧洲、中东、中亚、东亚均有分布。

【采集加工】花期收割全草，阴干。

【性味归经】味辛、苦，性凉。

【功能主治】清热，解毒，化湿，杀虫。治暑热胸闷，疟疾，痢疾，淋病，皮肤疮疡。

【用法用量】3~5g，水煎服。外用，烧烟熏。

【附方】治脓疱疮、坐板疮：草木犀 25g，黄柏、白芷各 15g，雄黄 10g，红砒 5g，冰片 0.5g，共研细末，加艾绒 200g 混匀，卷成纸筒 5 支，每天 1 支，分数次点燃熏患处。

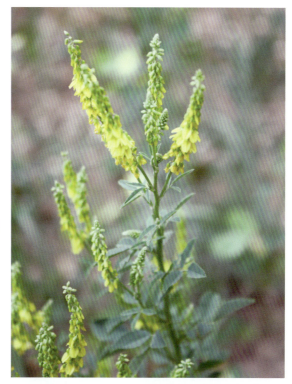

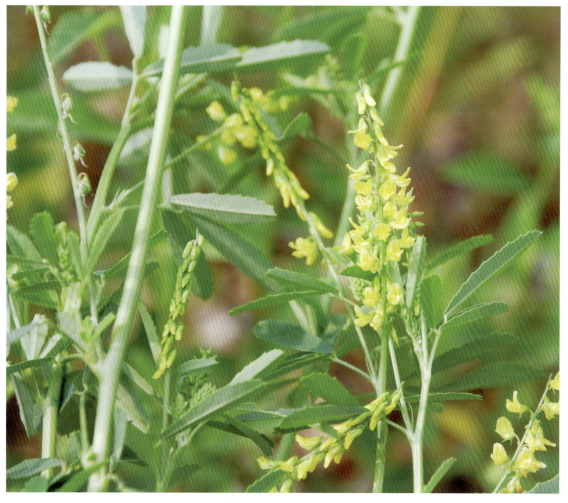

4.77.83 香花崖豆藤

MILLETTIAE DIELSIANAE CAULIS ET RADIX

【别名】贯肠血藤、山鸡血藤

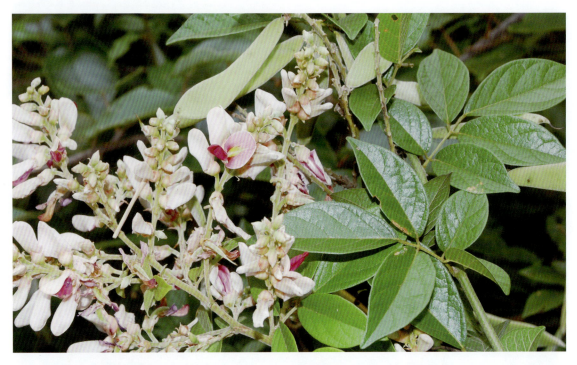

【基原】来源于蝶形花科 Papilionaceae 崖豆藤属 Millettia 香花崖豆藤 Millettia dielsiana Harms 的根和茎藤入药。

【形态特征】攀援灌木，长 2~5m。羽状复叶长 15~30cm；叶柄长 5~12cm，叶轴被稀疏柔毛，后秃净，上面有沟；托叶线形，长 3mm；小叶 2 对，间隔 3~5cm，纸质，披针形、长圆形至狭长圆形，长 5~15cm，宽 1.5~6cm，顶端急尖至渐尖，基部钝圆，偶近心形，叶面有光泽，几无毛，背面被平伏柔毛或无毛，侧脉 6~9 对；小叶柄长 2~3mm；小托叶锥刺状，长 3~5mm。圆锥花序顶生，宽大，长达 40cm，花枝伸展，长 6~15cm，较短时近直生，较长时成扇状开展并下垂，花序轴多少被黄褐色柔毛；花单生；苞片线形，锥尖，略短于花梗，宿存，小苞片线形，贴萼生，早落，花长 1.2~2.4cm；花梗长约 5mm；花萼阔钟状，长 3~5mm，宽 4~6mm，与花梗同被细柔毛，萼齿短于萼筒，上方 2 齿几全合生，其余为卵形至三角状披针形，下方 1 齿最长；花冠紫红色，旗瓣阔卵形至倒阔卵形，密被锈色或银色绢毛，基部稍呈心形，翼瓣甚短，约为旗瓣的 1/2，锐尖头，下侧有耳，龙骨瓣镰形；雄蕊二体，对旗瓣的 1 枚离生；花盘浅皿状；子房线形，密被茸毛，花柱长于子房，旋曲，胚珠 8~9 颗。荚果线形至长圆形，长 7~12cm，宽 1.5~2cm，扁平，密被灰色茸

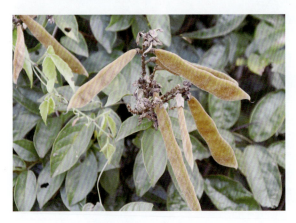

毛。花期 5~9 月；果期 6~11 月。

【生境】生于海拔 800m 以下的山谷、灌丛间。

【分布】香港、海南、广东、福建、广西。

【采集加工】夏、秋采收，根和藤茎切片晒干。

【性味归经】味甘，性温。

【功能主治】补血行血，通经活络。治贫血，月经不调，闭经，风湿痹痛，腰腿酸痛，四肢麻木，放射反应引起的白细胞减少症。

【用法用量】15~30g，水煎服。

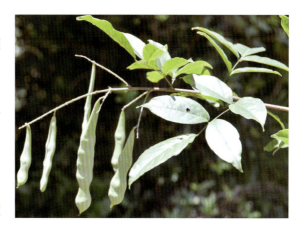

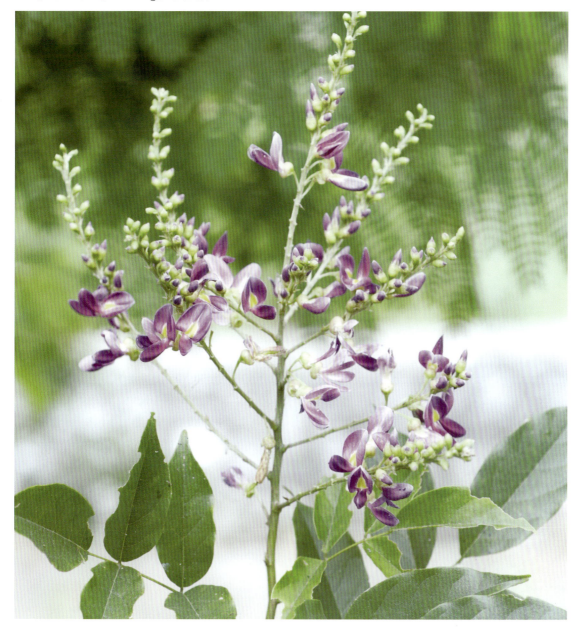

4.77.84 异果崖豆藤

MILLETTIAE DIELSIANAE RADIX

【基原】来源于蝶形花科 Papilionaceae 崖豆藤属 *Millettia* 异果崖豆藤 *Millettia dielsiana* Harms var. *heterocarpa*（Chun ex T. Chen）Z. Wei 的根入药。

【形态特征】异果崖豆藤的形态特征与香花崖豆藤相似，不同的是小叶较宽大；果瓣薄革质，种子近圆形。

【生境】生于山坡杂木林缘或灌丛中。

【分布】江西、广东、湖南、福建、广西、贵州。

【采集加工】夏、秋采收，将根切片晒干。

【性味归经】味涩、淡，性温。

【功能主治】补血，行血。治月经不调，风湿关节痛。

【用法用量】9~15g，水煎服。

【附方】治风湿关节痛：异果崖豆藤 15g，当归、桂枝各 9g，北细辛 3g。水煎服。

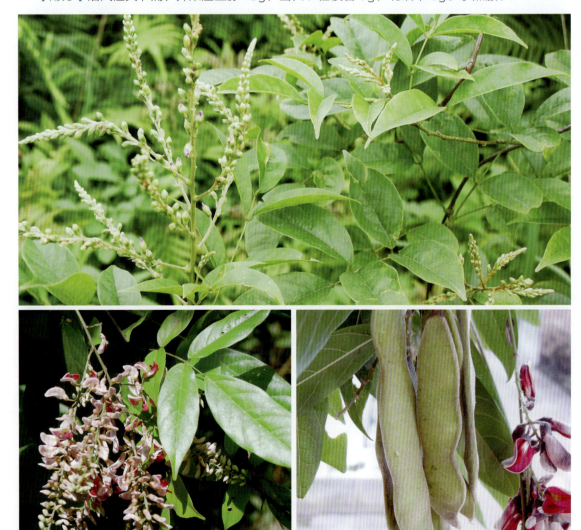

4.77.85 亮叶鸡血藤

MILLETTIAE NITIDAE CAULIS

【别名】亮叶崖豆藤

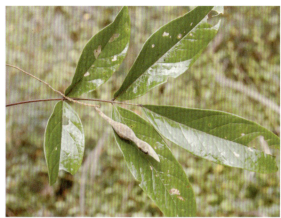 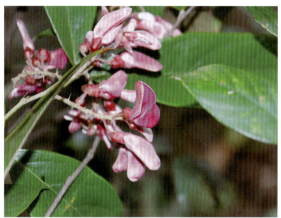

【基原】来源于蝶形花科 Papilionaceae 崖豆藤属 *Millettia* 亮叶鸡血藤 *Millettia nitida* Benth. 的藤茎入药。

【形态特征】攀援灌木。茎皮锈褐色，粗糙，枝初被锈色细毛，后秃净。羽状复叶长 15~20cm；叶柄长 3~6cm；托叶线形，长约 5mm，脱落；小叶 2 对，间隔 2~3cm，硬纸质，卵状披针形或长圆形，长 5~9cm，宽 2~4cm，顶端钝尖，基部圆形或钝，叶面光亮无毛，有时中脉有毛，背面无毛或被稀疏柔毛，侧脉 5~6 对，达叶缘向上弧曲，细脉网状，两面均隆起；小叶柄长约 3mm；小托叶锥刺状，长约 2mm。圆锥花序顶生，粗壮，长 10~20cm，密被锈褐色茸毛，生花枝通直，粗壮，长 6~10cm；花单生；苞片卵状披针形，小苞片卵形，均早落；花长 1.6~2.4cm；花梗长 4~8mm；花萼钟状，长 6~8mm，宽 5~6mm，密被茸毛，萼短于萼筒，上方 2 齿几全合生，其余呈三角形，下方 1 齿最长；花冠青紫色，旗瓣密被绢毛，长圆形，近基部具 2 胼胝体，翼瓣短而直，基部戟形，龙骨瓣镰形，瓣柄长占三分之一；雄蕊二体，对旗瓣的 1 枚离生；花盘皿状；子房线形，具柄，密被茸毛，花柱旋曲，柱头下指，胚珠 4~8 粒。荚果线状长圆形，长 10~14cm，宽 1.5~2cm，密被黄褐色茸毛，顶端具尖喙，基部具颈，瓣裂；有种子 4~5 粒；种子栗褐色，光亮，斜长圆形，长约 10mm，宽约 12mm。花期 5~9 月；果期 7~11 月。

【生境】常见于山谷林缘或山野间。

【分布】台湾、福建、浙江、江西、湖南、海南、广东、广西、贵州、云南、四川。

【采集加工】夏、秋季采收，将藤茎晒干。

【性味归经】味苦，性温。

【功能主治】活血补血，舒筋活络。治贫血，产后体弱，头晕目眩，月经不调，风湿痹痛，四肢麻木。

【用法用量】15~30g，水煎服。

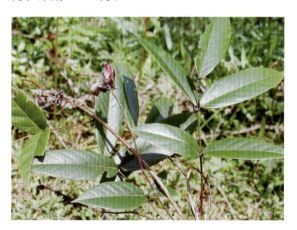

4.77.86 昆明鸡血藤

MILLETTIAE RETICULATAE RADIX ET CAULIS

【别名】鸡血藤、网络崖豆藤

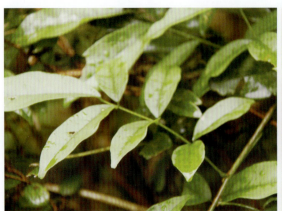
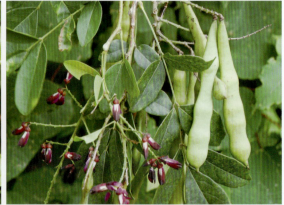
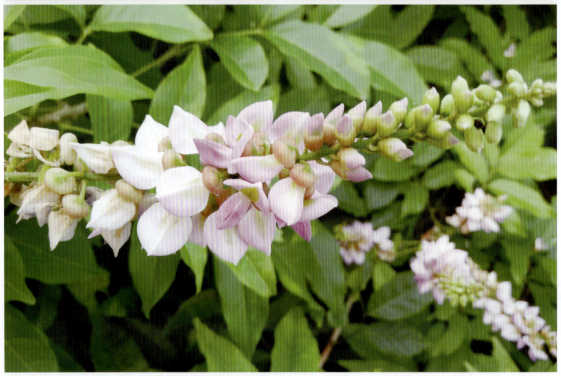

【基原】来源于蝶形花科 Papilionaceae 崖豆藤属 *Millettia* 昆明鸡血藤 *Millettia reticulata* Benth. 的根和枝入药。

【形态特征】藤本。小枝圆形,具细棱,初被黄褐色细柔毛,旋即秃净,老枝褐色。羽状复叶长 10~20cm;叶柄长 2~5cm;叶柄无毛,上面有狭沟;托叶锥刺形,长 3~5mm,基部向下突起成一对短而硬的距;叶腋有多数钻形的芽苞叶,宿存;小叶 3~4 对,间隔 1.5~3cm,硬纸质,卵状长椭圆形或长圆形,长 4~8cm,宽 1.5~4cm,顶端钝,渐尖,或微凹缺,基部圆形,两面均无毛,或被稀疏柔毛,侧脉 6~7 对,二次环结,细脉网状,两面均明显隆起;小叶柄长 1~2mm,具毛;小托叶针刺状,长 1~3mm,宿存。圆锥花序顶生或着生枝梢叶腋,长 10~20cm,常下垂，基部分枝，花序轴被黄褐色柔毛；花密集，单生于分枝上，苞片与托叶同形，早落，小苞片卵形，贴萼生；花长 1.3~1.7cm；花梗长 3~5mm，被毛；花萼阔钟状至杯状，长 3~4mm，宽约 5mm，几无毛，萼齿短而钝圆，边缘有黄色绢毛；花冠红紫色，旗瓣无毛，卵状长圆形，基部截形，无胼胝体，瓣柄短，翼瓣和龙骨瓣均直，略长于旗瓣；雄蕊二体，对旗瓣的 1 枚离生；花盘筒状；子房线形，无毛，花柱很短，上弯，胚珠多数。荚果线形，狭长，长约 15cm，宽 1~1.5cm，扁平，瓣裂，果瓣薄而硬，近木质，有种子 3~6 粒；种子长圆形。花期 5~11 月。

【生境】生于海拔 1000m 以下的山地灌丛及沟谷。

【分布】江苏、安徽、浙江、江西、福建、台湾、香港、湖北、湖南、广东、海南、广西、四川、贵州、云南。越南北部也有分布。世界各地常有栽培。

【采集加工】夏、秋季采收，根、枝切片晒干。

【性味归经】味甘、涩，性温；有小毒。

【功能主治】补血活血，祛风湿，通经络，强筋骨。治风湿痹痛，腰腿痛，月经不调，闭经，白带，遗精，胃痛，贫血。

【用法用量】10~30g，水煎服。

【附方】① 治产后虚弱、贫血：昆明鸡血藤 30g，党参 30g，水煎服。

② 治风湿关节痛、四肢麻木：昆明鸡血藤 30g，大血藤 15g，木通 5g，水煎服。

③ 治月经不调、血虚经闭：昆明鸡血藤 30g，大血藤 30g，水煎服。

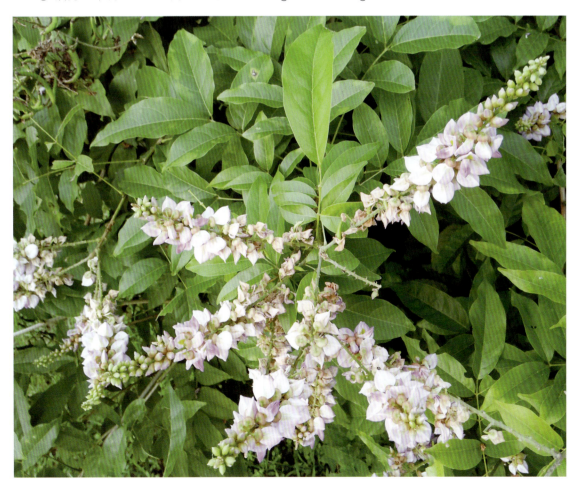

4.77.87　牛大力

MILLETTIAE SPECIOSAE RADIX

【别名】甜牛大力、扒山虎、大力薯

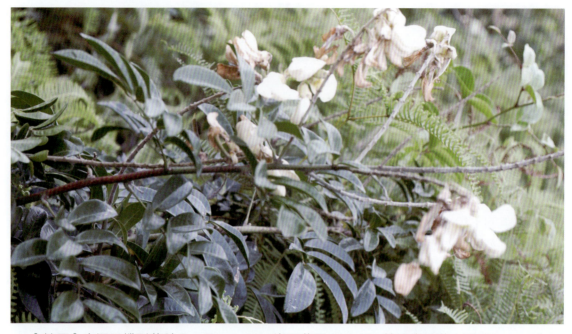

【基原】来源于蝶形花科 Papilionaceae 崖豆藤属 *Millettia* 美丽崖豆藤 *Millettia speciosa* Champ. ex Benth. 的块根入药。

【形态特征】藤状灌木，高通常 1.5~3m；根肥壮，肠状或不规则念珠状，近肉质而多纤维；嫩枝被褐色茸毛，老枝无毛。叶为奇数羽状复叶，叶柄和叶轴均被茸毛；小叶 7~17 片，薄革质，长圆形或长圆状披针形，长 4~8cm，宽 1.5~3cm，顶生小叶通常最大，顶端短尖或短渐尖，钝头，基部钝或圆，通常背卷，叶面光亮无毛，背面干时为暗褐色，被茸毛或无毛；小叶柄短；小托叶钻状。花白色，长约 2.5cm，排成腋生多花的总状花序，有时数个或多个总状花序复结成顶生大型圆锥花序，花序轴、花梗和花萼均被茸毛；萼钟状，有 5 个短小的萼齿；花冠蝶形，各瓣均有爪，旗瓣圆，瓣片基部有 2 个胼胝状附属物；雄蕊被茸毛。荚果线状长圆形或近线形，长 10~15cm，被茸毛，果瓣木质，开裂后扭曲。花期 7~10 月；果期次年 2 月。

【生境】生于山谷、路旁、疏林中和灌丛中。

【分布】广东、福建、湖南、香港、海南、广西、云南、贵州。越南也有分布。

【采集加工】全年可采。挖取肉质块根，洗净，通常纵切或斜切成片，晒干。

【药材性状】块根圆柱状或几个纺锤状连成一串，浅黄色或土黄色，稍粗糙，有环纹。商品多为切成长 4~9cm、宽 2~3cm、厚 1.5~1cm 的块片。横切面皮部近白色，其内侧为一层不很明显的棕色环纹，中间部分近白色，粉质，略疏松。老根近木质，坚韧，嫩根质脆，易折断。气微，味微甜。以片大、色白、粉质、味甜者为佳。

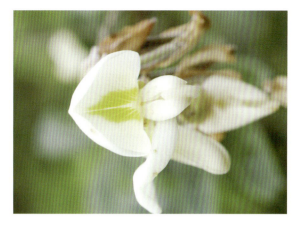

【性味归经】味甘，性平。归肺、肾经。

【功能主治】补虚润肺，强筋活络。治腰肌劳损，风湿性关节炎，肺结核，慢性支气管炎，慢性肝炎，遗精，白带。

【用法用量】15~30g，水煎服。

【附方】① 治风湿性关节炎、腰肌劳损：牛大力、南五加皮各 600g，宽筋藤、海风藤各 750g，牛膝 90g，山胡椒根 150g，榕树须（气根）500g。加水 6000ml，煎至 1000ml。每次服 50ml，每日 2 次。

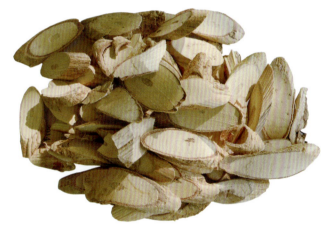

② 治体虚白带：牛大力、杜仲藤各 12g，千斤拔、五指毛桃各 9g，大血藤 15g。水煎服。或将上药炖猪脚，去药渣，吃肉喝汤。

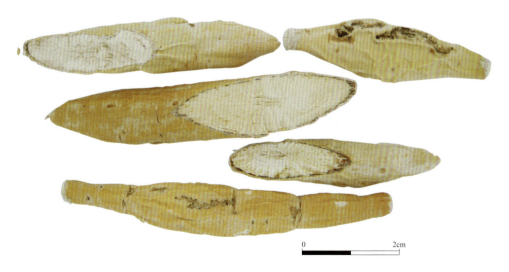

4.77.88 喙果崖豆藤

MILLETTIAE TSUI CAULIS

【别名】老虎豆

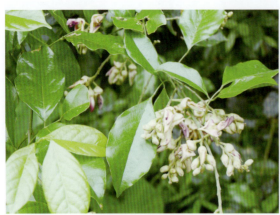
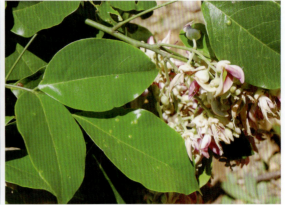

【基原】来源于蝶形花科 Papilionaceae 崖豆藤属 Millettia 喙果崖豆藤 Millettia tsui Metc. 的藤茎入药。

【形态特征】藤本。长 3~10m；皮黑褐色。羽状复叶长 12~28cm；叶柄长 5~8cm，与叶轴均被细茸毛或秃净；托叶阔三角形，长约 2mm，宿存；小叶 1 对，偶有 2 对，近革质，阔椭圆形或椭圆形，长 8~18cm，宽 5~8cm，顶端钝圆骤尖，基部钝圆至阔楔形，两面均无毛，光亮，中脉上面平坦，下面隆起，侧脉 6~7 对，达叶缘弧曲上弯，细脉网状结环，两面均隆起，甚明显；小叶柄长 5~7mm；无小托叶。圆锥花序顶生，长 15~30cm，生花枝长而伸展，基部常有叶，密被褐色细茸毛；花密集，单生；苞片小，卵形，小苞片离萼生；花长 1.5~2.5cm，花梗长 5~8mm；花萼杯状，长约 8mm，宽约 8mm，萼齿短于萼筒，阔三角形；花冠淡黄色带微红或微紫色，旗瓣和萼同被绢状茸毛，阔长圆形，基部具 2 耳，无胼胝体，瓣柄短，翼瓣长圆形，基部戟形，龙骨瓣镰形，直；雄蕊二体，对旗瓣的 1 枚离生；花盘皿状；子房线形，密被绢毛，基部狭窄具柄，花柱斜伸，微被毛，胚珠 4~7 粒。荚果肿胀，单粒种子时为椭圆形，长约 5.5cm，直径约 4cm，具 2~3（4）粒种子时为线状长圆形，长约 7cm，直径约 3cm，密被褐色细茸毛，渐脱落，顶端有坚硬的钩状喙，基部渐狭，果颈长约 5mm，种子间缢缩；种子近球形或稍扁，长 2~2.5cm，直径 1~2.5cm。花期 7~9 月；果期 10~12 月。

【生境】生于海拔 200~1000m 山地杂木林中。

【分布】湖南、广东、海南、广西、云南、贵州。

【采集加工】夏、秋季采收，藤茎切片晒干。

【性味归经】味微苦、涩，性平。

【功能主治】补血，祛风湿。治血虚头晕，月经不调，风湿骨痛，跌打骨折。

【用法用量】9~30g，水煎服。

4.77.89 白花油麻藤

MUCUNAE BIRDWOODIANAE CAULIS

【别名】鸡血藤、禾雀花、大蓝布麻

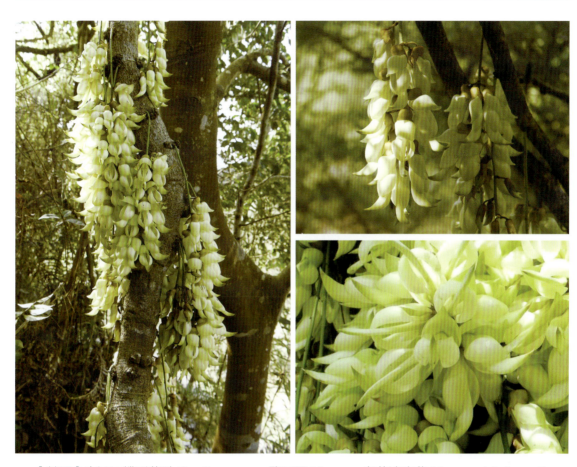

【基原】来源于蝶形花科 Papilionaceae 黧豆属 Mucuna 白花油麻藤 Mucuna birdwoodiana Tutch. 的藤茎入药。

【形态特征】大型木质藤本。羽状复叶具3小叶,叶长17~30cm;托叶早落;叶柄长8~20cm;叶轴长2~4cm;小叶近革质,顶生小叶椭圆形、卵形或略呈倒卵形,通常较长而狭,长9~16cm,宽2~6cm,顶端具长达1.3~2cm的渐尖头,基部圆形或稍楔形,侧生小叶偏斜,长9~16cm,两面无毛或散生短毛,侧脉3~5,中脉、侧脉、网脉在两面凸起;无小托叶;小叶柄长4~8mm,具稀疏短毛。总状花序生于老枝上或生于叶腋,长20~38cm,有花20~30朵,常呈束状;苞片卵形,长约2mm,早落;花梗长1~1.5cm,具稀疏或密生的暗褐色伏贴毛;小苞片早落;花萼内面与外面密被浅褐色伏贴毛,外面被红褐色脱落的粗刺毛,萼筒宽杯形,长1~1.5cm,宽1.5~2.5cm,2侧齿三角形,长5~8mm,最下齿狭三角形,长5~15mm,上唇宽三角形,常与侧齿等长;花冠白色或带绿白色,旗瓣长3.5~4.5cm,顶端圆,基部耳长4mm,翼瓣长6.2~7.1cm,顶端圆,瓣柄长约8mm,密被浅褐色短毛,耳长约5mm,龙骨瓣长7.5~8.7cm,基部瓣柄长7~8mm,耳长不过1mm,密被褐色短毛;雄蕊管长5.5~6.5cm;子房密被直立暗褐色短毛。果木质,带形,长30~45cm,宽3.5~4.5cm,厚1~1.5cm,近念珠

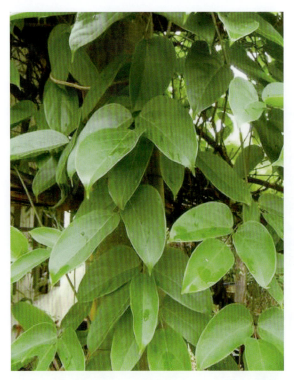

状，密被红褐色短茸毛，幼果常被红褐色脱落的刚毛，沿背、腹缝线各具宽 3~5mm 的木质狭翅，有纵沟，内部在种子之间有木质隔膜，厚达 4mm；种子 5~13 颗，深紫黑色，近肾形，长约 2.8cm，宽约 2cm，厚 8~10mm，常有光泽。花期 4~6 月；果期 6~11 月。

【生境】生于山谷林中。

【分布】江西、福建、广东、香港、广西、贵州、四川。

【采集加工】夏、秋季采收，藤茎切片晒干。

【性味归经】味微苦、涩，性平。

【功能主治】补血，通经络，强筋骨。治贫血，白细胞减少症，月经不调，瘫痪，腰腿痛。

【用法用量】9~30g，水煎服。

【附方】治白细胞减少（因放射线治疗引起）：单用藤内服。白细胞平均在 4900/mm^3 以下，第三天复查，白细胞明显上升，平均在 7050/mm^3 上，血红蛋白、红细胞也略有增高。服药时间越长，疗效越巩固。

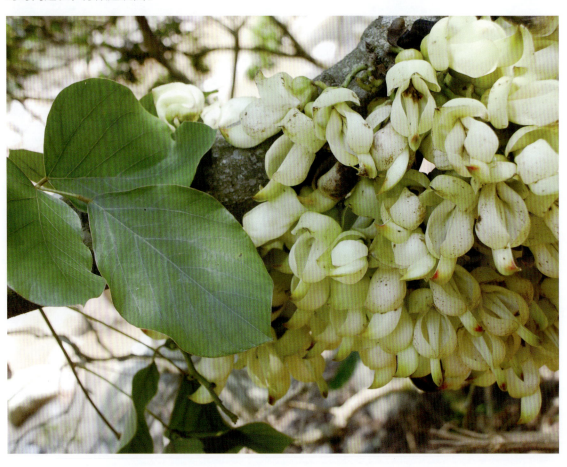

4.77.90 常春油麻藤

MUCUNAE SEMPERVIRENTIS CAULIS

【别名】常绿油麻藤、牛马藤

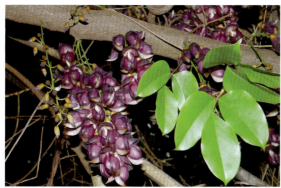
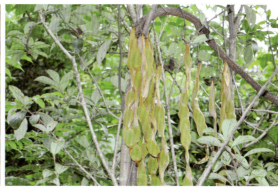

【基原】来源于蝶形花科 Papilionaceae 黧豆属 Mucuna 常春油麻藤 Mucuna sempervirens Hemsl. 的藤茎入药。

【形态特征】常绿大木质藤本。长可达 25m；老茎直径超过 30cm。3 小叶复叶，叶长 21~39cm；托叶脱落；叶柄长 7~16.5cm；小叶纸质或革质，顶生小叶椭圆形、长圆形或卵状椭圆形，长 8~15cm，宽 3.5~6cm，顶端渐尖头可达 15cm，基部稍楔形，侧生小叶极偏斜，长 7~14cm，无毛；侧脉 4~5 对，在两面明显，下面凸起；小叶柄长 4~8mm，膨大。总状花序生于老茎上，长 10~36cm，每节上有 3 花，无香气或有臭味；苞片和小苞片不久脱落，苞片狭倒卵形，长宽各 15mm；花梗长 1~2.5cm，具短硬毛；小苞片卵形或倒卵形；花萼密被暗褐色伏贴短毛，外面被稀疏的金黄色或红褐色脱落的长硬毛，萼筒宽杯形，长 8~12mm，宽 18~25mm；花冠深紫色，干后黑色，长约 6.5cm，旗瓣长 3.2~4cm，圆形，顶端凹入达 4mm，基部耳长 1~2mm，翼瓣长 4.8~6cm，宽 1.8~2cm，龙骨瓣长 6~7cm，基部瓣柄长约 7mm，耳长约 4mm；雄蕊管长约 4cm，花柱下部和子房被毛。果木质，带形，长 30~60cm，宽 3~3.5cm，厚 1~1.3cm，种子间缢缩，近念珠状，边缘多数加厚，凸起为一圆形脊，中央无沟槽，无翅，具伏贴红褐色短毛和长的脱落红褐色刚毛，种子 4~12 颗，内部隔膜木质；带红色、褐色或黑色，扁长圆形，长 2.2~3cm，宽 2~2.2cm，厚 1cm，种脐黑色，包围着种子的 3/4。花期 4~5 月；果期 8~10 月。

【生境】生于亚热带森林、灌木丛、溪谷、河边。

【分布】四川、贵州、云南、陕西（秦岭南坡）、湖北、浙江、江西、湖南、福建、广西、广东。日本也有分布。

【采集加工】夏、秋季采收，藤茎切片晒干。

【性味归经】味甘、微苦，性温。

【功能主治】活血调经，补血舒筋。治月经不调，痛经，闭经，产后血虚，贫血，风湿痹痛，四肢麻木，跌打损伤。

【用法用量】15~30g，水煎服。外用鲜品捣烂敷患处。

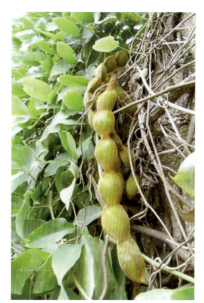

4.77.91　花榈木

ORMOSIAE HENRYI RADIX ET CAULIS

【别名】花梨木、鸭公青、三钱三、青竹蛇、牛屎樵

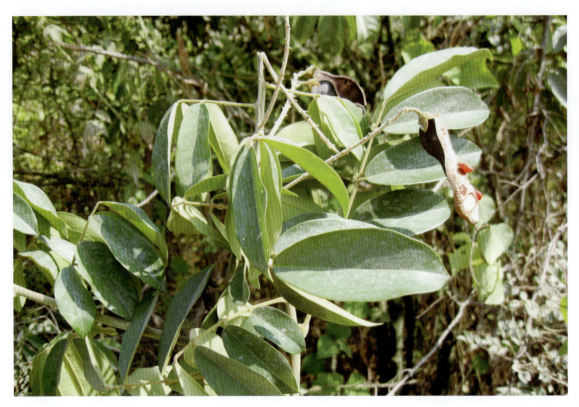

【基原】来源于蝶形花科 Papilionaceae 红豆属 Ormosia 花榈木 Ormosia henryi Prain 的根、根皮、茎和叶入药。

【形态特征】常绿乔木。高 16m。奇数羽状复叶，长 13~32.5cm；小叶（1）2~3 对，革质，椭圆形或长圆状椭圆形，长 4.3~15cm，宽 2.3~6.8cm，顶端钝或短尖，基部圆或宽楔形，叶缘微反卷，上面深绿色，光滑无毛，下面及叶柄均密被黄褐色茸毛，侧脉 6~11 对；小叶柄长 3~6mm。圆锥花序顶生，或总状花序腋生；长 11~17cm，密被淡褐色茸毛；花长 2cm，直径 2cm；花梗长 7~12mm；花萼钟形，5 齿裂，裂至 2/3 处，萼齿三角状卵形，内外均密被褐色茸毛；花冠中央淡绿色，边缘绿色微带淡紫，旗瓣近圆形，基部具胼胝体，半圆形，不凹或上部中央微凹，翼瓣倒卵状长圆形，淡紫绿色，长约 1.4cm，宽约 1cm，柄长 3mm，龙骨瓣倒卵状长圆形，长约 1.6cm，宽约 7mm，柄长 3.5mm；雄蕊 10 枚，分离，长 1.3~2.5cm，不等长，花丝淡绿色，花药淡灰紫色；子房扁，沿缝线密被淡褐色长毛，其余无毛，胚珠 9~10 粒，花柱线形，柱头偏斜。荚果扁平，长椭圆形，长 5~12cm，宽 1.5~4cm，顶端有喙，果颈长约 5mm，果瓣革质，厚 2~3mm，紫褐色，无毛，内壁有横隔膜，有种子 4~8 粒，稀 1~2 粒；种子椭圆形或卵形，长 8~15mm，种皮鲜红色，有光泽，种脐长约 3mm，位于短轴一端。花期 7~8 月；果期 10~11 月。

【生境】生于山地林中。

【分布】广东、安徽、浙江、福建、江西、湖北、湖南、四川、贵州、云南、广西等地。越南、泰国也有分布。

【采集加工】夏、秋季采收,根、根皮、茎、叶晒干。

【性味归经】味辛,性温;有毒。

【功能主治】活血化瘀,祛风消肿。治跌打损伤,腰肌劳损,风湿关节痛,产后血瘀腹痛,白带,流行性腮腺炎,丝虫病;根皮外用治骨折;叶外用治烧、烫伤。

【用法用量】6~9g,水煎兑酒服,或浸酒服。外用适量,根皮捣烂敷患处,干叶研粉调油搽伤处。

【附方】① 治骨折:花榈木根皮七份,泡桐树根皮、楤木根皮、水杨梅根皮各1份,共研粉备用。闭合性骨折用上药加米酒调成糊状,加温40~50℃,直接敷于患处。隔一层纱布敷于患处,每天换药1次。敷药前后,分别按常规复位,小夹板固定。一般用药后24小时内止痛,48小时内完全消肿。

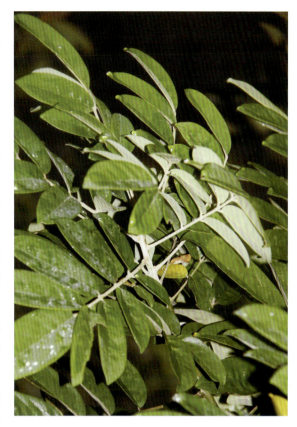

② 治流行性腮腺炎:花榈木根30g,青木香12g,共研细粉,用酒调成糊状涂患处。如全身症状较重,可同时服上药70%的酊剂,成人每次5ml,小儿2ml,每日2次。

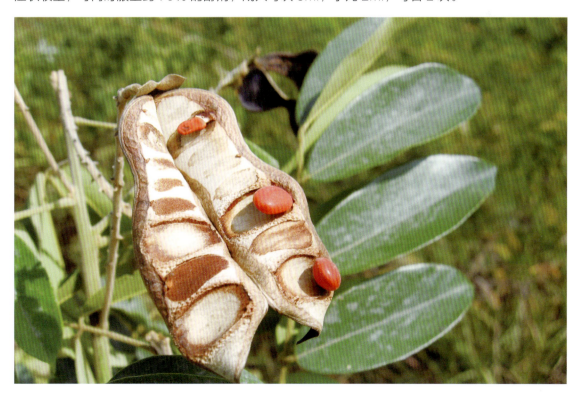

4.77.92 葛花

PACHYRHIZI EROSI FLOS

【基原】来源于蝶形花科 Papilionaceae 豆薯属 *Pachyrhizus* 沙葛 *Pachyrhizus erosus*（L.）Urb. 或葛属 *Pueraria* 野葛 *Pueraria lobata*（Willd.）Ohwi 的花入药。

【植物特征】A. 沙葛：草质缠绕藤本。主根块状，纺锤形或扁球形，肉质。茎枝稍粗壮，略被毛。叶为三出复叶；叶柄长 8~15cm，有纵沟槽；托叶披针形，长 5~6mm；小叶菱形，长、宽几相等或顶生小叶宽大于长，长达 10cm 或更长，宽有时达 15cm，中部以上不规则浅裂，裂片小或粗齿状，侧生小叶两侧极不对称；基出脉常 3 条或有时 5 条；小托叶钻状，长约 4mm。花排成腋生总状花序，总轴上有肿胀的节，每节生花 3~5 朵；萼长 9~11mm，被长硬毛；蝶形花冠浅紫色或淡红色，旗瓣近圆形，径 12~18mm，瓣片基部有一黄绿色斑块和 2 个胼胝状附属体，瓣爪上部有 2 个直立耳状体，翼瓣镰形，基部具线形向下的耳，龙骨瓣镰形，长 1.5~2cm；二体雄蕊。荚果线形，长约 10cm，宽 1~1.2cm，扁平，被毛。花期 6~8 月；果期 11 月。

【生境】栽培。

【分布】我国南部地区有栽培。原产热带美洲。

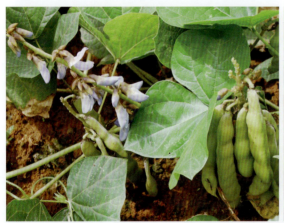
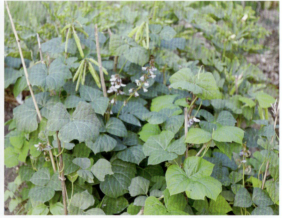
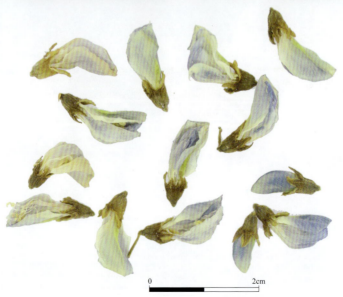

【植物特征】B. 野葛：草质大藤本。长达8m，全株被黄色长硬毛，有肥厚的块根。叶为三出复叶，托叶盾状着生；顶生小叶菱状卵形，长5.5~19cm，宽4.5~18cm，顶端渐尖，基部圆，有时边缘浅裂，下面常有白霜，侧生小叶阔卵形，基部明显偏斜，有时边缘浅裂；小托叶线状披针形，与小叶柄近等长。花排成腋生、密花、长15~30cm的总状花序；苞片早落，线状披针形或线形，比卵形小苞片长；花萼长8~10mm，裂片渐尖，与萼管等长；花冠蝶形，紫色，长10~12mm，旗瓣近圆形，基部有一黄色附属体，具短爪，翼瓣弯镰状，基部有线形向下的耳，龙骨瓣具极小的耳。雄蕊1组，荚果长圆状线形，扁平，长5~8cm，宽约8mm，密被褐色长硬毛。花期9~10月；果期11~12月。

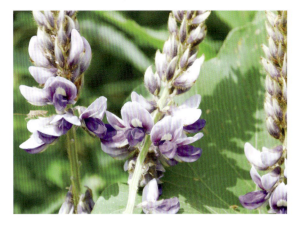

【生境】生于草坡、路边或疏林下。

【分布】除新疆、西藏外，全国其余地区有分布。东南亚至澳大利亚也有分布。

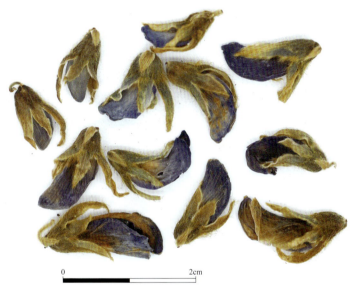

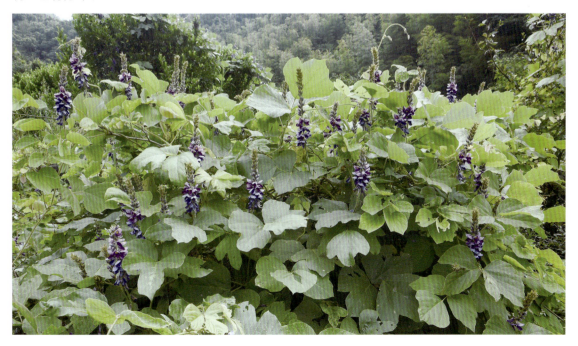

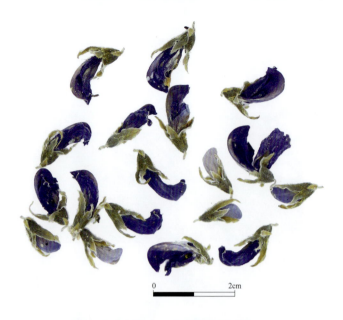

【采集加工】夏季收取花蕾，常整序摘取，除去枝、梗，晒干。

【药材性状】沙葛：花呈扁肾形，长约1cm。花萼深黄色或黄褐色。花大小如谷粒，花序亦似谷穗。气微，味淡。以花大、色黄、花梗少者为佳。

野葛：为近开放或半开放，扁肾形，长1~2cm，宽0.4~0.8cm。花萼灰绿色，基部联合，上部具5齿，内外均被灰白色毛；花瓣5片，等长，紫蓝色，突出于萼外或包被于萼内。

【性味归经】味甘，性平。归胃经。

【功能主治】解酒毒，除胃热。治酒后烦渴，头痛，呕吐，便血。

【用法用量】5~10g，水煎服。

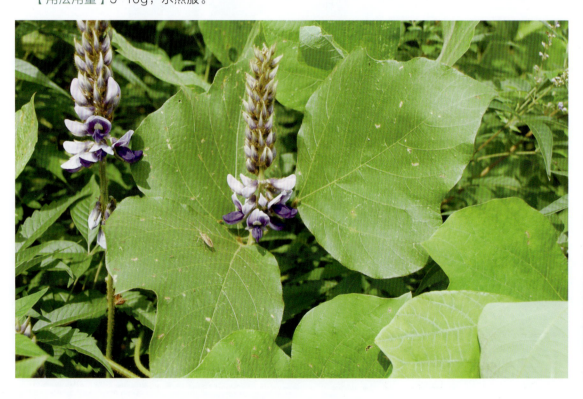

4.77.93 棉豆

PHASEOLI LUNATI SEMEN

【别名】金甲豆、香豆、大白芸豆、雪豆

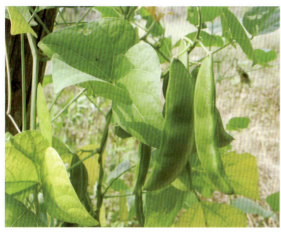
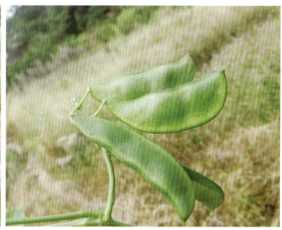

【基原】来源于蝶形花科 Papilionaceae 菜豆属 Phaseolus 棉豆 Phaseolus lunatus L. 的种子入药。

【形态特征】一年生或多年生缠绕草本。茎无毛或被微柔毛。羽状复叶具3小叶；托叶三角形，长2~3.5mm，基着；小叶卵形，长5~12cm，宽3~9cm，顶端渐尖或急尖，基部圆形或阔楔形，沿脉上被疏柔毛或无毛，侧生小叶常偏斜。总状花序腋生，长8~20cm；花梗长5~8mm；小苞片较花萼短，椭圆形，有3条粗脉，干时隆起；花萼钟状，长2~3mm，外被短柔毛；花冠白色、淡黄或淡红色，旗瓣圆形或扁长圆形，长7~10mm，宽5~8.5mm，顶端微缺，翼瓣倒卵形，龙骨瓣顶端旋卷1~2圈；子房被短柔毛，柱头偏斜。荚果镰状长圆形，长5~10cm，宽1.5~2.5cm，扁平，顶端有喙，内有种子2~4颗；种子近菱形或肾形，长12~13mm，宽8.5~9.5mm，白色、紫色或其他颜色，种脐白色，凸起。花期春、夏季间。

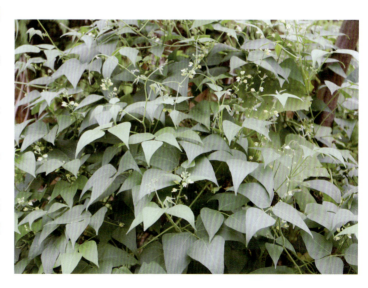

【生境】栽培。

【分布】云南、海南、广西、湖南、福建、江西、山东、河北等地有栽培。原产热带美洲。

【采集加工】秋季采收，种子晒干。

【性味归经】味甘，性平。

【功能主治】补血，活血，消肿。治血虚，胸腹疼痛，跌打肿痛，水肿。

【用法用量】30~50g，煮熟食。

4.77.94　毛排钱树

PHYLLODII ELEGANTIS RADIX ET FOLIUM

【别名】连里尾树、毛排钱草

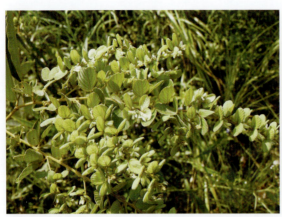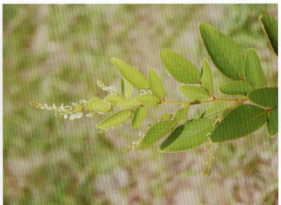

【基原】来源于蝶形花科 Papilionaceae 排钱树属 *Phyllodium* 毛排钱树 *Phyllodium elegans*（Lour.）Desv. 的根和叶入药。

【形态特征】灌木。高 0.5~1.5m。茎、枝和叶柄均密被黄色茸毛。托叶宽三角形，长 3~5mm，基部宽 2~3mm，外面被茸毛；叶柄长约 5mm；小叶革质，顶生小叶卵形、椭圆形至倒卵形，长 7~10cm，宽 3~5cm，侧生小叶斜卵形，长比顶生小叶约短 1/2，两端钝，两面均密被茸毛，背面尤密，侧脉每边 9~10 条，直达叶缘，边缘呈浅波状；小托叶针状，长约 2mm；小叶柄长 1~2mm，密被黄色茸毛。花通常 4~9 朵组成伞形花序生于叶状苞片内，叶状苞片排列成

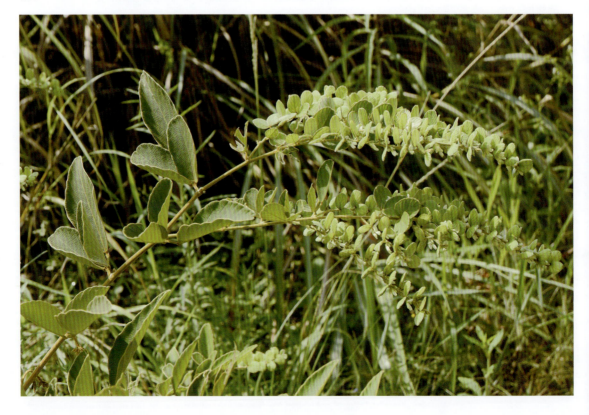

总状圆锥花序状，顶生或侧生，苞片与总轴均密被黄色茸毛；苞片宽椭圆形，长14~35mm，宽9~25mm，顶端凹入，基部偏斜；花梗长2~4mm，密被开展软毛；花萼钟状，长3~4mm，被灰白色短柔毛，花冠白色或淡绿色，旗瓣长6~7mm，宽3~4mm，基部渐狭，具不明显的瓣柄，翼瓣长5~6mm，宽约1mm，基部具耳和瓣柄，龙骨瓣较翼瓣大，长7~8mm，宽2mm，基部多少有耳，瓣柄长约2mm；雌蕊长8~10mm，被毛，基部具小花盘，花柱纤细，弯曲，长5~6mm，中部以下有毛。荚果通常长1~1.2cm，宽3~4mm，密被银灰色茸毛，腹缝线直或浅波状，背缝线波状，通常有荚节3~4；种子椭圆形，长2.5mm，宽1.8~2mm，花期7~8月；果期10~11月。

【生境】生于海拔40~800m的平原、丘陵荒地、山坡、疏林或灌丛中。

【分布】福建、广东、香港、海南、广西、云南等地。泰国、柬埔寨、老挝、越南、印度尼西亚也有分布。

【采集加工】夏、秋季采收，根和叶晒干。

【性味归经】味淡、涩，性平；有小毒。

【功能主治】清热利湿，活血祛瘀，软坚散结。治感冒发热，疟疾，肝炎，肝硬化腹水，血吸虫病肝脾肿大，风湿疼痛，跌打损伤。

【用法用量】叶9~18g；根15~30g。

【注意】孕妇忌服。

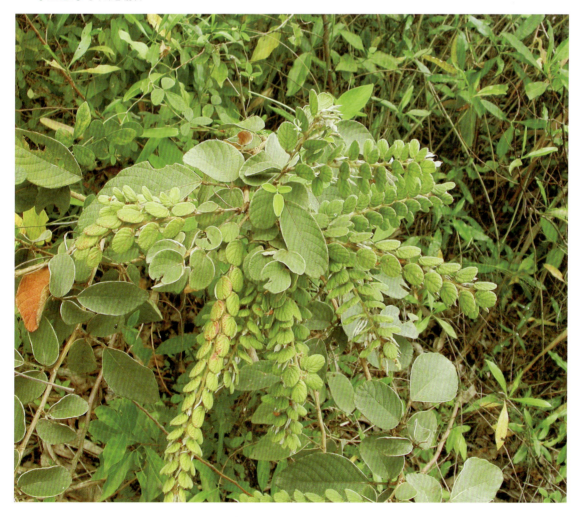

4.77.95 排钱树

PHYLLODII PULCHELLI RADIX ET FOLIUM

【别名】排钱草、虎尾金钱、钱串草

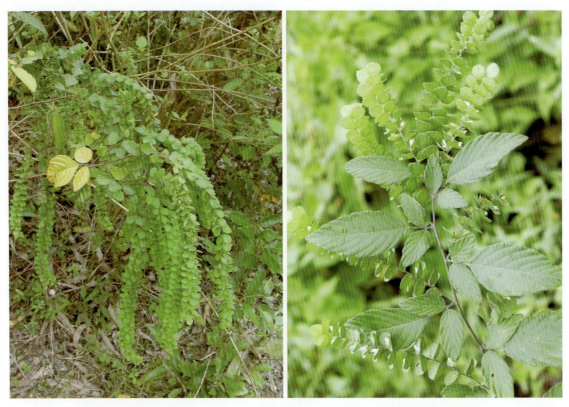

【基原】来源于蝶形花科 Papilionaceae 排钱树属 Phyllodium 排钱树 Phyllodium pulchellum (L.) Desv. 的根和叶入药。

【形态特征】灌木。高 0.5~2m。小枝被白色或灰色短柔毛。托叶三角形，长约 5mm，基部宽 2mm；叶柄长 5~7mm，密被灰黄色柔毛；小叶革质，顶生小叶卵形，椭圆形或倒卵形，长 6~10cm，宽 2.5~4.5cm，侧生小叶约比顶生小叶小 1 倍，顶端钝或急尖，基部圆或钝，侧生小叶基部偏斜，边缘稍呈浅波状，叶面近无毛，背面疏被短柔毛，侧脉每边 6~10 条，在叶缘处相联结，下面网脉明显；小托叶钻形，长 1mm；小叶柄长 1mm，密被黄色柔毛。伞形花序有花 5~6 朵，藏于叶状苞片内，叶状苞片排列成总状圆锥花序状，长 8~30cm；叶状苞片圆形，直径 1~1.5cm，两面略被短柔毛及缘毛，具羽状脉；花梗长 2~3mm，被短柔毛；花萼长约 2mm，被短柔毛；花冠白色或淡黄色，旗瓣长 5~6mm，基部渐狭，具短而宽的瓣柄，翼瓣长约 5mm，宽约 1mm，基部具耳，具瓣柄，龙骨瓣长约 6mm，宽约 2mm，基部无耳，但具瓣柄；雌蕊长 6~7mm，花柱长 4.5~5.5mm，近基部处有柔毛。荚果长 6mm，宽 2.5mm，腹、背两缝线均稍缢缩，通常有荚节 2 节，成熟时无毛或有疏短柔毛及缘毛；种子宽椭圆形或近圆形，长 2.2~2.8mm，宽 2mm。花期 7~9 月；果期 10~11 月。

【生境】生于海拔 100~1300m 的丘陵荒地、路旁或山坡疏林中。

【分布】福建、江西、香港、广东、海南、广西、云南、台湾。印度、斯里兰卡、缅甸、泰国、越南、老挝、柬埔寨、马来西亚、澳大利亚也有分布。

【采集加工】夏、秋季采收，根和叶晒干。

【性味归经】味淡、涩，性平；有小毒。

【功能主治】清热利湿，活血祛瘀，软坚散结。治感冒发热，疟疾，肝炎，肝硬化腹水，血吸虫病肝脾肿大，风湿疼痛，跌打损伤。

【用法用量】叶9~18g，根15~30g，水煎服。

【注意】孕妇忌服。

【附方】① 治血吸虫病肝脾肿大：排钱树根30g，加水3碗，煎成1碗，1次服。隔日1剂，7剂（14天）为1个疗程。根据病情可用1~2或多个疗程。疗程间隔为7~14天。

② 治急性传染性肝炎：排钱树根30g，茵陈9g，甘草6g。为1日量，制成浸膏片，分2~3次，饭后服。有黄疸的病例，每日加用积雪草、车前草各9~15g，水煎当茶饮，至黄疸消退。

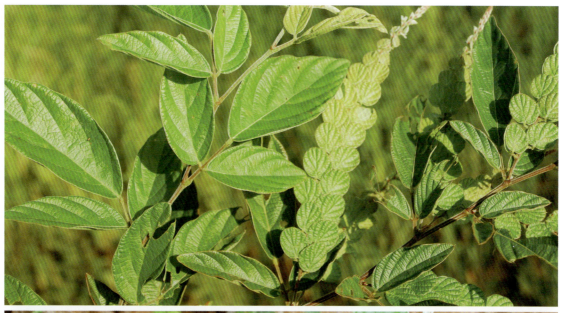

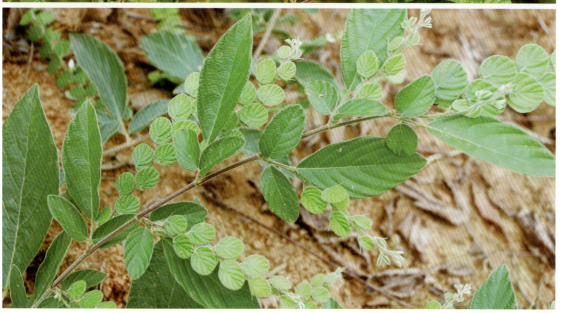

4.77.96 补骨脂

PSORALEAE FRUCTUS

【别名】破故纸

【基原】来源于蝶形花科 Papilionaceae 补骨脂属 Psoralea 补骨脂 Psoralea corylifolia L. 的成熟果实入药。

【植物特征】一年生直立草本。高 40~90cm；小枝有棱纹，被白色茸毛和黑色腺点。单叶互生，有时上部叶有 1 片侧生小叶，圆形或卵圆形，长 3~9cm，宽 3~8cm，顶端钝或有时圆，基部常心形，两面均有黑色腺点。花组成腋生、具长总梗、密花的穗状花序；花萼淡黄褐色，管状，顶端 5 齿裂；花冠蝶形，淡紫色或黄色；雄蕊 10 枚，合成一束；子房倒卵形。荚果椭圆形，黑色，基部有宿萼，不开裂；种子 1 颗，肾形，略扁，棕黑色。花、果期 7~10 月。

【生境】生于山坡、溪边、田边；多有栽培。

【分布】云南西双版纳、四川金沙江河谷有分布。在河北、山西、甘肃、安徽、江西、河南、广西、贵州等地有栽培。印度、缅甸、斯里兰卡也有分布。

【采集加工】秋季采收，摘下果序，晒干，搓出果实，除去杂质。

【药材性状】本品呈肾形，略扁，长 3~5mm，宽 2~4mm，厚约 1.5mm。表面黑色、黑褐色或灰褐色，具细微网状皱纹。顶端圆钝，有一小突起，凹入一侧有果梗痕迹，有时有宿萼。质坚硬。果皮薄，与种皮紧贴，不易分离，剥开后可见两片富油质的黄白色子叶。气香，味辛、微苦。以粒大、饱满、色黑、气味浓者为佳。

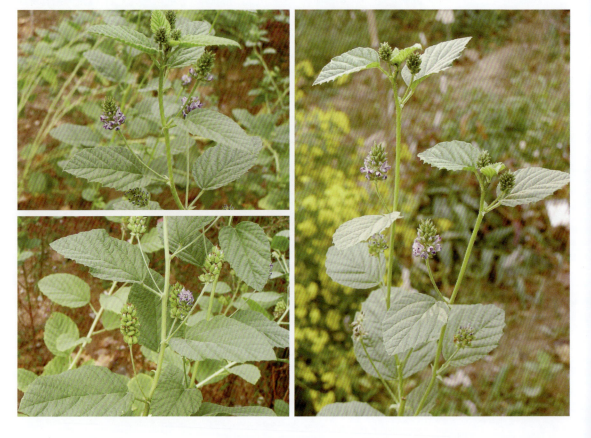

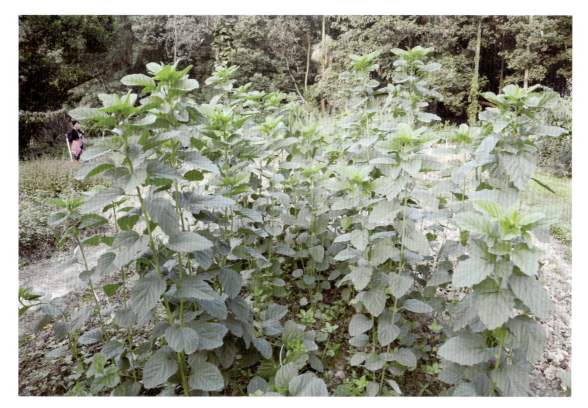

【性味归经】味辛、苦，性温。归肾、脾经。

【功能主治】温肾助阳，纳气平喘，温脾止泻。治腰膝酸痛，阳虚泄泻，老年遗尿，尿频，五更泻，阳痿遗精。外用治白癜风，鸡眼，牛皮癣，秃发。

【用法用量】6~10g，水煎服。外用适量，治鸡眼熬膏涂患处。

【附方】① 治白癜风、牛皮癣、秃发：a: 补骨脂50g，加75%乙醇100ml，浸泡5~7日，用2~3层纱布过滤，得暗褐色滤液，水浴加热，浓缩至滤液体积的1/3，涂搽患处。同时配合晒日光20~30min，或紫外线灯照射2~3min。b: 去正规医院肌内注射制斑素注射液（由补骨脂制成），每次5ml，每日1次（或遵医嘱）。加紫外线灯照射，开始2min，逐渐增到10min。一般照射15次后可改为隔1~2日照射1次，或休息2周后再照射。若晒日光，一般强光线晒5min，弱光线晒20min。白癜风则同时加用制斑素局部涂抹，从小面积开始。如局部发生红肿、水疱，应暂停，等红肿、水疱消失后再用。脸、手等露出部位，晒后可将药液洗去。一般可持续应用数月。

② 治肾虚腰痛：补骨脂、核桃仁各150g，金毛狗脊100g，共研细粉。每服9g，每日2次，温开水送服。

③ 治脾肾虚寒泄泻：补骨脂、肉豆蔻各9g。水煎服，或研末制成丸，每次服9g，每日2次。

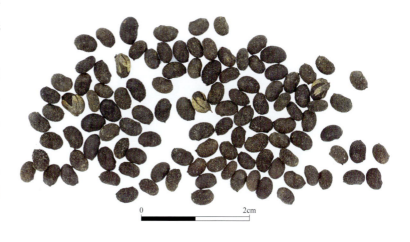

4.77.97 青龙木

PTEROCARPI INDICI RESINA ET LIGNUM

【别名】印度紫檀

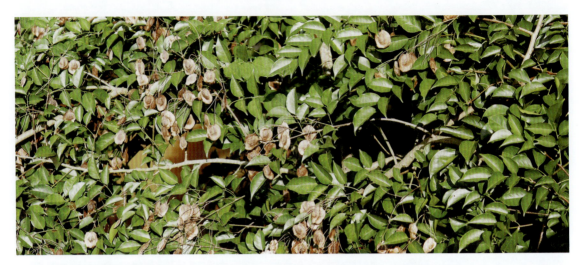

【基原】来源于蝶形花科 Papilionaceae 紫檀属 Pterocarpus 青龙木 Pterocarpus indicus Willd. 的树脂、心材、树胶入药。

【形态特征】大乔木，高 15~25m，胸径 40cm；树皮灰色。羽状复叶长 15~30cm；托叶早落；小叶 3~5 对，卵形，长 6~11cm，宽 4~5cm，顶端渐尖，基部圆形，两面无毛，叶脉纤细。圆锥花序顶生或腋生，多花，被褐色短柔毛；花梗长 7~10mm，顶端有 2 枚线形、易脱落的小苞片；花萼钟状，微弯，长约 5mm，萼齿阔三角形，长约 1mm，顶端圆，被褐色丝毛；花冠黄色，

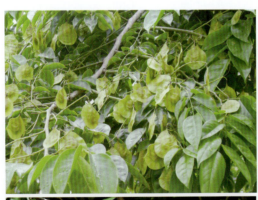

花瓣有长柄，边缘皱波状，旗瓣宽 10~13mm；雄蕊 10 枚，单体，最后分为 5+5 的二体；子房具短柄，密被柔毛。荚果圆形，扁平，偏斜，宽约 5cm，对种子部分略被毛且有网纹，周围具宽翅，翅宽可达 2cm，有种子 1~2 粒。花期春季。

【生境】引种栽培。

【分布】广东、海南、广西南部和云南南部。原产印度。

【采集加工】全年可采，将树脂、心材、树胶晒干。

【性味归经】味咸，性平。

【功能主治】祛瘀和营，止血定痛，解毒消肿。治头痛，心腹痛，恶露不尽，小便淋痛，风毒痈肿，金疮出血。

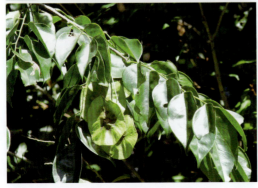

【用法用量】3~6g，水煎服。树脂、心材有抗癌的功效；树胶含漱治口腔炎。

4.77.98 葛根

PUERARIAE LOBATAE RADIX

【基原】来源于蝶形花科 Papilionaceae 葛属 *Pueraria* 野葛 *Pueraria lobata*（Willd.）Ohwi 或粉葛 *Pueraria lobata*（Willd.）Ohwi var. *thomsonii*（Benth.）van der Maesen [*Pueraria thomsonii* Benth.] 的根入药。

【植物特征】A. 野葛：草质大藤本。长达 8m，全株被黄色长硬毛，有肥厚的块根。叶为三出复叶，托叶盾状着生；顶生小叶菱状卵形，长 5.5~19cm，宽 4.5~18cm，顶端渐尖，基部圆，有时边缘浅裂，下面常有白霜，侧生小叶阔卵形，基部明显偏斜，有时边缘浅裂；小托叶线状披针形，与小叶柄近等长。花排成腋生、密花、长 15~30cm 的总状花序；苞片早落，线状披针形或线形，比卵形小苞片长；花萼长 8~10mm，裂片渐尖，与萼管等长；花冠蝶形，紫色，长 10~12mm，旗瓣近圆形，基部有一黄色附属体，具短爪，翼瓣弯镰状，基部有线形向下的耳，龙骨瓣具极小的耳。雄蕊 1 组，荚果长圆状线形，扁平，长 5~8cm，宽约 8mm，密被褐色长硬毛。花期 9~10 月；果期 11~12 月。

【生境】生于草坡、路边或疏林下。

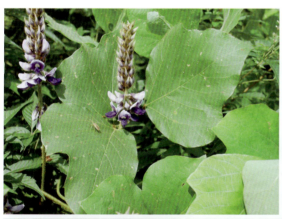
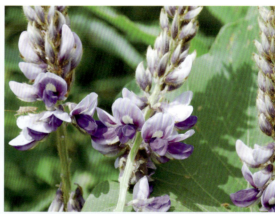
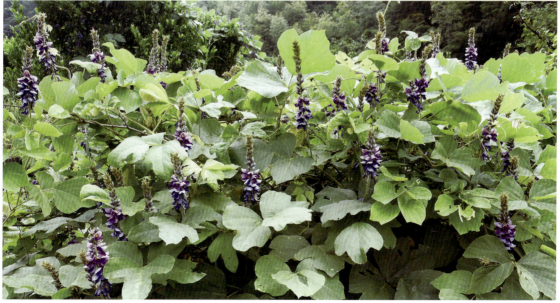

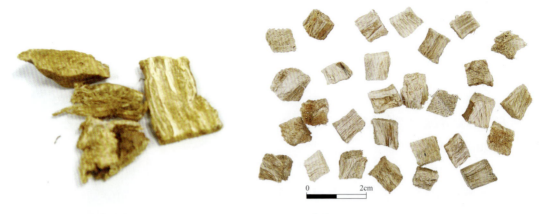

【分布】除新疆、西藏外,全国其余地区有分布。东南亚至澳大利亚也有分布。

【植物特征】B. 粉葛:粉葛与野葛的主要区别在于顶生小叶菱状卵形或宽卵形,侧生的斜卵形,长和宽 10~13cm,顶端急尖或具长小尖头,基部截平或急尖,全缘或具 2~3 裂片,两面均被黄色粗伏毛;花冠长 16~18mm;旗瓣近圆形。花期 9 月;果期 11 月。

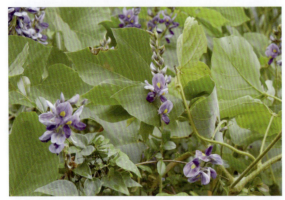

【生境】生于山野灌丛或疏林中,多数栽培。

【分布】云南、四川、西藏、江西、广西、广东、香港、海南等地。老挝、泰国、缅甸、不丹、印度、菲律宾也有分布。

【采集加工】秋、冬季采挖根部,洗净,去除外皮和头尾,大条的切开 2~4 瓣,或切成长、宽均约 4cm 的厚片,晒干或微火焙干。

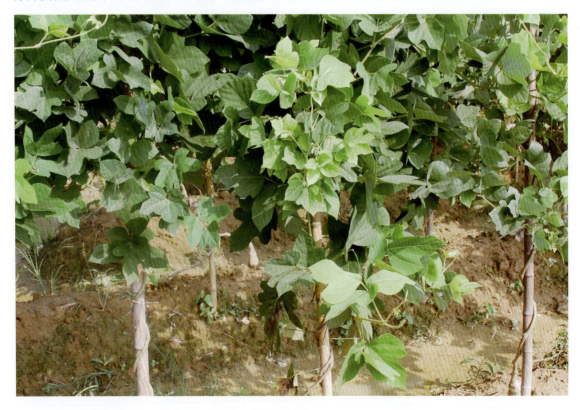

【药材性状】本品呈纵切的长方形厚片或小方块,长短厚薄不一,通常长 5~35cm,厚 0.5~1cm,表面淡棕色至棕色,有纵皱纹。切面黄白色至淡黄棕色,粗糙多纤维,横切面略现同心环纹。质较疏松。气微,味微甜。本品以富粉质、色白色者为佳。

【性味归经】味甘、辛,性凉。归脾、胃、肺经。

【功能主治】解肌退热,生津止渴,透发斑疹。治感冒发热,口渴,疹出不透,高血压引起的颈项强直和疼痛,并可解酒。治疗急性胃肠炎,小儿腹泻,肠梗阻,痢疾,心绞痛,突发性耳聋。

【用法用量】3~9g,水煎服。

【附方】① 治感冒发热:葛根、柴胡、黄芩各 9g,荆芥、防风各 6g。水煎服。

② 治热证烦渴:葛根、知母各 9g,生石膏 15g,甘草 3g。水煎服。

③ 治疹出不透:葛根、连翘、牛蒡子各 6g,蝉蜕 3g。水煎服。

④ 治急性胃肠炎:葛根、黄芩、姜半夏、藿香各 9g,黄连、厚朴各 6g,六一散 12g。水煎服。

⑤ 治高血压伴有颈项强直和疼痛,经降压药治疗症状未消失者,在降压药治疗的基础上选用其中一种:a. 葛根 9g,每天 1 剂,水煎 2 次服;b. 葛根粉(葛根水提取物,1g 相当于生药 5g),每天 2g,分 2 次服;c. 葛根黄酮粉,每次 40mg(相当于生药 5g)。个别病例服药后有皮肤过敏,须及时停药。

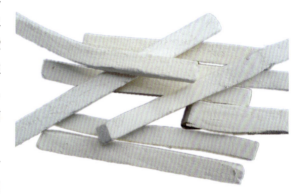

⑥ 治冠心病、心绞痛:葛根黄酮片(每片含葛根总黄酮 10mg,约等于生药 1.5g)。每日总剂量 30~120mg,分 2~3 次服。

⑦ 治早期突发性耳聋:葛根黄酮片(每片含葛根总黄酮 10mg,约等于生药 1.5g),每次 2 片,每日 2~3 次。

⑧ 治糖尿病:葛根 9g,天花粉 12g,生地黄、熟地黄各 15g,玉米须 30g,水煎服。

⑨ 治热病吐衄、干呕不止:鲜葛根捣汁,每次服 100~200ml。

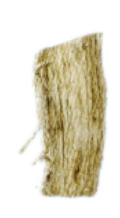
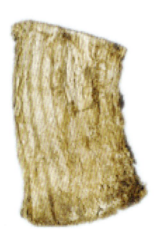
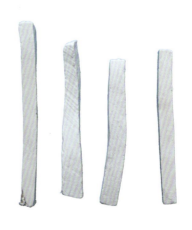

4.77.99 密子豆

PYCNOSPORAE LUTESCENTIS HERBA

【别名】假番豆草

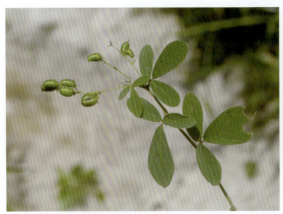
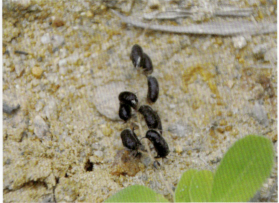

【基原】来源于蝶形花科 Papilionaceae 密子豆属 Pycnospora 密子豆 Pycnospora lutescens (Poir.) Schindl. 的全草入药。

【形态特征】亚灌木状草本，高 15~60cm。茎直立或平卧，从基部分枝，小枝被灰色短柔毛，托叶狭三角形，长 4mm，基部宽 1mm，被灰色柔毛和缘毛；叶柄长约 1cm，被灰色短柔毛；小叶近革质，倒卵形或倒卵状长圆形，顶生小叶长 1.2~3.5cm，宽 1~2.5cm，顶端圆形或微凹，基部楔形或微心形，侧生小叶常较小或有时缺，两面密被贴伏柔毛，侧脉 4~7 条，纤细，在下面隆起，网脉明显；小托叶针状，长 1mm；小叶柄长约 1mm，被灰色短柔毛。总状花序长 3~6cm，花很小，每 2 朵排列于疏离的节上，节间长约 1cm，总花梗被灰色柔毛；苞片早落，干膜质，卵形，顶端渐尖，有条纹，被柔毛和缘毛；花梗长 2~4mm，被灰色短柔毛；花萼长约 2mm，深裂，

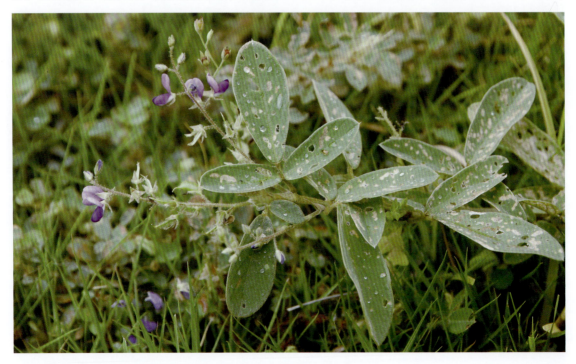

裂片窄三角形，被柔毛；花冠淡紫蓝色，长约 4mm；子房有柔毛。荚果长圆形，长 6~10mm，宽及厚 5~6mm，膨胀，有横脉纹，稍被毛，成熟时黑色，沿腹缝线开裂，背缝线明显凸起；果梗长 3~5mm，纤细。被开展柔毛；种子 8~10 颗，肾状椭圆形，长约 2mm。花、果期 8~9 月。

【生境】生于海拔 50~1300m 的山野草坡及平原。

【分布】江西、湖南、广东、香港、海南、广西、贵州、云南、台湾。印度、缅甸、越南、菲律宾、印度尼西亚、澳大利亚也有分布。

【采集加工】夏、秋季采收，将全草晒干。

【性味归经】味淡，性凉。

【功能主治】利水通淋，消肿解毒。治砂淋，癃闭，白浊，水肿，无名肿毒。

【用法用量】9~18g，水煎服。外用鲜品捣烂敷患处。

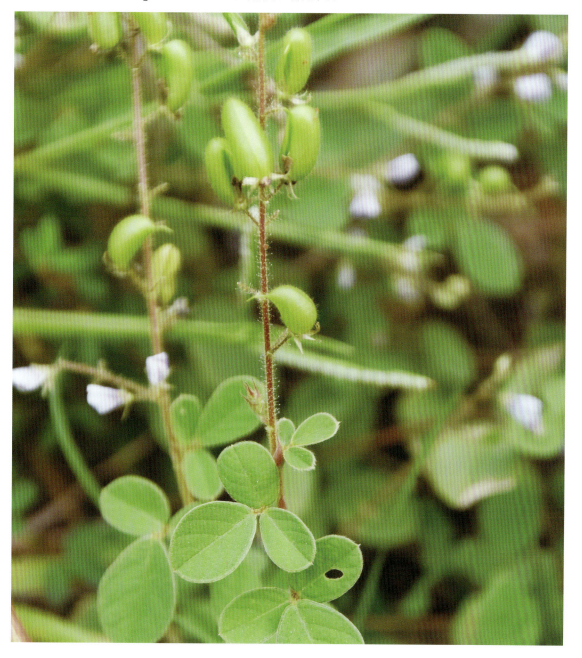

4.77.100 菱叶鹿藿

RHYNCHOSIAE DIELSII RADIX ET CAULIS

【别名】山黄豆藤

【基原】来源于蝶形花科 Papilionaceae 鹿藿属 Rhynchosia 菱叶鹿藿 Rhynchosia dielsii Harms 的根和茎入药。

【形态特征】草质藤本。茎纤细，通常密被黄褐色长柔毛或有时混生短柔毛。叶具羽状 3 小叶；托叶小，披针形，长 3~7mm；叶柄长 3.5~8cm，被短柔毛，顶生小叶卵形、卵状披针形、宽椭圆形或菱状卵形，长 5~9cm，宽 2.5~5cm，顶端渐尖或尾状渐尖，基部圆形，两面密被短柔毛，背面有松脂状腺点，基出脉 3 条，侧生小叶稍小，斜卵形；小托叶刚毛状，长约 2mm；小叶柄长 1~2mm，均被短柔毛。总状花序腋生，长 7~13cm，被短柔毛；苞片披针形，长 5~10mm，脱落，花疏生，黄色，长 8~10mm；花梗长 4~6mm；花萼 5 裂，裂片三角形，下面一裂片较长，密被短柔毛；花冠各瓣均具瓣柄，旗瓣倒卵状圆形，基部两侧具内弯的耳，翼瓣狭长椭圆形，具耳，其中一耳较长而弯，另一耳短小，龙骨瓣具长喙，基部一侧具钝耳。荚果长圆形或倒卵形，长 1.2~2.2cm，宽 0.8~1cm，扁平，成熟时红紫色，被短柔毛；种子 2 颗，近圆形，长、宽约 4mm。花期 6~7 月；果期 8~11 月。

【生境】常生于海拔 600~1100m 的山坡、路旁灌丛中。

【分布】四川、贵州、陕西、河南、湖北、湖南、广东、广西。

【采集加工】夏、秋季采收，根、茎晒干。

【性味归经】味涩、苦，性凉。

【功能主治】清热解毒，祛风定惊。治小儿高热惊风，心悸，风热感冒，咳嗽，乳痈。

【用法用量】3~9g，水煎服。外用鲜品捣烂敷患处。

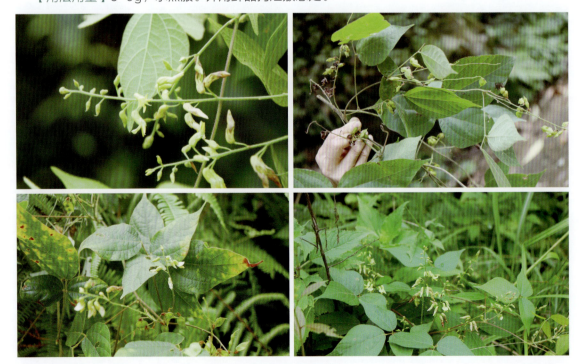

4.77.101 鹿藿

RHYNCHOSIAE VOLUBILIS HERBA

【别名】山黑豆、老鼠眼、痰切豆

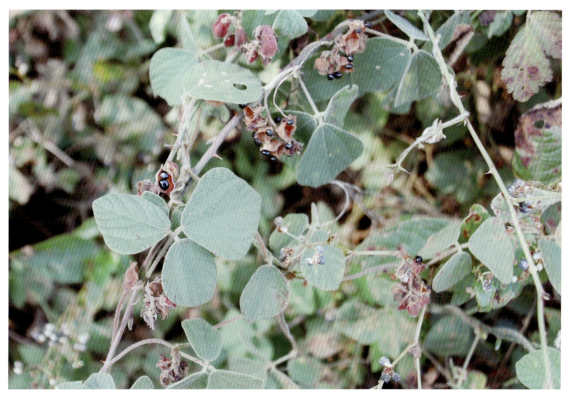

【基原】来源于蝶形花科 Papilionaceae 鹿藿属 Rhynchosia 鹿藿 Rhynchosia volubilis Lour. 的全草或根入药。

【形态特征】缠绕草质藤本。全株各部多少被灰色至淡黄色柔毛；茎略具棱。叶为羽状或有时近指状 3 小叶；托叶小，披针形，长 3~5mm，被短柔毛；叶柄长 2~5.5cm；小叶纸质，顶生小叶菱形或倒卵状菱形，长 3~8cm，宽 3~5.5cm，顶端钝，或为急尖，常有小凸尖，基部圆形或阔楔形，两面均被灰色或淡黄色柔毛，下面尤密，并被黄褐色腺点；基出脉 3 条；小叶柄长 2~4mm，侧生小叶较小，常偏斜。总状花序长 1.5~4cm，1~3 个腋生；花长约 1cm，排列稍密集；花梗长约 2mm；花萼钟状，长约 5mm，裂片披针形，外面被短柔毛及腺点；花冠黄色，旗瓣近圆形，有宽而内弯的耳，翼瓣倒卵状长圆形，基部一侧具长耳，龙骨瓣具喙；雄蕊二体；子房被毛及密集的小腺点，胚珠 2 颗。荚果长圆形，红紫色，长 1~1.5cm，宽约 8mm，极扁平，在种子间略收缩，稍被毛或近无毛，顶端有小喙；种子通常 2 颗，椭圆形或近肾形，黑色，光亮。花期 5~8 月；果期 9~12 月。

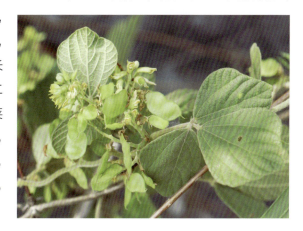

【生境】生于土坡上、杂草中。

【分布】江苏、安徽、江西、福建、台湾、广东、广西、湖南、湖北、四川等地。朝鲜、日本、越南也有分布。

【采集加工】夏、秋季采收，全草及根切段晒干。

【性味归经】味苦、辛，性平。

【功能主治】消积散结，消肿止痛，舒筋活络。治小儿疳积，牙痛，神经性头痛，颈淋巴结结核，风湿性关节炎，腰肌劳损。外用治痈疖肿毒，蛇咬伤。

【用法用量】15~30g，水煎服。外用适量，鲜草或鲜根捣烂敷患处。

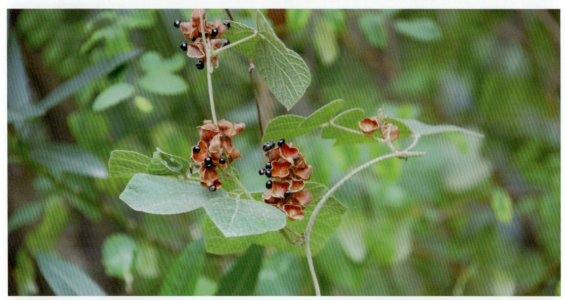

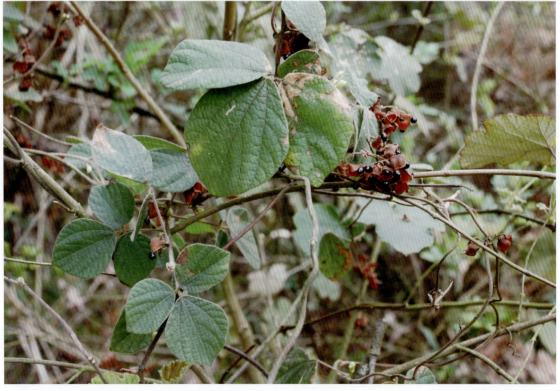

4.77.102　刺槐

ROBINIAE PSEUDOACACIAE FLOS

【别名】洋槐、槐树

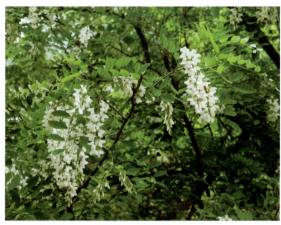
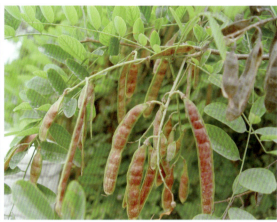

【基原】来源于蝶形花科 Papilionaceae 刺槐属 *Robinia* 刺槐 *Robinia pseudoacacia* L. 的花入药。

【形态特征】落叶乔木，高 10~25m。小枝灰褐色，幼时有棱脊，微被毛，后无毛；具托叶刺，长达 2cm；冬芽小，被毛。羽状复叶长 10~30cm；叶轴上面具沟槽；小叶 2~12 对，常对生，椭圆形、长椭圆形或卵形，长 2~5cm，宽 1.5~2.2cm，顶端圆，微凹，具小尖头，基部圆至阔楔形，全缘，叶面绿色，背面灰绿色，幼时被短柔毛，后变无毛；小叶柄长 1~3mm；小托叶针芒状，总状花序腋生，长 10~20cm，下垂，花多数，芳香；苞片早落；花梗长 7~8mm；花萼斜钟状，长 7~9mm，萼齿 5，三角形至卵状三角形，密被柔毛；花冠白色，各瓣均具瓣柄，旗瓣近圆形，长 16mm，宽约 19mm，顶端凹缺，基部圆，反折，内有黄斑，翼瓣斜倒卵形，与旗瓣几等长，长约 16mm，基部一侧具圆耳，龙骨瓣镰状，三角形，与翼瓣等长或稍短，前缘合生，顶端钝尖；雄蕊二体，对旗瓣的 1 枚分离；子房线形，长约 1.2cm，无毛，柄长 2~3mm，花柱钻形，长约 8mm，上弯，顶端具毛，柱头顶生。荚果褐色，或具红褐色斑纹，线状长圆形，长 5~12cm，宽 1~1.3（1.7）cm，扁平，顶端上弯，具尖头，果颈短，沿腹缝线具狭翅；花萼宿存，有种子 2~15 粒；种子褐色至黑褐色，微具光泽，有时具斑纹，近肾形，长 5~6mm，宽约 3mm，种脐圆形，偏于一端。花期 4~6 月；果期 8~9 月。

【生境】栽培。

【分布】我国各地有引种栽培。原产美国东部。

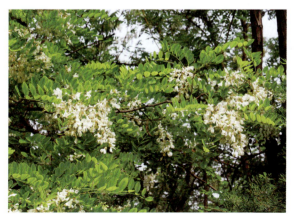

【采集加工】夏季采收花晒干。

【性味归经】味甘，性平。

【功能主治】利尿止血。治大肠下血，咯血，吐血及妇女红崩。

【用法用量】9~15g，水煎服。

4.77.103　田菁

SESBANIAE CANNABINAE SEMEN

【别名】小野蚂蚱豆

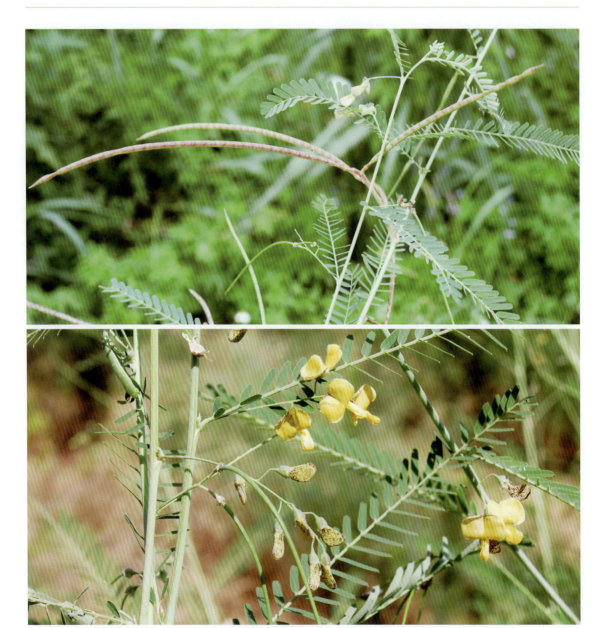

【基原】来源于蝶形花科 Papilionaceae 田菁属 *Sesbania* 田菁 *Sesbania cannabina*（Retz.）Poir. 的叶和种子入药。

【形态特征】一年生草本，高 2~3.5m。羽状复叶；叶轴长 15~25cm，上面具沟槽，幼时疏被绢毛，后几无毛；小叶 20~30 对，对生或近对生，线状长圆形，长 8~20mm，宽 2.5~4mm，位于叶轴两端者较短小，顶端钝至截平，具小尖头，基部圆形，两侧不对称，上面无毛，下面幼时疏被绢毛，后秃净，两面被紫色小腺点，下面尤密。总状花序长 3~10cm，具 2~6 朵花，疏松；总花梗及花梗纤细，下垂，疏被绢毛；花萼斜钟状，长 3~4mm，无毛，萼齿短三角形，顶端具锐齿，各齿间常有1~3腺状附属物，内面边缘具白色细长曲柔毛；花冠黄色，旗瓣横椭圆形至近圆形，长9~10mm，顶端微凹至圆形，基部近圆形，外面散生大小不等的紫黑点和线，胼胝体小，梨形，瓣柄长约2mm，翼瓣倒卵状长圆形，与旗瓣近等长，宽约3.5mm，基部具短耳，中部具较深色的斑块，并横向皱折，龙骨瓣较翼瓣短，三角状阔卵形，长宽近相等，顶端圆钝，平三角形，瓣柄长约4.5mm；雄蕊二体，对旗瓣的1枚分离，花药卵形至长圆形；

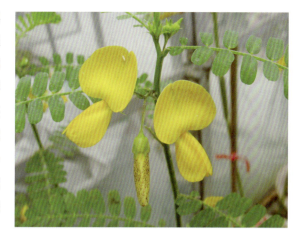

雌蕊无毛，柱头头状，顶生。荚果细长，长圆柱形，长12~22cm，宽2.5~3.5mm，微弯，外面具黑褐色斑纹，喙尖，长5~7mm，果颈长约5mm，开裂，种子间具横隔，有种子20~35粒；种子绿褐色，有光泽，短圆柱状，长约4mm，直径2~3mm，种脐圆形，稍偏于一端。花、果期7~12月。

【生境】生于水田、水沟等潮湿低地。

【分布】海南、江苏、浙江、江西、福建、香港、广西、云南有栽培或逸为野生。伊拉克、印度、马来西亚、中南半岛余部、澳大利亚也有分布。

【采集加工】夏、秋季采收叶和种子，鲜用或晒干备用。

【性味归经】味甘、微苦，性平。

【功能主治】清热凉血，解毒利尿。治发热，目赤，肿痛，小便淋痛，尿血，毒蛇咬伤。

【用法用量】15~60g，水煎服。外用鲜品捣烂敷患处。

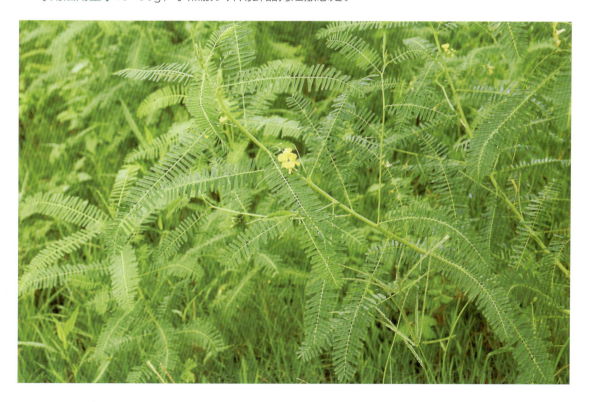

4.77.104　坡油甘

SMITHIAE SENSITIVAE HERBA

【别名】田基豆

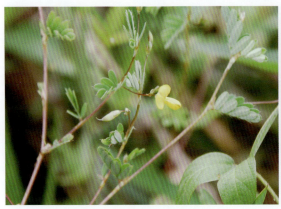
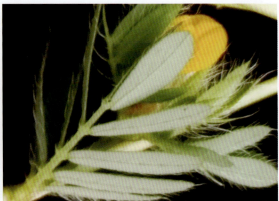

【基原】来源于蝶形花科 Papilionaceae 坡油甘属 *Smithia* 坡油甘 *Smithia sensitiva* Ait. 的全草入药。

【形态特征】一年生灌木状草本，披散或伏地，高 15~100cm。茎纤细，多分枝，无毛。偶数羽状复叶，具小叶 3~10 对；托叶干膜质，下延成耳，有纵纹，无毛；叶柄长约 1mm；叶轴长 1~3cm，上面有小刺毛；小叶薄纸质，长圆形，长 4~10mm，宽 1.5~3mm，顶端钝或圆形，具刚毛状的短尖头，边缘和上面中脉疏被刚毛；侧脉每边 5 条；小托叶小，刚毛状；小叶柄短，长约 1mm，无毛。总状花序腋生；总花梗长 2~3cm；花小，1~6 朵或更多，密集于总花梗的近顶部；花梗短；小苞片 2，卵形，具纵脉纹，有缘毛，长约为萼的 1/3，紧贴花萼，宿存；花萼硬纸质，具纵脉纹，长 5~8mm，疏被刚毛；花冠黄色，稍长于萼，旗瓣倒卵形，宽约 5mm，顶端微凹，瓣柄短，翼瓣较旗瓣短，长圆形，具瓣柄，翼瓣与龙骨瓣近等长；子房线形，有胚珠多颗。荚果有荚节 4~6，叠藏于萼内，有密集的乳头状凸起。花期 8~9 月；果期 9~10 月。

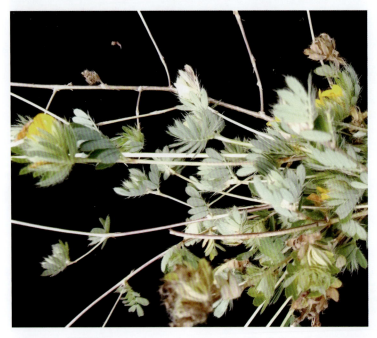

【生境】生于田边或低湿处。

【分布】福建、台湾、广东、海南、广西、云南、贵州和四川。广布于亚洲热带。

【采集加工】夏、秋采收，全株晒干备用或鲜用。

【性味归经】味微苦，性平。

【功能主治】解毒消肿，止咳。治疮毒，咳嗽，蛇伤。

【用法用量】15~30g，水煎服。外用鲜品捣烂敷患处。

4.77.105　苦参

SOPHORAE FLAVESCENTIS RADIX

【别名】地槐

【基原】来源于蝶形花科 Papilionaceae 槐属 Sophora 苦参 Sophora flavescens Ait. 的根入药。

【植物特征】落叶亚灌木。高 0.5~1m。根粗长，圆柱状，外皮黄色，有苦味。茎绿色，圆柱形，具不规则的纵沟，幼枝被黄色柔毛。叶为奇数羽状复叶，互生，长 12~25cm，有小叶 5~21枚，下有线形托叶；小叶卵状椭圆形或长圆状披针形，顶端圆形或极短尖，基部圆形或楔形，边全缘，下面被疏柔毛。总状花序顶生，长 10~20cm，被短柔毛；花萼钟状，稍偏斜，顶端 5 裂，长 5~8mm；花冠蝶形，黄白色，5 瓣，其中旗瓣稍长，顶端近圆形；雄蕊 10 枚，花丝基部合生；雌蕊 1 枚，顶端具长喙。荚果线形，长 6~12cm，成熟时开裂；种子近球形，2~7 颗，黑色。花期 6~8 月；果期 7~10 月。

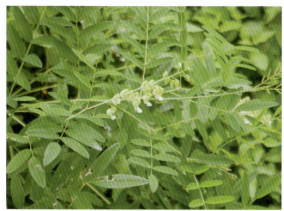
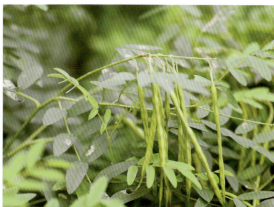
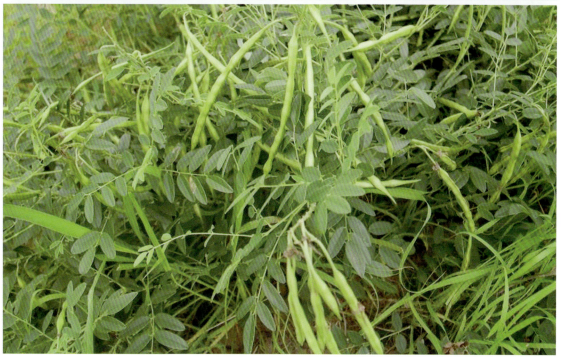

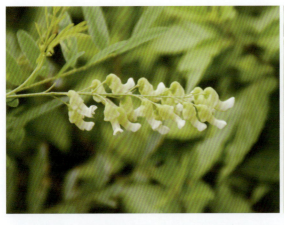
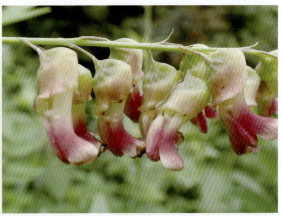

【生境】生于海拔1500m以下的山坡、沙地、草坡、灌木林中或田野附近。

【分布】我国南北各地。印度、日本、朝鲜、俄罗斯西伯利亚地区也有分布。

【采集加工】春、秋两季均可采挖。除去根头和小侧根，洗净，晒干。或趁鲜时切成片，晒干。

【药材性状】本品呈长圆柱形，下部较细，常有分枝。长10~30cm，直径1~6.5cm。表面黄棕色或灰棕色，有较深的纵皱纹及横长皮孔，外皮薄，多破裂向外卷曲，易剥落而现出黄色的光滑内皮。质坚实，不易折断。切成片者，厚0.3~0.6cm，外层为黄褐色皮部，木部黄白色，有明显的圆环和微细的放射状纹。气微，味极苦。以条粗或片大、皮纹细、质坚硬、味苦者为佳。

【性味归经】味苦，性寒。归心、胃、大肠、膀胱经。

【功能主治】清热燥湿，利尿，杀虫。治湿热黄疸，小便不利，赤白带下，痔疮肿痛，麻风。治疗急性细菌性痢疾，阿米巴痢疾，肠炎，结核性渗出性胸膜炎、结核性腹膜炎（腹水型），尿路感染。外用治外阴瘙痒，阴道滴虫病，烧、烫伤。

【用法用量】4.5~9g，水煎服。外用适量，煎水洗或研末涂敷患处。

【注意】不宜与藜芦同用。

【附方】① 治急性细菌性痢疾：a. 苦参27g，水煎浓缩至60~90ml，每次服20~30ml，每日3次。b. 苦参片，每片0.5g。每次2~4片，每4~6小时1次。

② 治阴道滴虫病：苦参、木槿皮、黄柏各150g，枯矾23g，共研细粉。每30g药粉加凡士林100g，蛇床子油适量，调成软膏。每用1~2g，纱布包裹后塞入阴道。每日2次，连用15日。

③ 治妇女外阴瘙痒：苦参30g，蛇床子15g，川椒9g，水煎，熏洗。

④ 治顽固性湿疹：苦参、蛇床子、苍耳子各30g，川椒、雄黄、白矾各3g。加水500ml，煎煮，滤去药渣，将药液湿敷患处。

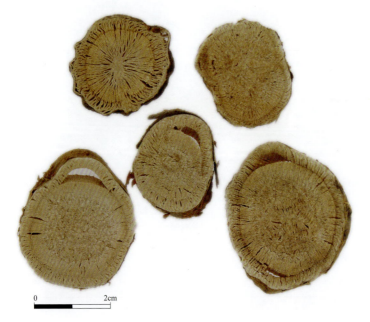

4.77.106 槐花

SOPHORAE FLOS

【别名】槐米

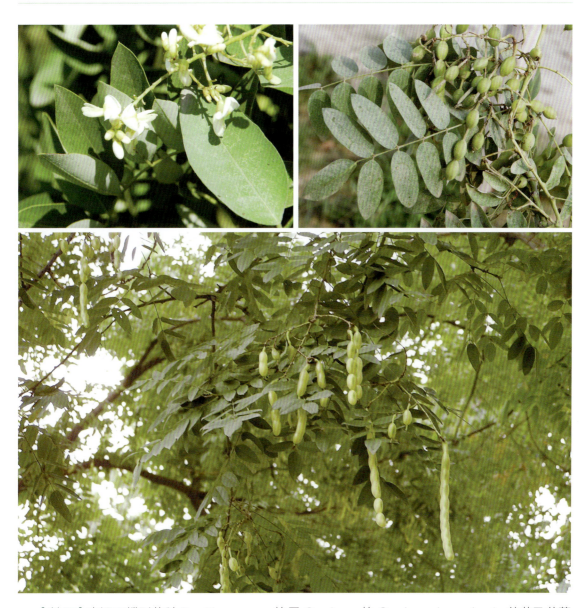

【基原】来源于蝶形花科 Papilionaceae 槐属 *Sophora* 槐 *Sophora japonica* L. 的花及花蕾入药。

【植物特征】落叶乔木。高达 12m，树冠圆球形。枝扩展。奇数羽状复叶有小叶 7~15 片；小叶对生，膜质或薄纸质，卵形至长圆状披针形，长 2.5~6cm，宽 1.5~3cm，顶端短尖或短渐尖，基部钝圆至阔楔形，两侧多少不对称，具小叶柄。花排成顶生、阔大的圆锥花序，长、宽均达 20cm；花萼钟状，5 齿裂，被微柔毛；花冠蝶形，黄色，长约 1cm，旗瓣阔心形，有爪，翼瓣与龙骨瓣近长圆形，均具爪；雄蕊 10 枚，不等长，离生或基部联合。荚果圆柱状线形，因种子间荚壳缢缩而成念珠状，长 2~5cm，黄褐色或绿色，肉质，不开裂。花期 7~8 月；果期 8~10 月。

【生境】栽培。

【分布】我国南北各地普遍栽培，尤以黄土高原及华北平原最常见。现世界各地常栽培。

【采集加工】夏季花蕾临近开放时采收，摘取花枝打下花蕾，晒干，除去枝梗、杂质。

【药材性状】花蕾呈卵形或长椭圆形，似米粒状，长 2~6mm，直径 2~3mm。黄色、黄绿色或青绿色，稍皱缩。花萼钟状，黄绿色，顶端具不甚明显的 5 齿裂，间或连有短柄，上部为未开放的黄白色花冠。质轻，手捻即碎。气香，味微苦涩。浸于水中，水被染成鲜黄色。以粒大饱满、均匀、色青黄、无枝梗者为佳。

【性味归经】味苦，性微寒。归肝、大肠经。

【功能主治】凉血止血，清肝明目。治吐血，衄血，便血，痔疮出血，血痢，崩漏，风热目赤，高血压病，皮肤风疹。

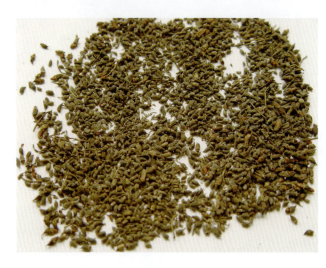

【用法用量】6~10g，水煎服。

【附方】① 治痔疮出血：槐花、侧柏叶、地榆各 9g，水煎服。

② 治咯血、衄血：槐花 10g，仙鹤草 12g，白茅根 20g，侧柏叶 15g，水煎服。

③ 治功能性子宫出血：陈槐花 30g，百草霜 15g，共研末。每次 10g，热水酒送服。

④ 治淋巴结核：槐花 200g，糯米 100g，共炒黄研末，每日清晨开水送服 10g，服药期间忌食糖。

⑤ 治大便下血：槐花 10g，水煎服。

【附注】习惯上将花蕾称槐米，已开放的花称槐花，其性味和功能均与槐米完全相同，但药效稍逊。

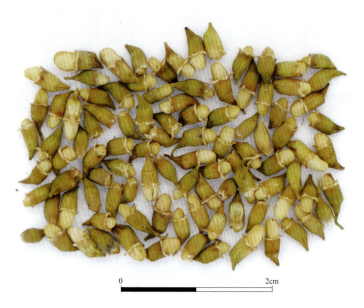

4.77.107 山豆根

SOPHORAE TONKINENSIS RADIX ET RHIZOMA

【别名】广豆根

【基原】来源于蝶形花科 Papilionaceae 槐属 Sophora 越南槐 Sophora tonkinensis Gagnep. 的根和根茎入药。

【形态特征】越南槐为小灌木，高达 2m；根圆柱形，黄褐色；小枝圆柱形，被柔毛。奇数羽状复叶互生，有小叶 11~17 片；小叶长椭圆形或长卵形，长 1~4cm，宽 5~15mm，顶端 1 片常较大，

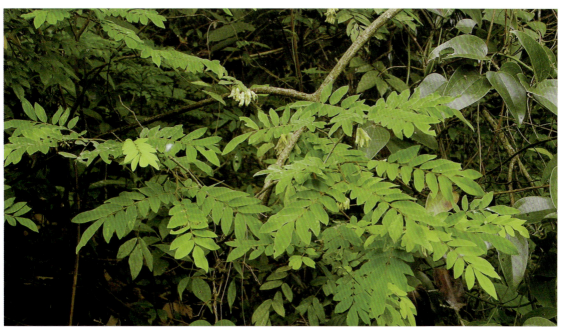

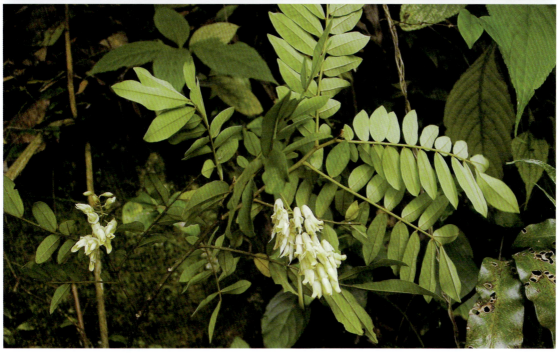

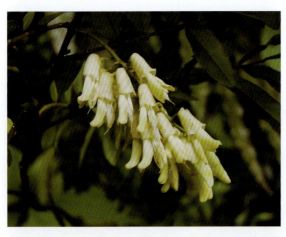

全缘，上面深绿色，无毛或疏被短柔毛，下面灰白色或灰黄色，密被灰白色丝质短柔毛。圆锥花序，顶生，长8~13cm；花淡黄色；花萼钟状，萼齿5枚，短三角形，不等大；花冠蝶形，长10~12mm，旗瓣圆形，顶端凹缺，具爪；翼瓣和龙骨瓣具尖长耳；雄蕊10枚，1组；子房被毛，花柱内弯，被毛，柱头头状。荚果长3.5~4cm，有荚节1~3个，成熟时开裂；种子黑色，光亮。花期5~7月；果期8~12月。

【生境】生于海滨沙丘及小灌木林中。

【分布】广东、广西、贵州、云南。现广泛分布于全世界热带海岸地带及岛屿上。

【采集加工】秋季采收，洗净晒干。

【药材性状】本品根茎部呈不规则的结节状，顶端常残存茎基，簇生数条长圆柱形的根；根长短不等，直径0.7~1.5cm，表面棕色至棕褐色，有不规则的纵皱纹及突起的横生皮孔，常分枝。质坚硬，难折断，断面皮部浅棕色，木部淡黄色。嚼之有豆腥气，味极苦。以根条粗壮、质坚硬者为佳。

【性味归经】味苦，性寒；有毒。归肺、胃经。

【功能主治】清热解毒，消肿止痛，通便。治急性咽喉炎，扁桃体炎，牙龈肿痛，肺热咳嗽，湿热黄疸，痈疖肿毒，便秘。

【用法用量】3~6g，水煎服。

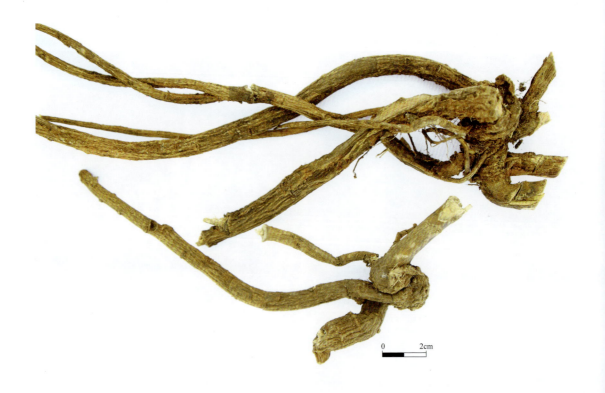

4.77.108 红血藤

SPATHOLOBI SINENSIS RADIX ET CAULIS

【别名】华密花豆、血格龙

【基原】来源于蝶形花科 Papilionaceae 密花豆属 Spatholobus 红血藤 Spatholobus sinensis Chun et T. Chen 的根和茎入药。

【形态特征】攀援藤本。3复叶，小叶革质，近同形，长圆状椭圆形，顶生的长5~9.5cm，宽2~4cm，侧生的略小，顶端突然收缩成一短而略钝的尖头，基部钝圆，叶面光亮无毛，背面被疏微毛；中脉粗壮，上面凹入，下面隆起，密被棕色糙伏毛，侧脉和小脉纤细，两面微凸；小叶柄膨大，密被糙伏毛；小托叶钻形，长3~5mm，宿存。圆锥花序通常腋生，长5~10cm，密被棕褐色糙伏毛，苞片和小苞片钻状，长约1mm；花萼钟状，长约4mm，与花梗近等长，两面密被糙伏毛，裂齿卵形，长1.5~2mm，约与萼管等长，上面2齿多少合生；花瓣紫红色，旗瓣扁圆形，长5~5.5mm，宽6~6.5mm，顶端深凹入，瓣柄长约2mm；翼瓣倒卵状长圆形，长约5mm，基部一侧具短尖耳垂，瓣柄长约2.5mm；龙骨瓣镰状，长圆 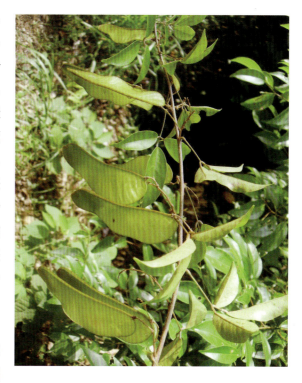 形，长约3.5mm，顶端圆，基部截平，无耳，瓣柄长约2.5mm；花药近球形，大小均一，黄色；子房无柄，沿腹缝线密被糙伏毛，其余被疏长毛或近无毛。荚果斜长圆形，长6~9cm，中部以下宽2~2.5cm，上部较狭，被棕色长柔毛，喙部及二缝线上的毛更密，无果颈或具1~3mm长的短果颈；种子长圆形，长约1.5cm，宽约8mm，黑色，无光泽。花期6~7月；果期翌年1月。

【生境】生于低海拔山谷密林中较阴湿的地方。

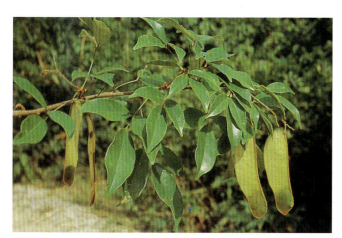

【分布】海南、广东和广西。

【采集加工】夏、秋季采收，根和茎切片晒干。

【性味归经】味甘、辛，性温。

【功能主治】活血止痛，祛风祛湿，舒筋活络。治风湿痹痛，血虚经闭，月经不调，痛经，跌打损伤，肢体麻木，腰膝酸痛。

【用法用量】9~15g，水煎服。

4.77.109　鸡血藤

SPATHOLOBI CAULIS

【别名】血风、血藤、血风藤

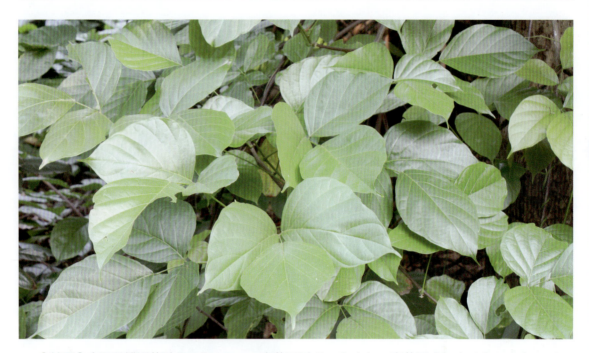

【基原】来源于蝶形花科 Papilionaceae 密花豆属 Spatholobus 密花豆 Spatholobus suberectus Dunn 的藤茎入药。

【植物特征】木质藤本。长达 20m。茎粗壮，灰褐色，砍伤后有红色汁液流出；小枝圆柱形，无毛。叶有小叶 3 片；小叶纸质或近革质，不同形，顶生小叶阔椭圆形，两侧对称，长 9~19cm，宽 5~14cm，顶端聚缩成一短钝尖，基部钝或阔楔形，侧生小叶卵形或阔卵形，与顶生小叶近等长，两侧不对称，基部偏斜，近圆形，两面无毛或略被微毛，下面脉腋间常有髯毛；侧脉 6~8 对，微弯；小叶柄长 5~8mm，近无毛；小托叶钻状，长 3~6mm。圆锥花序腋生或生于小枝顶端，长达 50cm，总花梗与花梗均被黄褐色短柔毛；苞片和小苞片线形，宿存；花萼筒状，长 3.5~4mm，外面密被黄褐色短柔毛，里面被银灰色长柔毛，萼齿短，长不及 1mm，钝头，上唇 2 齿合生；花冠白色，长 7~8mm，各瓣均具瓣柄，旗瓣近圆形，宽略大于长，顶端凹缺，基部无耳，龙骨瓣与翼瓣等长或略短，二者顶端钝圆，基部一侧具短尖耳垂；雄蕊内藏；花药球形，大小均一；子房近无柄，密生白色短硬毛。荚果刀状，长 8~11cm，密被棕色短柔毛，基部有 4~9mm 长的果颈；种子扁，长圆形，长约 2cm，宽约 1cm，种皮紫褐色，薄而脆，有光泽。花期 6~7 月；果期 11~12 月。

【生境】生于海拔 500~1300m 的山地疏林、密林沟谷或灌丛中。

【分布】云南、广西、广东、福建等地。越南也有分布。

【采集加工】春、秋二季采收，砍下藤茎，除去细枝，切成斜片或截成长段，晒干。

【药材性状】藤茎切成段的呈不规则扁圆柱形，稍扭曲，长约 50cm，切成片的为椭圆形或不规则长圆形斜片,长 5~10cm,宽 3~6cm,厚 0.5~2cm。外表面灰棕色,有明显的纵沟及散布棕褐色点状皮孔,偶有灰白斑痕,节微隆起。质坚实,不易折断。横切面皮部棕褐色,木质部红棕褐色,密布针孔状导管,树脂状分泌物红棕色或黑棕色,与木质部相间排列成 3~8 个偏心的半圆形或扁圆形的环,髓偏心,嫩枝特别明显。气微,味涩。以红色环纹明显、并有三环以上、渗出树脂多者为佳。

【性味归经】味苦、甘,性温。归肝、肾经。

【功能主治】行血补血,通经活络。治贫血,月经不调,闭经,风湿痹痛,腰腿酸痛,四肢麻木,瘫痪,筋骨无力,遗精,放射反应引起的白细胞减少。

【用法用量】15~30g,水煎服或浸酒服。

【附方】① 治再生障碍性贫血:鸡血藤 30g,鸡蛋 2~4 个,红枣 10 个。加水 8 碗煎至大半碗(鸡蛋熟后去壳,放入再熬),鸡蛋与药汁同服,每日 1 剂。

② 治营养不良和失血性贫血:鸡血藤糖浆,每服 10~20ml,每日 3 次。

③ 治白带多:鸡血藤 30g,金樱根、千斤拔、杜仲藤、墨旱莲各 15g,必要时加党参 15g,水煎服。每日 2 次,每次 1 剂,连服 3~5 剂。

④ 治腰腿酸痛、月经不调、贫血、痛经:将鸡血藤制成鸡血藤浸膏片,每次 4~8 片,每日 3 次。

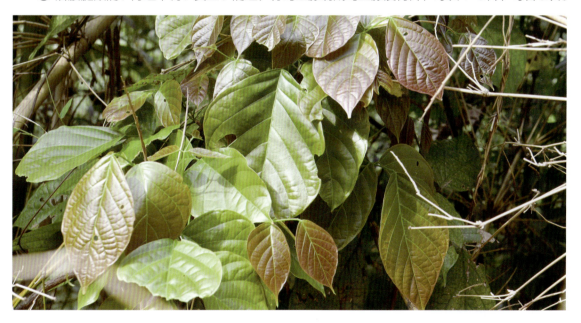

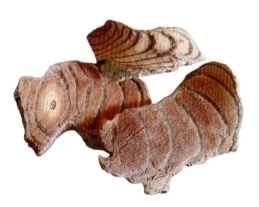
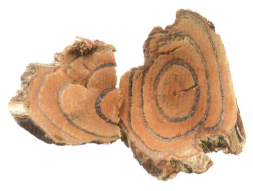

4.77.110 葫芦茶

TADEHAGI TRIQUETRI HERBA

【别名】剃刀柄、虫草、金剑草

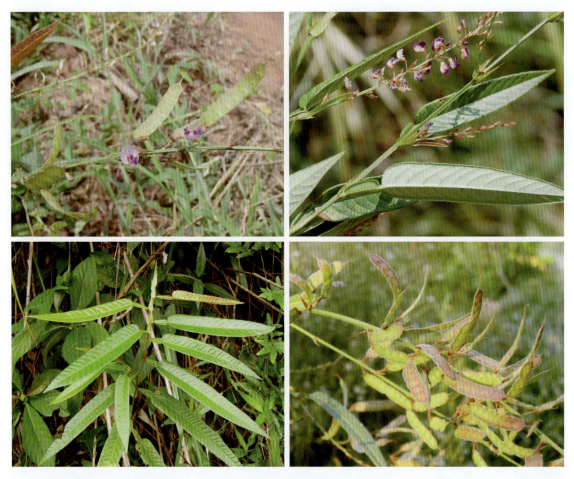

【基原】来源于蝶形花科 Papilionaceae 葫芦茶属 Tadehagi 葫芦茶 Tadehagi triquetrum（L.）Ohashi [Desmodium triquetrum（L.）DC.] 的全草入药。

【植物特征】直立亚灌木或小灌木。高 0.5~2m。枝三棱柱形，棱上被短硬毛。叶为指状复叶，小叶卵状披针形或披针形，长 6~12cm，顶端渐尖或短尖，基部浅心形或圆形，下面沿脉上略被毛；叶柄长 1~3cm，两侧具阔翅，使整个小叶形似倒转的葫芦；托叶 2 片，干膜质，长达 1.5cm，脱落。花淡紫红色，排成顶生或腋生的总状花序；花萼钟状，长约 3mm，裂齿 5，上面 2 齿合生至近顶部；花冠蝶形，伸出萼外，旗瓣近圆形，顶端微凹，翼瓣倒卵形，龙骨瓣镰形，弯拱，具长爪；雄蕊 10 枚，合生成 1 组。荚果长 2~5cm，有荚节 5~8 个，被糙伏毛。花期 6~10 月；果期 10~12 月。

【生境】生于海拔 1400m 以下的荒地或山地林缘、路旁。

【分布】福建、江西、广东、海南、香港、广西、贵州、云南等地。印度、斯里兰卡、缅甸、泰国、越南、老挝、柬埔寨、马来西亚、澳大利亚也有分布。

【采集加工】夏、秋季采挖全草，晒干，或趁鲜切段，晒干。

【药材性状】本品长 40~120cm。根近圆柱形，扭曲，灰棕色或棕红色，质硬稍韧，断面黄白色。茎基部圆柱形，灰棕色至暗棕色，木质，上部三棱柱形，草质，疏被短硬毛。小叶卵状披针形，薄革质，长 6~12cm 或稍过之，灰绿色或黄色，基部钝圆，下面稍被毛；叶柄长约 1.5cm，有阔翅；托叶披针形，与叶柄近等长，淡棕色。花序或果序偶见，腋生，长 15~30cm；蝶形花多数，淡紫红色，长不及 1cm；荚果扁平，长 2~4cm，有 5~8 个方形的荚节。气微，味淡。以带根、叶多、色绿者为佳。

【性味归经】味微苦、涩，性凉。归胃、大肠经。

【功能主治】清热解毒，消积利湿，杀虫防腐。治感冒发热，咽喉肿痛，肾炎，黄疸性肝炎，肠炎，细菌性痢疾，小儿疳积，小儿硬皮病，妊娠呕吐。可解菠萝中毒，预防中暑。

【用法用量】15~60g，水煎服。

【附方】① 治急性肾炎、水肿：a. 葫芦茶 60g，水煎服，每日 1 剂。b. 葫芦茶、冬瓜皮各 30g，白茅根 30~60g，麻黄 9~15g，枇杷叶 15g，杏仁 12g。水煎，分 2 次服。

② 治小儿疳积：葫芦茶 5 份，独脚金 5 份，苦楝子 1 份，香附 2 份。水煎浓缩至每 100ml 含生药 72g，每天 15~30ml，分 3 次服，6 天为一个疗程。

③ 治妊娠呕吐：葫芦茶 30g，水煎，分 3 次服。

④ 治硬皮病：a. 鲜葫芦茶、蜂窝草各 500g，捣烂加少许食盐，炒热。每天上午外搽患处 1 次；b. 用干葫芦茶、蜂窝草各 1500g，加水 35kg，煎成药液 30kg。每天下午浸泡全身 1 次。

⑤ 治滴虫性阴道炎：葫芦茶 30g（鲜品 60g），水煎，分 2 次服。

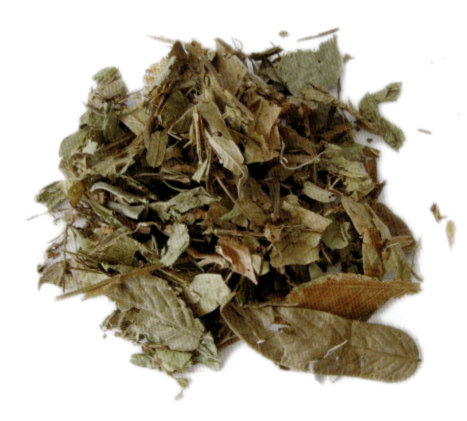

4.77.111 灰叶

TEPHROSIAE PURPUREAE RADIX ET CAULIS

【别名】灰毛豆、野蓝靛、野青树、假靛青、山青

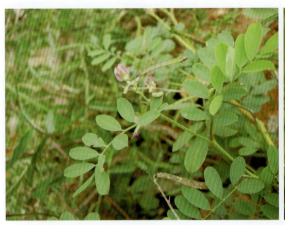
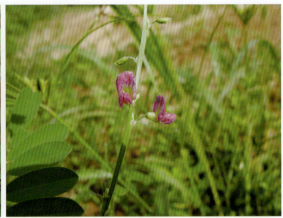

【基原】来源于蝶形花科 Papilionaceae 灰毛豆属 *Tephrosia* 灰叶 *Tephrosia purpurea*（L.）Pers. 的根、茎和叶入药。

【形态特征】灌木状草本，高达 1.5m；多分枝。羽状复叶长 7~15cm，叶柄短；托叶线状锥形，长约 4mm；小叶 4~8（10）对，椭圆状长圆形至椭圆状倒披针形，长 15~35mm，宽 4~14mm，顶端钝，截形或微凹，具短尖，基部狭圆，叶面无毛，背面被平伏短柔毛，侧脉 7~12 对，清晰；小叶柄长约 2mm，被毛。总状花序顶生、与叶对生或生于上部叶腋，长 10~15cm，较细；花每节 2（4）朵，疏散；苞片锥状狭披针形，长 2~4mm，花长约 8mm；花梗细，长 2~4mm；果期稍伸长，被柔毛；花萼阔钟状，长 2~4mm，宽约 3mm，被柔毛，萼齿狭三角形，尾状锥尖，近等长，长约 2.5mm；花冠淡紫色，旗瓣扁圆形，外面被细柔毛，翼瓣长椭圆状倒卵形，龙骨瓣近半圆形；子房密被柔毛，花柱线形，无毛，柱头点状，无毛或稍被画笔状毛，胚珠多数。荚果线形，长 4~5cm，宽 0.4（0.6）cm，稍上弯，顶端具短喙，被稀疏平伏柔毛，有种子 6 粒。花期 3~10 月。

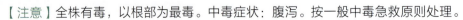

【生境】生于旷野及山坡。

【分布】海南、广东、香港、福建、台湾、广西、云南。广布于全世界热带地区。

【采集加工】夏、秋采收，将根、茎、叶晒干。

【性味归经】味微苦，性平；有毒。

【功能主治】解表，健脾燥湿，行气止痛。治风热感冒，消化不良，腹胀腹痛，慢性胃炎。外用治湿疹，皮炎。

【用法用量】9~15g，水煎服。外用适量，全草煎水洗患处。

【注意】全株有毒，以根部为最毒。中毒症状：腹泻。按一般中毒急救原则处理。

4.77.112 白车轴草

TRIFOLII REPENTIS HERBA

【别名】白三叶、荷兰翘摇

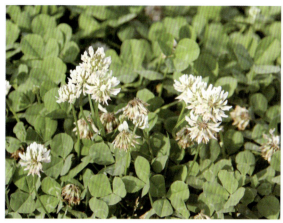
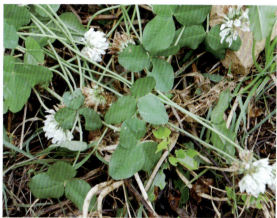

【基原】来源于蝶形花科 Papilionaceae 车轴草属 Trifolium 白车轴草 Trifolium repens L. 的全草入药。

【形态特征】多年生草本，高 10~30cm。主根短，侧根和须根发达。茎匍匐蔓生，上部稍上升，节上生根，全株无毛。掌状三出复叶；托叶卵状披针形，膜质，基部抱茎成鞘状，离生部分锐尖；叶柄较长，长 10~30cm；小叶倒卵形至近圆形，长 8~20（30）mm，宽 8~16（25）mm，顶端凹头至钝圆，基部楔形渐窄至小叶柄，中脉在下面隆起，侧脉约 13 对，与中脉作 50°角展开，两面均隆起，近叶边分叉并伸达锯齿齿尖；小叶柄长 1.5mm，微被柔毛。花序球形，顶生，直径 15~40mm；总花梗甚长，比叶柄长近 1 倍，具花 20~50（80）朵，密集；无总苞；苞片披针形，膜质，锥尖；花长 7~12mm；花梗比花萼稍长或等长，开花立即下垂；萼钟形，具脉纹 10 条，萼齿 5 枚，披针形，稍不等长，短于萼筒，萼喉开张，无毛；花冠白色、乳黄色或淡红色，具香气。旗瓣椭圆形，比翼瓣和龙骨瓣长近 1 倍，龙骨瓣比翼瓣稍短；子房线状长圆形，花柱比子房略长，胚珠 3~4 粒。荚果长圆形；种子通常 3 粒。种子阔卵形。花、果期 5~10 月。

【生境】栽培。

【分布】现世界各地常见栽培。原产欧洲和北非。

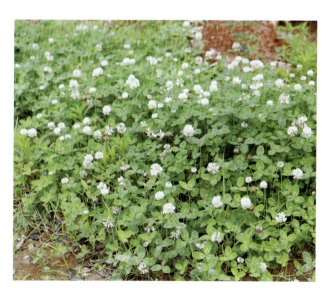

【采集加工】夏、秋采收，将全草晒干。

【性味归经】味甘，性平。

【功能主治】清热，凉血，宁心。治癫痫，痔疮出血，硬结肿块。

【用法用量】15~30g，水煎服。外用鲜品捣烂敷患处。

4.77.113 胡卢巴

SEMEN TRIGONELLAE FOENUM-GRAECI

【别名】卢巴子、香豆子、香豆草、苦豆

【基原】来源于蝶形花科 Papilionaceae 胡卢巴属 *Trifolium* 胡卢巴 *Trigonella foenum-graecum* L. 的种子入药。

【形态特征】一年生草本，高 30~80cm。主根深达土中 80cm，根系发达。茎直立，圆柱形，多分枝，微被柔毛。羽状三出复叶；托叶全缘，膜质，基部与叶柄相连，顶端渐尖，被毛；叶柄平展，长 6~12mm；小叶长倒卵形、卵形至长圆状披针形，近等大，长 15~40mm，宽 4~15mm，顶端钝，基部楔形，边缘上半部具三角形尖齿，叶面无毛，背面疏被柔毛，或秃净，侧脉

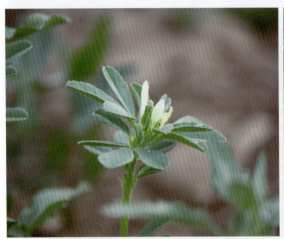
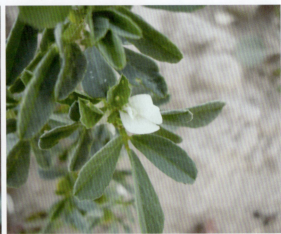
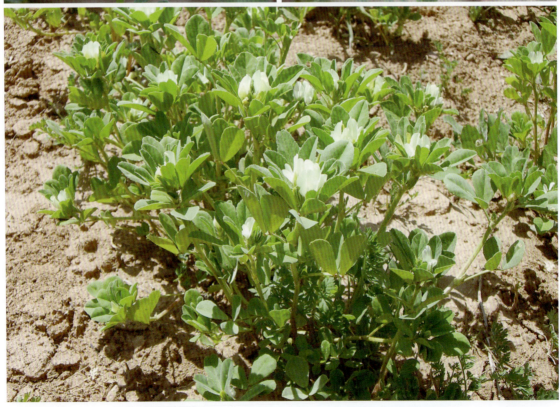

5~6对，不明显；顶生小叶具较长的小叶柄。花无梗，1~2朵着生叶腋，长13~18mm；萼筒状，长7~8mm，被长柔毛，萼齿披针形，锥尖，与萼等长；花冠黄白色或淡黄色，基部稍呈堇青色，旗瓣长倒卵形，顶端深凹，明显地比翼瓣和龙骨瓣长；子房线形，微被柔毛，花柱短，柱头头状，胚珠多数。荚果圆筒状，长7~12cm，径4~5mm，直或稍弯曲，无毛或微被柔毛，顶端具细长喙，喙长约2cm，包括子房上部不育部分，背缝增厚，表面有明显的纵长网纹，有种子10~20粒。种子长圆状卵形，长3~5mm，宽2~3mm，棕褐色，表面凹凸不平。花期4~7月；果期7~9月。

【生境】栽培。

【分布】全国大部分地区有栽培。中东以至喜马拉雅地区。

【采集加工】果实成熟时割取全草，打下种子，晒干，生用或微炒用。

【性味归经】味苦，性温。

【功能主治】温肾，祛寒，止痛。治肾脏虚冷，小腹冷痛，小肠疝气，寒湿脚气。

【用法用量】4.5~9g，水煎服。

【附方】① 治肾寒气滞腹痛：胡卢巴9g，附子6g，香附12g，水煎服。

② 治疝气：胡卢巴、小茴香各等份，炒，研细末，每服3g，每日2次，黄酒送服。

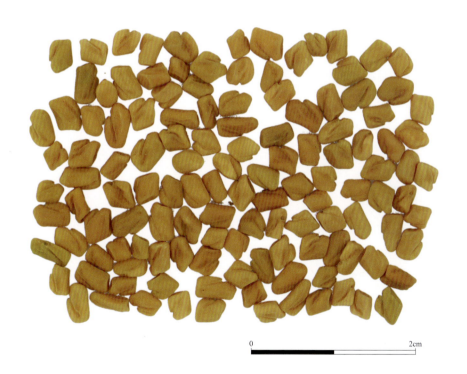

4.77.114　布狗尾

URARIAE CRINITAE HERBA

【别名】兔尾草、土狗尾、牛春花

【基原】来源于蝶形花科 Papilionaceae 狸尾豆属 Uraria 猫尾草 Uraria crinita（L.）Desv. [U. crinita（L.）Desv. var. macrostachya Wall.] 的全草入药。

【形态特征】直立亚灌木，高 1~1.5m；茎有少数分枝，被短柔毛。羽状复叶有小叶 3~5 片或有时 7 片；小叶近革质，长圆形、卵状披针形或卵形，长 10~15cm，宽 5~7cm，顶端略尖，基部圆形或浅心形，上面无毛或有时脉上被疏毛，下面被短柔毛，小托叶针状，长约 2mm。花紫色，密集排成顶生或腋生的总状花序，其长可达 30cm 以上；苞片生于花序基部的较宽阔且宿存，被缘毛，往上逐渐变狭，至顶端的则呈针状，伸出于花之上，使花序顶部呈毛帚状，花开放时即脱落；花梗长约 4mm，花后伸长达 15mm，弯曲，被白色长柔毛和钩状短毛；花萼浅杯状，5 深裂，上部 2 裂片较短，被白色长硬毛；花冠蝶形，长约 6mm，旗瓣倒卵圆形，翼瓣和龙骨瓣粘贴，龙骨瓣钝，稍内弯；雄蕊 10 枚，2 组；子房无柄，花柱内弯，荚果微被短柔毛，有荚节 2~4 个，荚节椭圆形，具网纹。

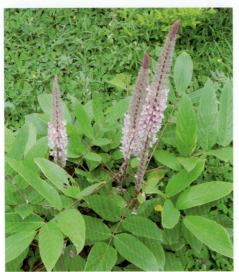

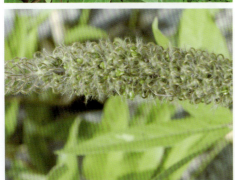

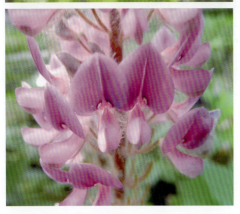

【生境】生于海拔 850m 以下的坡地、路旁或灌丛中。

【分布】福建、江西、广东、香港、海南、广西、云南、台湾等地。印度、斯里兰卡、中南半岛余部、南至澳大利亚也有分布。

【采集加工】秋季花期采收全草，晒干。

【药材性状】本品全长 50~120cm，青绿色或青黄色。根多数，粗而长，土黄色。有分枝，被短柔毛。叶互生，常皱卷或破碎，为奇数羽状复叶，具长柄；小叶 3~7 片，对生，长圆形、卵状披针形或椭圆形，薄革质，长 10~15cm，宽 5~7cm，全缘，上面通常无毛，下面被柔毛。总状花序顶生，上端弯曲，长约 30cm 或更长，类似狗尾状，残留紫色花梗钩状。偶见荚果。气无，味甘、淡。以枝叶多、根粗长、带花穗者为佳。

【性味归经】味甘、淡，微寒。归肺、胃经。

【功能主治】散瘀止血，清热止咳，凉血消肿。治外感风热，咳嗽痰多，疟疾，吐血，咳嗽，咯血，尿血，刀伤出血，子宫脱垂，脱肛，小儿疳积。

【用法用量】30~60g，水煎服。

4.77.115　狸尾草

URARIAE LAGOPODIOIDIS HERBA

【别名】兔尾草、龙狗尾、狐狸尾

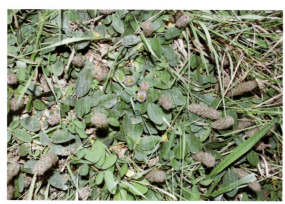
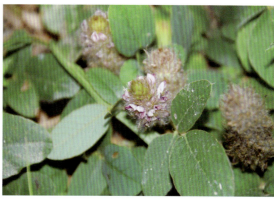

【基原】来源于蝶形花科 Papilionaceae 狸尾豆属 *Uraria* 狸尾豆 *Uraria lagopodioides*（L.）Desv. et DC. 的全株入药。

【形态特征】多年生草本，通常高达 60cm。花枝直立或斜举，被短柔毛。叶多为 3 小叶，稀兼有单小叶；托叶三角形，长 3mm，宽约 1mm，顶端尾尖，被灰黄色长柔毛和缘毛；叶柄长 1~2cm，有沟槽；小叶纸质，顶生小叶近圆形或椭圆形至卵形，长 2~6cm，宽 1.5~3cm，顶端圆形或微凹，有细尖，基部圆形或心形，侧生小叶较小，叶面略粗糙，背面被灰黄色短柔毛，侧脉每边 5~7 条，直而斜展，靠叶缘处微弯拱，两面凸起，网脉在下面明显；小托叶刚毛状，长 1.5mm；小叶柄长约 2mm，密被灰黄色短柔毛。总状花序顶生，长 3~6cm，直径 1.5~2cm，花排列紧密；苞片宽卵形，长 8~10mm，顶端锥尖，密被灰色毛和缘毛，开花时脱落；花梗长 4mm，疏被白色长柔毛；花萼 5 裂，上部二裂片三角形，较短，长约 2mm，下部 3 裂片刺毛状，较上部裂片长 3 倍以上，被白色长柔毛，萼筒长约 1mm；花冠长约 6mm，淡紫色，旗瓣倒卵形，基部渐狭；雄蕊二体；子房无毛，有胚珠 1~2。荚果小，包藏于萼内，有荚节 1~2，荚节椭圆形，长约 2.5mm，黑褐色，膨胀，无毛，略有光泽。花、果期 8~10 月。

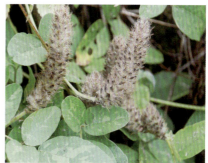

【生境】多生于海拔 1000m 以下的旷野、坡地、灌丛中。

【分布】香港、广东、海南、福建、江西、湖南、广西、贵州、云南及台湾。印度、缅甸、越南、马来西亚、菲律宾、澳大利亚也有分布。

【采集加工】夏、秋季采收，将全草晒干。

【性味归经】味甘、淡，性平。

【功能主治】散结消肿，清热解毒。治颈淋巴结结核，毒蛇咬伤，痈疮肿痛。

【用法用量】15~30g，水煎服。外用鲜品捣烂敷患处。

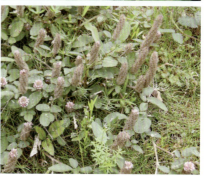

4.77.116 广布野豌豆

VICIAE CRACCAE HERBA

【别名】草藤、落豆秧

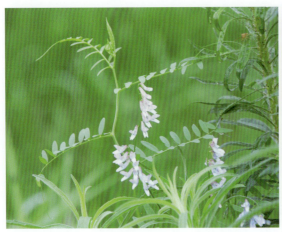
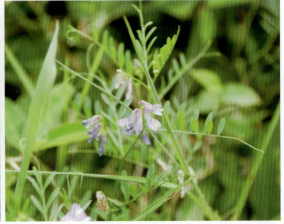

【基原】来源于蝶形花科 Papilionaceae 野豌豆属 Vicia 广布野豌豆 Vicia cracca L. 的全草入药。

【形态特征】多年生草本，高 40~150cm。根细长，多分枝。茎攀援或蔓生，有棱，被柔毛。偶数羽状复叶，叶轴顶端卷须有 2~3 分枝；托叶半箭头形或戟形，上部 2 深裂；小叶 5~12 对互生，线形、长圆形或披针状线形，长 1.1~3cm，宽 0.2~0.4cm，顶端锐尖或圆形，具短尖头，基部近圆形或近楔形，全缘；叶脉稀疏，呈三出脉状，不甚清晰。总状花序与叶轴近等长，花多数，10~40 密集一面，着生于总花序轴上部；花萼钟状，萼齿 5 枚，近三角状披针形；花冠紫色、蓝紫色或紫红色，长 0.8~1.5cm；旗瓣长圆形，中部缢缩呈提琴形，顶端微缺，瓣柄与瓣片近等长；翼瓣与旗瓣近等长，明显长于龙骨瓣，顶端钝；子房有柄，胚珠 4~7 颗，花柱弯与子房连接处呈大于 90°夹角，上部四周被毛。荚果长圆形或长圆菱形，长 2~2.5cm，宽约 0.5cm，顶端有喙，果梗长约 0.3cm。种子 3~6 粒，扁圆球形，直径约 0.2cm，种皮黑褐色，种脐长相当于种子周长 1/3。花、果期 5~9 月。

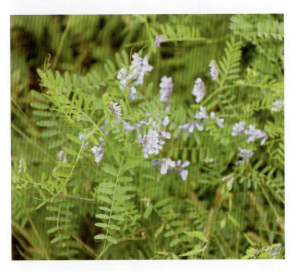

【生境】生于田边、路旁、草坡。

【分布】广东、广西、福建、江西、湖南、湖北、安徽、浙江、贵州、四川、甘肃、陕西、河南及华北、东北各地。欧洲、亚洲、北美洲有分布。

【采集加工】夏、秋季采收，将全草晒干。

【性味归经】味辛、苦，性温。

【功能主治】祛痰止咳，活血调经，截疟。治风湿痹痛，肢体痿废，跌打损伤，湿疹，疮毒，月经不调，咳嗽痰多，疟疾，衄血。

【用法用量】15~30g，水煎服。

4.77.117 蚕豆花

VICIAE FABAE FLOS

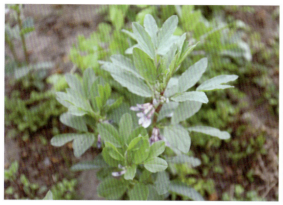
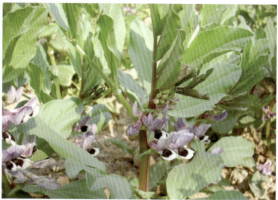

【基原】来源于蝶形花科 Papilionaceae 野豌豆属 Vicia 蚕豆 Vicia faba L. 的花入药。

【形态特征】一年生直立草本。茎高 30~100（120）cm，无毛，不分枝。偶数羽状复叶，小叶 1~3 对，椭圆形或广椭圆形，长 4.5~7.5cm，顶端圆或钝，具细尖，基部楔形，全缘；托叶半箭头状，两边有锯齿，无毛；叶轴顶端具退化卷须。花单生或总状花序腋生，总花梗极短；花大，长 2.5~3.3cm；花萼钟状，长约 1.3cm；膜质具 5 齿，萼齿卵状披针形；花冠蝶形，白色，具红紫色斑纹，旗瓣倒卵形，顶端钝，向基部渐狭，翼瓣及龙骨瓣具爪；雄蕊 10（9+1），2 组，子房无柄，无毛，花柱顶端背部有 1 丛髯毛。荚果长椭圆形，大而肥厚，长 5~10cm，宽约 2cm。种子 2~4，卵圆形，略扁平。花期 3~4 月；果期 6 月。

【生境】栽培。

【分布】原产里海南部及非洲北部，现我国大部分地区有栽培。

【采集加工】3~4 月开花时，摘取花序，晒干或用缓火焙干。

【药材性状】本品常皱缩，长 2~3cm，黑褐色，多 1~4 朵着生于极短的总花梗上。萼筒钟状，紧贴花冠管，顶端 5 裂，裂片卵状披针形，有时因干燥而残缺；旗瓣在外，包裹着翼瓣和龙骨瓣，因皱缩卷曲而不易辨认。气微香，味淡。以身干、花完整、无叶、梗，无霉杂者为佳。

【性味归经】叶甘、微辛，性平。

【功能主治】止血，止带，降血压。治各种内出血，白带，高血压。

【用法用量】15~30g，水煎服。

【附注】茎治各种内出血、水泻、烫伤。种子治膈食、水肿。种皮治水肿、脚气、小便不利、天疱疮、黄水疮。

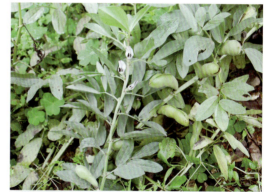
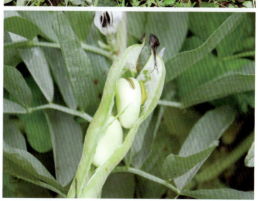

4.77.118 小巢菜

VICIAE HIRSUTAE HERBA

【别名】小麦豆

【基原】来源于蝶形花科 Papilionaceae 野豌豆属 Vicia 小巢菜 Vicia hirsuta（L.）S. F. Gray 的全草入药。

【形态特征】一年生草本，高 15~90（120）cm，攀援或蔓生。茎细柔有棱，近无毛。偶数羽状复叶末端卷须分支；托叶线形，基部有 2~3 裂齿；小叶 4~8 对，线形或狭长圆形，长 0.5~1.5cm，宽 0.1~0.3cm，顶端平截，具短尖头，基部渐狭，无毛。总状花序明显短于叶；花萼钟形，萼齿披针形，长约 0.2cm；花 2~4（7）密集生于花序轴顶端，花甚小，仅长 0.3~0.5cm；花冠白色、淡蓝青色或紫白色，稀粉红色，旗瓣椭圆形，长约 0.3cm，顶端平截有凹，翼瓣近勺形，与旗瓣近等长，龙骨瓣较短；子房无柄，密被褐色长硬毛，胚珠 2 颗，花柱上部四周被毛。荚果长圆菱形，长 0.5~1cm，宽 0.2~0.5cm，表皮密被棕褐色长硬毛；种子 2 颗，扁圆形，直径 0.15~0.25cm，两面凸出，种脐长相当于种子圆周的 1/3。花、果期 2~7 月。

【生境】生于海拔 200~1500m 的山沟、河滩、田边和路旁草丛。

【分布】陕西、甘肃、青海、华东、华中、西南、广东及香港等地。北美、北欧、俄罗斯、日本、朝鲜也有分布。

【采集加工】春、夏季采收，将全草晒干。

【性味归经】味甘、淡，性平。

【功能主治】活血平胃，利五脏，明目。治疗疮，肾虚遗精，腰痛。

【用法用量】20~30g，水煎服。

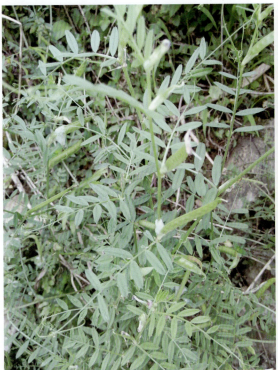
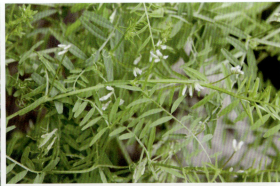
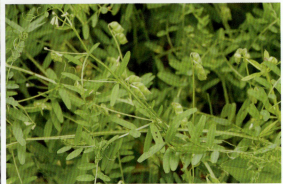

4.77.119 救荒野豌豆

VICIAE SATIVAE HERBA

【别名】野豌豆、大巢菜、野毛豆、马豆草、野麻碗

【基原】来源于蝶形花科 Papilionaceae 野豌豆属 Vicia 救荒野豌豆 Vicia sativa L. 的全草入药。

【形态特征】一年生或二年生草本，高 15~90（105）cm。茎斜升或攀援，单一或多分枝，具棱，被微柔毛。偶数羽状复叶长 2~10cm，叶轴顶端卷须有 2~3 分支；托叶戟形，通常 2~4 裂齿，长 0.3~0.4cm，宽 0.15~0.35cm；小叶 2~7 对，长椭圆形或近心形，长 0.9~2.5cm，宽 0.3~1cm，顶端圆或平截有凹，具短尖头，基部楔形，侧脉不甚明显，两面被贴伏黄柔毛。花 1~2（4）腋生，近无梗；萼钟形，外面被柔毛，萼齿披针形或锥形；花冠紫红色或红色，旗瓣长倒卵圆形，顶端圆，微凹，中部缢缩，翼瓣短于旗瓣，长于龙骨瓣；子房线形，微被柔毛，胚珠 4~8 颗，子房具柄短，花柱上部被淡黄白色髯毛。荚果线长圆形，长 4~6cm，宽 0.5~0.8cm，表皮土黄色，种间缢缩，有毛，成熟时背腹开裂，果瓣扭曲。种子 4~8 颗，圆球形，棕色或黑褐色，种脐长相当于种子圆周的 1/5。花期 4~7 月；果期 7~9 月。

【生境】生于海拔 50~1000m 的荒山、田边草丛及林中。

【分布】全国各地有逸生。原产欧洲南部、亚洲西部，现世界已广为栽培。

【采集加工】夏、秋季采收，将全草晒干。

【性味归经】味甘、辛，性温。

【功能主治】补肾调经，祛痰止咳。治肾虚腰痛，遗精，月经不调，咳嗽痰多。外用治疗疮。

【用法用量】15~30g，水煎服。外用适量，鲜草捣烂敷或煎水洗患处。

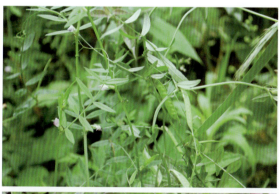
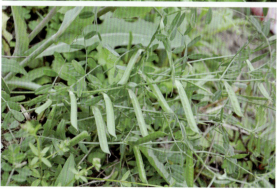
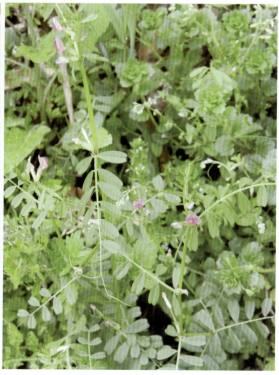

4.77.120 赤小豆

VIGNAE SEMEN

【别名】红豆

【基原】来源于蝶形花科 Papilionaceae 豇豆属 Vigna 赤小豆 Vigna angularis Ohwi et Ohashi [Phaseolus angularis（Willd.）W. F. Wight] 的成熟种子入药。

【形态特征】一年生直立草本，很少略呈缠绕状；茎纤细，高 25~70cm 或过之，仅嫩部被倒生的微柔毛。叶为三出复叶，有柄；托叶盾状着生，通常披针形；小叶纸质，披针形或长圆状披针形，长 4~6cm 或稍过之，顶端短尖或渐尖，基部圆或钝，也有阔楔尖，通常无毛或仅脉上疏被柔毛。花黄色，2~4 朵排成顶生、具长梗的总状花序；萼长 3~4mm；花冠蝶形，长约 10mm，龙骨瓣顶端内弯，但无旋卷的长喙。荚果线状圆柱形，长 6~10cm；种子 6~10 颗，椭圆形，通常暗红色，直径 3~3.5mm。花期 5~8 月。

【生境】栽培。

【分布】我国南北各地均有栽培。印度、越南、菲律宾和日本，美洲及非洲的刚果、乌干达也有引种。

【采集加工】秋季果实成熟而未开裂时拔取全株，晒干，打下种子，除去杂质，再晒干。

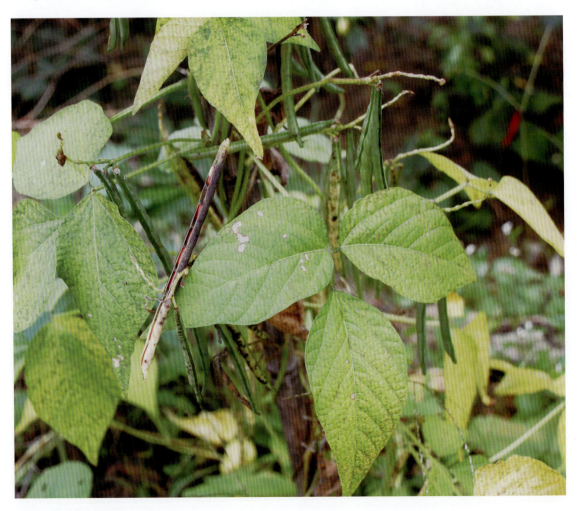

【药材性状】本品呈长圆状球形,稍扁,一端较大,长5~8mm,直径3~5mm,紫红色,微有光泽,种脐偏于一端,线形,白色,约为全长2/3,中间为一纵沟,背面有1条不明显的棱脊;质坚硬,不易破碎,破开种皮可见乳白色子叶2片。无臭,味微甘,以颗粒饱满、色紫红者为佳。

【性味归经】味甘、酸,性平。归心、小肠经。

【功能主治】清湿热,排脓,利水消肿。治水肿,脚气,肾炎,小便不利,疮疡肿毒。

【用法用量】9~60g,水煎服。

【附方】治慢性肾炎:赤小豆、红皮花生仁(带红皮的花生米)各90g,红糖60g,红枣20枚(核打碎),共煮熟,每天吃1次,最好早餐前吃,连吃3~5个月。适用于尿化验经常有红细胞及管型的慢性肾炎,对尿蛋白多者亦可服,但疗效不及前者显著。

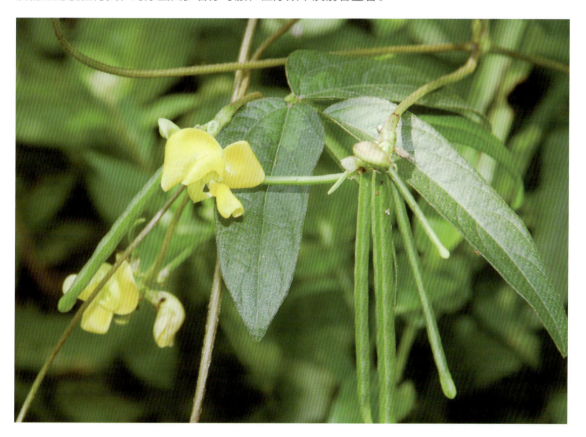

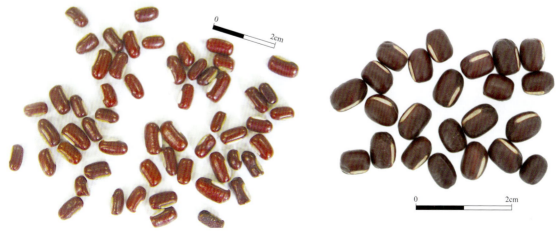

4.77 蝶形花科

4.77.121 贼小豆

VIGNAE MINIMAE SEMEN

【别名】山绿豆

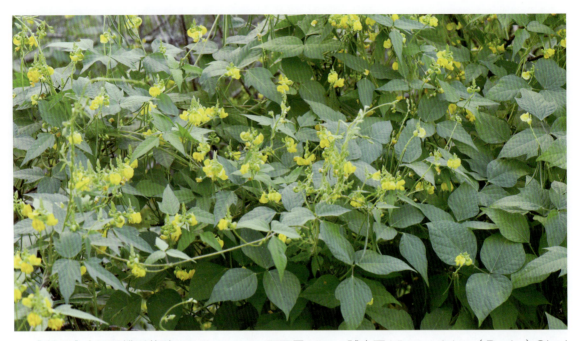

【基原】来源于蝶形花科 Papilionaceae 豇豆属 Vigna 贼小豆 Vigna minima（Roxb.）Ohwi et H. Ohashi [Phaseolus minimus Roxb.] 的种子入药。

【形态特征】一年生缠绕草本。茎纤细，无毛或被疏毛。羽状复叶具 3 小叶；托叶披针形，长约 4mm，盾状着生、被疏硬毛；小叶的形状和大小变化颇大，卵形、卵状披针形、披针形或线形，长 2.5~7cm，宽 0.8~3cm，顶端急尖或钝，基部圆形或宽楔形，两面近无毛或被极稀疏的糙伏毛。总状花序柔弱；总花梗远长于叶柄，通常有花 3~4 朵；小苞片线形或线状披针形；花萼钟状，长约 3mm，具不等大的 5 齿，裂齿被硬缘毛；花冠黄色，旗瓣极外弯，近圆形，长约 1cm，宽约 8mm；龙骨瓣具长而尖的耳。荚果圆柱形，长 3.5~6.5cm，宽 4mm，无毛，开裂后旋卷；种子 4~8 颗长圆形，长约 4mm，宽约 2mm，深灰色，种脐线形，凸起，长 3mm。花、果期 8~10 月。

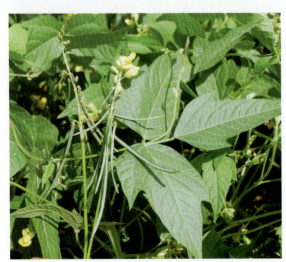

【生境】生于路旁、田野、旷野。

【分布】我国华北、华东南部至华南。日本、菲律宾也有分布。

【采集加工】夏、秋季采收，种子晒干。

【性味归经】味甘、苦，性凉。

【功能主治】利水除湿，活血排脓，消肿解毒。治水肿，痈肿。

【用法用量】20~30g，水煎服。

4.77.122 绿豆

VIGNAE RADIATAE SEMEN

【基原】来源于蝶形花科 Papilionaceae 豇豆属 *Vigna* 绿豆 *Vigna radiata*（L.）Wilczek [*Phaseolus radiatus* L.] 的种子入药。

【形态特征】一年生直立草本，有时顶部稍缠绕状，被淡褐色长柔毛。小叶 3；顶生小叶阔卵形，长 6~10cm，顶端渐尖；侧生小叶偏斜，长 4~10cm，宽 2.5~7.5cm，两面疏被长硬毛；托叶大，阔卵形，长约至 1cm；小托叶线形。总状花序腋生，总花梗短于叶柄或近等长；小苞片卵形或卵状长椭圆形，有长硬毛；花萼斜钟状，萼齿 4，最下面齿最长，近无毛；花冠黄色，长约

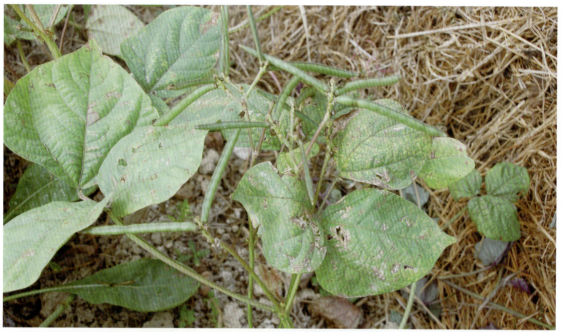

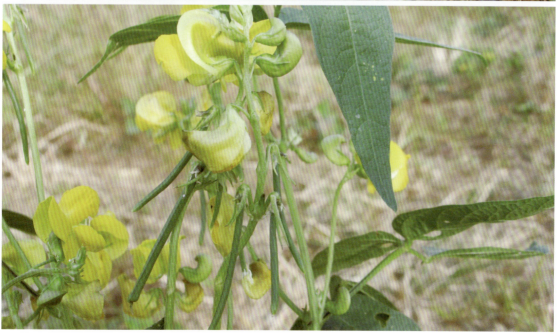

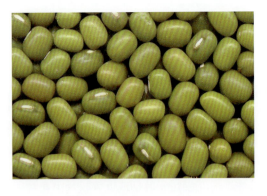

1cm，旗瓣肾形，翼瓣具渐狭的爪，龙骨瓣的爪截形；雄蕊10，2束；子房无柄，密被长柔毛。荚果长圆柱形，成熟时黑色，长6~10cm，宽约6mm，散生淡褐色长硬毛。种子长圆形，绿色，有时黄褐色。花期6~7月；果期8月。

【生境】栽培。

【分布】我国南北各地有栽培。世界各地栽培。

【采集加工】种子成熟时采收，晒干。

【药材性状】干燥种子长圆形，长4~6mm，表面绿黄色或暗绿色，有光泽。种脐类白色，线形突起，位于一侧上端，长约为种子长度的1/3，种皮薄韧，剥离后，露出淡黄绿色或黄白色种仁，子叶2枚，肥厚。质坚实，不易碎，气微，味微甘，嚼后有豆腥味。以身干、个大、粒饱满、色黄绿、无杂质者为佳。

【性味归经】味甘，性凉。归心、胃经。

【功能主治】清热解毒，消暑，利水。治暑热烦渴，水肿，泻痢，丹毒，痈肿，解药毒。

【用法用量】15~30g，水煎服或研末式绞汁；外用研末调敷。

【附方】① 预防中暑：绿豆适量，熬汤服。

② 治暑热烦渴：绿豆衣12g，鲜荷叶30g，扁豆花9g。水煎服。

③ 治毒蕈中毒：绿豆30~120g，蒲公英、大青叶、紫草根各30~60g，金银花30g，生甘草9~15g；水煎服，每日1剂。儿童剂量略减，也有仅用绿豆90g和生甘草9g煎服，或以生绿豆30~120g打碎开水浸泡后冷服。

【附注】叶治吐泻、斑疹、疔疮、疥癣。种皮清风热，去目翳，消肿胀。花解酒毒。

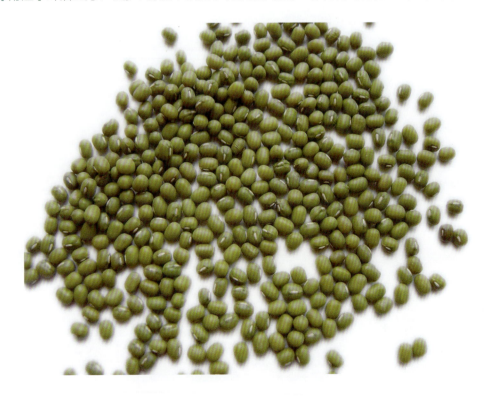

4.77.123 紫藤

WISTERIAE SINENSIS CORTEX ET FRUCTUS

【别名】紫藤萝

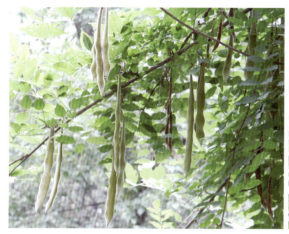
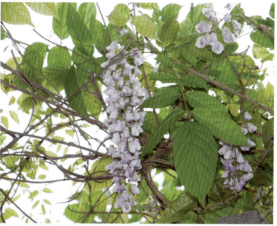

【基原】来源于蝶形花科 Papilionaceae 紫藤属 *Wisteria* 紫藤 *Wisteria sinensis*（Sims）Sweet 的茎皮和花入药。

【形态特征】落叶藤本。茎左旋。奇数羽状复叶长 15~25cm；托叶线形，早落；小叶 3~6 对，纸质，卵状椭圆形至卵状披针形，上部小叶较大，基部 1 对最小，长 5~8cm，宽 2~4cm，顶端渐尖至尾尖，基部钝圆或楔形，或歪斜，嫩叶两面被平伏毛，后秃净；小叶柄长 3~4mm，被柔毛；小托叶刺毛状，长 4~5mm，宿存。总状花序发自去年生短枝的腋芽或顶芽，长 15~30cm，直径 8~10cm，花序轴被白色柔毛；苞片披针形，早落；花长 2~2.5cm，芳香；花梗细，长 2~3cm；花萼杯状，长 5~6mm，宽 7~8mm，密被细绢毛，上方 2 齿甚钝，下方 3 齿卵状三角形；花冠具细绢毛，上方 2 齿甚钝，下方 3 齿卵状三角形；花冠紫色，旗瓣圆形，顶端略凹陷，花开后反折，基部有 2 胼胝体，翼瓣长圆形，基部圆，龙骨瓣较翼瓣短，阔镰形，子房线形，密被茸毛，花柱无毛，上弯，胚珠 6~8 颗。荚果倒披针形，长 10~15cm，宽 1.5~2cm，密被茸毛，悬垂枝上不脱落，有种子 1~3 粒；种子褐色，具光泽，圆形，宽 1.5cm，扁平。花期 4~5 月；果期 5~8 月。

【生境】生于山坡、灌丛。

【分布】辽宁、内蒙古、河北、山西、山东、江苏、浙江、湖北、湖南、陕西、甘肃、四川等地。

【采集加工】茎皮夏、秋采收，花春、夏采收，晒干。

【性味归经】味甘、苦，性温；有小毒。

【功能主治】利水，止痛，杀虫。治水肿，关节疼痛，腹痛，蛲虫病。

【用法用量】3~5g，水煎服。

【附注】种子内含氰化物，用量过大有中毒的可能，虽能治疗蛲虫病，但不宜久服。

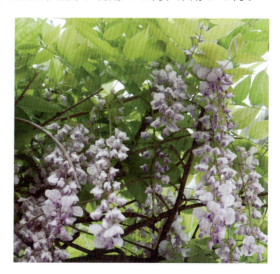

4.77.124 丁癸草

ZORNIAE GIBBOSAE HERBA

【别名】人字草、二叶人字草、乌蝇翼草、苍蝇翼、铺地锦、老鸦草

【基原】来源于蝶形花科 Papilionaceae 丁癸草属 Zornia 丁癸草 Zornia gibbosa Spanog. [Zornia diphylla（L.）Pers.] 的全草入药。

【形态特征】多年生、纤弱多分枝草本。无毛，有时有粗厚的根状茎。托叶披针形，长 1mm，无毛，有明显的脉纹，基部具长耳。小叶 2 枚，卵状长圆形、倒卵形至披针形，长 0.8~1.5cm，有时长达 2.5cm，顶端急尖而具短尖头，基部偏斜，两面无毛，背面有褐色或黑色腺点。总状花序腋生，长 2~6cm，花 2~6（10）朵疏生于花序轴上；苞片 2，卵形，长 6~7（10）mm，盾状着生，具缘毛，有明显的纵脉纹 5~6 条；花萼长 3mm，花冠黄色，旗瓣有纵脉，翼瓣和龙骨瓣均较小，具瓣柄。荚果通常长于苞片，少有短于苞片，有荚节 2~6，荚节近圆形，长与宽约 2（4）mm，表面具明显网脉及针刺。花期 4~7 月；果期 7~9 月。

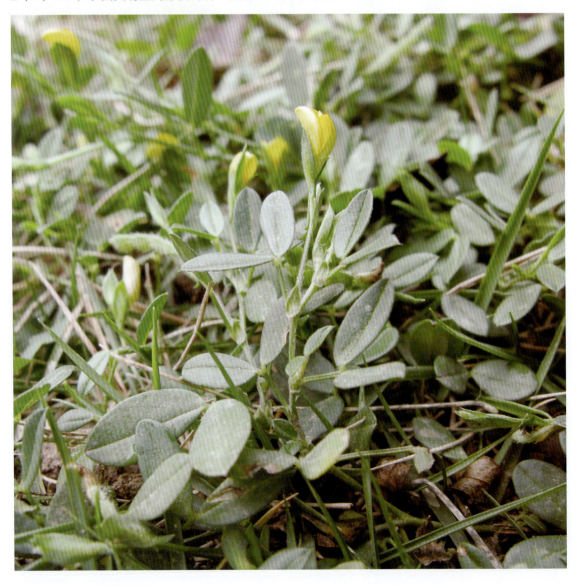

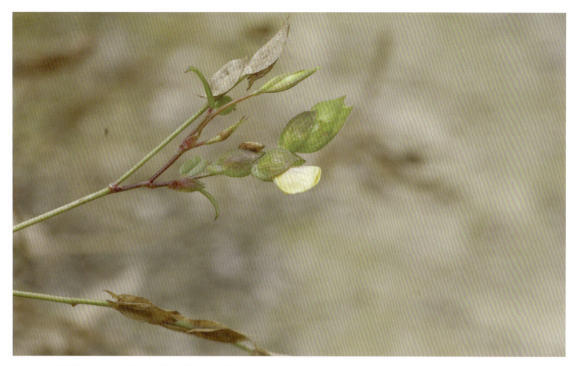

【生境】多生于稍干旱的旷地或田间。

【分布】长江以南各地。日本、缅甸、尼泊尔、印度至斯里兰卡也有分布。

【采集加工】夏、秋季采收，将全草洗净晒干。

【药材性状】全草长 10~30cm。茎丛生，纤细，黄绿色，无毛。小叶 2 片，生于叶柄顶端，人字形，小叶片长圆形至披针形，灰绿色，厚纸质，长 0.5~1cm，宽 0.2~0.4cm，顶端有一小刺尖，全缘，下面疏被毛或无毛，具黑色腺点；托叶卵状披针形。气微，味淡。以叶多，色绿者为佳。

【性味归经】味甘、淡，性凉。归肺、肝经。

【功能主治】清热解表，凉血解毒，除湿利尿。治风热感冒，咽喉肿痛，急性黄疸性肝炎，急性胃肠炎，急性阑尾炎，小儿疳积，急性乳腺炎，眼结膜炎。外用治跌打损伤，痈疖肿毒，毒蛇咬伤。

【用法用量】15~30g，水煎服。外用适量鲜品捣烂敷患处。

【附方】① 治急性乳腺炎：丁癸草 60g，鲮鱼 1 条（约 100g）。水 3 碗，煎至 1 碗余，分 2 次服。

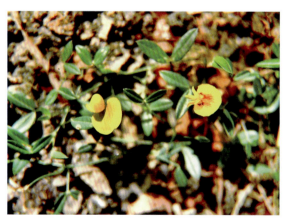

② 治风热感冒：丁癸草 15g，柳叶菊 15g，银花藤 30g。水煎服。

③ 治黄疸：丁癸草 30g，车前草 30g。水煎服。

④ 治肝炎：丁癸草 15g，地耳草 15g，瓜子金 6g。水煎服。

⑤ 治小儿疳积：丁癸草 9~15g，瘦猪肉 60~120g。水炖服。

⑥ 治毒蛇咬伤：鲜丁癸草捣烂取汁服，每次 20~30ml，每日服 3~4 次。渣敷伤口周围。

4.78 旌节花科

4.78.1 中国旌节花

STACHYURI CHINENSIS MEDULLA

【别名】水凉子

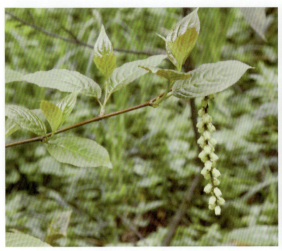
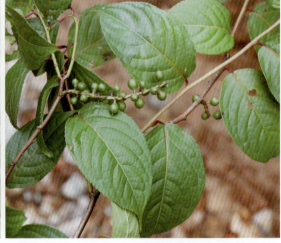

【基原】来源于旌节花科 Stachyuraceae 旌节花属 Stachyurus 中国旌节花 Stachyurus chinensis Franch. 的茎部髓心入药。

【形态特征】落叶灌木。高 2~4m。树皮光滑，紫褐色或深褐色；小枝粗壮，圆柱形，具淡色椭圆形皮孔。叶于花后发出，互生，纸质至膜质，卵形，长圆状卵形至长圆状椭圆形，长 5~12cm，宽 3~7cm，顶端渐尖至短尾状渐尖，基部钝圆至近心形，边缘为圆齿状锯齿，侧脉 5~6 对，在两面均凸起，细脉网状，叶面亮绿色，无毛，背面灰绿色，无毛或仅沿主脉和侧脉疏被短柔毛，后很快脱落；叶柄长 1~2cm，通常暗紫色。穗状花序腋生，先叶开放，长 5~10cm，无梗；花黄色，长约 7mm，近无梗或有短梗；苞片 1 枚，三角状卵形，顶端急尖，长约 3mm；小苞片 2 枚，卵形，长约 2cm；萼片 4 枚，黄绿色，卵形，长约 3.5mm，顶端钝；花瓣 4 枚，卵形，长约 6.5mm，顶端圆形；雄蕊 8 枚，与花瓣等长，花药长圆形，纵裂，2 室；子房瓶状，连花柱长约 6mm，被微柔毛，柱头头状，不裂。果实圆球形，直径 6~7cm，无毛，近无梗，基部具花被的残留物。花粉粒球形或近球形，赤道面观为近圆形或圆形，极面观为三裂圆形或近圆形，具三孔沟。花期 3~4 月；果期 5~7 月。

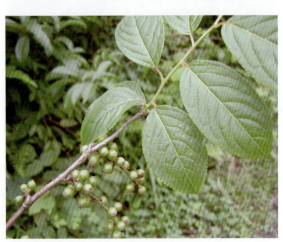

【生境】生于山谷沟边、谷地、林中或林缘。

【分布】陕西、甘肃、安徽、浙江、广东、湖南、湖北、江西、福建、广西、云南、四川、贵州。越南也有分布。

【采集加工】夏、秋季采收，茎部髓心晒干。

【性味归经】味淡，性平。

【功能主治】清热利水，通乳。治尿路感染，尿闭或尿少，热病口渴，小便黄赤，乳汁不通。

【用法用量】3~9g，水煎服。

4.78.2 小通草

STACHYURI MEDULLA HELWINGIAE MEDULLA

【别名】通条木

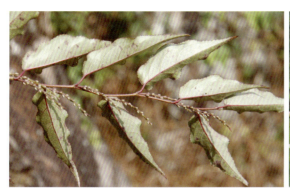
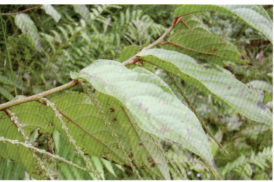

【基原】来源于旌节花科 Stachyuraceae 旌节花属 *Stachyurus* 喜马山旌节花 *Stachyurus himalaicus* Hook. f. et Thoms. ex Benth. 的茎髓入药。

【形态特征】灌木，高 3~5m；小枝褐色，有白色皮孔。叶互生，厚纸质或近革质，长圆形或长圆状披针形，长 8~14cm，宽 3.5~5.5cm，顶端尾状渐尖或渐尖，基部圆至近心形，边缘密生锐尖的小锯齿，齿的尖端常硬化；侧脉 5~7 条，两面凸起；叶柄常紫色，长达 1.5cm。花春季开放，黄色，长约 6mm，排成直立或下垂的穗状花序，通常着生在老枝叶痕之上；总花梗极短或近于无；萼片 4，阔卵形，钝头；花瓣 4，倒卵形。浆果近球形，直径 7~8mm，顶冠以宿存花柱。花期 3~4 月；果期 5~8 月。

【生境】常生于山坡林中。

【分布】湖北、湖南、江西、台湾、广东、广西、贵州、四川、云南、西藏等地。尼泊尔、印度、不丹、缅甸也有分布。

【采集加工】秋季割取茎，截成段，趁鲜取出髓部，理直，晒干。

【药材性状】本品呈细圆柱形，长短不齐，通常长 30~50cm，直径 0.5~1cm，表面白色或淡黄色；体轻，质松软，略有弹性，易折断，断面平坦，显银白色光泽。水浸后有黏滑感。无臭，无味。以条粗、色白者为佳。

【性味归经】味甘、淡，性寒；归肺、胃经。

【功能主治】利尿催乳，清热安神。治水肿，淋病，急性肾炎，膀胱炎，小便不利，乳汁不通，肺热咳嗽，心烦失眠。

【用法用量】3~9g，水煎服。

【注意】孕妇忌用。

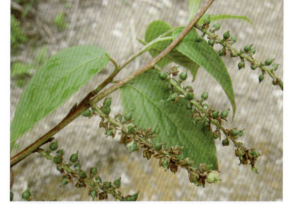
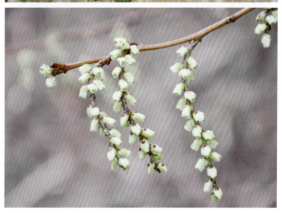

4.79 金缕梅科

4.79.1 阿丁枫

ALTINGIAE CHINENSIS RADIX ET CAULIS

【别名】蕈树

【基原】来源于金缕梅科 Hamamelidaceae 蕈树属 Altingia 阿丁枫 Altingia chinensis (Champ.) Oliv. ex Hance 的根、枝和叶入药。

【形态特征】常绿乔木,高 20m,胸径达 60cm,树皮灰色,稍粗糙;当年枝无毛,干后暗褐色;芽体卵形,有短柔毛,有多数鳞状苞片。叶革质或厚革质,二年生,倒卵状长圆形,长 7~13cm,宽 3~4.5cm;顶端短急尖,有时略钝,基部楔形;叶面深绿色,干后稍发亮,背面浅

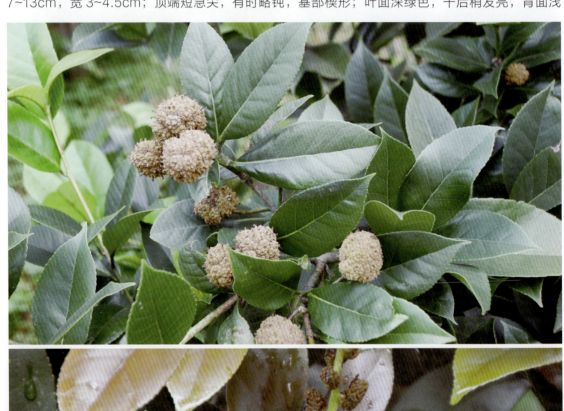

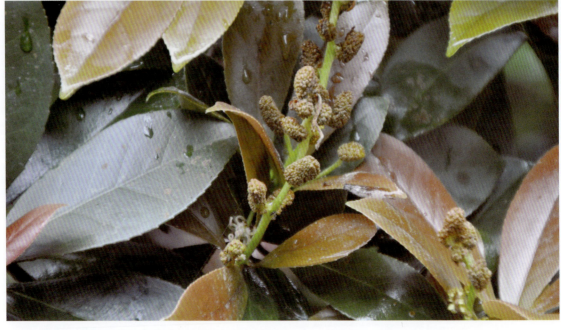

绿色，无毛；侧脉约 7 对，在上下两面均突起，网状小脉在叶面很明显，在背面稍突起，边缘有钝锯齿，叶柄长约 1cm，无毛，稍粗壮；托叶细小，早落。雄花短穗状花序长约 1cm，常多个排成圆锥花序，花序柄有短柔毛；雄蕊多数，近于无柄，花药倒卵形；雌花头状花序单生或数个排成圆锥花序，有花 15~26 朵，苞片 4~5 片，卵形或披针形，长 1~1.5cm；花序柄长 2~4cm；萼筒与子房联合，萼齿乳突状；子房藏在花序轴内，花柱长 3~4mm，有柔毛，顶端向外弯曲。头状果序近于球形，基底平截，宽 1.7~2.8cm，不具宿存花柱；种子多数，褐色有光泽。

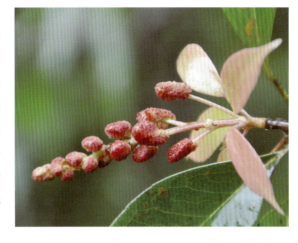

【生境】生于山地常绿阔叶林中。

【分布】广东、香港、海南、广西、福建、湖南、江西、贵州、云南。越南也有分布。

【采集加工】夏、秋采收，根、枝、叶晒干。

【性味归经】味甘，性温。

【功能主治】祛风除湿，舒筋活血。治风湿性关节炎，类风湿关节炎，腰肌劳损，慢性腰腿痛，半身不遂，跌打损伤，扭挫伤。外用刀伤出血。

【用法用量】6~10g，水煎服。

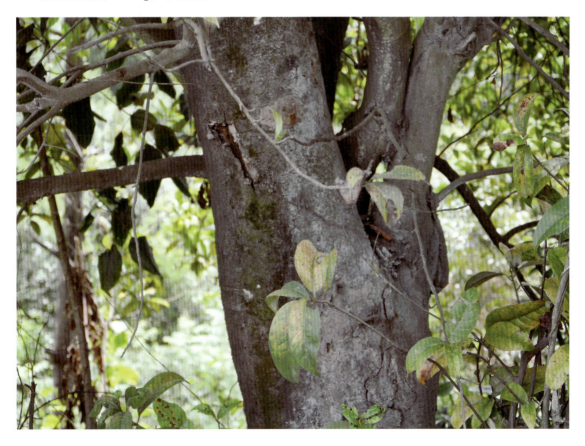

4.79.2　细柄阿丁枫

ALTINGIAE GRACILIPIS RESINA

【别名】细柄蕈树、龙泉檀香、细叶枫

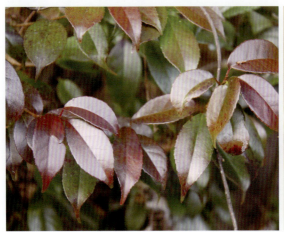 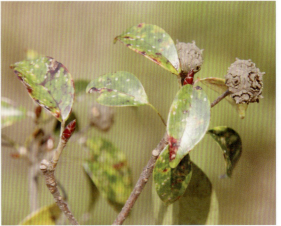

【基原】来源于金缕梅科 Hamamelidaceae 蕈树属 *Altingia* 细柄阿丁枫 *Altingia gracilipes* Hemsl. 的树脂入药。

【形态特征】常绿乔木，高 20m；嫩枝略有短柔毛，干后灰褐色，老枝灰色，有皮孔；芽体卵圆形，有多数鳞状苞片，外侧略有微毛。叶革质，卵状披针形，长 4~7cm，宽 1.5~2.5cm，顶端尾状渐尖，尾部长 1.5~2cm，基部钝或窄圆形；叶面深绿色，干后仍有光泽，背面无毛；侧脉 5~6 对，在叶面不明显，或有时下陷，在背面略突起，网脉不显著；全缘；叶柄长 2~3cm，纤细，无毛；托叶不存在。雄花头状花序圆球形，宽 5~6mm，常多个排成圆锥花序，生枝顶叶腋内，长 6cm；苞片 4~5 片，卵状披针形，长 8mm，有褐色柔毛，膜质；雄蕊多数，近于无柄，花药倒卵圆形，长 1.5mm，红色；雌花头状花序生于当年枝的叶腋里，单独或数个排成总状式，有花 5~6 朵；花序柄长 2~3cm，有柔毛；萼齿鳞片状，子房完全藏在花序轴内，花柱长 2.5mm，顶端向外弯曲。头状果序倒圆锥形，宽 1.5~2cm，有蒴果 5~6 个；蒴果不具宿存花柱。种子多数，细小，多角形，褐色。

【生境】生于山地常绿林中。

【分布】香港、广东、浙江、福建、江西。

【采集加工】夏、秋采收，分泌树脂晒干。

【性味归经】味辛，性温。

【功能主治】解毒止痛，止血。治外伤出血，跌打肿痛。

【用法用量】0.3~1g，入丸剂，不入煎剂。

4.79.3 蜡瓣花

CORYLOPSIS SINENSIS RADIX ET FOLIUM

【别名】中华蜡瓣花、连核梅、连合子

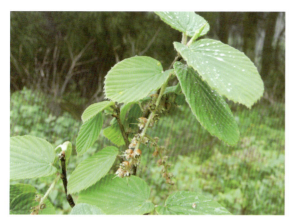
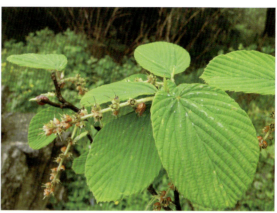

【基原】来源于金缕梅科 Hamamelidaceae 蜡瓣花属 *Corylopsis* 蜡瓣花 *Corylopsis sinensis* Hemsl. 的根皮和叶入药。

【形态特征】落叶小乔木；嫩枝有柔毛，老枝秃净，有皮孔；芽体椭圆形，外面有柔毛。叶薄革质，倒卵圆形或倒卵形，有时为长倒卵形，长 5~9cm，宽 3~6cm；顶端急短尖或略钝，基部不等侧心形；叶面秃净无毛，或仅在中肋有毛，背面有灰褐色星状柔毛；侧脉 7~8 对，最下一对侧脉靠近基部，第二次分枝侧脉不强烈；边缘有锯齿，齿尖刺毛状；叶柄长约 1cm，有星毛；托叶窄矩形，长约 2cm，略有毛。总状花序长 3~4cm；花序柄长约 1.5cm，被毛，花序轴长 1.5~2.5cm，有长茸毛；总苞状鳞片卵圆形，长约 1cm，外面有柔毛，内面有长丝毛；苞片卵形，长 5mm，外面有毛；小苞片长圆形，长 3mm；萼筒有星状茸毛，萼齿卵形，顶端略钝，无毛；花瓣匙形，长 5~6mm，宽约 4mm；雄蕊比花瓣略短，长 4~5mm；退化雄蕊 2 裂，顶端尖，与萼齿等长或略超出；子房有星毛，花柱长 6~7mm，基部有毛。果序长 4~6cm；蒴果近圆球形，长 7~9mm，被褐色柔毛。种子黑色，长 5mm。

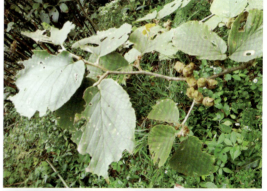

【生境】生于山地、山谷林中。

【分布】广东、广西、贵州、湖北、湖南、江西、福建、浙江、安徽等地。

【采集加工】夏、秋采收，根皮、叶晒干。

【性味归经】味甘，性平。

【功能主治】疏风和胃，宁心安神。治外感风邪，头痛，恶心呕吐，心悸，烦躁不安。

【用法用量】3~10g，水煎服。

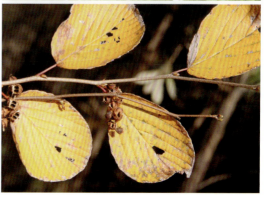

4.79.4　路路通

LIQUIDAMBARIS FRUCTUS

【别名】枫香果、枫树球、白胶香（树脂）

【基原】来源于金缕梅科 Hamamelidaceae 枫香树属 *Liquidambar* 枫香树 *Liquidambar formosana* Hance 的成熟果序入药。

【植物特征】大乔木，高达 20m；树皮灰褐色，常方块状剥落。单叶互生，薄革质，阔卵形，掌状 3 裂，中裂片较长，顶端尾尖，侧裂片平展，顶端渐尖，基部心形，边缘有锯齿，下面有时被短柔毛；掌状脉 3~5 条；叶柄长达 11cm；托叶线形，长 1~1.4cm，红褐色，早落。花单性同株，无花瓣，雄花排成短穗状花序，多个再呈总状排列，雄蕊多数，花丝不等长；雌花常 24~43 朵排成头状花序；花序梗长 3~6cm。果序圆球状，直径 3~4cm，蒴果嵌生于木质花序轴内，室间开裂为 2 果瓣，附有宿存萼齿和花柱；种子多角形或有窄翅，褐色。花期 4~6 月；果期 9~11 月。

【生境】生于平原或丘陵地区。

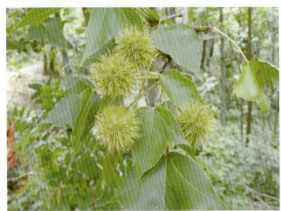
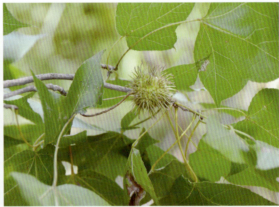
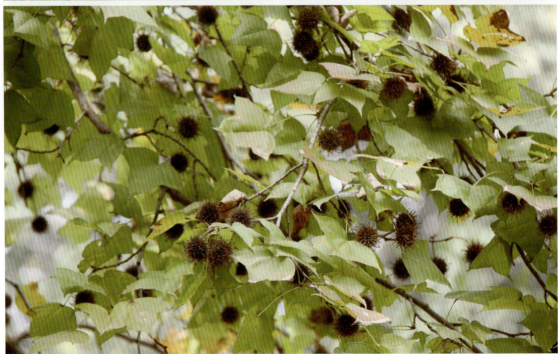

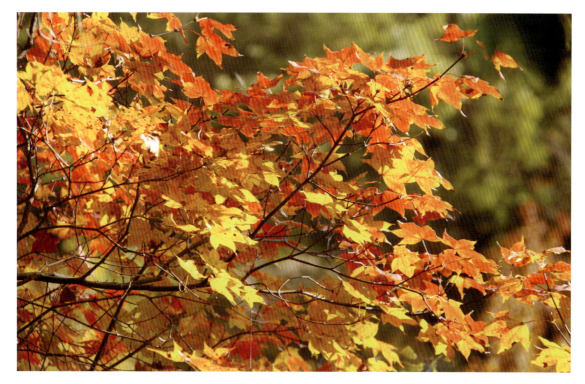

【分布】广布于黄河以南，西至四川、贵州，南至广东、广西、台湾等地均有分布。越南北部、老挝及朝鲜南部亦产。

【采集加工】冬季采摘或拾取落地果序，除去果柄及杂质，晒干。

【药材性状】本品呈圆球形，由多数小蒴果聚合而成，直径2~3cm。表面黄棕色或棕褐色，密布小刺及鸟嘴状钝刺，刺为硬化宿存萼齿和花柱，除去刺状物则有许多凹窝状小孔。果序基部常带有果柄。体轻，质硬，不易破开。破开小果可见内含种子2枚，淡褐色，有光泽。气无，味淡，以个完整、无果梗者为佳。

【性味归经】味苦，性平。归肝、肾经。

【功能主治】祛风通络，利水除湿。治风湿痹痛，肢体痹痛，手足拘挛，关节疼痛，胃痛，水肿胀满，经闭，小便不利，乳汁不下。外用治痈疽，痔漏，疥癣，湿疹。

【用法用量】5~10g，水煎服。外用适量，煅炭存性研末用油调敷患处。

【附注】枫香脂又名白胶香，为枫香树干的树脂，经加热溶化后，滤去杂质，自然干燥而成。药材为不规则团块，淡黄色至黄棕色，半透明或不透明。质脆，破碎面有光泽。受热即变软，且可拉长。气香，味淡。以块大、质脆、无杂质、香气浓者为佳。

味苦、涩，性平。功能清热生津，化痰。外用定痛，生肌，收敛止血。

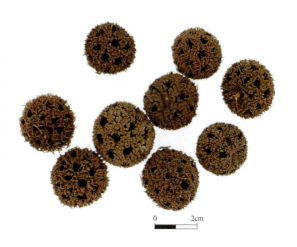

4.79.5 檵木叶

LOROPETALI CHINENSIS FOLIUM

【别名】桎木柴、继花、坚漆

【基原】来源于金缕梅科 Hamamelidaceae 檵木属 *Loropetalum* 檵木 *Loropetalum chinense* (R. Br.) Oliv. 的叶入药。

【形态特征】灌木或小乔木，多分枝，小枝有星毛。叶革质，卵形，长2~5cm，宽1.5~2.5cm，顶端尖锐，基部钝，不等侧，叶面略有粗毛或秃净，干后暗绿色，无光泽，背面被星毛，稍带灰白色，侧脉约5对，在上面明显，在下面突起，全缘；叶柄长2~5mm，有星毛；托叶膜质，三角状披针形，长3~4mm，宽1.5~2mm，早落。花3~8朵簇生，有短花梗，白色，比新叶先开放，或与嫩叶同时开放，花序柄长约1cm，被毛；苞片线形，长3mm；萼筒杯状，被星毛，萼齿卵形，长约2mm，花后脱落；花瓣4片，带状，长1~2cm，顶端圆或钝；雄蕊4枚，花丝极短，

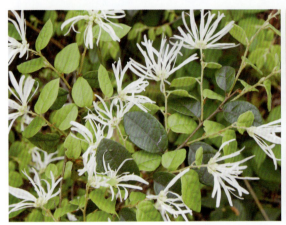
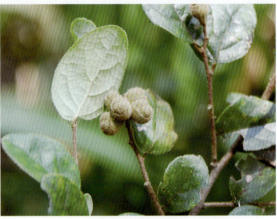
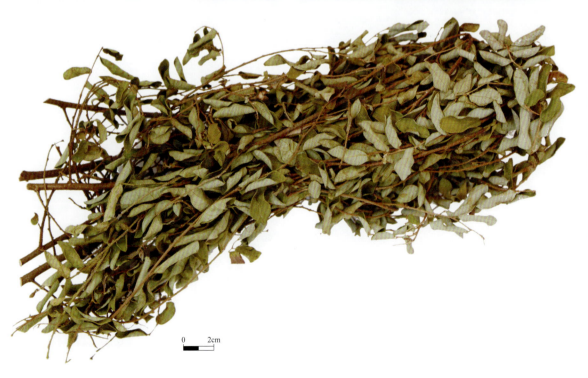

药隔突出成角状；退化雄蕊 4 枚，鳞片状，与雄蕊互生；子房完全下位，被星毛；花柱极短，长约 1mm；胚珠 1 个，垂生于心皮内上角。蒴果卵圆形，长 7~8mm，宽 6~7mm，顶端圆，被褐色星状茸毛，萼筒长为蒴果的 2/3。种子圆卵形，长 4~5mm，黑色，发亮。花期 3~4 月。

【生境】生于丘陵或荒山灌丛中。

【分布】我国长江中下游以南，北回归线以北地区有分布。日本和印度也有分布。

【采集加工】夏、秋二季枝叶茂盛时采收，晒干。

【药材性状】本品多少皱卷，展开后完整叶片椭圆形或卵形，长 1.5~3cm，宽 1~2.5cm，顶端锐尖，基部钝，稍偏斜，通常全缘，上面灰绿色或浅棕褐色，下面色较浅，两面被星状毛；叶柄被棕色星状茸毛。气微，味涩、微苦。以色绿者为佳。

【性味归经】味苦、涩，性平。归大肠经。

【功能主治】止血，止泻，止痛，生肌。治外伤出血，吐血，子宫出血，腹泻。外用治烧伤，外伤出血。

【用法用量】15~30g，水煎服。外用鲜品适量，捣烂敷患处。

【附方】① 治烧伤：檵木鲜叶 1kg，洗净捣烂，加第二遍洗米水，搅拌过滤，滤液加热煎浓放冷后，涂于皮肤上能形成薄膜时，加 15% 茶油，高压消毒备用。清创后，每 15~30min 涂 1 次，创面干后每 1~2 小时涂 1 次，直至痂皮脱落。

② 治子宫出血：檵木叶、大血藤各 30g。水煎，分 2 次服，每日 1 剂。

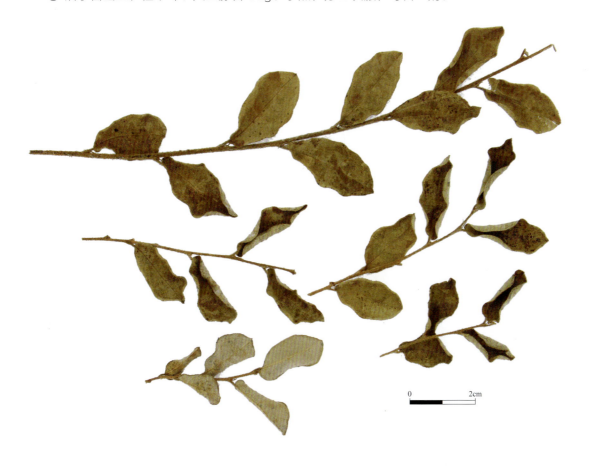

4.79.6 半枫荷

SEMILIQUIDAMBARIS CATHAYENSIS RADIX ET CORTEX

【别名】金缕半枫荷、木荷树、小叶半枫荷

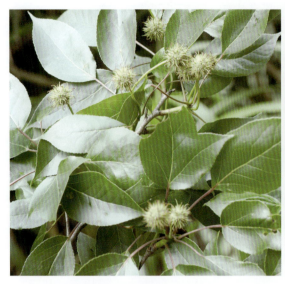
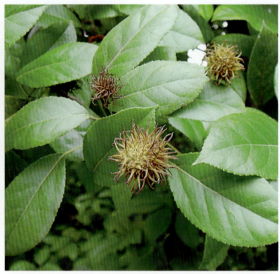

【基原】来源于金缕梅科 Hamamelidaceae 半枫荷属 Semiliquidambar 半枫荷 Semiliquidambar cathayensis H. T. Chang 的根、叶和树皮入药。

【形态特征】常绿乔木,高约17m,胸径达60cm,树皮灰色,稍粗糙;芽体长卵形,略有短柔毛;当年枝干后暗褐色,无毛;老枝灰色,有皮孔。叶簇生于枝顶,革质,异型,不分裂的叶片卵状椭圆形,长8~13cm,宽3.5~6cm;顶端渐尖,尾部长1~1.5cm;基部阔楔形或近圆形,稍不等侧;叶面深绿色,发亮,背面浅绿色,无毛;或为掌状3裂,中央裂片长3~5cm,两侧裂片卵状三角形,长2~2.5cm,斜行向上,有时为单侧叉状分裂;边缘有具腺锯齿;掌状脉3条,两侧的较纤细,在不分裂的叶上常离基5~8mm,中央的主脉还有侧脉4~5对,与网状小脉在上面很明显,在下面突起;叶柄长3~4cm,较粗壮,上部有槽,无毛。雄花的短穗状花序常数个排成总状,长6cm,花被全缺,雄蕊多数,花丝极短,花药顶端凹入,长1.2mm;雌花的头状花序单生,萼齿针形,长2~5mm,有短柔毛,花柱长6~8mm,顶端卷曲,有柔毛,花序柄长4.5cm,无毛。头状果序直径2.5cm,有蒴果22~28个,宿存萼齿比花柱短。

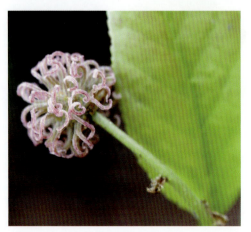

【生境】生于山谷密林中。

【分布】江西、福建、湖南、广东、广西等地。

【采集加工】夏、秋季采收,根、叶、树皮晒干。

【性味归经】味甘,性温。

【功能主治】祛风除湿,舒筋活血。治风湿性关节炎,类风湿关节炎,腰肌劳损,慢性腰腿痛,半身不遂,跌打损伤,扭挫伤。外用治刀伤出血。

【用法用量】15~30g,水煎服。

4.80 杜仲科

4.80.1 杜仲

EUCOMMIAE CORTEX

【别名】扯丝皮、思仲、丝棉皮、玉丝皮、川杜仲

【基原】来源于杜仲科 Eucommiaceae 杜仲属 Eucommia 杜仲 Eucommia ulmoides Oliv. 的树皮入药。

【形态特征】落叶乔木，高达20m；小枝有皮孔；树皮灰色，折断后有弹性银白色胶丝相联。单叶互生，长椭圆形或长圆形，长6~13cm，宽3.5~6.5cm，边缘有锯齿，背面叶脉上有疏毛；叶柄长1~2cm。花单朵腋生，单性，雌雄同株，无花被；雄蕊6~10枚，长约1cm，花丝极短，

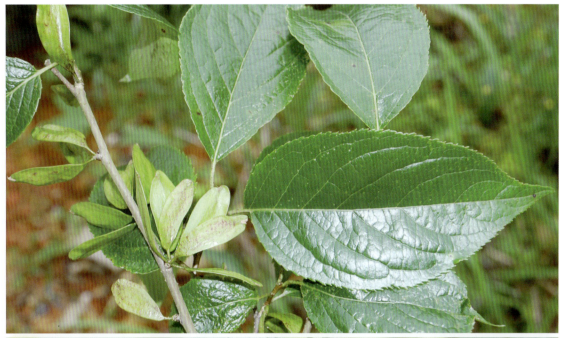

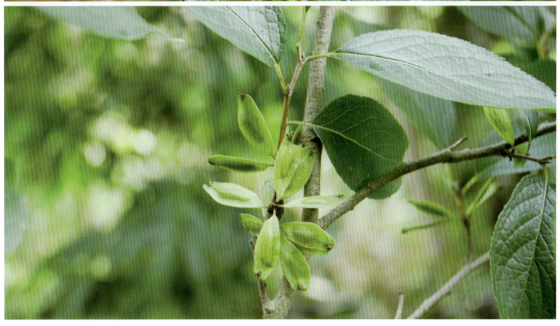

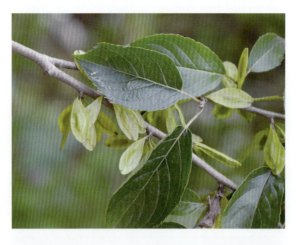

药隔突出；子房有柄，扁平，顶端2裂，柱头位于裂口内侧，顶端反折。翅果长椭圆形，扁，长3~3.5cm，宽1~1.5cm，顶端2裂，具薄翅；种子线形，两端圆形，长约1.5cm。花期3~4月；果期10~11月。

【生境】生于低山、谷地的疏林中。

【分布】长江中游各地有野生或栽培。世界温带地区广为栽培。

【采集加工】春、夏间，剥取树皮，相对层层平叠，放置在垫有稻草的平地上，压紧再覆盖稻草。过2~3天后，树皮内表面由白色变紫棕色时，取出晒干。

【药材性状】呈平的板片状，大小厚薄不一，通常长30~80cm，厚3~7mm，外表面多为黄棕色或灰棕色，厚者常覆有粗皮，较粗糙，常有纵裂沟纹，薄的较光滑，有横裂的灰白色皮孔，且有灰白色的地衣斑块；内表面紫棕色至棕褐色，光滑；质脆易折断，折断面之间有白色富弹性的胶丝相联，胶丝可拉长至1~3cm而不断。气微，味稍苦，嚼之有胶状的残存物。以皮厚、块大、去净粗皮、微辛、折裂时胶丝多而有光泽、内表面暗紫褐色者为佳。

【性味归经】味甘，性温。归肝、肾经。

【功能主治】补肝肾，强筋骨，安胎，降血压。治头晕目眩，腰膝酸痛，筋骨痿软，肾虚尿频，妊娠胎漏，胎动不安。

【用法用量】6~15g，水煎服。

【附方】① 治早期高血压病：生杜仲12g，桑寄生15g，生牡蛎18g，白菊花、枸杞子各9g，水煎服。

② 治腰腿酸痛：杜仲、牛膝各12g，补骨脂、红花各9g，鸡血藤15g。水煎服；或研成粗末，用白酒500g，浸泡7天，每服1酒盅，每日2次。

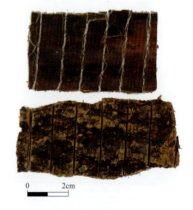

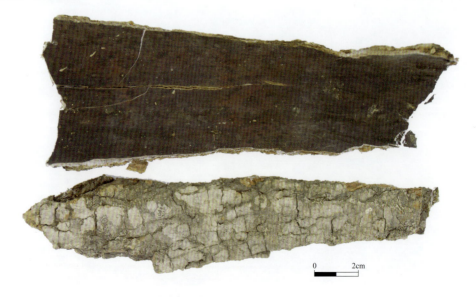

4.81 黄杨科

4.81.1 雀舌黄杨

BUXI BODINIERI FOLIUM

【别名】匙叶黄杨

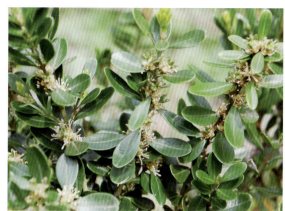
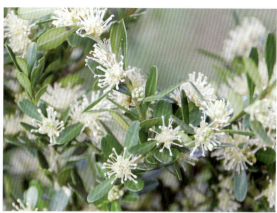

【基原】来源于黄杨科 Buxaceae 黄杨属 Buxus 雀舌黄杨 Buxus bodinieri Lévl. 的叶入药。

【形态特征】灌木,高 3~4m;枝圆柱形;小枝四棱形,被短柔毛,后变无毛。叶薄革质,常匙形,也有狭卵形或倒卵形,大多数中部以上最宽,长 2~4cm,宽 8~18mm,顶端圆或钝,往往有浅凹口或小尖凸头,基部狭长楔形,有时急尖,叶面绿色,光亮,叶背苍灰色,中脉两面凸出,侧脉极多,在两面或仅叶面显著,与中脉成 50°~60°角,叶面中脉下半段大多数被微细毛;叶柄长 1~2mm。花序腋生,头状,长 5~6mm,花密集,花序轴长约 2.5mm;苞片卵形,背面无毛,或有短柔毛。雄花:约 10 朵,花梗长仅 0.4mm,萼片卵圆形,长约 2.5mm,雄蕊连花药长 6mm,不育雌蕊有柱状柄,末端膨大,高约 2.5mm,和萼片近等长,或稍超出。雌花:外萼片长约 2mm,内萼片长约 2.5mm,授粉期间子房长 2mm,无毛,花柱长 1.5mm,略扁,柱头倒心形,下延达花柱 1/3~1/2 处。蒴果卵形,长 5mm,宿存花柱直立,长 3~4mm。花期 2 月;果期 5~8 月。

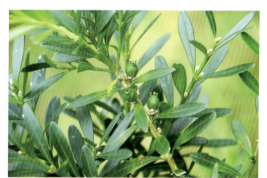

【生境】生于林下。

【分布】长江流域及以南各地,西北至甘肃。

【采集加工】夏、秋采收,叶晒干。

【性味归经】味甘、苦,性凉。

【功能主治】止咳,止血,清热解毒。治咳嗽,咯血,疮疡肿毒。

【用法用量】9~15g,水煎服。外用鲜品捣烂敷患处。

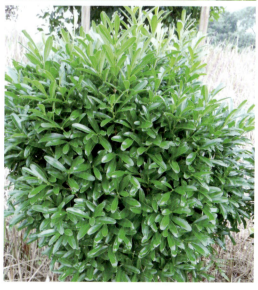

4.81.2 多毛富贵草

PACHYSANDRAE AXILLARIS HERBA

【别名】三角咪草、多毛板凳果

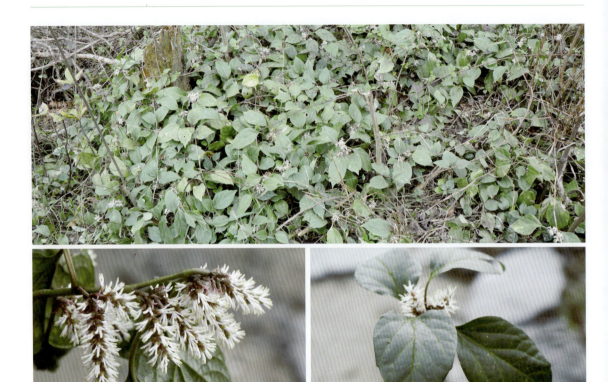

【基原】来源于黄杨科 Buxaceae 富贵草属 Pachysandra 多毛富贵草 Pachysandra axillaris Franch. var. *stylosa*（Dunn）M. Cheng 的全株入药。

【形态特征】亚灌木，下部匍匐，生须状不定根，上部直立，上半部生叶，下半部裸出，仅有稀疏、脱落性小鳞片，高 30~50cm；枝上被极匀细的短柔毛。叶坚纸质，卵形、阔卵形或卵状长圆形，甚至近圆形，长 6~16cm，宽 4~10cm，顶端渐尖或急尖，基部圆或急尖，稀楔形，全缘，或中部以上有稀疏圆齿、波状齿或浅锯齿，齿端有小尖凸头，中脉在叶面平坦，在叶背凸出，叶背有匀细的短柔毛，中脉、侧脉上布满疏或密长毛及全面散生伏卧的长毛；叶柄长 5~7cm，粗壮。花序腋生，长 2.5~5cm，下垂，或初期斜上，花大多数红色；雄花 10~20 枚，雌花 3~6 朵，雄花、雌花萼片均长 3~4mm。果熟时紫红色，球形，长约 1cm，宿存花柱长 1~1.5cm。花期 2~5 月；果期 9~10 月。

【生境】生于林下潮湿处。

【分布】陕西、湖南、江西、福建、广东、广西、云南等地。

【采集加工】夏、秋采收，全株切段晒干。

【性味归经】味辛、苦，性温。

【功能主治】散风祛湿，活血，通痹止痛。治风寒痹痛，手足顽麻，劳损腰痛，跌打损伤，头风头痛。

【用法用量】3~9g，水煎服。

4.81.3　长叶柄野扇花

SARCOCOCCAE LONGIPETIOLATAE HERBA

【别名】链骨连、条柄野扇花、青鱼胆、千年青

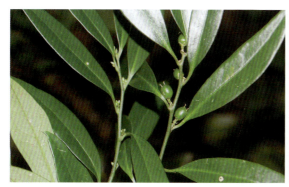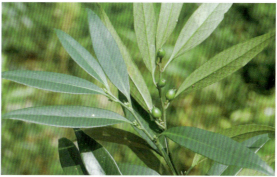

【基原】来源于黄杨科 Buxaceae 野扇花属 Sarcococca 长叶柄野扇花 Sarcococca longipetiolata M. Cheng 的全株入药。

【形态特征】灌木，高 1~3m；小枝有纵棱，无毛，或仅在扩大镜下见有微细毛。叶革质或薄革质，披针形、长圆状披针形或狭披针形，稀卵状披针形，长 5~12cm，宽 1.5~2.5cm，顶端长渐尖，基部渐狭或楔形，叶面中脉明显，脉上无毛，或近基部被少量微细毛，中脉下方一对较大侧脉，从离叶基 1~5mm 处出发上升，成离基三出脉，其余侧脉在叶面稍明显，背面无侧脉，或有 1~2 对不分明的侧脉；叶柄长 10~15mm。花序腋生兼顶生，总状或近头状以至复总状，长 1~1.5cm，花序轴被微细毛，苞片卵形，长 1.5mm，渐尖头。雄花：4~8 朵，生花序轴上半部，花梗长 1mm，粗壮，具 2 小苞，小苞阔卵形，长约 2mm，萼片阔卵形或椭圆形，长约 3mm，花丝长 5mm，花药长 1mm。雌花：2~4 朵，生花序轴下部，连柄长 3~4mm，小苞卵形，长 1.5~2mm，覆瓦状排列，萼片和末梢的小苞形状相似。果实球形，直径 8mm，熟时棕色、红色或带紫色，宿存花柱 2。花期 9 月至翌年 3 月；果期 12 月。

【生境】生于海拔 350~800m 的山谷溪边林下。

【分布】湖南、广西、江西、广东、香港、福建、贵州。

【采集加工】夏、秋采收，全株切片晒干。

【性味归经】味辛、涩、微苦，性平。

【功能主治】消肿活血，清热凉血，止痛。治黄疸性肝炎，肝痛，腹胀腹痛，胃痛，跌打损伤，风湿关节痛，喉痛，无名肿毒。

【用法用量】9~15g，水煎服。外用鲜品捣烂敷患处。

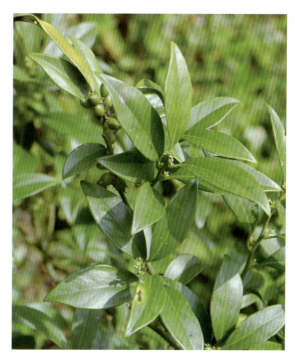

4.81.4 野扇花

SARCOCOCCAE RUSCIFOLIAE RADIX ET FRUCTUS

【别名】清香桂、野樱桃

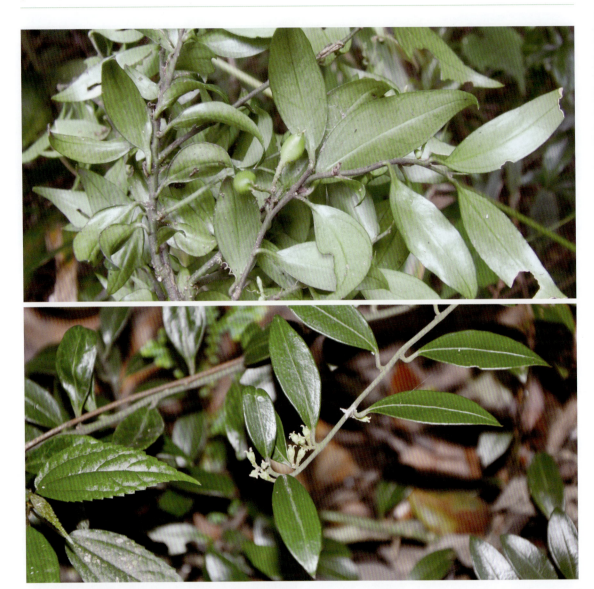

【基原】来源于黄杨科 Buxaceae 野扇花属 *Sarcococca* 野扇花 *Sarcococca ruscifolia* Stapf 的根和果实入药。

【形态特征】灌木，高 1~4m。叶阔椭圆状卵形、卵形、椭圆状披针形、披针形或狭披针形，较小的长 2~3cm，宽 7~12mm，较狭的长 4~7cm，宽 7~14mm，较大的长 6~7cm，宽 2.5~3cm，变化很大，但常见的为卵形或椭圆状披针形，长 3.5~5.5cm，宽 1~2.5cm。顶端急尖或渐尖，基部急尖或渐狭或圆，一般中部或中部以下较宽，叶面亮绿，叶背淡绿，叶面中脉凸出，无毛，稀被微细毛，大多数中脉近基部有一对互生或对生的侧脉，多少成离基三出脉，叶背中脉稍平或凸出，无毛，叶面平滑，侧脉不显；叶柄长 3~6mm。花序短总状，长 1~2cm，花序轴被微细毛，苞片披针形或卵状披针形；花白色，芳香；雄花 2~7 朵，占花序轴上方的大部，雌花 2~5 朵，生花序轴下部，通常下方雄花有长约 2mm 的花梗，具 2 小苞片，小苞片卵形，长为萼片的 1/3~2/3，上方雄花近无梗，有的无小苞片。雄花：萼片通常 4 片，亦有 3 或 5 片，内面的阔椭圆形或阔卵形，顶端圆，有小尖凸头，外面的卵形，渐尖头，长约 3mm，雄蕊连花药长约 7mm。雌花：连柄长 6~8mm，柄上小苞多片，狭卵形，覆瓦状排列，萼片长 1.5~2mm。果实球形，直径 7~8mm，熟时猩红至暗红色，宿存花柱 3 或 2 枚，长 2mm。花、果期 10 月至翌年 2 月。

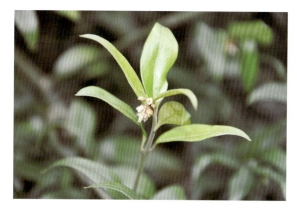

【生境】生于沟边或林中。

【分布】陕西、四川、湖北、湖南、江西、贵州、云南等地。

【采集加工】夏、秋采收，根、果实晒干。

【性味归经】味辛、苦，性平。

【功能主治】根：理气止痛，祛风活络。根：治急、慢性胃炎，胃溃疡，风湿关节疼痛，跌打损伤。果实：补血养肝。果实：治头晕，心悸，视力减退。

【用法用量】9~15g，水煎服；根研粉，每服 1.5g。

【附方】治胃痛：野扇花根洗净，切成小段，嚼服；或晒干研粉，水泛为丸，每服 1.5g，每日 3 次，温开水送服。

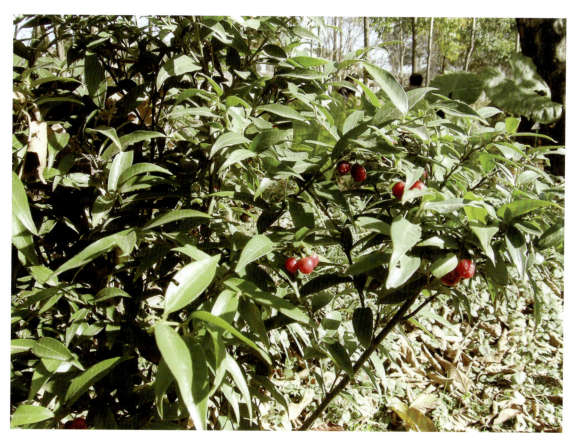

4.82 杨柳科

4.82.1 胡杨

POPULI EUPHRATICAE PIX

【别名】胡桐泪、胡桐律、石律、石泪、胡桐碱

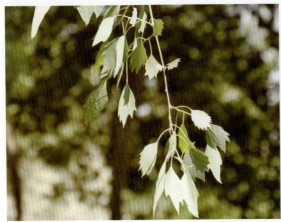
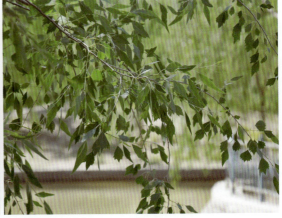

【基原】来源于杨柳科 Salicaceae 杨属 *Populus* 胡杨 *Populus euphratica* Oliv. 的树脂流入土中，多年后形成的产物入药。

【形态特征】落叶乔木，高 10~15m。树皮淡灰褐色，下部条裂。芽椭圆形，褐色，长约 7mm。苗期和萌枝叶披针形或线状披针形，全缘或具不规则的波状齿牙；成年树小枝泥黄色；枝内富含盐分，叶形多变；叶柄微扁，约与叶片等长，萌枝叶柄长仅 1cm；叶片卵圆形、卵状披针形、三角形状卵形或肾形，顶端有粗齿牙，基部楔形、阔楔形、圆形或截形，基部有 2 腺点，两面同色。雄花序长 2~3cm，轴有短柔毛；雄蕊 15~25，花药紫红色，花盘边缘有不规则齿牙；苞片略呈菱形，上部有疏齿牙；雌花序长约 2.5cm，果期长达 9cm；子房长卵形，柱头 3，2 浅裂，鲜红或淡黄绿色。蒴果长卵圆形，长 10~12cm，2~3 瓣裂，无毛。花期 5 月；果期 7~8 月。

【生境】生于海拔 250~1800m 的盆地、河谷和平原等地的盐碱地。

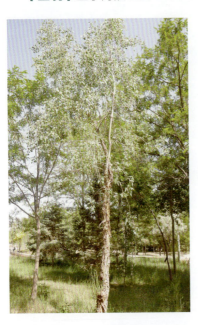

【分布】内蒙古、甘肃、青海、新疆。蒙古、俄罗斯、埃及、叙利亚、印度、伊朗、阿富汗、巴基斯坦等地也有分布。

【采集加工】多在冬季采收，除去泥土杂质，干燥。

【性味归经】味苦、咸，性寒。归肺、胃经。

【功能主治】清热解毒，化痰软坚。治咽喉肿痛，齿痛，牙疳，中耳炎，瘰疬，胃痛。

【用法用量】6~10g，水煎服或入丸、散服。外用适量，煎水含漱；或研末撒。

【附方】① 治咽喉肿痛、牙痛、瘰疬结核：胡桐泪粗品（土中形成的树脂为粗品）10~15g，水煎服。不可多服，多服呕吐。

② 治胃及十二指肠溃疡、胃痛、胃酸过多：10% 的胡桐泪精制品溶液，成人每次 10ml 或粉剂每次 1g，一日两次，饭后服，7 天为 1 个疗程。

4.82.2 柳枝

SALICIS BABYLONICAE RAMUS

【别名】柳树、清明柳、吊杨柳、线柳

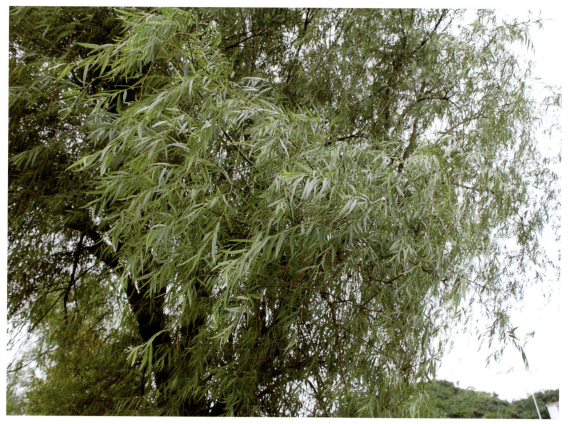

【基原】来源于杨柳科 Salicaceae 柳属 *Salix* 垂柳 *Salix babylonica* L. 的枝条入药。

【形态特征】落叶乔木，高达 10m，小枝细长而下垂，淡黄绿色或淡褐色，幼时被毛，后渐脱落；芽长卵形，顶端急尖。单叶互生，叶片狭披针形或线状披针形，长 7~15cm，宽 5~15mm，顶端长渐尖，基部楔形，有时歪斜，边缘有细腺齿，表面鲜绿色，背面粉绿色，无毛或幼时被柔毛；叶柄长 6~12mm，被短柔毛。花单性异株，无花被，柔荑花序直立，黄绿色，先叶或与叶片生出同时开放，花序轴有短柔毛；雄花序长 2~4cm，苞片长圆形，边缘有睫毛，雄蕊 2 枚，花药黄色，花丝基部背腹面各具 1 腺体；雌花序长 1.5~2.5cm，苞片条状披针形，基部被柔毛，子房卵圆形，无毛，仅腹面基部有腺体，花柱极短，2 裂。蒴果黄褐色，长 3~4mm，2 瓣裂。花期 3~4 月；果期 5 月。

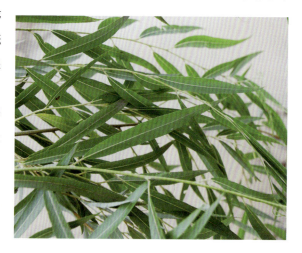

【生境】多种植于水边、堤岸上。

【分布】长江流域与黄河流域，其他各地均有栽培。亚洲余地、欧洲、美洲各国有引种。

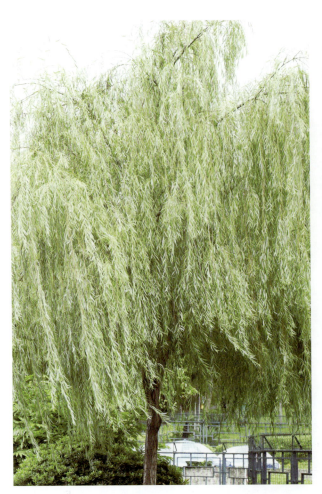

【采集加工】春、秋二季采收。砍下嫩枝，除去叶片，截成约50cm的长段，扎把晒干，或趁鲜嫩时斜切成薄片，晒干。

【药材性状】本品呈圆柱形，分枝少，直径0.3~0.8cm，表面淡褐色或红褐色，有众多短的横向开裂的细纹及皮孔，圆盘状的细枝痕明显可见，残留有未脱尽的灰褐色栓皮。体轻，质硬而脆，断面不平坦，皮部薄，褐色，木部黄白色，占断面的4/5，髓部小。气微，味淡。以身干、质嫩、断面黄白色者为佳。

【性味归经】味苦，性寒。

【功能主治】祛风，利尿，止痛，消肿。治风湿痹痛，淋病，白浊，小便不通，传染性肝炎，风肿，疔疮，丹毒，龋齿，龈肿。

【用法用量】15~30g，水煎服或煎水含漱，或熏洗。

【附注】本品的树枝、根的韧皮部也入药，治风湿骨痛，风肿瘙痒，黄疸，淋浊，乳痈，牙痛，汤火烫伤。

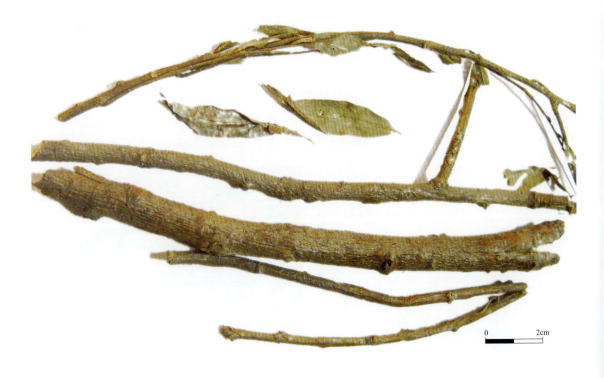

4.82.3 银叶柳

SALICIS CHIENII RADIX ET RAMUS

【别名】小叶杨柳、白水杨柳、水柳

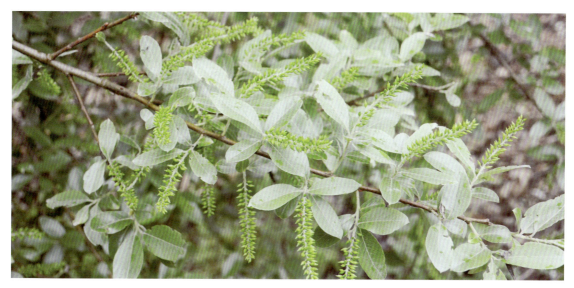

【基原】来源于杨柳科 Salicaceae 柳属 Salix 银叶柳 Salix chienii Cheng 的根、枝、叶入药。

【形态特征】小乔木，高达 12m。树干通常弯曲，树皮暗褐灰色，纵浅裂；一年生枝带绿色，有茸毛，后紫褐色，近无毛。芽顶端钝头，有短柔毛。叶长椭圆形、披针形或倒披针形，长 2~5cm，宽 5~13mm，顶端急尖或钝尖，基部阔楔形或近圆形，幼叶两面有绢状柔毛，成叶上面绿色，无毛或有疏毛，下面苍白色，有绢状毛，稀近无毛，侧脉 8~12 对，边缘具细腺锯齿，叶柄短，长约 1mm，有绢状毛。花序与叶同时开放或稍先叶开放；雄花序圆柱状，长 1.5~2cm，花序梗短，梗长 3~6mm，基部有 3~7 小叶，轴有长毛；雄蕊 2，花丝基部合生，基部有毛，花药黄色；苞片倒卵形，顶端近圆形或钝头，两面有长毛；腺体 2，背生和腹生；雌花序长 1.2~1.8cm，有短梗，长 2~5mm，基部有 3~5 小叶，轴有毛；子房卵形，长约 2mm，无柄，无毛，花柱短而明显，柱头 2 裂，苞片卵形，顶端圆形或钝头，两面无毛，有缘毛；腺体 1，腹生。果序长达 2~4cm；蒴果卵状长圆形，长约 3mm。花期 4 月；果期 5 月。

【生境】生于山谷，溪边。

【分布】江西、广东、湖南、湖北、江苏、浙江、安徽。

【采集加工】夏、秋采收，根、枝、叶晒干。

【性味归经】味辛、苦，性寒。

【功能主治】清热解毒，祛风止痒。治感冒发热，咽喉肿痛，皮肤瘙痒，膀胱炎，尿道炎，跌打损伤。

【用法用量】9~15g，水煎服。外用鲜品捣烂敷患处。

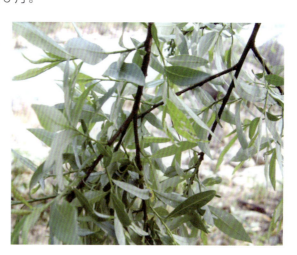

4.83 杨梅科

4.83.1 杨梅

MYRICAE RUBRAE RADIX ET CORTEX

【别名】树梅、朱红

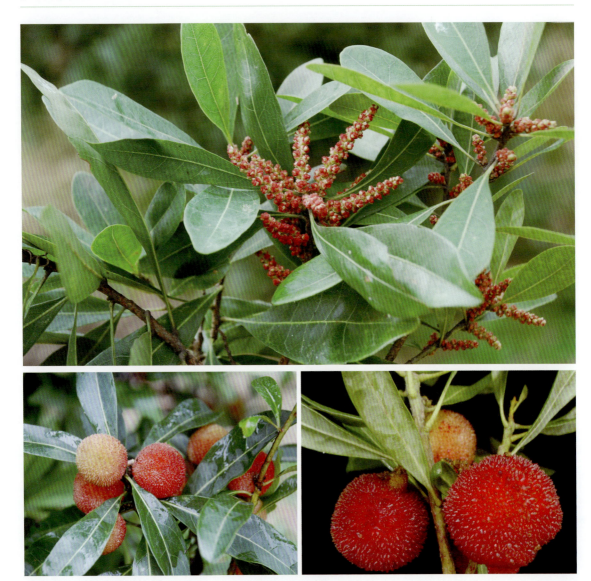

【基原】来源于杨梅科 Myricaceae 杨梅属 *Myrica* 杨梅 *Myrica rubra* Sieb. et Zucc. 的果实、树皮、根入药。

【形态特征】常绿乔木，高可达 15m。叶革质，无毛，常密集于小枝上端，楔状倒卵形或长椭圆状倒卵形，长 5~14cm，宽 1~4cm，顶端圆钝或具短尖至急尖，基部楔形，全缘或偶有在中部以上具少数锐锯齿，叶面深绿色，有光泽，背面浅绿色，无毛，仅被有稀疏的金黄色腺体；叶柄长 2~10mm。花雌雄异株；雄花序单独或数条丛生于叶腋，圆柱状，长 1~3cm，常不分枝呈单穗状，基部的苞片不孕，孕性苞片近圆形，全缘，背面无毛，仅被有腺体，长约 1mm，每苞片腋内生 1 雄花；雄花具 2~4 枚卵形小苞片及 4~6 枚雄蕊；花药椭圆形，暗红色，无毛；雌花序常单生于叶腋，较雄花序短而细瘦，长 5~15mm，苞片和雄花的苞片相似，密接而成覆瓦状排列，每苞片腋内生1雌花；雌花常具4枚卵形小苞片；子房卵形，极小，无毛，顶端具极短的花柱及2鲜红色的细长的柱头，其内侧为具乳头状凸起的柱头面；每一雌花序仅上端1（稀2）雌花能发育成果实。核果球状，外表面具乳头状凸起，径1~3cm，外果皮肉质，多汁液及树脂，味酸甜，成熟时深红色或紫红色；核常为阔椭圆形或圆卵形，略成压扁状，长1~1.5cm，宽1~1.2cm。花期4月；果期6~7月。

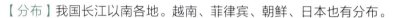

【生境】生于山谷疏林内或山坡、村落的灌木丛中或栽培作果树。

【分布】我国长江以南各地。越南、菲律宾、朝鲜、日本也有分布。

【采集加工】夏、秋采收，将果实、树皮、根晒干。

【性味归经】根、树皮：味苦，性温。果：味酸、甘，性平。

【功能主治】根、树皮：散瘀止血，止痛。果：生津止渴。根、树皮：治跌打损伤，骨折，痢疾，胃、十二指肠溃疡，牙痛。外用治创伤出血，烧、烫伤。果：治口干，食欲不振。

【用法用量】15~30g，水煎服。根皮外用适量，研粉撒敷或食油调敷患处。

【附方】① 治痢疾：鲜杨梅树皮30g，鲜南天竹15g，橘皮4.5g。水煎，分3次服，每日1剂。

② 治胃、十二指肠溃疡、胃痛：杨梅树根皮（去粗皮）、青木香各等量。共研细粉制成蜜丸。每丸重9g。每服2丸，每日2次。

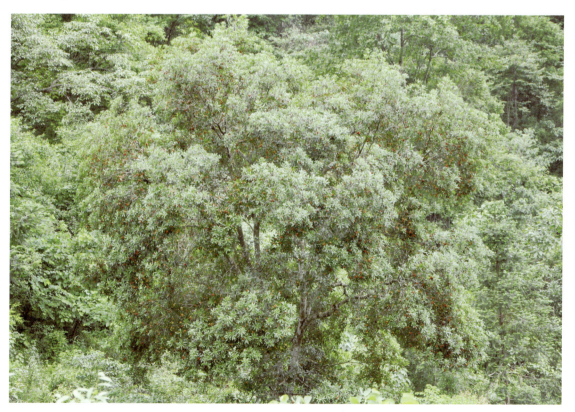

4.84 壳斗科

4.84.1 锥栗

CASTANEAE HENRYI SEMEN

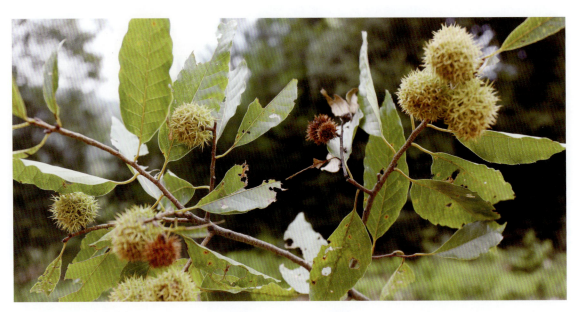

【基原】来源于壳斗科 Fagaceae 栗属 Castanea 锥栗 Castanea henryi (Skan) Rehd. et Wils. 的种子入药。

【形态特征】大乔木，高达 30m，冬芽长约 5mm，小枝暗紫褐色，托叶长 8~14mm。叶长圆形或披针形，长 10~23cm，宽 3~7cm，顶部长渐尖至尾状长尖，新生叶的基部狭楔尖，两侧对称，成长叶的基部圆或宽楔形，一侧偏斜，叶缘的裂齿有长 2~4mm 的线状长尖，叶背

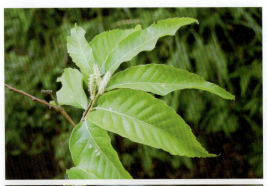

无毛，但嫩叶有黄色鳞腺且在叶脉两侧有疏长毛；开花期的叶柄长 1~1.5cm，结果时延长至 2.5cm。雄花序长 5~16cm，花簇有花 1~3（5）朵；每壳斗有雌花 1（稀 2 或 3）朵，仅 1 花（稀 2 或 3）发育结实，花柱无毛，稀在下部有疏毛。成熟壳斗近圆球形，连刺径 2.5~4.5cm，刺或密或稍疏生，长 4~10mm；坚果长 15~12mm，宽 10~15mm，顶部有伏毛。花期 5~7 月；果期 9~10 月。

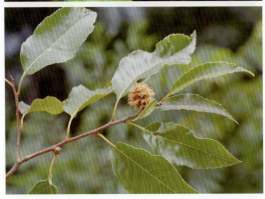

【生境】生于海拔 100~1400m 的丘陵与山地。

【分布】除台湾及海南外，广布于秦岭南坡以南、五岭以北各地。

【采集加工】秋季采收，种子晒干。

【性味归经】味甘，性平。

【功能主治】安神宁心。治失眠。

【用法用量】50~100g，煮熟食用。

4.84.2 板栗壳

LIGNUM CASTANEAE MOLLISSIMAE

【别名】毛栗壳

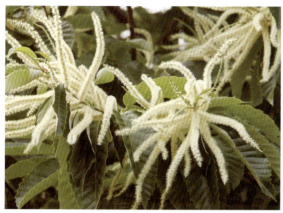
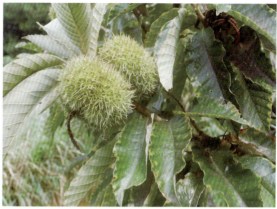

【基原】来源于壳斗科 Fagaceae 栗属 Castanea 板栗 Castanea mollissima Blume 的壳斗入药。

【形态特征】落叶乔木，高 15~20m；树皮深纵裂；嫩枝被毛；冬芽短，阔卵形，被毛。叶 2 列，卵状长圆形至椭圆状披针形，长 9~15cm，基部圆或宽楔形，有时偏斜，羽状脉，边缘有锯齿，齿端有芒，上面无毛或嫩叶薄被星状短柔毛，下面密被白色、星状短茸毛和较长的单毛；叶柄短。花单性同株；雄柔荑花序直立，细长；雌花集生于枝条上部的雄花序基部。壳斗球形，上有针刺，刺上密被紧贴的柔毛，成熟时开裂而散出坚果；坚果半球形或扁球形，通常 2 个，暗褐色，直径 2~3cm。花期 4~6 月；果期 8~10 月。

【生境】栽培，适宜于山地向阳山坡及干燥的沙质土壤。

【分布】我国广泛栽培于辽宁、河北及黄河流域和以南各地。

【采集加工】秋季采收成熟果实时剥取壳斗，晒干。

【药材性状】本品呈球状，略扁，连刺直径 4~8cm，高 3~4cm，常纵向开裂成 2~4 瓣；外表面黄棕色或棕色，密布分枝利刺，刺长 1~1.5cm，密被灰白色至灰绿色柔毛；内表面密被紧贴的黄棕色丝质长茸毛，底部有 2~3 个坚果脱落后的疤痕。质坚硬，断面颗粒状，暗棕褐色。气微，味微涩。以个大、质坚、色黄棕者为佳。

【性味归经】味甘、涩，平。归脾、胃经。

【功能主治】止咳，化痰，消炎。治慢性支气管炎，咳嗽痰多，百日咳，淋巴结炎，腮腺炎。

【用法用量】30~60g，水煎服。

【附方】① 治痰火头疬：板栗壳 30g，蜜枣 3 粒，水煎服。

② 治痰火核：板栗壳、夏枯草各适量，水煎服。

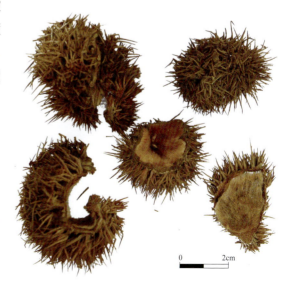

4.84.3 茅栗

CASTANEAE SEGUINII RADIX

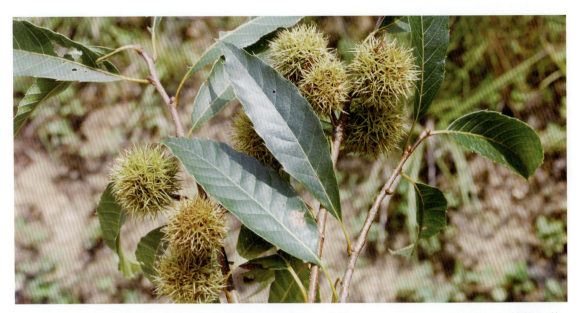

【基原】来源于壳斗科 Fagaceae 栗属 Castanea 茅栗 Castanea seguinii Dode 的根入药。

【形态特征】落叶灌木或乔木，高达 15m。嫩枝被短柔毛；冬芽小，卵形，长 2~3mm。叶长椭圆形或倒卵状长椭圆形，长 6~14cm，宽 4~6cm，顶端渐尖，基部楔形、圆形或近心形，边缘有锯齿，背面被腺鳞，或仅在幼时沿脉上有稀疏单毛，侧脉 12~17 对，直达齿端；叶柄长 6~10mm，有短毛。总苞近球形，连刺直径 3~5cm；苞片针刺形，密生；坚果常为 3 个，有时可达 5~7 个，扁球形，直径 1~1.5cm。花期 4~5 月；果期 6~10 月。

【生境】生于海拔 400~1200m 的丘陵山地或灌木丛中。

【分布】广东、湖南及大别山以南、五岭南坡以北各地。

【采集加工】夏、秋季采收，根切片晒干备用。

【性味归经】味苦，性寒。

【功能主治】清热解毒，消食。治肺热咳嗽，肺结核，食后腹胀，丹毒，疮毒。

【用法用量】15~30g，水煎服。

【附方】① 治咳嗽：鲜茅栗根 60g，鲜牛口刺 30g，水煎服。

② 治久咳：鲜茅栗根 60g，猪肺 100~250g，炖服。

③ 治肺炎：茅栗根、虎刺根、黄荆根、黄栀子根各 9g，灯心草为引，水煎服。

④ 治肺结核：茅栗根、大青叶各 30g，虎刺、白及、百合、百部各 9g，土大黄 6g，猪肺为引，水煎服。

⑤ 治丝虫病：茅栗幼树根 30g，淡黑鱼 1 个（连骨头），水煎服。

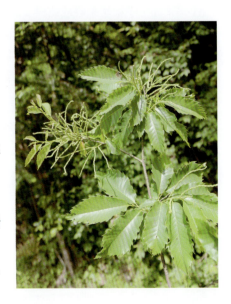

4.84.4 锥

CASTANOPSIS CHINENSIS SEMEN ET CUPULA

【别名】栲栗、锥栗、山锥、锥子树、勒翠、桂林栲、米锥栗

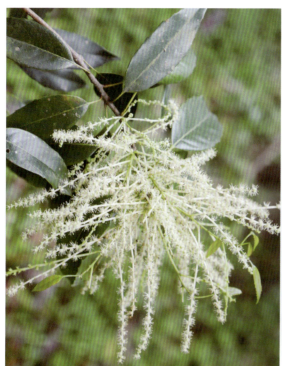
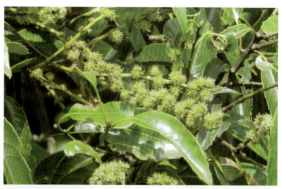
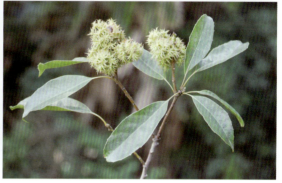

【基原】来源于壳斗科 Fagaceae 锥属 Castanopsis 锥 Castanopsis chinensis Hance 的壳斗、叶和种子入药。

【形态特征】乔木，高 10~20m，胸径 20~60cm，树皮纵裂，片状脱落，枝、叶均无毛。叶厚纸质或近革质，披针形，稀卵形，长 7~18cm，宽 2~5cm，顶部长尖，基部近于圆或短尖，叶缘至少在中部以上有锐齿，侧脉每边 9~12 条，直达齿端，在叶面稍凸起，网状叶脉明显，两面同色；叶柄长 1.5~2cm。雄穗状花序或圆锥花序花序轴无毛，花被裂片内面被短柔毛；雌花序生于当年生枝的顶部，每壳斗有雌花一朵，花柱 3 或 4 枚，有时 2 枚，长达 1.5mm。果序长 8~15cm；壳斗圆球形，连刺径 2.5~3.5cm，常整齐的 3~5 瓣开裂，刺长 6~12mm，在下部或近中部合生成刺束，几将壳斗外壁完全遮蔽，很少因刺疏且短致壳壁明显可见，初时密被灰棕色短伏毛，透熟时几无毛，内壁密被棕色长茸毛；坚果圆锥形，高 12~16mm，横径 10~13mm，无毛，或在顶部有稀疏伏毛，果脐在坚果底部。花期 5~7 月；果翌年 9~11 月成熟。

【生境】生于海拔 1300m 以下山地林中。

【分布】广东、湖南、广西、贵州、云南。

【采集加工】果壳、叶和种子秋季采收，晒干。

【性味归经】种子：味甘，性平。壳斗、叶：味苦、涩，性平。

【功能主治】健胃补肾，除湿热。种子：治肾虚，痿弱，消瘦。壳斗、叶：治湿热，腹泻。

【用法用量】壳斗、叶 15~30g，水煎服；种子炒食或与猪瘦肉同煮吃。

4.84.5 甜槠

CASTANOPSIS EYREI SEMEN

【基原】来源于壳斗科 Fagaceae 锥属 Castanopsis 甜槠 Castanopsis eyrei（Champ.）Tutch. 的种子入药。

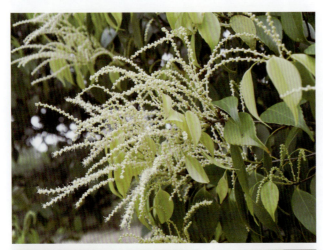

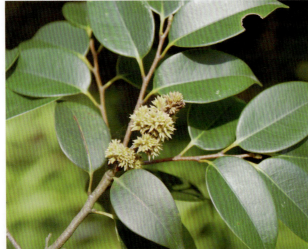

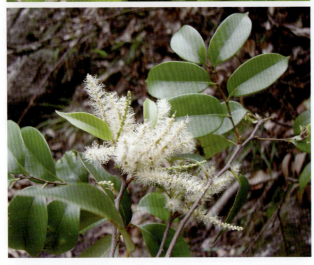

【形态特征】乔木，高达20m，胸径50cm，小枝有皮孔甚多，枝、叶均无毛。叶革质，卵形、披针形或长椭圆形，长5~13cm，宽1.5~5.5cm，顶部长渐尖，常向一侧弯斜，基部一侧较短或甚偏斜，稍沿叶柄下延，压干后常一侧叠褶，有时兼有两侧对称的叶，全缘或在顶部有少数浅裂齿，中脉于叶面下半段稍凸起，其余平坦，稀裂缝状浅凹陷，侧脉每边8~11条，纤细，当年生叶两面同色，二年生叶的叶背常带淡薄的银灰色；叶柄长7~10mm，稀更长。雄花序穗状或圆锥花序，花序轴无毛，花被片内面被疏柔毛；雌花的花柱3或2枚。果序轴横切面径2~5mm；壳斗1坚果，阔卵形，顶狭尖或钝，连刺径长20~30mm，2~4瓣开裂，壳壁厚约1mm，刺长6~10mm，壳斗顶部的刺密集而较短，常完全遮蔽壳斗外壁，刺及壳壁被灰白色或灰黄色微柔毛，若壳斗近圆球形，则刺较疏少，近轴面无刺；坚果阔圆锥形，顶部锥尖，宽10~14mm，无毛，果脐位于坚果的底部。花期4~6月；果翌年9~11月成熟。

【生境】生于海拔300m以上的丘陵或山地疏、密林中。

【分布】除海南、云南外，长江以南各地均有。

【采集加工】秋季采收，将种子晒干。

【性味归经】味苦，性平。

【功能主治】理气止痛，止泄。治胃痛，腹泻，肠炎。

【用法用量】9~15g，水煎服。

4.84.6 红锥
CASTANOPSIS HYSTRICIS SEMEN

【基原】来源于壳斗科 Fagaceae 锥属 Castanopsis 红锥 Castanopsis hystrix A. DC. 的种子入药。

【形态特征】乔木，高达 25m，当年生枝紫褐色，被或疏或密的微柔毛及黄棕色细片状蜡鳞，二年生枝暗褐黑色，无或几无毛及蜡鳞，密生几与小枝同色的皮孔。叶纸质或薄革质，披针形，有时兼有倒卵状椭圆形，长 4~9cm，宽 1.5~4cm，稀较小或更大，顶部短至长尖，基部甚短尖至近

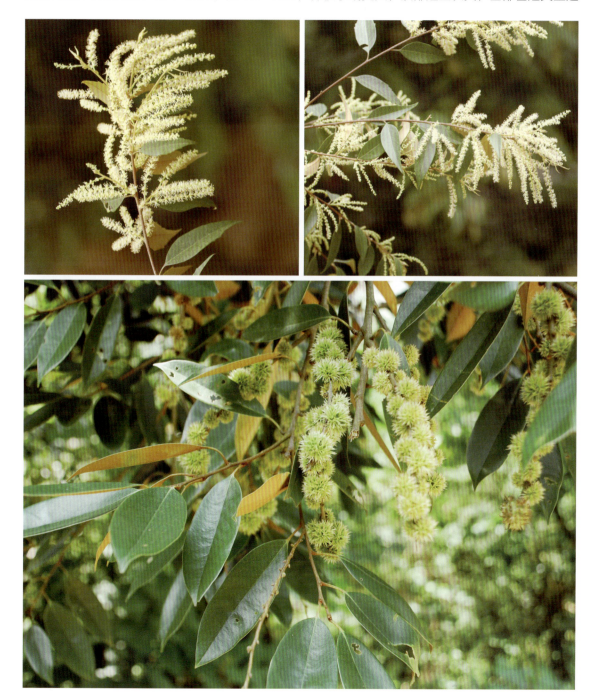

于圆，一侧略短且稍偏斜，全缘或有少数浅裂齿，中脉在叶面凹陷，侧脉每边9~15条，甚纤细，支脉常不显。嫩叶背面至少沿中脉被脱落性的短柔毛兼有颇松散而厚、或较紧实而薄的红棕色或棕黄色细片状蜡鳞层；叶柄稀长达1cm。雄花序为圆锥花序或穗状花序；雌穗状花序单穗位于雄花序之上部叶腋间，花柱3或2枚，斜展，长1~1.5mm，常被甚稀少的微柔毛，柱头位于花柱的顶端，增宽而平展，干后中央微凹陷。果序长达15cm；壳斗有坚果1个，连刺径25~40mm，稀较小或更大，整齐的4瓣开裂，刺长6~10mm，数条在基部合生成刺束，间有单生，将壳壁完全遮蔽，被稀疏微柔毛；坚果宽圆锥形，高10~15mm，横径8~13mm，无毛，果脐位于坚果底部。花期4~6月，果翌年8~11月成熟。

【生境】生于缓坡及山地常绿阔叶林中。

【分布】福建、湖南、广东、海南、广西、贵州、云南、西藏。越南、老挝、柬埔寨、缅甸、印度等也有分布。

【采集加工】秋季采收，将种子晒干。

【性味归经】味甘，性微温。

【功能主治】滋养强壮，健胃消食。治食欲不振，脾虚泄泻。

【用法用量】9~15g，水煎服。

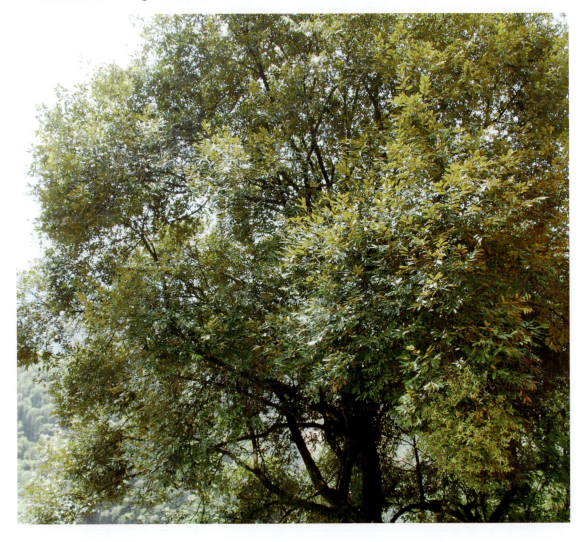

4.85 榆科

4.85.1 黑弹朴

CELTIS BIONDII RADIX ET CAULIS

【别名】紫弹树、朴树、中筋树、沙楠子树、香丁

【基原】来源于榆科 Ulmaceae 朴属 Celtis 黑弹朴 Celtis biondii Pamp. 的叶、根皮、茎、枝入药。

【形态特征】落叶乔木，高达 18m，树皮暗灰色；当年生小枝幼时黄褐色，密被短柔毛，后渐脱落；冬芽黑褐色，芽鳞被柔毛，内部鳞片的毛长而密。叶阔卵形、卵形至卵状椭圆形，长 2.5~7cm，宽 2~3.5cm，基部钝至近圆形，稍偏斜，顶端渐尖至尾状渐尖，在中部以上疏具浅齿，薄革质，边稍反卷，叶面脉纹多下陷，被毛的情况变异较大，两面被微糙毛，或叶面无毛，仅叶背脉上被毛，或下面除糙毛外还密被柔毛；叶柄长 3~6mm，幼时有毛；托叶条状披针形，被毛，比较迟落，往往到叶完全长成后才脱落。果序单生叶腋，通常具 2 果（少有 1 或 3 果），由于总梗极短，很像果梗双生于叶腋，总梗连同果梗长 1~2cm，被糙毛；果幼时被疏或密的柔毛，后毛逐渐脱净，黄色至橘红色，近球形，直径约 5mm，核两侧稍压扁，侧面观近圆形，直径约 4mm，具 4 肋，表面具明显的网孔状。花期 4~5 月；果期 9~10 月。

【生境】生于山谷疏林或村边、路旁和旷地上。

【分布】长江流域以南各地，西北达陕西、甘肃。日本、朝鲜也有分布。

【采集加工】夏、秋采收，将叶、根皮、茎、枝晒干。

【性味归经】味甘，性寒。

【功能主治】清热解毒，祛痰，利小便。治小儿脑积水，腰骨酸痛，乳腺炎。

【用法用量】30~60g，水煎服。外治疮毒溃烂，鲜叶加白糖捣烂敷患处，每天换 2 次。

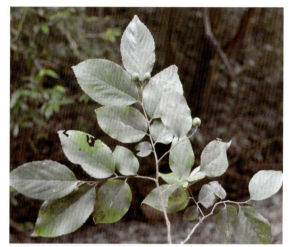

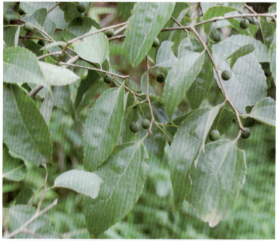

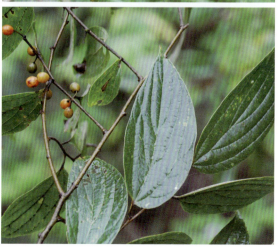

4.85.2 小叶朴

CELTIS BUNGEANAE RADIX ET CORTEX

【别名】黑弹朴、棒棒树、棒棒木、棒子木、棒子树、黑弹木

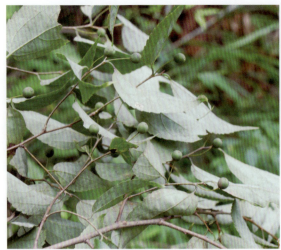 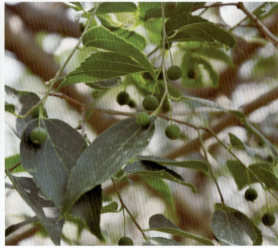

【基原】来源于榆科 Ulmaceae 朴属 Celtis 小叶朴 Celtis bungeana Blume 的树皮、树干或枝条入药。

【形态特征】落叶乔木，高达 15m。树皮灰色，光滑；小枝褐色，有光泽。叶互生，革质，卵形或卵状长圆形，长 4~11cm，顶端渐尖，基部斜楔形，边缘上部有锯齿，有时近全缘，叶面绿色，光滑，背面灰绿色，脉腋常有柔毛；叶柄长 5~10mm。花杂性，绿色，着生于嫩枝上；雄花簇生于新枝基部之叶腋，雌花或两性花单生或簇生于新枝上部的叶腋。核果近球形，熟时黑紫色，果柄较叶柄细长；果核球形，白色、光滑。花期 4~5 月；果期 8~9 月。

【生境】生于向阳山坡及平地。

【分布】辽宁、河北、山东、山西、内蒙古、甘肃、宁夏、青海、陕西、河南、安徽、江苏、浙江、湖南、江西、湖北、四川、云南东南部、西藏东部。朝鲜也有分布。

【采集加工】夏季砍割枝条，趁鲜剥皮，晒干；或取树干刨片，晒干。

【性味归经】味辛、微苦，性凉。

【功能主治】祛痰，止咳，平喘。治支气管哮喘，慢性支气管炎。

【用法用量】50~100g，水煎服。

【附方】① 治支气管哮喘，慢性支气管炎：棒棒木 1500g，甘草 150g。加水 8000ml，煎至 3000ml。每日三次，每次服 10ml。

② 治慢性支气管炎：棒棒木 100g（劈成薄片或刨成刨花），地龙 15g，百部 15g，黄芩 15g。急火先煎棒棒木 1~3 小时，成浓茶色，再加余药，煎两次，混合后，分两次早晚服用，每日一剂，十天为一疗程。

4.85.3 朴树

CELTIS SINENSIS FOLIUM ET CORTEX

【别名】小叶牛筋树

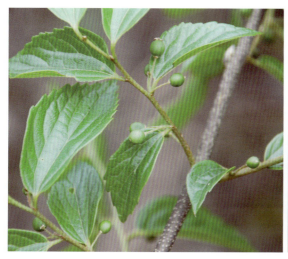
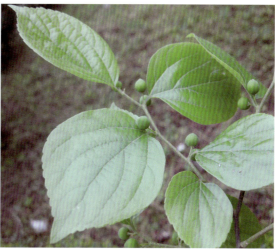

【基原】来源于榆科 Ulmaceae 朴属 Celtis 朴树 Celtis sinensis Pers. 的根皮、树皮、叶、果实入药。

【形态特征】落叶乔木，高达 15m。叶纸质，卵形或长卵形，长 5~10cm，宽 2.5~5cm，顶端短渐尖，基部圆形，稍偏斜，边缘于中部以上有锯齿，幼时两面被柔毛，老时变无毛；3 基出脉明显；叶柄长 5~10mm，被短柔毛；托叶线形，长约 8mm，宽 1~1.2mm，背面被毛，早落。花生于当年生枝上，雄花在枝下部排成聚伞花序，雌花生于上部叶腋内；萼片 4 枚，上部边缘被毛；雄蕊 4 枚，与萼片对生，花丝基部被毛；子房卵形，生于密被白色茸毛的花托上，花柱 2 枚，柱头全缘，密被毛。核果近球形，直径约 5mm，成熟时红褐色，表面有网纹；果柄长 5~10mm，疏被柔毛。花期 3~4 月；果期 9~10 月。

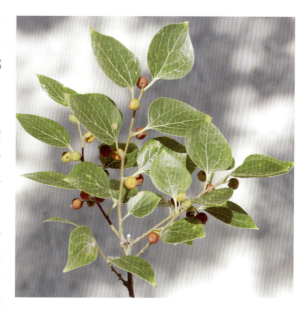

【生境】生于疏林或密林中。

【分布】长江流域及其以南各地，北达河南、山东。

【采集加工】夏、秋采收，将根皮、树皮、叶、果实晒干。

【性味归经】味苦、涩，性平。

【功能主治】消肿止痛，散瘀。治腰痛，烫伤，荨麻疹。

【用法用量】20~30g，水煎服，烫伤用鲜树皮捣烂外敷患处。

4.85.4 假玉桂

CELTIS TIMORENSIS RADIX ET FOLIUM

【别名】樟叶朴

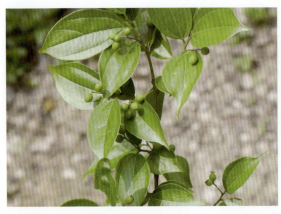
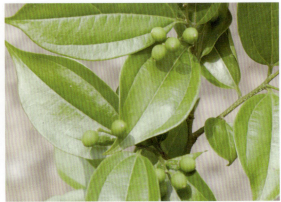

【基原】来源于榆科 Ulmaceae 朴属 Celtis 假玉桂 Celtis timorensis Span.［C. cinnamomea Lindl. ex Planch.］的根皮和叶入药。

【形态特征】常绿乔木。高达 20m，树皮灰白、灰色或灰褐色，木材有恶臭；当年生小枝幼时有金褐色短毛，老时近脱净，褐色，有散生短条形皮孔；冬芽外部鳞片近无毛，内部鳞片被毛。叶幼时被散生、金褐色短毛，毛在三条主脉上较多，老时脱净，革质，卵状椭圆形或卵状长圆形，长 5~13cm，宽 2.5~6.5cm，顶端渐尖至尾尖，基部宽楔形至近圆形，稍不对称，基部一对侧脉延伸达 3/4 以上，但不达顶端，其他对侧脉不显，因而似具三条主脉，由中脉伸出的第一级侧脉多平行状，近全缘至中部以上具浅钝齿；叶柄长 3~12mm。小聚伞圆锥花序具花约 10 朵，幼时被金褐色毛，在小枝下部的花序全生雄花，在小枝上部的花序为杂性，两性花多生于花序分枝顶端，雄花多生于下部，结果时通常有 3~6 个果在一果序上，果容易脱落。果宽卵状，顶端残留花柱基部而成一短喙状，长 8~9mm，成熟时黄色、橙红色至红色；核椭圆状球形，长约 6mm，乳白色，四条肋较明显，表面有网孔状凹陷。

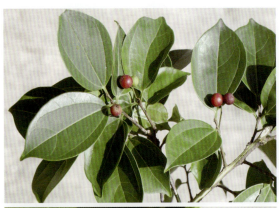
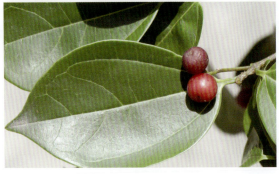

【生境】生于疏林或密林中。

【分布】香港、广东、海南、台湾、福建、广西、贵州、云南、西藏。印度、斯里兰卡、缅甸、越南、马来西亚、印度尼西亚也有分布。

【采集加工】叶、根皮多鲜用。

【性味归经】味淡，性平。

【功能主治】祛瘀散结，消肿止血。治跌打瘀肿，扭挫伤。

【用法用量】鲜叶、根皮捣烂酒调外敷。

4.85.5 白颜树

GIRONNIERAE SUBAEQUALIS RADIX ET FOLIUM

【别名】大叶白颜树

【基原】来源于榆科 Ulmaceae 白颜树属 *Gironniera* 白颜树 *Gironniera subaequalis* Planch. 的根和叶入药。

【形态特征】乔木。高达 25m，胸径 25~50cm，稀达 100cm；树皮灰或深灰色，较平滑；小

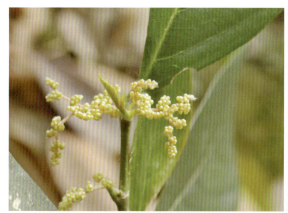
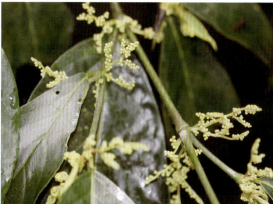
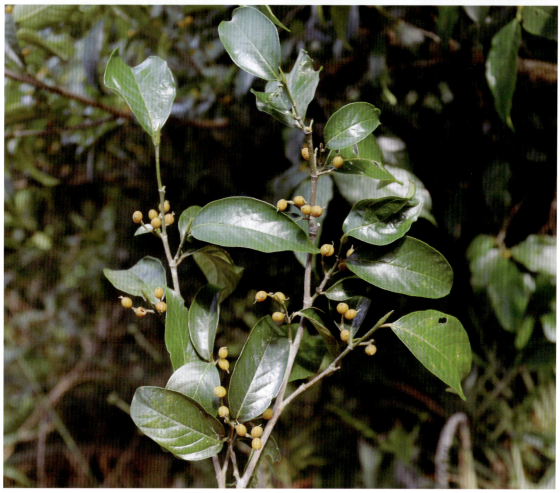

枝黄绿色，疏生黄褐色长粗毛。叶革质，椭圆形或椭圆状矩圆形，长10~25cm，宽5~10cm，顶端短尾状渐尖，基部近对称，圆形至宽楔形，边缘近全缘，仅在顶部疏生浅钝锯齿，叶面亮绿色，平滑无毛，叶背浅绿，稍粗糙，在中脉和侧脉上疏生长糙伏毛，在细脉上疏生细糙毛，侧脉8~12对；叶柄长6~12mm，疏生长糙伏毛；托叶对成，鞘包着芽，披针形，长1~2.5cm，外面被长糙伏毛，脱落后在枝上留有一环托叶痕。雌雄异株，聚伞花序成对腋生，序梗上疏生长糙伏毛，雄的多分枝，雌的分枝较少，成总状；雄花直径约2mm，花被5片，宽椭圆形，中央部分增厚，边缘膜质，外面被糙毛，花药外面被细糙毛。核果具短梗，阔卵状或阔椭圆状，直径4~5mm，侧向压扁，被贴生的细糙毛，内果皮骨质，两侧具2钝棱，熟时橘红色，具宿存的花柱及花被。花期2~4月；果期7~11月。

【生境】生于山坡、山脚、荒坡的灌木丛中。

【分布】香港、广东、海南、云南、广西。东亚和东南亚余部也有分布。

【采集加工】根、叶多为鲜用。

【性味归经】味苦，性平。

【功能主治】清凉，止血，止痛。治跌打瘀肿，刀伤出血。

【用法用量】鲜根或叶捣烂外敷患处。

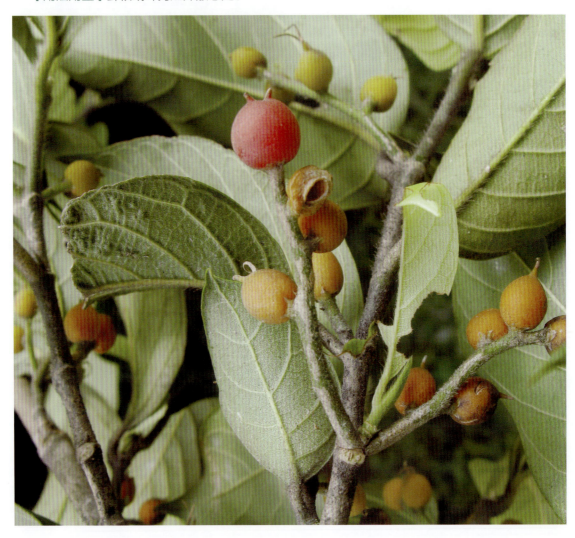

4.85.6 狭叶山黄麻

TREMAE ANGUSTIFOLIAE RADIX ET FOLIUM

【别名】小麻筋木、细尖叶谷木树

【基原】来源于榆科 Ulmaceae 山黄麻属 Trema 狭叶山黄麻 Trema angustifolia (Planch.) Blume 的根和叶入药。

【形态特征】灌木或小乔木；小枝纤细，紫红色，干后变灰褐色或深灰色，密被细粗毛。叶卵状披针形，长 3~6cm，宽 0.8~1.6cm，顶端渐尖或尾状渐尖，基部圆，稀浅心形，边缘有细锯齿，叶面深绿，干后变深灰绿色，极粗糙（因硬毛脱落后，残留的基部膨大且砂质化，而形成硬的乳凸状凸起所致），叶背浅绿色，干后变灰白色，密被灰短毡毛，在脉上有细粗毛和锈色腺毛，基出脉三条，侧生的两条长达叶片中部，侧脉 2~4 对；叶柄长 2~5mm，密被细粗毛，花单性，雌雄异株或同株，由数朵花组成小聚伞花序；雄花小，直径约 1mm，几乎无梗，花被片 5，狭椭圆形，内弯，在开放前其边缘凹陷包裹着雄蕊成瓣状，外面密被细粗毛。核果宽卵状或近圆球形，微压扁，直径 2~2.5mm，熟时橘红色，有宿存的花被。花期 4~6 月；果期 8~11 月。

【生境】生于海拔 100~1200m 的疏林或灌丛中。

【分布】广东、海南、广西、云南。印度、泰国、越南、马来西亚、印度尼西亚也有分布。

【采集加工】夏、秋季采挖根、叶，晒干。

【性味归经】味辛，性凉。

【功能主治】疏风清热，凉血止血。治风热感冒，温病初起，血热妄行之诸种出血证。

【用法用量】6~15g，水煎服。

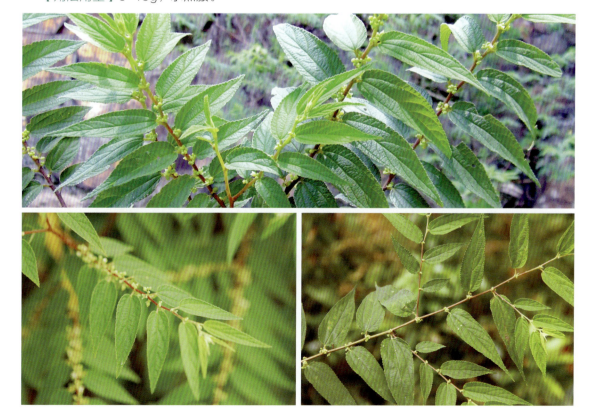

4.85.7 光叶山黄麻

TREMAE CANNABINAE RADIX

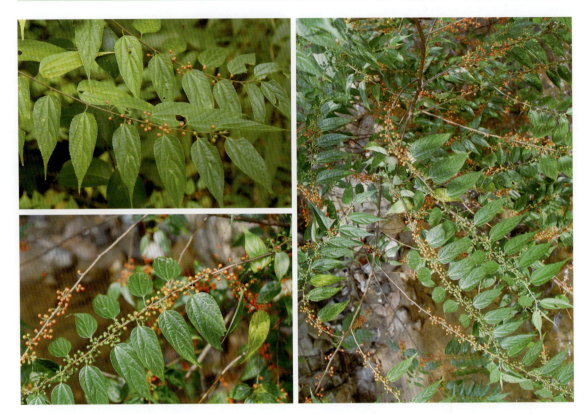

【基原】来源于榆科 Ulmaceae 山黄麻属 Trema 光叶山黄麻 Trema cannabina Lour. 的根皮入药。

【形态特征】灌木或小乔木;小枝纤细,黄绿色,被贴生的短柔毛,后渐脱落。叶近膜质,卵形或卵状矩圆形,稀披针形,长 4~9cm,宽 1.5~4cm,顶端尾状渐尖或渐尖,基部圆或浅心形,稀宽楔形,边缘具圆齿状锯齿,叶面绿色,近光滑,稀稍粗糙,疏生的糙毛常早脱落,有时留有不明显的乳凸状的毛痕,叶背浅绿,只在脉上疏生柔毛,其他处无毛,基部有明显的三出脉;其侧生的两条长达叶的中上部,侧脉 2(3)对;叶柄纤细,长 4~8mm,被贴生短柔毛。花单性,雌雄同株,雌花序常生于花枝的上部叶腋,雄花序常生于花枝的下部叶腋,或雌雄同序,聚伞花序一般长不过叶柄;雄花具梗,直径约 1mm,花被 5 片,倒卵形,外面无毛或疏生微柔毛。核果近球形或阔卵圆形,微压扁,直径 2~3mm,熟时橘红色,有宿存花被。花期 3~6 月;果期 9~10 月。

【生境】生于低海拔山坡、旷野的疏林或灌丛中。

【分布】台湾、福建、广东、江西、浙江、湖南、广西、贵州。越南、泰国、马来西亚及大洋洲也有分布。

【采集加工】夏、秋采收,根皮晒干。

【性味归经】味甘、微酸,性平。

【功能主治】健脾利水,化瘀生新。治水泻,骨折。

【用法用量】15~30g,水煎服。外用鲜品捣烂敷患处。

4.85.8 榔榆

ULMI PARVIFOLIAE FRUCTUS ET CORTEX

【别名】白榆、家榆、榆钱、春榆、粘榔树

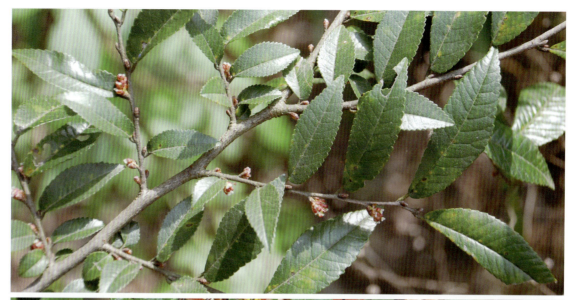

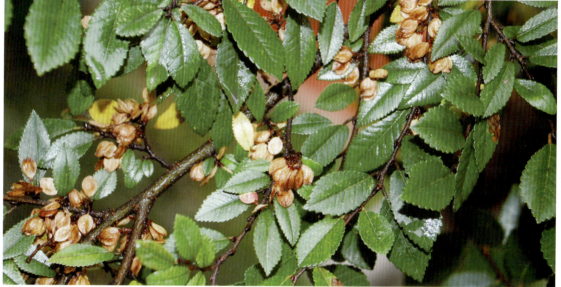

【基原】来源于榆科 Ulmaceae 榆属 *Ulmus* 榔榆 *Ulmus parvifolia* Jacq. 的果、树皮、叶、根皮入药。

【形态特征】落叶乔木，高达25m。叶质地厚，披针状卵形或窄椭圆形，稀卵形或倒卵形，中脉两侧长宽不等，长1.7~8cm，宽0.8~3cm，顶端尖或钝，基部偏斜，楔形或一边圆，叶面深绿色，有光泽，除中脉凹陷处有疏柔毛外，余处无毛，侧脉不凹陷，叶背色较浅，幼时被短柔毛，后变无毛或沿脉有疏毛，或脉腋有簇生毛，边缘从基部至顶端有钝而整齐的单锯齿，稀重锯齿，侧脉每边10~15条，细脉在两面均明显，叶柄长2~6mm，仅上面有毛。花秋季开放，3~6数在叶腋簇生或排成簇状聚伞花序，花被上部杯状，下部管状，花被4片，深裂至杯状花被的基部或近

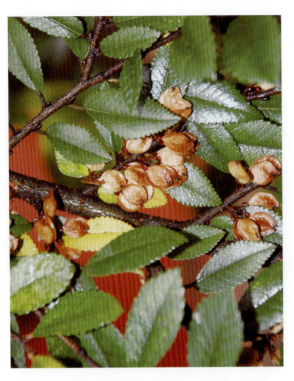

基部，花梗极短，被疏毛。翅果椭圆形或卵状椭圆形，长10~13mm，宽6~8mm，除顶端缺口柱头面被毛外，余处无毛，果翅稍厚，基部的柄长约2mm，两侧的翅较果核部分为窄，果核部分位于翅果的中上部，上端接近缺口，花被片脱落或残存，果梗较管状花被为短，长1~3mm，有疏生短毛。花果期8~10月。

【生境】生于酸性、中性、钙质土的山坡、平原和溪河边。

【分布】河北、河南、山东、江苏、安徽、浙江、广东、香港、福建、台湾、江西、湖南、贵州、四川、陕西。

【采集加工】夏、秋采收树皮、叶、根皮，晒干，秋季采收果晒干，备用。

【性味归经】榆钱（果）：味微辛，性平。树皮、叶、根皮：味甘、微苦，性寒。

【功能主治】榆钱（果）：安神健脾。树皮、叶、根皮：安神，利小便。榆钱：治神经衰弱，失眠，食欲不振，白带。树皮、叶、根皮：治神经衰弱，失眠，体虚水肿。

【用法用量】榆钱3~9g，树皮、叶9~15g，水煎服。接骨以内皮酒调包敷患处，止血用内皮研粉撒布患处。

【注意】脾胃虚寒者慎用。

【附方】治皮肤感染、褥疮：榆树皮60g，小蓟、紫花地丁、蒲公英、马齿苋各15g。共研细粉，敷患处。

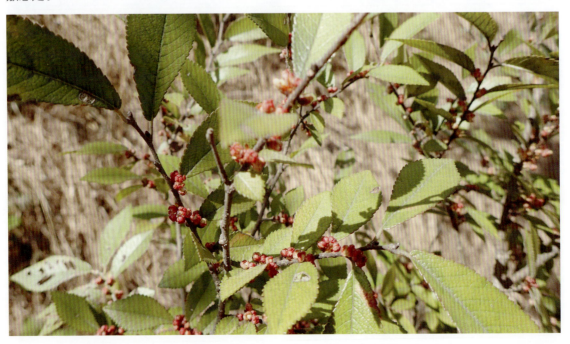

4.85.9 白榆

ULMI PUMILAE RADIX ET FOLIUM

【别名】榆、家榆、榆树

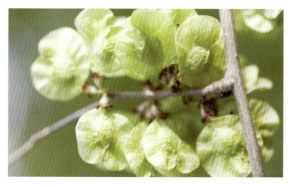
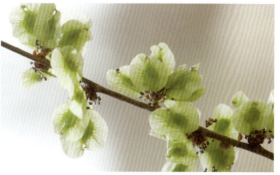

【基原】来源于榆科 Ulmaceae 榆属 Ulmus 白榆 Ulmus pumila L. 的树皮或根皮的韧皮部入药。

【形态特征】乔木，高达 25m，胸径 1m；树冠卵圆形。树皮暗灰色，纵裂而粗糙；枝条细长，灰色。叶椭圆状卵形或椭圆状披针形，长 2~7cm，顶端尖或渐尖，基部近对称，叶缘常具单锯齿，侧脉 9~14 对，无毛或叶下面脉腋微有簇毛。花先叶开放，两性，簇生；花萼 4 裂，雄蕊 4。翅果近圆形或卵圆形，果核位于翅果中部，长 1~2cm，熟时黄白色，无毛。花期 3~4 月；果期 5~6 月。

【生境】生于山前冲积扇和荒漠绿洲。

【分布】我国东北、华北、西北、华中、西南。中亚、西伯利亚、蒙古、朝鲜也有分布。

【采集加工】春季或 8~9 月间割下老枝条，立即剥取内皮晒干。

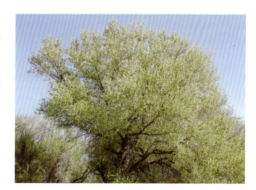

【性味归经】味甘，性平。

【功能主治】利水，通淋，消肿。治小便不通，淋浊，水肿，痈疽发背，丹毒，疥癣。

【用法用量】7.5~15g，水煎服。外用煎水洗、捣敷或研末调敷。

【注意】胃气虚寒者慎服。

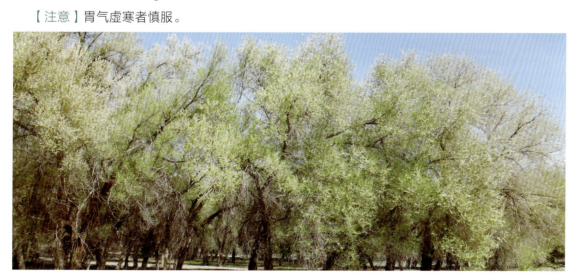

4.85.10 榉树

ZELKOVAE SCHNEIDERIANAE FOLIUM ET CORTEX

【别名】大叶榉、血榉、鸡油树

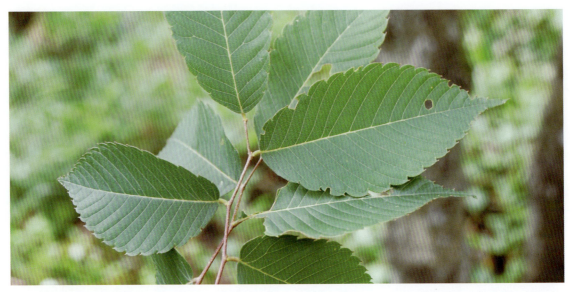

【基原】来源于榆科 Ulmaceae 榉属 Zelkova 榉树 Zelkova schneideriana Hand.-Mazz. 的树皮和叶入药。

【形态特征】乔木，高达 35m，胸径达 80cm；树皮灰褐色至深灰色，呈不规则的片状剥落；当年生枝灰绿色或褐灰色，密生伸展的灰色柔毛；冬芽常 2 个并生，球形或卵状球形。叶厚纸质，大小形状变异很大，卵形至椭圆状披针形，长 3~10cm，宽 1.5~4cm，顶端渐尖、尾状渐尖或锐尖，基部稍偏斜，圆形、宽楔形、稀浅心形，叶面绿，干后深绿至暗褐色，被糙毛，叶背浅绿，干后变淡绿至紫红色，密被柔毛，边缘具圆齿状锯齿，侧脉 8~15 对；叶柄粗短，长 3~7mm，被柔毛。雄花 1~3 朵簇生于叶腋，雌花或两性花常单生于小枝上部叶腋。核果几乎无梗，淡绿色，斜卵状圆锥形，上面偏斜，凹陷，直径 2.5~3.5mm，具背腹脊，网肋明显，表面被柔毛，具宿存的花被。花期 4 月；果期 9~11 月。

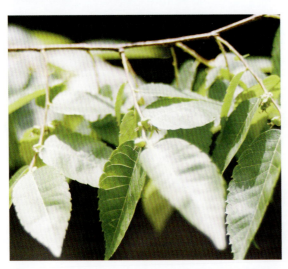

【生境】生于山地、山谷林中。

【分布】自秦岭、淮河流域至广西、贵州和云南等地。

【采集加工】夏、秋采收，树皮晒干，叶鲜用。

【性味归经】味苦，性寒。

【功能主治】清热，安胎。治感冒，头痛，肠胃实热，痢疾，妊娠腹痛，全身水肿，小儿血痢，急性结膜炎。叶可治疗疮。

【用法用量】10~15g，水煎服。叶外用鲜品捣烂敷患处。

4.86 桑科

4.86.1 树波罗

ARTOCARPI MACROCARPI SEMEN LATEX

【别名】木菠萝、波罗蜜、将军木、蜜冬瓜

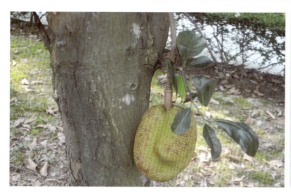
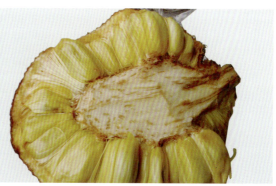

【基原】来源于桑科 Moraceae 波罗蜜属 Artocarpus 树波罗 [Artocarpus heterophyllus Lam.] [Artocarpus macrocarpus Dancer] 的树液和种仁入药。

【形态特征】常绿乔木。高 10~20m，胸径 30~70cm；老树常有板状根；树皮厚，黑褐色；小枝粗 2~6mm，具纵皱纹至平滑，无毛；托叶抱茎环状，遗痕明显。叶革质，螺旋状排列，椭圆形或倒卵形，长 7~15cm 或更长，宽 3~7cm，顶端钝或渐尖，基部楔形，成熟之叶全缘，或在幼树和萌发枝上的叶常分裂，叶面墨绿色，干后浅绿或淡褐色，无毛，有光泽，背面浅绿色，略粗糙，叶肉细胞具长臂，组织中有球形或椭圆形树脂细胞，侧脉羽状，每边 6~8 条，中脉在背面显著凸起；叶柄长 1~3cm；托叶抱茎，卵形，长 1.5~8cm，外面被贴伏柔毛或无毛，脱落。花雌雄同株，花序生老茎或短枝上，雄花序有时着生于枝端叶腋或短枝叶腋，圆柱形或棒状椭圆形，长 2~7cm，花多数，其中有些花不发育，总花梗长 10~50mm；雄花花被管状，长 1~1.5mm，上部 2 裂，被微柔毛，雄蕊 1 枚，花丝在蕾中直立，花药椭圆形，无退化雌蕊；雌花花被管状，顶部齿裂，基部陷于肉质球形花序轴内，子房 1 室。聚花果椭圆形至球形，或不规则形状，长 30~100cm，直径 25~50cm，幼时浅黄色，成熟时黄褐色，表面有坚硬六角形瘤状凸体和粗毛；核果长椭圆形，长约 3cm，直径 1.5~2cm。花期 2~3 月。

【生境】栽培。

【分布】香港、广东、海南、广西、云南、福建有栽培。原产印度，现广植于热带地区。

【采集加工】树液全年可采，鲜用。果仁夏、秋采收，鲜用或晒干。

【性味归经】树液：味淡、涩，性平。种仁：味甘、微酸，性平。

【功能主治】树液：散结消肿，止痛。种仁：滋养益气，生津止渴，通乳。树液：治疮疖红肿，急性淋巴结炎，湿疹用树液涂患处。种仁：治产后乳少或乳汁不通，脾胃虚弱。

【用法用量】种仁 60~120g，炖肉服或水煎服。树液：外用，适量，鲜品涂。

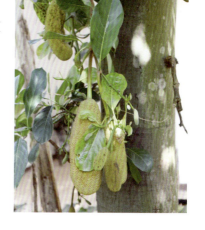

4.86.2 白桂木

ARTOCARPI HYPARGYREI RADIX

【别名】将军木、胭脂木、狗卵果

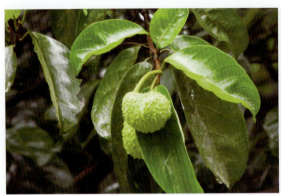
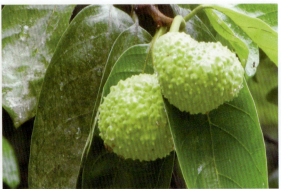

【基原】来源于桑科 Moraceae 波罗蜜属 Artocarpus 白桂木 Artocarpus hypargyreus Hance 的根入药。

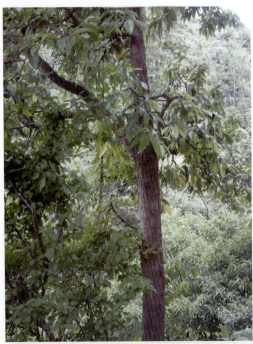

【形态特征】大乔木。高 10~25m，胸径 40cm；树皮深紫色，片状剥落；幼枝被白色紧贴柔毛。叶互生，革质，椭圆形至倒卵形，长 8~15cm，宽 4~7cm，顶端渐尖至短渐尖，基部楔形，全缘，幼树之叶常为羽状浅裂，表面深绿色，仅中脉被微柔毛，背面绿色或绿白色，被粉末状柔毛，侧脉每边 6~7 条，弯拱向上，在表面平，在背面明显凸起，网脉很明显，干时背面灰白色；叶柄长 1.5~2cm，被毛；托叶线形，早落。花序单生叶腋。雄花序椭圆形至倒卵圆形，长 1.5~2cm，直径 1~1.5cm；总柄长 2~4.5cm，被短柔毛；雄花花被 4 裂，裂片匙形，与盾形苞片紧贴，密被微柔毛，雄蕊 1 枚，花药椭圆形。聚花果近球形，直径 3~4cm，浅黄色至橙黄色，表面被褐色柔毛，微具乳头状凸起；果柄长 3~5cm，被短柔毛。花期春夏间。

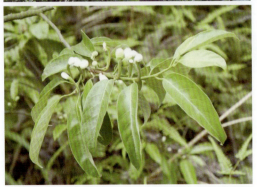

【生境】生于低海拔的疏林中。

【分布】广东、海南、湖南、江西、广西、云南。

【采集加工】夏、秋季采收，根切片晒干。

【性味归经】味甘、淡，性温。

【功能主治】祛风利湿，止痛。治风湿关节痛，腰膝酸软，胃痛，黄疸。

【用法用量】15~60g，水煎或泡酒服。

4.86.3 桂木

ARTOCARPI NITIDI RADIX ET FRUCTUS

【别名】大叶胭脂、胭脂公、狗果树

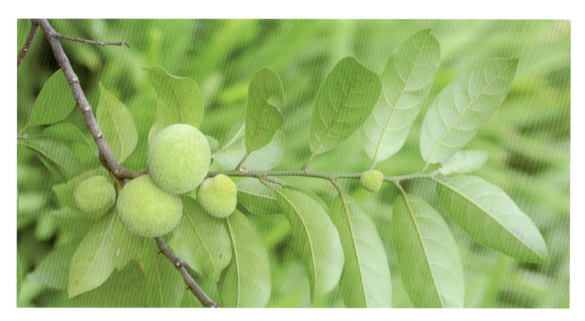

【基原】来源于桑科 Moraceae 波罗蜜属 Artocarpus 桂木 Artocarpus nitidus Tréc. subsp. lingnanensis（Merr.）Jarr. 的果实和根入药。

【形态特征】乔木。高可达17m，主干通直；树皮黑褐色，纵裂，叶互生，革质，长圆状椭圆形至倒卵椭圆形，长7~15cm，宽3~7cm，顶端短尖或具短尾，基部楔形或近圆形，全缘或具不规则浅疏锯齿，表面深绿色，背面淡绿色，两面均无毛，侧脉6~10对，在表面微隆起，背面明显隆起，嫩叶干时黑色；叶柄长5~15mm；托叶披针形，早落。雄花序头状，倒卵圆形至长圆形，长2.5~12mm，直径2.7~7mm，雄花花被片2~4裂，基部联合，长0.5~0.7mm，雄蕊1枚；雌花序近头状，雌花花被管状，花柱伸出苞片外。聚花果近球形，表面粗糙被毛，直径约5cm，成熟红色，肉质，干时褐色，苞片宿存；小核果10~15颗。总花梗长1.5~5mm。花期4~5月。

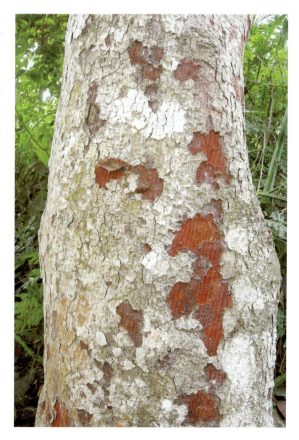

【生境】生于中海拔湿润的杂木林中。

【分布】广东、海南、广西等地。越南、泰国、柬埔寨也有分布。

【采集加工】夏、秋季采收果实和根,晒干。

【性味归经】果:味甘、酸,性平。根:味辛,性微温。

【功能主治】果:清肺止咳,活血止血。根:健胃行气,活血祛风。果:治肺结核咯血,支气管炎,鼻衄,吐血,咽喉肿痛。根:治胃炎,食欲不振,风湿痹痛,跌打损伤。

【用法用量】15~30g,水煎服。

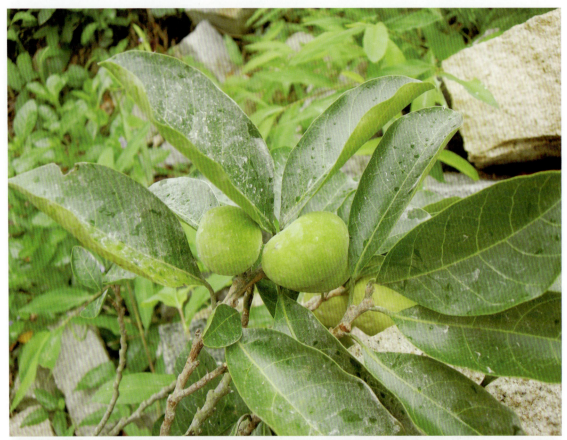

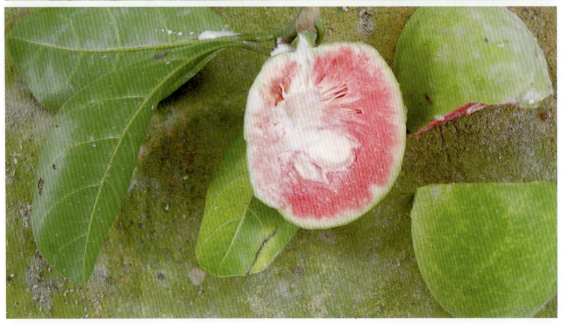

4.86.4 二色波罗蜜

ARTOCARPI STYRACIFOLII RADIX

【别名】奶浆果、木皮

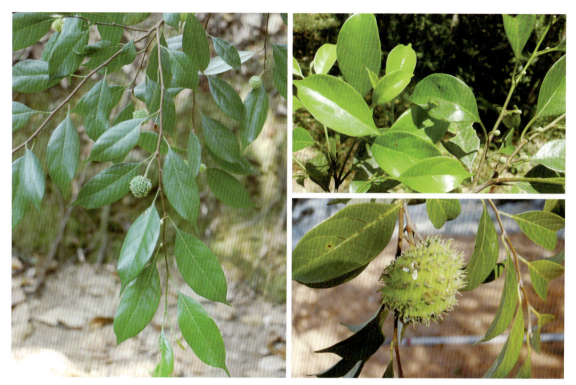

【基原】来源于桑科 Moraceae 波罗蜜属 Artocarpus 二色波罗蜜 Artocarpus styracifolius Pierre 的根入药。

【形态特征】乔木。高达 20m；树皮暗灰色，粗糙；小枝幼时密被白色短柔毛。叶互生排为 2 列，皮纸质，长圆形或倒卵状披针形，有时椭圆形，长 4~8cm，宽 2.5~3cm，顶端渐尖为尾状，基部楔形，略下延至叶柄，全缘，幼枝的叶常分裂或在上部有浅锯齿，叶面深绿色，疏生短毛，背面被苍白色粉末状毛，脉上更密，侧脉 4~7 对，叶面平，背面不突起，网脉明显；叶柄长 8~14mm，被毛；托叶钻形，脱落。花雌雄同株，花序单生叶腋，雄花序椭圆形，长 6~12mm，直径 4~7mm，密被灰白色短柔毛，花序轴长约 1.5cm，被毛，苞片盾形或圆形；总花梗长 6~12mm，雌花花被片外面被柔毛，顶端 2~3 裂，长圆形，雄蕊 1 枚，花丝纤细，花药球形。聚花果球形，直径约 4cm，黄色，干时红褐色，被毛，表面着生很多弯曲、圆柱形长达 5mm 的圆形凸起；总梗长 18~25mm，被柔毛；核果球形。花期秋初，果期秋末冬初。

【生境】生于中海拔的山谷、山坡疏林中。

【分布】海南、香港、广东、广西、贵州、云南。越南、老挝也有分布。

【采集加工】夏、秋季采收，根晒干。

【性味归经】味甘，性温。

【功能主治】祛风除湿，舒筋活血。治风湿关节痛，腰肌劳损，跌打损伤。

【用法用量】20~30g，水煎服。

4.86.5 小构树

BROUSSONETIAE KAZINOKI RADIX ET CAULIS

【别名】藤构、葡蟠、谷树

【基原】来源于桑科 Moraceae 构树属 Broussonetia 小构树 Broussonetia kazinoki Sieb. et Zucc. 的根、根皮、树皮及叶入药。

【形态特征】攀援状灌木。枝蔓生，幼时被浅褐色柔毛，后脱落。叶互生，螺旋状排列，纸质，卵状椭圆形，长 3.5~8cm，宽 2~3cm，顶端渐尖或长渐尖，基部心形或近截形，常偏斜，边缘有小锯齿，不裂或有时不规则分裂，腹面略粗糙，有稀疏粗毛，背面有较密的毛；叶柄长 8~10mm，有粗毛。花雌雄异株，雄花序有毛，长 1.5~2.5cm。雄花：花被片 3~4 片，裂片外面被毛，雄蕊 3~4 枚，花药椭圆形，退化雌蕊小；雌花集生为球形的头状花序，有毛。聚花果成熟时直径 8~10mm；小核果近椭圆形。花期 4~6 月；果期 5~7 月。

【生境】生于山坡、丘陵灌丛或次生杂木林中，常攀援于它物上。

【分布】陕西以南各地。日本、越南也有分布。

【采集加工】夏、秋季采收，根、根皮、树皮、叶晒干备用。

【性味归经】味甘、淡，性平。

【功能主治】根、根皮：散瘀止痛。叶、树皮汁：解毒，杀虫。根、根皮：治跌打损伤，腰痛。叶、树皮汁：外用治神经性皮炎，顽癣。

【用法用量】根、根皮 30~60g；树皮、叶汁外用适量，涂擦患处。

【附方】治跌打损伤：小构树根皮、苦参根各 30g，水煎，冲酒，每日早、晚饭前各服 1 次。

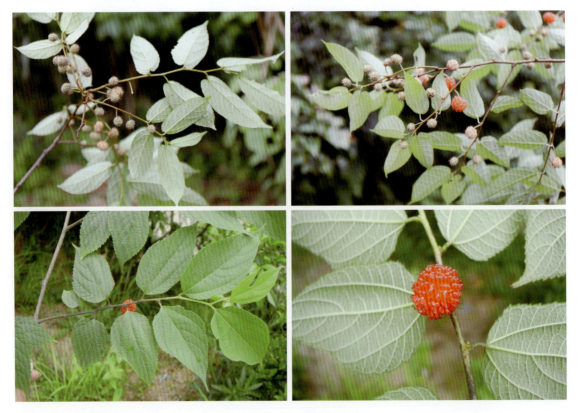

4.86.6 楮实子

BROUSSONETIAE FRUCTUS

【别名】楮实

【基原】来源于桑科 Moraceae 构树属 *Broussonetia* 构树 *Broussonetia papyrifera*（L.）Vent. 的成熟果实入药。

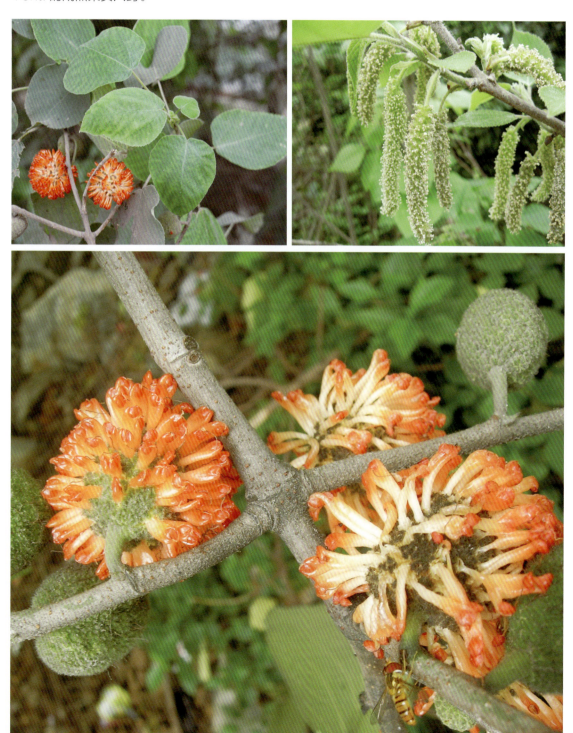

【植物特征】构树为落叶乔木，有乳状汁液；小枝被毛。叶互生，纸质，在苗期常琴状分裂，长达 20cm，成长树的叶全缘，阔卵形至椭圆状卵形，长 7~13cm，顶端渐尖，基部心形或圆，边缘有粗齿，上面粗糙，下面密被柔毛，叶脉在背面较明显；叶柄长 2~8cm；托叶 2。花雌雄异株，雄花排成密集圆柱形柔荑花序，花序梗长约 2cm，被硬毛，花序轴长 4~6cm；小苞片披针形；花梗短；花萼长约 1.8mm，两面被硬毛，4 深裂，裂片卵状三角形；雄蕊 4，花药球形；雌花排成头状花序；小苞片线形，宿存；花柄短；花萼管状，长 2.5~4mm，顶端 3 齿裂，宿存；子房上位，具柄，柱头线形。聚花果球形，直径 1.5~2cm，成熟时红色。花期 4~5 月；果期 6~7 月。

【生境】多生于村旁旷地上。

【分布】我国西南、华东南部及华北各地。印度、越南亦有分布。

【采集加工】秋季采摘成熟果实。洗净，晒干，除去膜状宿萼及杂质。

【药材性状】本品呈球形或卵圆形，稍扁，直径 1.5mm。表面红棕色，微具网状皱纹和颗粒状凸起，一侧有一凹沟，另一侧有棱，偶有果柄和未除净的灰白色膜状宿萼。质硬而脆，易压碎。胚乳白色，富油质。气微，味淡，微有油腻感。投入水中，微有淡红色液汁渗出。以果实饱满、红棕色者为佳。

【性味归经】味甘，性寒。归肝、肾经。

【功能主治】补肾清肝，明目，利尿。治腰膝酸软，肾虚目昏，虚劳骨蒸，目翳昏花，阳痿，水肿胀满。

【用法用量】6~15g，水煎服。

【附方】治腰膝酸软、头目眩晕：楮实子、杜仲、牛膝各 12g，枸杞子、菊花各 9g，水煎服。

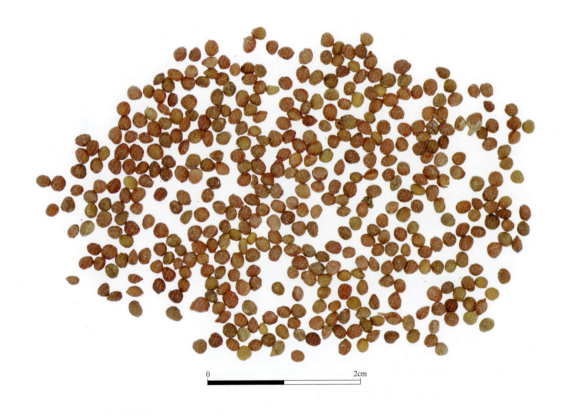

4.86.7 穿破石

CUDRANIAE COCHINCHINENSIS RADIX

【别名】金蝉退壳、黄龙退壳、牵牛入石

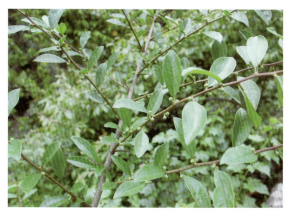 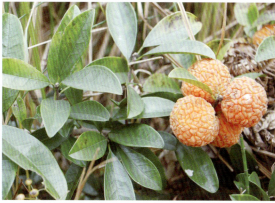

【基原】来源于桑科 Moraceae 柘属 Cudrania 葨芝 Cudrania cochinchinensis（Lour.）Kudo et Masamune 和柘树 Cudrania tricuspidata（Carr.）Bur. ex Lavallee 的根入药。

【形态特征】A. 葨芝：为直立或攀援状灌木，长 2~4m；根圆柱形，表皮金黄色或橙红色，极易脱落；枝有粗壮、直或微弯的利刺，折断后有白色汁液。叶互生，革质，椭圆形、长卵形或长倒卵形，长 3~8cm，宽 2~3.8cm，顶端钝或短渐尖，基部楔形或钝，全缘。花单性，雌雄异序，小而多数聚集成圆头状、单生或成对的头状花序；雄花序直径约 6mm，雄花有萼片 3~5 片，不等大，被毛；雄蕊 4 枚；雌花序较小；萼片 4 枚，顶端增厚，被茸毛；花柱不分裂或 2 裂。果序球形，肉质，直径可达 5cm，成熟时黄色。花期 4~5 月；果期 9~10 月。

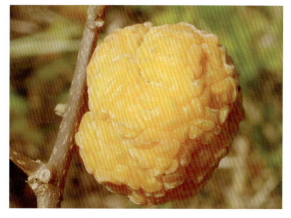

【生境】生于山谷林中或山坡灌丛中。

【分布】我国东南部至西南部的亚热带地区。非洲东部、南亚和东南亚至澳大利亚。

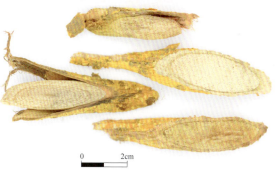

【形态特征】B. 柘树：为灌木或小乔木；枝无刺或具长 5~35mm 的直刺。叶互生，纸质或薄革质，卵形、倒卵形或椭圆形，长 3~15cm，宽达 7cm，顶端渐尖或钝头，基部楔形至近圆形，边全缘或 3 浅裂，嫩叶两面被疏毛，老叶仅下面中脉上有毛；侧脉每边 4~5 条，下面明显；叶柄长 0.5~3.5cm。头状花序球状，单个或成对腋生，总花梗短；雄花有 4 萼片和 4 枚雄蕊；雌花萼片覆瓦状排列，包围着子房。聚花果圆球状，直径约 2.5cm，成熟时红色。花期 6 月；果期 9~10 月。

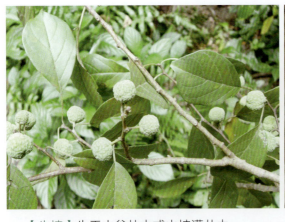
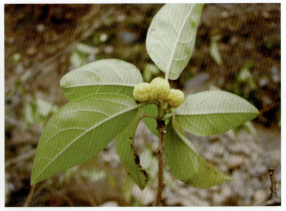

【生境】生于山谷林中或山坡灌丛中。

【分布】河北至南岭山地广大地区。日本和朝鲜也有。

【采集加工】全年均可采挖。挖取根部，除去须根，洗净，切片或斩成块，晒干。

【药材性状】蒌芝和柘树的药材均是根，难以区别种类。本品呈不规则的块片状，大小不一，外皮橙黄色或橙红色，具多数纵皱纹，有时可见白色点状或横长的疤痕，外皮薄，多层，极易逐层脱落，脱落处显灰黄色或棕黄色，并有橙黄色斑块；质坚硬，不易折断，切开面淡黄色，皮部薄，木质部宽广。气微，味淡。以外皮橙黄色者为佳。

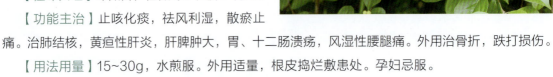

【性味归经】味微苦，性微寒。归脾、胃经。

【功能主治】止咳化痰，祛风利湿，散瘀止痛。治肺结核，黄疸性肝炎，肝脾肿大，胃、十二指肠溃疡，风湿性腰腿痛。外用治骨折，跌打损伤。

【用法用量】15~30g，水煎服。外用适量，根皮捣烂敷患处。孕妇忌服。

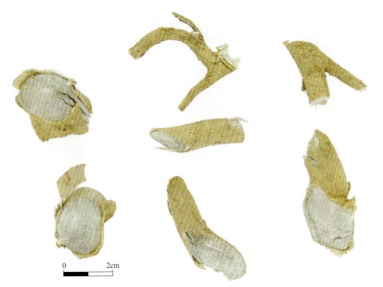

【附方】① 治急性黄疸性肝炎：穿破石30g，簕党根、五指毛桃各15g，葫芦茶9g。水煎2次分服，每日1剂。

② 治胃、十二指肠溃疡疼痛：鲜穿破石60g，水煎，3次分服。

③ 治骨折：穿破石、三加皮、胡颓子各等量，均用根皮。焙干研末，以适量凡士林加热调成膏状，复位后，外敷药膏，夹板固定。隔日换药1次。

4.86.8 毛柘藤

CUDRANIAE PUBESCENTIS RADIX ET LIGNUM

【别名】黄桑

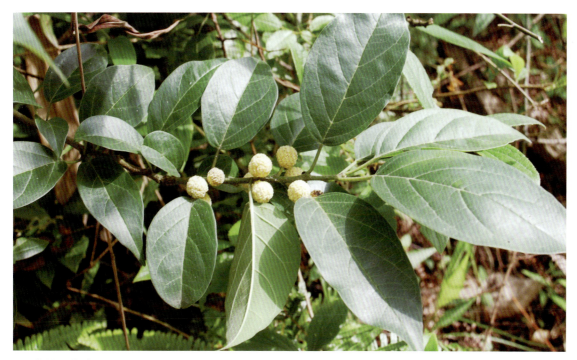

【基原】来源于桑科 Moraceae 柘属 Cudrania 毛柘藤 Cudrania pubescens Tréc. 的根或心材入药。

【形态特征】攀援灌木。小枝圆柱形，幼枝密被黄褐色短柔毛，老枝灰绿色，皮孔椭圆形。叶长圆状椭圆形或卵状椭圆形，长 4~12cm，宽 2.5~5.5cm，顶端渐尖或短渐尖，基部宽楔形或近圆形，全缘，叶面近无毛，背面密被黄褐色长柔毛，中脉在表面明显隆起，侧脉 5~6 对；叶柄长 1.5cm，密被黄褐色柔毛；托叶早落。雌雄异株，雄花序成对腋生，球形，直径约 1cm，密被黄褐色柔毛，雄花花被 4 枚，花被片分离，下部合生，肉质，雄蕊 4 枚，花丝短，在花芽时直立，退化雌蕊圆锥形。聚花果近球形，直径 1.5~2cm，成熟时橙红色，肉质；小核果卵圆形。

【生境】生于低海拔至中海拔的山谷或旷野林中、灌丛。

【分布】福建、广东、广西、云南、贵州。印度、缅甸、老挝、印度尼西亚也有分布。

【采集加工】夏、秋季采收，根、心材切片晒干。

【性味归经】味微苦，性微寒。

【功能主治】驱风散寒，止咳。治风湿痹痛，感冒咳嗽。

【用法用量】15~30g，水煎服。

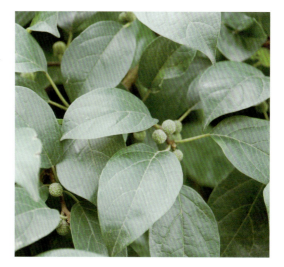

4.86.9 水蛇麻

FATOUAE VILLOSAE HERBA

【别名】小蛇麻

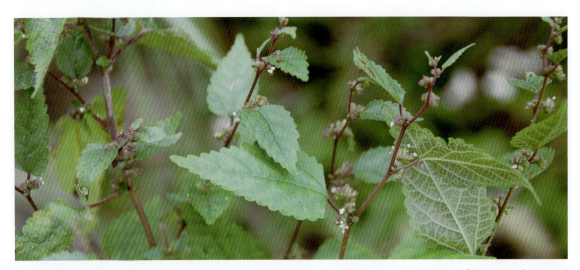

【基原】来源于桑科 Moraceae 水蛇麻属 Fatoua 水蛇麻 Fatoua villosa（Thunb.）Nakai 的全草入药。

【形态特征】一年生草本。高 30~80cm，枝直立，纤细，少分枝或不分枝，幼时绿色后变黑色，微被长柔毛。叶膜质，卵圆形至宽卵圆形，长 5~10cm，宽 3~5cm，顶端急尖，基部心形至楔形，边缘锯齿三角形，微钝，两面被粗糙贴伏柔毛，侧脉每边 3~4 条；叶片在基部稍下延成叶柄；叶柄被柔毛。花单性，聚伞花序腋生，直径约 5mm；雄花钟形；花被裂片长约 1mm，雄蕊伸出花被片外，与花被片对生；雌花，花被片宽舟状，稍长于雄花被片，子房近扁球形，花柱侧生，丝状，长 1~1.5mm，约长于子房 2 倍。瘦果略扁，具三棱，表面散生细小瘤体；种子 1 颗。花期 5~8 月。

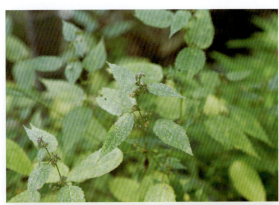

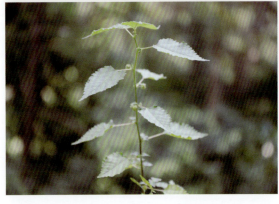

【生境】生于荒地或路旁、灌丛中。

【分布】香港、广东、海南、广西、江西、福建、湖南、湖北、江苏、浙江、安徽、河北、云南、四川、贵州、陕西、台湾。菲律宾、印度尼西亚、巴布亚新几内亚也有分布。

【采集加工】夏、秋季采收，将全草晒干。

【性味归经】味苦，性寒。

【功能主治】清热解毒。治风热感冒，头痛，咳嗽，疮毒疔肿。

【用法用量】15~20g，水煎服。

4.86.10 石榕树

FICI ABELII FOLIUM

【别名】牛奶子

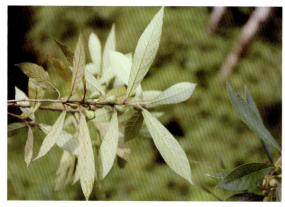
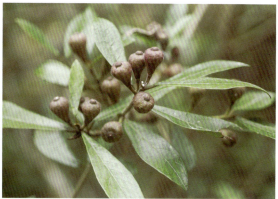

【基原】来源于桑科 Moraceae 榕属 Ficus 石榕树 Ficus abelii Miq. 的叶入药。

【形态特征】灌木。高 1~2.5m；树皮深灰色；小枝、叶柄密生灰白色粗短毛。叶纸质，窄椭圆形至倒披针形，长 4~9cm，宽 1~2cm，顶端短渐尖至急尖，基部楔形，全缘，表面散生短粗毛，成长脱落，背面密生黄色或灰白色短硬毛和柔毛，基生侧脉对生，侧脉 7~9 对，在叶面下陷，网脉在背面明显；叶柄长 4~10mm，被毛；托叶披针形，长约 4mm，微被柔毛。榕果单生叶腋，近梨形，直径 1.5~2cm，成熟时紫黑色或褐红色，密生白色短硬毛，顶部脐状突起，基部收缩为短柄，基生苞片 3 枚，三角状卵形，被毛，总梗长 7~10mm，被短粗毛；雄花散生于榕果内壁，近无柄，花被 3 片，短于雄蕊，雄蕊 2 或 3 枚，长短不一，花药长于花丝；瘿花同生于一榕果内，花被合生，顶端有 3~4 齿裂，子房球形，略具小瘤点，花柱侧生，短；雌花无花被，花柱近顶生，长，柱头线形。瘦果肾形，外有一层泡状黏膜包着。花期 5~7 月。

【生境】生于低海拔至中海拔的山谷或溪边潮湿地上。

【分布】广西、广东、海南、江西、福建、江苏、湖南、云南、四川、贵州。印度、缅甸、老挝、越南、柬埔寨也有分布。

【采集加工】全年可采，叶鲜用。

【性味归经】味苦，性凉。

【功能主治】消肿止痛，去腐生新。治乳痈，刀伤。

【用法用量】外用鲜叶捣烂敷患处。

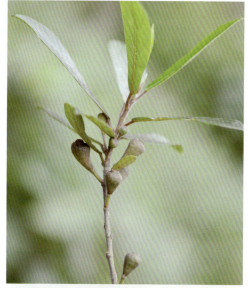
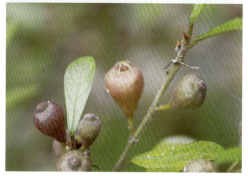

4.86.11 无花果

FICI CARICAE FLOS

【别名】文先果、奶浆果、树地瓜、映日果、明目果、密果

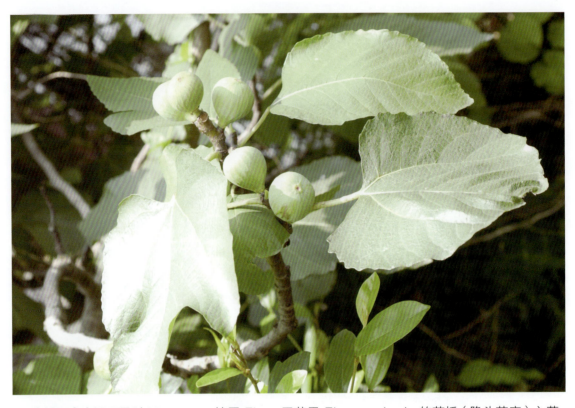

【基原】来源于桑科 Moraceae 榕属 Ficus 无花果 Ficus carica L. 的花托（隐头花序）入药。

【形态特征】落叶灌木或小乔木，高达 10m，具乳汁；树皮暗褐色。分枝多，小枝直立，粗壮，无毛。叶互生，厚纸质，倒卵形或卵圆形，长 10~15cm，宽 8~14cm，顶端钝，基部心形，边缘波状或具粗齿，3~5 深裂，掌状脉明显，表面浓绿色，粗糙，背面有短毛；叶柄长 3~7cm，光滑或有长毛；托叶三角状卵形，淡红色，长约 1cm。隐头花序，花单性同株，小花白色，极多数，着生于花托的内壁上；花托单生叶腋，梨形，带绿色，成熟时黑褐色，肉质而厚。瘦果三棱状卵形。花期 5~6 月；果期 10 月。

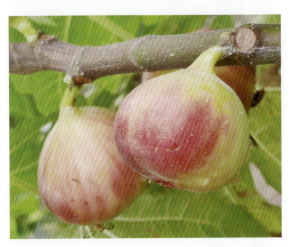

【生境】栽培。

【分布】我国南北各地都有栽培。原产地中海沿岸。

【采集加工】秋季采摘未成熟的青绿色花托，反复日晒或投沸水中，撩 1~2min，待表面略呈微黄色时捞出，滤去水，晒干。本品易霉蛀，须贮藏于干燥处或石灰缸内。

【药材性状】干燥花托呈梨形或类球形，长 2~3cm，宽 1.5~2.5cm，淡黄棕色至暗棕色，

有波状弯曲的纵棱纹，顶端稍平截，中央有圆形突起，基部较狭，有果柄及残存苞片，质坚硬，横切面黄白色，内壁有众多细小的瘦果，有时上部可见枯萎的雄花。瘦果三棱状卵形，长1~2mm，淡黄色，外有宿存包被。气微，味甜。以身干、暗棕色、无霉蛀者为佳。

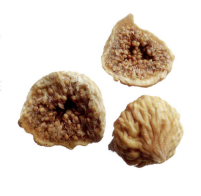

【性味归经】味甘，性平。归肺、胃、大肠经。

【功能主治】健胃清肠，消肿解毒。治肠炎，痢疾，便秘，痔，喉痛，痈疮疥癣。

【用法用量】30~60g，水煎服。外用煎水洗，研末调敷或吹喉。

【附注】叶治痔、肿毒、心痛。根治筋骨疼痛、痔、瘰疬。

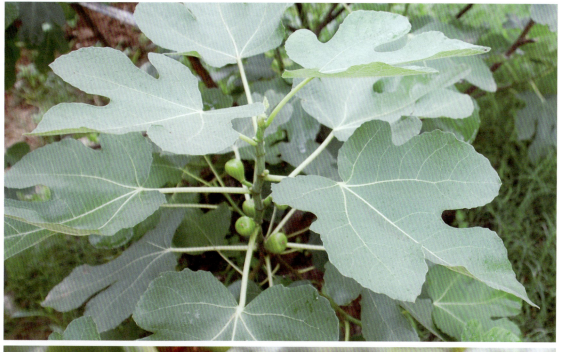

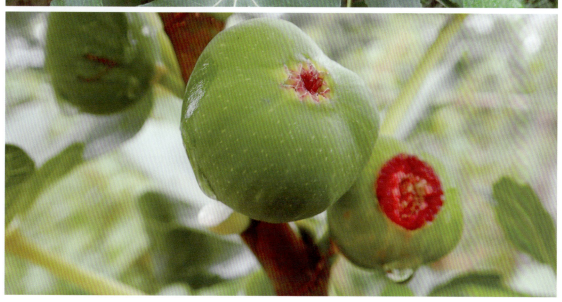

4.86.12 天仙果

RADIX FICI ERECTAE

【别名】水风藤、牛乳茶、大叶牛奶子、野枇杷、山牛奶

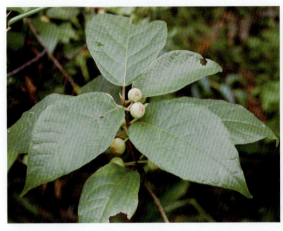
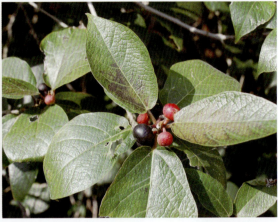

【基原】来源于桑科 Moraceae 榕属 Ficus 天仙果 Ficus erecta Thunb. var. beecheyana (Hook. et Arn.) King 的根入药。

【形态特征】落叶小乔木或灌木。高 2~7m；树皮灰褐色，小枝密生硬毛。叶厚纸质，倒卵状椭圆形，长 7~20cm，宽 3~9cm，顶端短渐尖，基部圆形至浅心形，全缘或上部偶有疏齿，表面较粗糙，疏生柔毛，背面被柔毛，侧脉 5~7 对，弯拱向上，基生脉延长；叶柄长 1~4cm，纤细，密被灰白色短硬毛。托叶三角状披针形，膜质，早落。榕果单生叶腋，具总梗，球形或梨形，直径 1.2~2cm，幼时被柔毛和短粗毛，顶生苞片脐状，基生苞片 3 枚，卵状三角形，成熟时黄红色至紫黑色；雄花和瘿花生于同一榕果内壁，雌花生于另一植株的榕果中；雄花有柄或近无柄，花被片（2）3（4）片，椭圆形至卵状披针形，雄蕊 2~3 枚；瘿花近无柄或有短柄，花被片 3~5 片，披针形，长于子房，被毛，子房椭圆状球形，花柱侧生，短，柱头 2 裂；雌花花被片 4~6 片，宽匙形，子房光滑有短柄，花柱侧生，柱头 2 裂。花果期 5~6 月。

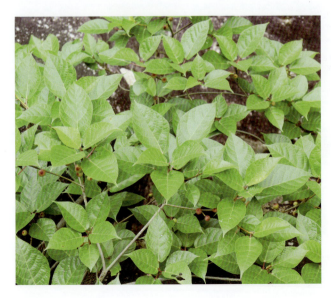

【生境】常生于山坡、林下、溪边潮湿处。

【分布】广东、广西、江西、福建、台湾、浙江等地。

【采集加工】夏、秋季采收，根晒干。

【性味归经】味甘、辛、酸，性温。

【功能主治】祛风化湿，止痛。治关节风湿痛，头风疼痛，跌打损伤，月经不调，腹痛，腰痛带下，小儿发育缓慢。

【用法用量】15~30g，鲜品 30~60g，水煎服。外用捣烂敷患处。

4.86.13 黄毛榕

FICI ESQUIROLIANAE RADIX

【别名】老虎掌、老鸦风、大赦婆树、毛棵

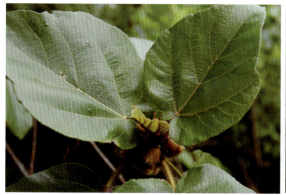
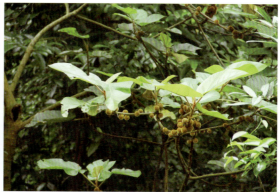

【基原】来源于桑科 Moraceae 榕属 Ficus 黄毛榕 Ficus esquiroliana Lévl. [F. fulva Reinw. ex Blume] 的根皮入药。

【形态特征】乔木。高 4~10m，树皮灰褐色，具纵棱；幼枝中空，被褐黄色硬长毛。叶互生，纸质，阔卵形，长 17~27cm，宽 12~20cm，急渐尖，具长约 1cm 的尖尾，基部浅心形，叶面疏生糙伏状长毛，背面被长约 3mm 褐黄色波状长毛，以中脉和侧脉稠密，余均密被黄色和灰白色绵毛，基生侧脉每边 3 条，侧脉每边 5~6 条，分裂或不分裂，边缘有细锯齿，齿端被长毛；叶柄长 5~11cm，细长，疏生长硬毛；托叶披针形，长 1~1.5cm，早落。榕果腋生，圆锥状椭圆形，直径 20~25mm，表面疏被或密生浅褐色长毛，顶部脐状突起，基生苞片卵状披针形，长 8mm；雄花生榕果内壁口部，具柄，花被片 4 片，顶端全缘，雄蕊 2 枚。瘿花花被与雄花同，子房球形，光滑，花柱侧生，短，柱头漏斗形，雌花花被 4。瘦果斜卵圆形，表面有瘤体。花期 5~7 月；果期 7 月。

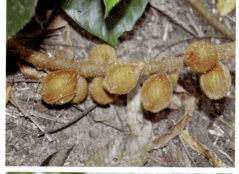

【生境】生于山谷、溪边林中。

【分布】海南、广东、香港、福建、台湾、广西、云南、四川、贵州、西藏。越南、老挝、泰国也有分布。

【采集加工】夏、秋季采收，根皮晒干。

【性味归经】味甘，性平。

【功能主治】健脾益气，活血祛风。治气血虚弱，子宫下垂，脱肛，水肿，风湿痹痛，便溏泄泻。

【用法用量】30~60g，水煎服。

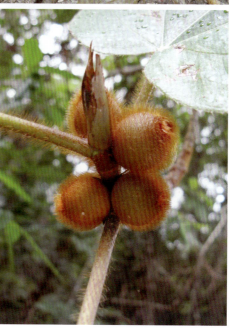

4.86.14 水同木

FICI FISTULOSAE RADIX ET FOLIUM

【别名】哈氏榕

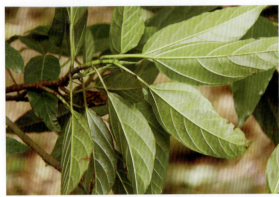
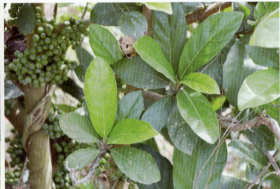

【基原】来源于桑科 Moraceae 榕属 Ficus 水同木 Ficus fistulosa Reinw. ex Blume [F. harlandii Benth.] 的根皮和叶入药。

【形态特征】常绿小乔木。树皮黑褐色，枝粗糙，叶互生，纸质，倒卵形至长圆形，长 10~20cm，宽 4~7cm，顶端具短尖，基部斜楔形或圆形，全缘或微波状，叶面无毛，背面微被柔毛或黄色小突体；基生侧脉短，侧脉 6~9 对；叶柄长 1.5~4cm；托叶卵状披针形，长约 1.7cm。

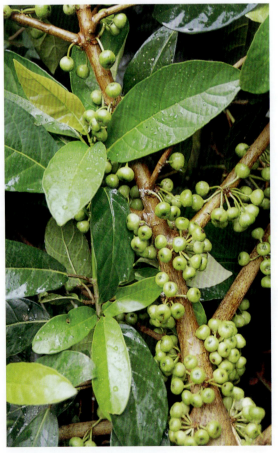

榕果簇生于老干发出的瘤状枝上，近球形，直径 1.5~2cm，光滑，成熟橘红色，不开裂，总梗长 8~24mm，雄花和瘿花生于同一榕果内壁；雄花，生于其近口部，少数，具短柄，花被片 3~4 片，雄蕊 1 枚，花丝短；瘿花，具柄，花被片极短或不存，子房光滑，倒卵形，花柱近侧生，纤细，柱头膨大；雌花，生于另一植株榕果内，花被管状，围绕果柄下部。瘦果近斜方形，表面有小瘤体，花柱长，棒状。花期 5~7 月。

【生境】生于溪旁、岩石上或散生于村落附近的疏林中。

【分布】广东、香港、海南、福建、台湾、广西、云南。印度、孟加拉国、缅甸、泰国、越南、马来西亚、印度尼西亚、菲律宾也有分布。

【采集加工】夏、秋季采收，根皮、叶晒干。

【性味归经】味甘，性平。

【功能主治】补气润肺，活血，祛湿利尿。治五痨七伤，跌打，小便不利，湿热腹泻。

【用法用量】9~15g，水煎服。

4.86.15　台湾榕

FICI FORMOSANAE HERBA

【别名】细叶牛奶树、小银茶匙

【基原】来源于桑科 Moraceae 榕属 Ficus 台湾榕 Ficus formosana Maxim. 的全株入药。

【形态特征】灌木。高 1.5~3m；小枝、叶柄、叶脉幼时疏被短柔毛；枝纤细，节短。叶膜质，倒披针形，长 4~11cm，宽 1.5~3.5cm，全缘或在中部以上有疏钝齿裂，顶部渐尖，中部以下渐窄，至基部成狭楔形，干后叶面墨绿色，背面淡绿色，中脉不明显。榕果单生叶腋，卵状球形，直径 6~9mm，成熟时绿带红色，顶部脐状凸起，基部收缩为纤细短柄，基生苞片 3 枚，边缘齿状，总梗长 2~3mm，纤细；雄花散生榕果内壁，有或无柄，花被片 3~4 片，卵形，雄蕊 2 枚，稀为 3 枚，花药长过花丝；瘿花，花被片 4~5 片，舟状，子房球形，有柄，花柱短，侧生；雌花，有柄或无柄，花被片 4 片，花柱长，柱头漏斗形。瘦果球形，光滑。花期 4~7 月。

【生境】生于溪边、旷野的疏林或灌木丛中。

【分布】海南、广东、广西、台湾、福建、江西、湖南、浙江、云南、贵州。越南也有分布。

【采集加工】夏、秋季采收，全株切片晒干。

【性味归经】味甘、微涩，性平。

【功能主治】柔肝和脾，清热利湿。治急、慢性肝炎，腰扭伤，急性肾炎，泌尿系感染。

【用法用量】60~90g，水煎服。外用适量。

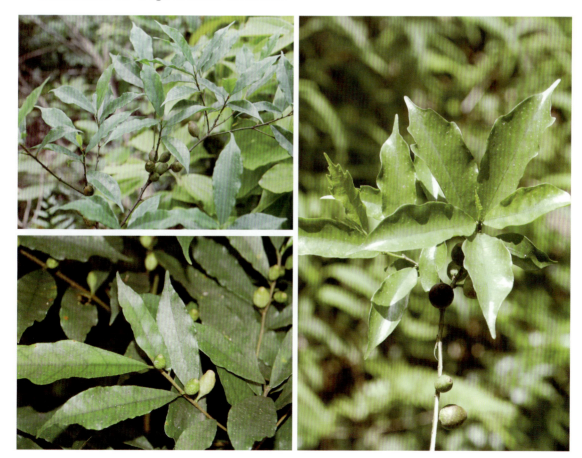

4.86.16 窄叶台湾榕

FICI FORMOSANAE FRUTEX

【别名】细叶台湾榕

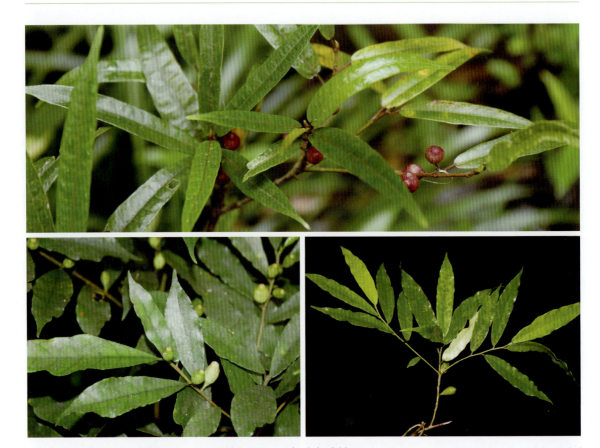

【基原】来源于桑科 Moraceae 榕属 Ficus 窄叶台湾榕 Ficus formosana Maxim. var. shimadai (Hayata) W. C. Chen 的全株入药。

【形态特征】灌木。高 1.5~3m；小枝、叶柄、叶脉幼时疏被短柔毛；枝纤细，节短。叶膜质，线状披针形，长 4~11cm，宽 1.5~2cm，侧脉多对，平行展出，小脉不明显，边缘全缘，顶部渐尖，中部以下渐窄，至基部成狭楔形，干后叶面墨绿色，背面淡绿色，中脉不明显。榕果单生叶腋，卵状球形，直径 6~9mm，成熟时绿带红色，顶部脐状突起，基部收缩为纤细短柄，基生苞片 3 枚，边缘齿状，总梗长 2~3mm，纤细；雄花散生榕果内壁，有或无柄，花被片 3~4 片，卵形，雄蕊 2 枚，稀为 3 枚，花药长过花丝；瘿花，花被片 4~5 片，舟状，子房球形，有柄，花柱短，侧生；雌花，有柄或无柄，花被片 4 片，花柱长，柱头漏斗形。瘦果球形，光滑。花期 4~7 月。

【生境】生于山溪、河旁或山谷林下阴湿处。

【分布】台湾、海南、广东、香港、江西、福建、浙江、广西、云南、贵州。越南也有分布。

【采集加工】夏、秋季采收全株，晒干。

【性味归经】味甘，微涩，性平。

【功能主治】祛风利湿，清热解毒。治小儿疳积，阳痿，胃痛。

【用法用量】20~30g，水煎服。

4.86.17 异叶榕

FICI HETEROMORPHAE FRUCTUS

【别名】奶浆果、大山枇杷、牛奶子、大斑鸠食子、山榕

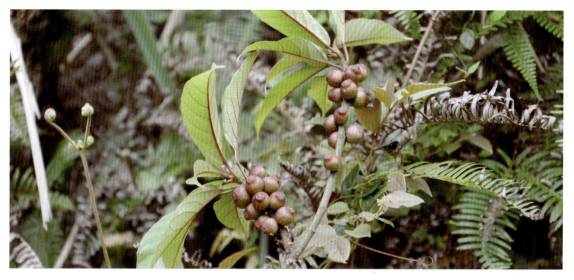

【基原】来源于桑科 Moraceae 榕属 Ficus 异叶榕 Ficus heteromorpha Hemsl. 的果实入药。

【形态特征】落叶灌木或小乔木。高2~5m；树皮灰褐色；小枝红褐色，节短。叶多形，琴形、椭圆形、椭圆状披针形，长10~18cm，宽2~7cm，顶端渐尖或为尾状，基部圆形或浅心形，叶面略粗糙，背面有细小钟乳体，全缘或微波状，基生侧脉较短，侧脉6~15对，红色；叶柄长1.5~6cm，红色；托叶披针形，长约1cm。榕果成对生短枝叶腋，稀单生，无总梗，球形或圆锥状球形，光滑，直径6~10mm，成熟时紫黑色，顶生苞片脐状，基生苞片3枚，卵圆形，雄花和瘿花同生于一榕果中；雄花散生内壁，花被片4~5片，匙形，雄蕊2~3枚；瘿花花被片5~6片，子房光滑，花柱短；雌花花被片4~5片，包围子房，花柱侧生，柱头画笔状，被柔毛。瘦果光滑。花期4~5月；果期5~7月。

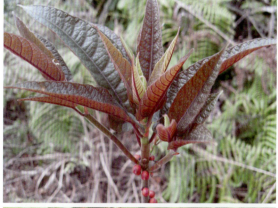

【生境】生于山谷或山坡林中。

【分布】长江流域中下游和华南各地。

【采集加工】夏、秋季采收，果晒干。

【性味归经】味酸、甘，性温。

【功能主治】下乳补血，健脾补气。治脾虚胃弱，缺乳症。

【用法用量】30~60g，鲜品500g，炖肉服。

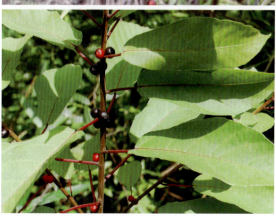

4.86.18 五指毛桃

FICI HIRTAE RADIX

【别名】掌叶榕、佛掌榕、大叶牛奶子

【基原】来源于桑科 Moraceae 榕属 *Ficus* 粗叶榕 *Ficus hirta* Vahl 的根入药。

【形态特征】灌木或小乔木，全株被锈色或褐色贴伏硬毛，有白色汁液；根皮红棕色；嫩枝中空，有托叶脱落后留下的环状痕迹。单叶互生，纸质，多型，常长圆状披针形或卵状椭圆形，长 6~34cm，宽 2~30cm，顶端短尖或渐尖，基部圆形或心形，边缘有锯齿，常 3~5 深裂或浅裂或

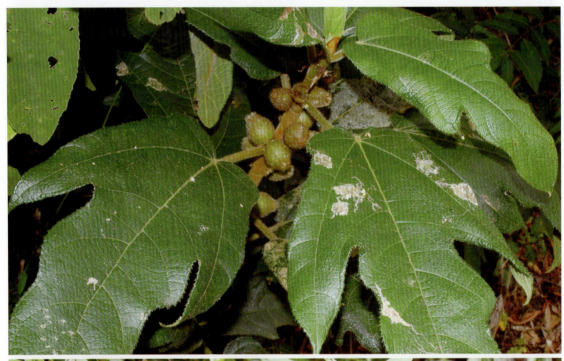

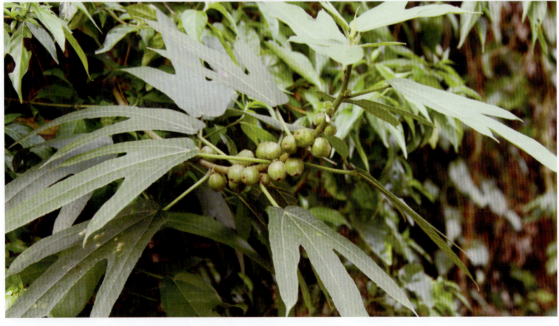

有时不裂；基出脉3~7条；叶柄长1~17cm。花单性，雌雄同株，生于球形、肉质的花托内壁（隐头花序）；花序直径1~2cm，红褐色，密被硬毛，口部有许多苞片形成的脐状凸起，成对腋生或生于落叶叶痕之上。花、果期几全年。

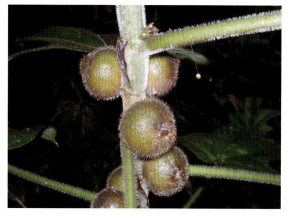

【生境】生于山坡、山谷疏林中或林边、村旁、旷地上。

【分布】我国南部及西南部各地。南亚至东南亚余部也有分布。

【采集加工】全年均可采收。挖取根部，洗净，斩段或切片，晒干。

【药材性状】本品为不规则的块片或短段，片厚0.5~1cm，短段长2~4cm，红褐色或灰棕色，有纵皱纹、须根痕及横生皮孔，有时因外皮脱落，露出黄白色内皮；质硬，不易折断，切开面皮部薄，易撕裂成纤维状，木部黄白色，有较密的同心环纹。气微香，味甘。以皮厚、气香者为佳。

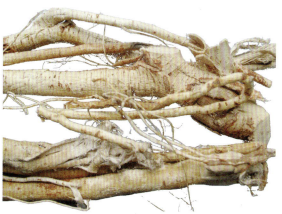

【性味归经】味辛、甘，性平。归脾、肺经。

【功能主治】健脾化湿，行气化痰，舒筋活络。治肺结核咳嗽，慢性支气管炎，风湿性关节炎，腰腿痛，脾虚水肿，病后盗汗，自汗，白带。

【用法用量】15~60g，水煎服。

【附方】① 治慢性气管炎：映山红24g，五指毛桃60g，胡颓子叶30g，鱼腥草12g，羊耳菊（山白芷）9g，水煎，每日1剂，分2次服。10天为1个疗程，连服2个疗程。

② 治风湿性关节炎：五指毛桃、羊耳菊、枫寄生、三桠苦、千斤拔、桑枝、鸡血藤各30g，两面针15g，过江龙24g，山苍子根、黑老虎各18g。水煎服，每日1剂。

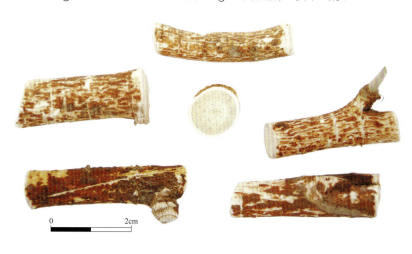

4.86.19　对叶榕

FICI HISPIDAE RADIX ET FRUCTUS

【别名】牛奶树、牛奶子、多糯树、稔水冬瓜

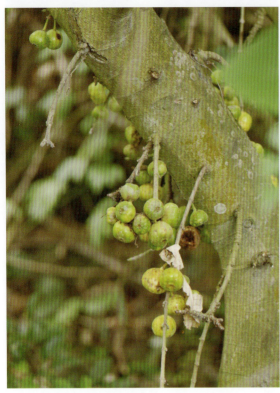
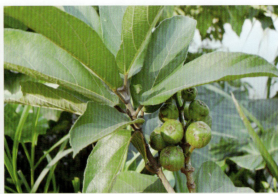
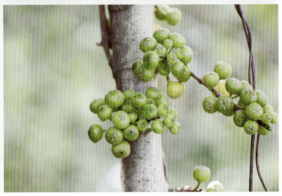

【基原】来源于桑科 Moraceae 榕属 *Ficus* 对叶榕 *Ficus hispida* L. f. 的根、叶、果实入药。

【形态特征】小乔木。被糙毛，叶通常对生，厚纸质，卵状长椭圆形或倒卵状矩圆形，长 10~25cm，宽 5~10cm，全缘或有钝齿，顶端急尖或短尖，基部圆形或近楔形，表面粗糙，被短粗毛，背面被灰色粗糙毛，侧脉 6~9 对；叶柄长 1~4cm，被短粗毛；托叶 2 枚，卵状披针形，生无叶的果枝上，常 4 枚交互对生，榕果腋生或生于落叶枝上，或老茎发出的下垂枝上，陀螺形，成熟黄色，直径 1.5~2.5cm，散生侧生苞片和粗毛，雄花生于其内壁口部，多数，花被片 3 片，薄膜状，雄蕊 1 枚；瘿花无花被，花柱近顶生，粗短；雌花无花被，柱头侧生，被毛。花、果期 6~7 月。

【生境】生于山谷、溪边、疏林或灌木丛中、池塘边或河边近水处。

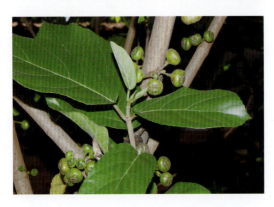

【分布】海南、广东、广西、云南、贵州。尼泊尔、不丹、印度、泰国、越南、马来西亚至澳大利亚也有分布。

【采集加工】夏、秋季采收，叶、根、果实晒干。

【性味归经】味淡，性凉。

【功能主治】清热祛湿，消积化痰。治感冒，气管炎，消化不良，痢疾，风湿性关节炎。

【用法用量】15~30g，水煎服。

4.86.20　榕树

FICI MICROCARPAE RADIX ET FOLIUM

【别名】小叶榕

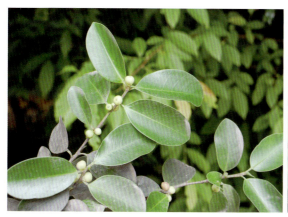
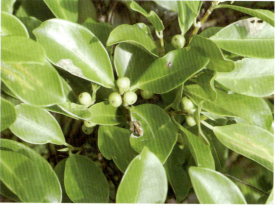

【基原】来源于桑科 Moraceae 榕属 Ficus 小叶榕 Ficus microcarpa L. f. 的气根和叶入药。

【形态特征】常绿大乔木，高达 15~25m，胸径达 50cm，冠幅广展。各部无毛，有气根。树皮深灰色，叶互生，革质而带肉质，椭圆形、卵状椭圆形或倒卵形，长 3.5~10cm，宽 2~5.5cm，顶端短尖而钝，基部狭，全缘，表面深绿色，干时暗褐绿色，有光泽，基生叶脉延长，基出脉 3 条，侧脉纤细，5~6 对，在背面较明显，网脉在背面稍明显；叶柄长 0.5~1cm；托叶披针形，长约 8mm。花序单个或成对腋生或生于已落叶的叶腋，榕果成熟时黄色或微红色，球形，直径 5~10mm，基部的苞片阔卵形，宿存，无总花梗。花、果期全年。

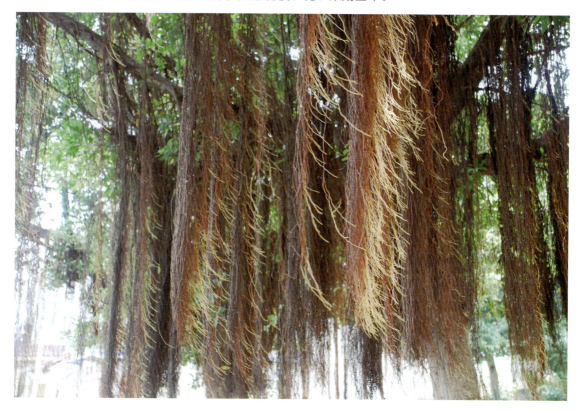

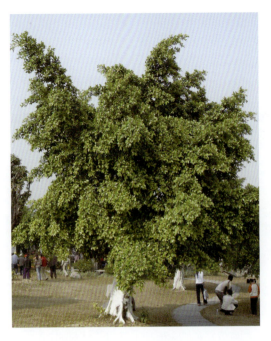

【生境】生于村边、路旁或丘陵疏林中，常栽培作行道树及防风树。

【分布】台湾、福建、浙江、广东、香港、海南、广西、贵州、云南等地。南亚余部至大洋洲也有分布。

【采集加工】夏、秋季采收，气根、叶晒干备用。

【性味归经】叶、气根：味微苦、涩，性凉。

【功能主治】叶：清热，解表，化湿。气根：发汗，清热，透疹。叶：治流行性感冒，疟疾，支气管炎，急性肠炎，细菌性痢疾，百日咳。气根：治感冒高热，扁桃体炎，风湿骨痛，跌打损伤。

【用法用量】叶9~15g，气根15~30g，水煎服。

【附方】① 防治流行性感冒：榕树叶、大叶桉叶各30g。水煎服。

② 治慢性气管炎：（榕陈糖浆）鲜榕树叶72g，陈皮18g，水煎浓缩，加糖制成90ml糖浆，每次30ml，每日3次，10天为1个疗程。

③ 治扁桃体炎：鲜榕树须180g，黑醋1碗，煎液，每日含漱数次。

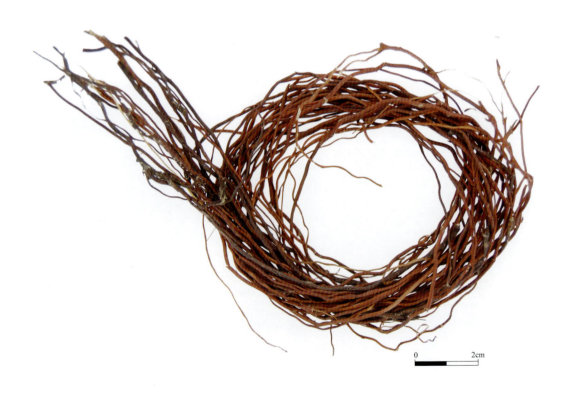

4.86.21 琴叶榕

FICI PANDURATAE RADIX ET FOLIUM

【别名】牛奶子树、铁牛入石

【基原】来源于桑科 Moraceae 榕属 Ficus 琴叶榕 Ficus pandurata Hance 的根和叶入药。

【形态特征】小灌木。高 1~2m；小枝、嫩叶幼时被白色柔毛。叶纸质，提琴形或倒卵形，长 4~8cm，顶端急尖有短尖，基部圆形至宽楔形，中部缢缩，表面无毛，背面叶脉有疏毛和小瘤点，基生侧脉 2，侧脉 3~5 对；叶柄疏被糙毛，长 3~5mm；托叶披针形，迟落。榕果单生叶腋，鲜红色，椭圆形或球形，直径 6~10mm，顶部脐状凸起，基生苞片 3，卵形，总梗长 4~5mm，纤细，雄花有柄，生榕果内壁口部，花被片 4，线形，雄蕊 3，稀为 2，长短不一；瘿花有柄或无柄，花被片 3~4，倒披针形至线形，子房近球形，花柱侧生，很短；雌花花被片 3~4，椭圆形，花柱侧生，细长，柱头漏斗形。花期 6~8 月。

【生境】生于山野间或村庄附近旷地。

【分布】我国华东南部至西南。越南也有分布。

【采集加工】夏、秋季采收，根、叶晒干。

【性味归经】味甘，性温。

【功能主治】行气活血，舒筋活络。治月经不调，乳汁不通，跌打损伤，腰腿疼痛。外用治乳腺炎。

【用法用量】9~15g，水煎服。外用适量鲜品捣烂敷患处。

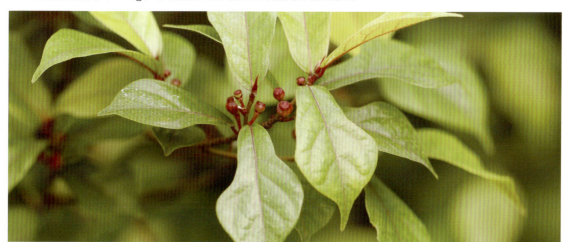

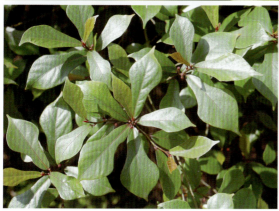
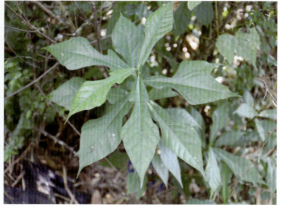

4.86.22　狭全缘榕

FICI PANDURATAE FRUTEX

【别名】条叶榕

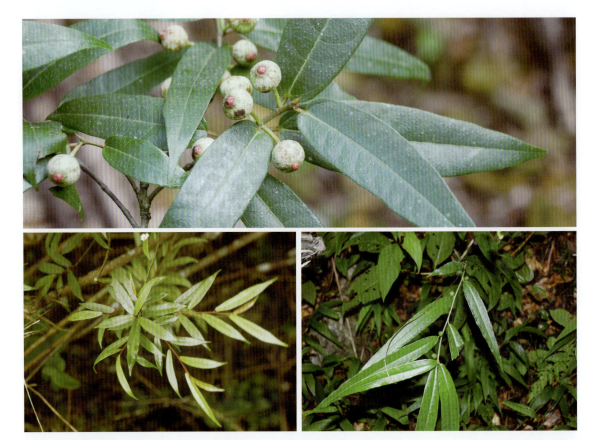

【基原】来源于桑科 Moraceae 榕属 Ficus 狭全缘榕 Ficus pandurata Hance var. angustifolia Cheng 的全株入药。

【形态特征】小灌木，高 1~2m；小枝。嫩叶幼时被白色柔毛。叶线状披针形，叶长可达 16cm，顶端渐尖，基部楔形，表面无毛，背面叶脉有疏毛和小瘤点，侧脉 8~18 对；叶柄疏被糙毛，长 3~5mm；托叶披针形，迟落。榕果单生叶腋，鲜红色，椭圆形或球形，直径 6~10mm，顶部脐状凸起，基生苞片 3，卵形，总梗长 4~5mm，纤细，雄花有柄，生榕果内壁口部，花被片 4，线形，雄蕊 3，稀为 2，长短不一；瘿花有柄或无柄，花被片 3~4，倒披针形至线形，子房近球形，花柱侧生，很短；雌花花被片 3~4，椭圆形，花柱侧生，细长，柱头漏斗形。花期 6~8 月。

【生境】生于山谷沟边疏林。

【分布】我国东南各地常见。

【采集加工】夏、秋季采收，全株切片晒干。

【性味归经】味辛、微涩，性平。

【功能主治】祛风利湿，清热解毒。治腰痛，黄疸，疟疾，百日咳，背痛，乳痈，乳汁不足，齿龈肿痛，毒蛇咬伤。

【用法用量】9~15g，水煎服。

4.86.23　全缘榕

FICI PANDURATAE RADIX ET FOLIUM

【别名】全缘琴叶榕、全叶榕

【基原】来源于桑科 Moraceae 榕属 Ficus 全缘榕 Ficus pandurata Hance var. holophylla Migo 的根和叶入药。

【形态特征】小灌木，高 1~2m；小枝。叶倒卵状披针形或披针形，顶端渐尖，中部不收缢，表面无毛，背面叶脉有疏毛和小瘤点，基生侧脉 2，侧脉 3~5 对；叶柄疏被糙毛，长 3~5mm；托叶披针形，迟落。榕果单生叶腋，鲜红色，椭圆形或球形，直径 6~10mm，顶部脐状突起，基生苞片 3，卵形，总梗长 4~5mm，纤细，雄花有柄，生榕果内壁口部，花被片 4，线形，雄蕊 3，稀为 2，长短不一；瘿花有柄或无柄，花被片 3~4，倒披针形至线形，子房近球形，花柱侧生，很短；雌花花被片 3~4，椭圆形，花柱侧生，细长，柱头漏斗形。榕果椭圆形，直径 4~6mm，顶部微脐状。花期 6~8 月。

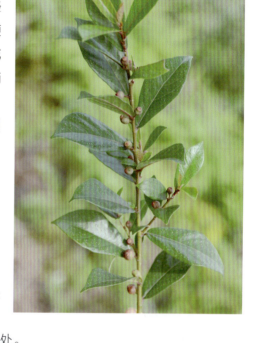

【生境】生于山谷溪边林中或旷野。

【分布】我国华东南部至华南各地。

【采集加工】夏、秋季采收，根、叶晒干。

【性味归经】味辛，性温。

【功能主治】祛风除湿，解毒消肿。治风湿痹痛，跌打损伤，毒蛇咬伤，汗多。

【用法用量】15~30g，水煎服。外用鲜品捣烂敷患处。

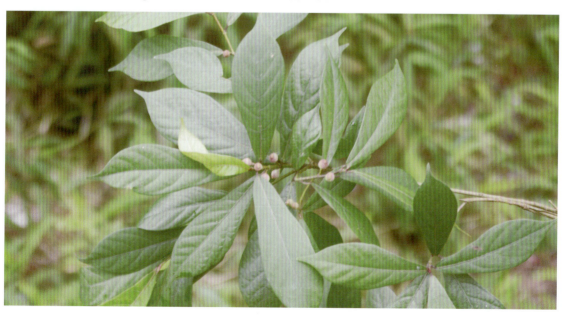

4.86.24 广东王不留行

FICI PUMILAE HYPANTHIUM

【别名】凉粉果、王不留行、爬墙虎、木馒头

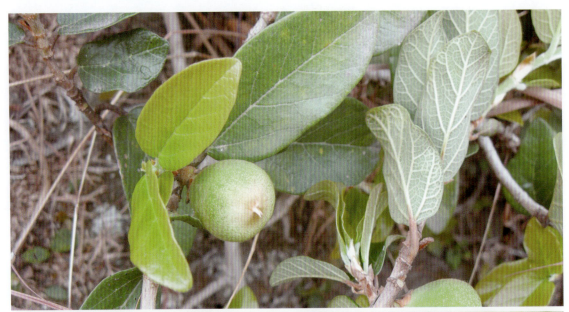

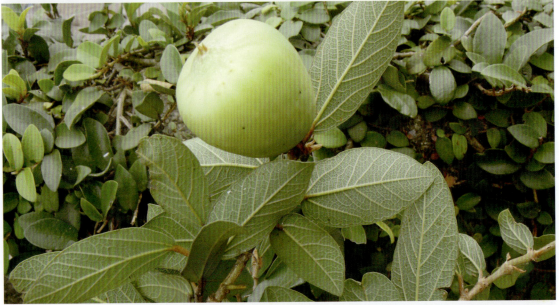

【基原】来源于桑科 Moraceae 榕属 Ficus 薜荔 Ficus pumila L. 的花托（隐头花序）入药。

【植物特征】多年生木质藤本。长达 10m。枝、叶均含白色乳汁；匍匐枝以气根攀援贴生于墙壁上、树干上或岩石上，着生于其上的叶小，纸质或薄革质，心状卵形，长 1~2.5cm，基部偏斜；游离枝较粗壮，常无气根，其上的叶大而厚革质、卵状椭圆形或长圆状椭圆形，长 4~12cm，宽 1.5~4.5cm，顶端短尖或钝，基部微心形，全缘，上面无毛，下面被短柔毛；基出脉 3 条，中脉每边有 3~5 条侧脉，上面凹，下面凸起，网脉在下面呈蜂巢状。叶柄长 5~12mm；托叶线状被针形，长 6~8mm，被丝质毛。夏初于游离枝上的叶腋中抽生隐头花序，成熟时隐头花序为梨形、倒

卵形或圆球形，直径 2.5~6.5cm，顶部截平，中央有脐状凸起并穿孔，向下渐收缩联结于粗大、长 0.5~1cm 的花序梗上，成熟时黄绿色。花、果期 5~10 月。

【生境】生于村郊、旷野、常攀附于残墙破壁或树上。

【分布】我国华东、华南和西南各地。日本、越南也有分布。

【采集加工】秋季采摘果序，纵切成 2~4 瓣，挖去瘦果，晒干。

【药材性状】本品形态似梨，常纵剖成 2 或 4 瓣，瓣呈瓢状或槽状，长 3.5~6.5cm。外表面灰绿色或暗棕紫色，略皱缩或粗糙。内表面红棕色或棕褐色，常黏附有未除净的小瘦果。质硬而脆，易折断。气微弱，味淡、微涩。以个大、表面灰黄色、去净瘦果者为佳。

【性味归经】味甘、涩，性平。归肝、肾经。

【功能主治】行血，调经，通乳，消肿。治乳汁不通，阳痿，遗精，闭经，乳腺炎，乳糜尿，恶疮肿毒。

【用法用量】9~15g，水煎服。

【附方】乳汁不足：鲜薜荔果 60g，猪蹄 1 只，酒、水各半同煎，服汤食肉，每日 1 剂。

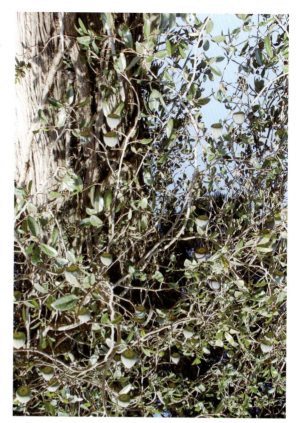

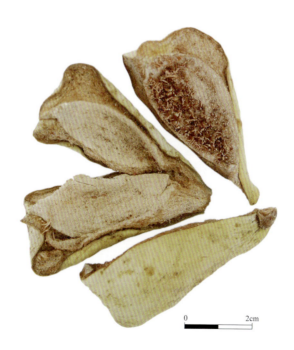

4.86.25 舶梨榕

FICI PYRIFORMAE RADIX ET CAULIS

【基原】来源于桑科 Moraceae 榕属 Ficus 舶梨榕 Ficus pyriformis Hook. et Arn. 的根和茎入药。

【形态特征】灌木，高 1~2m；小枝被糙毛。叶纸质，倒披针形至倒卵状披针形，长 4~11（14）cm，宽 2~4cm，顶端渐尖或锐尖而成为尾状，基部楔形至近圆形，全缘稍背卷，表面光绿色，背面微被柔毛和细小疣点；侧脉 5~9 对，很不明显，基生侧脉短；叶柄被毛，长 1~1.5cm；托叶披针形，红色，无毛，长约 1cm。榕果单生叶腋，梨形，直径 2~3cm，无毛，有白斑；雄花生内壁口部，花被片 3~4，披针形，雄蕊 2，花药卵圆形；瘿花花被片 4，线形，子房球形，花柱侧生；雄蕊生于另一植株榕果内壁，花被片 3~4，子房肾形，花柱侧生，细长。瘦果表面有瘤体。花期 12 月至翌年 6 月。

【生境】生于中海拔的山谷、沟边。

【分布】海南、广东、湖南、福建、广西、云南。越南也有分布。

【采集加工】夏、秋季采收，根和茎切片晒干备用。

【性味归经】味涩，性凉。

【功能主治】清热止痛，利水通淋。治小便淋沥，尿路感染，水肿，胃脘痛，腹痛。

【用法用量】15~30g，水煎服。

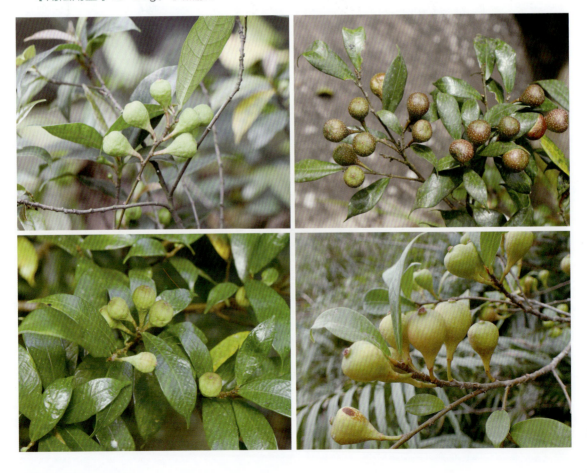

4.86.26 菩提树

FICI RELIGIOSAE CORTEX ET HYPANTHIUM

【别名】思维树

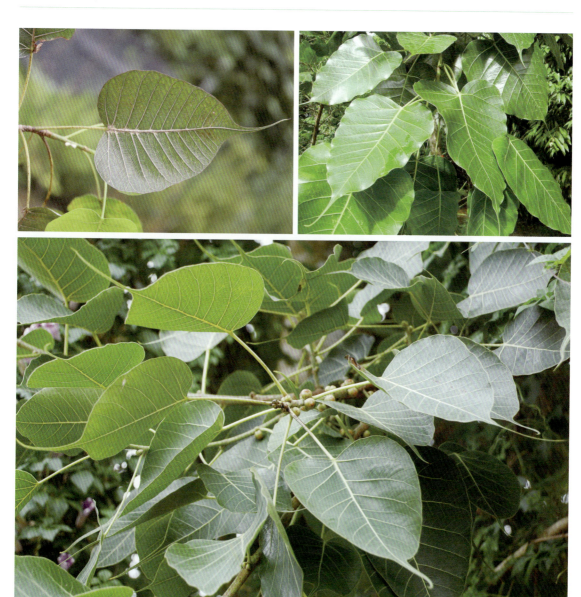

【基原】来源于桑科 Moraceae 榕属 Ficus 菩提树 Ficus religiosa L. 的树皮、花、果实入药。

【形态特征】大乔木，幼时附生于其他树上，高达 15~25m；树皮灰色，平滑或微具纵纹，冠幅广展；小枝灰褐色，幼时被微柔毛。叶革质，三角状卵形，长 9~17cm，宽 8~12cm，叶面深绿色，光亮，背面绿色，顶端骤尖，顶部延伸为尾状，尾尖长 2~5cm，基部宽截形至浅心形，全缘或为波状，基生叶脉三出，侧脉 5~7 对；叶柄纤细，有关节，与叶片等长或长于叶片；托叶小，卵形，顶端急尖。榕果球形至扁球形，直径 1~1.5cm，成熟时红色，光滑；基生苞片 3 枚，卵圆形；总梗长 4~9mm；雄花、瘿花和雌花生于同一榕果内壁；雄花少，生于近口部，无柄，花被 2~3 裂，内卷，雄蕊 1 枚，花丝短；瘿花具柄，花被 3~4 裂，子房光滑，球形，花柱短，柱头膨大，2裂；雌花无柄，花被片4枚，宽披针形，子房光滑，球形。花柱纤细，柱头狭窄。花期3~4月；果期5~6月。

【生境】栽培。

【分布】广东、香港、海南、广西、云南引种栽培。原产印度。

【采集加工】夏、秋采收，树皮、花、果实晒干。

【性味归经】味涩，性凉。

【功能主治】树皮收敛止痛；花、果实发汗解热、镇静。治牙痛，发热，哮喘，糖尿病，腹泻。

【用法用量】15~30g，水煎服。

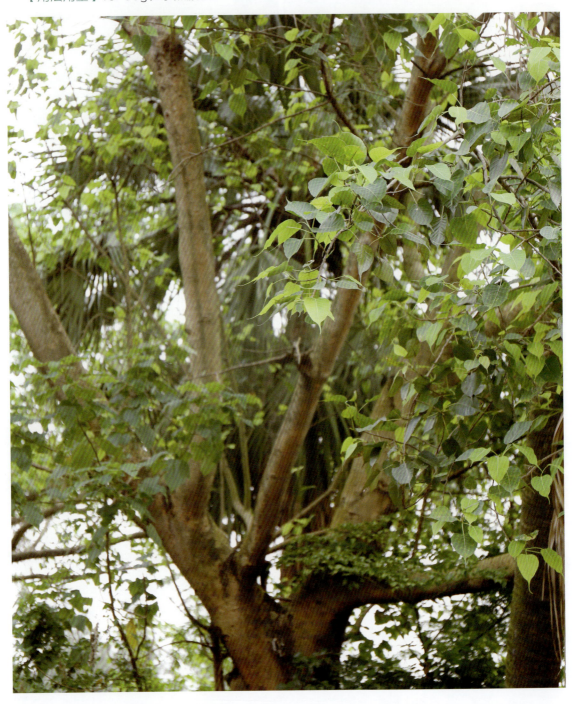

4.86.27 珍珠莲

FICI SARMENTOSAE HYPANTHIUM

【基原】来源于桑科 Moraceae 榕属 Ficus 珍珠莲 Ficus sarmentosa Buch.-Ham. ex J. E. Sm. var. henryi（King ex D. Oliv.）Corner 果实入药。

【形态特征】木质攀援匍匐藤状灌木，幼枝密被褐色长柔毛，叶革质，卵状椭圆形，长8~10cm，宽3~4cm，顶端渐尖，基部圆形至楔形，叶面无毛，背面密被褐色柔毛或长柔毛，基生侧脉延长，侧脉5~7对，小脉网结成蜂窝状；叶柄长5~10mm，被毛。榕果成对腋生，圆锥形，直径1~1.5cm，表面密被褐色长柔毛，成长后脱落，顶生苞片直立，长约3mm，基生苞片卵状披针形，长3~6mm。榕果无总梗或具短梗。

【生境】生于山地灌丛中。

【分布】陕西以南各地。

【采集加工】夏、秋采收，果实晒干。

【性味归经】味甘、涩，性平。

【功能主治】消肿止痛，止血。治睾丸偏坠，风湿性关节炎，痛风，跌打损伤，内痔便血。

【用法用量】9~15g，水煎服。

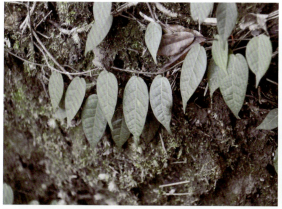
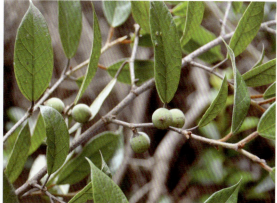
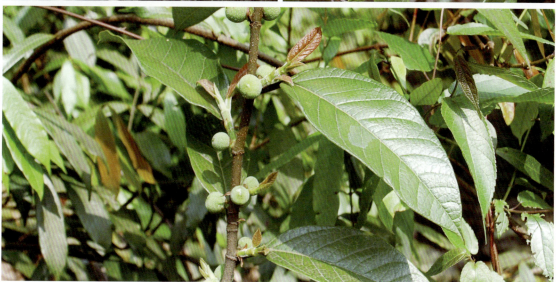

4.86.28 纽榕

FICI SARMENTOSAE RADIX ET CAULIS

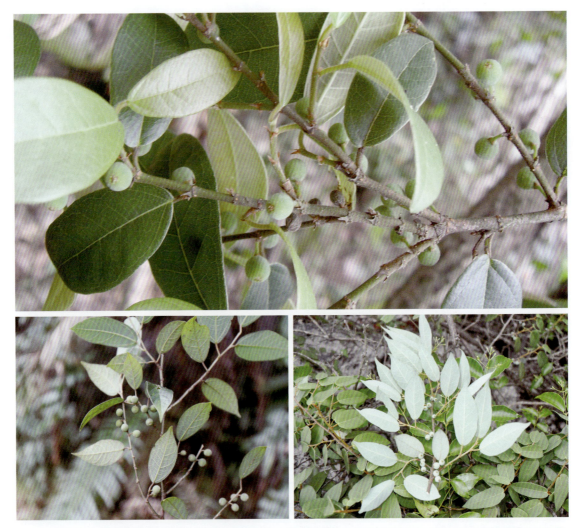

【基原】来源于桑科 Moraceae 榕属 Ficus 纽榕 Ficus sarmentosa Buch.-Ham. ex J. E. Sm. var. impressa（Champ.ex Benth.）Corner 的根、茎入药。

【形态特征】藤状匍匐灌木。叶革质，披针形，长 4~7cm，宽 1~2cm，顶端渐尖，基部钝，背面白色至浅灰褐色，侧脉 6~8 对，网脉明显；叶柄长 5~10mm。榕果成对腋生或生于落叶枝叶腋，球形，直径 7~10mm，幼时被柔毛。花期 4~5 月；果期 6~7 月。

【生境】生于山地较阴湿的地方。

【分布】河北以南各地。越南、印度也有分布。

【采集加工】夏、秋采收，根、茎晒干。

【性味归经】味甘、辛，性温。

【功能主治】祛风除湿，行气活血，消肿止痛。治风湿痹痛，神经性头痛，小儿惊风，胃痛，跌打损伤。

【用法用量】30~60g，水煎服。

4.86.29 裂掌榕

FICI SIMPLICISSIMAE RADIX ET FOLIUM

【别名】五指毛桃、极简榕、佛掌榕

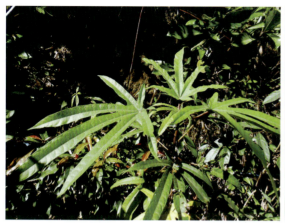
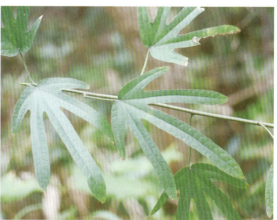

【基原】来源于桑科 Moraceae 榕属 Ficus 裂掌榕 Ficus simplicissima Lour. 的根和叶入药。

【形态特征】灌木状。高 1~2.5m，茎不分枝或稀分枝，圆柱形，干后具槽纹，嫩枝薄被钩状短粗毛。叶倒卵形至长圆形，长 8~25cm，宽 4~10cm，顶端急尖或渐尖，基部心形，常 3~5 深裂，有时全缘或具疏浅锯齿，基生叶脉 3~5 条；叶柄长 1~5cm，圆柱形，叶面有沟槽，密被钩状短粗毛；托叶披针形，长 1~2cm，红色，薄被钩状毛。榕果成对腋生或簇生于无叶枝上，无梗，球形，直径 1~1.5cm，表面疏被钩状短毛，基生苞片 3 片，卵状三角形，长约 1mm；雄花花被片 4 片，倒卵状披针形，长约 1.5mm，红色，雄蕊 2 枚，花药椭圆形，长约 1mm，顶部具短尖头，花丝极短；瘿花具长约 1.5mm 的梗，花被 4 片，倒卵状披针形，顶端钝，子房近球形，花柱侧生，短，漏斗形；雌花花被片 4，子房梨形。瘦果近球形。本种比较特殊，毛全部为钩状。花、果期 4~8 月。

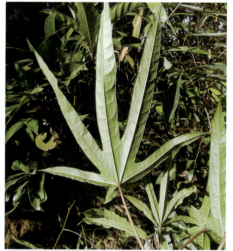

【生境】生于低海拔山坡林中。

【分布】海南、香港、广东。越南、柬埔寨也有分布。

【采集加工】夏、秋季采收，根、叶，洗净切片，鲜用或晒干。

【性味归经】味甘、微苦，性温。

【功能主治】健脾化湿，行气化痰，舒筋活络。治肺结核咳嗽，慢性支气管炎，风湿性关节炎，腰腿痛，脾虚水肿，病后盗汗，白带。

【用法用量】15~50g，水煎服。

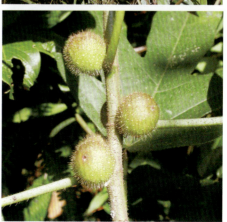

4.86.30 竹叶榕

FICI STENOPHYLLAE FRUTEX

【别名】狭叶榕、水稻清、竹叶牛奶树、水边柳

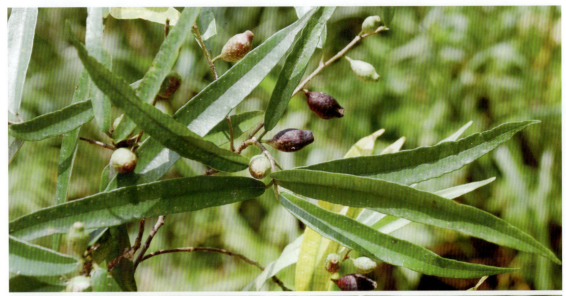

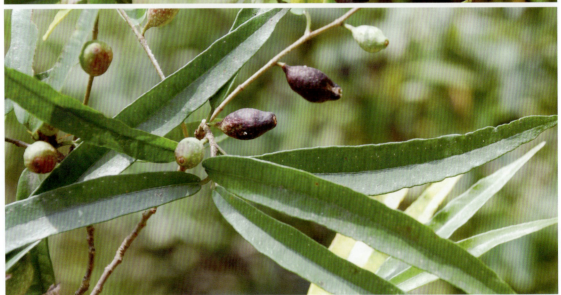

【基原】来源于桑科 Moraceae 榕属 Ficus 竹叶榕 Ficus stenophylla Hemsl. 的全株入药。

【形态特征】小灌木。高 1~3m；小枝散生灰白色硬毛，节间短。叶纸质，干后灰绿色，线状披针形，长 5~13cm，顶端渐尖，基部楔形至近圆形，叶面无毛，背面有小瘤体，全缘背卷，侧脉 7~17 对；托叶披针形，红色，无毛，长约 8mm；叶柄长 3~7mm。榕果椭圆状球形，表面稍被柔毛，直径 7~8mm，成熟时深红色，顶端脐状突起，基生苞片三角形，宿存，总梗长 20~40mm；雄花和瘿花同生于雄株榕果中，雄花，生内壁口部，有短柄，花被片 3~4 片，卵状披针形，红色，雄蕊 2~3 枚，花丝短；瘿花，具柄，花被片 3~4 片，倒披针形，内弯，子房球形，花柱短，侧生；雌花生于另一植株榕果中，近无柄，花被片 4 片，线形，顶端钝，瘦果透镜状，顶

部具棱骨，一侧微凹入，花柱侧生，纤细。花、果期5~7月。

【生境】生于山谷、小河、溪边向阳处。

【分布】广东、广西、贵州、云南、四川、湖北、湖南、江西、福建、浙江等地。越南、泰国也有分布。

【采集加工】夏、秋季采收，全株切片晒干。

【性味归经】味甘、苦，性温。

【功能主治】祛痰止咳，行气活血，祛风除湿。治咳嗽，胸痛，跌打肿痛，肾炎，风湿骨痛，乳少。

【用法用量】30~60g，水煎服。

【附方】治肾炎：竹叶榕茎15~30g。水煎服，日服3次。

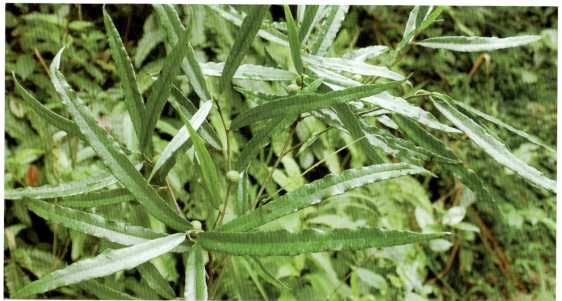

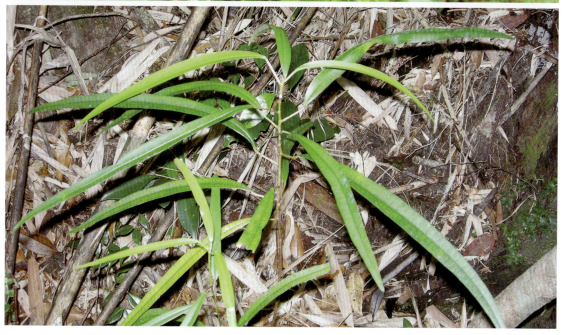

4.86.31 笔管榕

FICI SUPERBAE RADIX ET FOLIUM

【别名】笔管树、雀榕

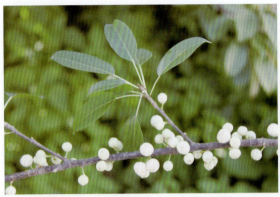
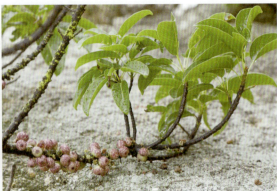

【基原】来源于桑科 Moraceae 榕属 Ficus 笔管榕 Ficus superba（Miq.）Miq. var. japonica Miq. [F. virens Ait., F. wightiana Wall.ex Benth.] 的根和叶入药。

【形态特征】落叶乔木，有时有气根；树皮黑褐色，小枝淡红色，无毛。叶互生或簇生，近纸质，无毛，椭圆形至长圆形，长 10~15cm，宽 4~6cm，顶端短渐尖，基部圆形，边缘全缘或微波状，侧脉 7~9 对；叶柄长 3~7cm，近无毛；托叶膜质，微被柔毛，披针形，长约 2cm，早落。榕果单生或成对或簇生于叶腋或生无叶枝上，扁球形，直径 5~8mm，成熟时紫黑色，顶部微下陷，基生苞片 3 枚，宽卵圆形，革质；总梗长 3~4mm；雄花、瘿花、雌花生于同一榕果内；雄花很少，生内壁近口部，无梗，花被片 3 枚，阔卵形，雄蕊 1 枚，花药卵圆形，花丝短；雌花无柄或有柄，花被片 3 枚，披针形，花柱短，侧生，柱头圆形；瘿花多数，与雌花相似，仅子房有粗长的柄，柱头线形。花期 4~6 月。

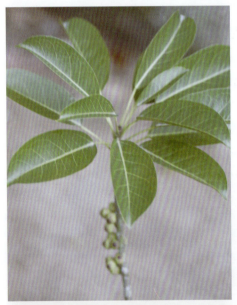
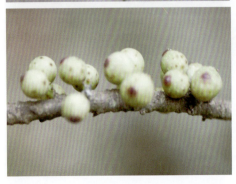

【生境】生于低海拔山坡林中或河岸，或栽培作行道树。

【分布】台湾、福建、广西和云南。南亚至大洋洲也有分布。

【采集加工】夏、秋采收，将根、叶晒干。

【性味归经】味甘、微苦，性平。

【功能主治】清热解毒。治漆疮，鹅儿疮，乳腺炎。

【用法用量】10~15g，酒、水各半煎服，或加生姜 5 片煎水熏洗，或捣鲜叶取汁调蜂蜜或人乳少许涂患处。

4.86.32 斜叶榕

FICAE TINCTORIAE RADIX ET CORTEX

【别名】马勒

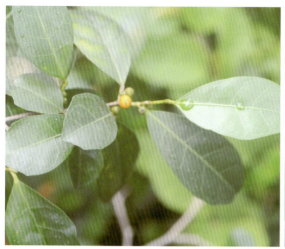 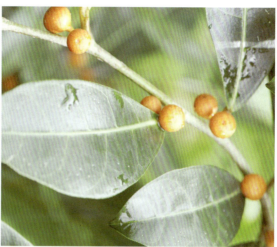

【基原】来源于桑科 Moraceae 榕属 Ficus 斜叶榕 Ficus tinctoria subsp. gibbosa（Blume）Corner [F. gibbosa Blume] 的树皮、根、叶入药。

【形态特征】小乔木，幼时多附生，树皮微粗糙，小枝褐色。叶薄革质，排为两列，椭圆形至卵状椭圆形，长 8~13cm，宽 4~6cm，顶端钝或急尖，基部宽楔形，全缘，一侧稍宽，两面无毛，背面略粗糙，网脉明显，干后网眼深褐色，基生侧脉短，不延长，侧脉 5~8 对，两面凸起，叶柄粗壮，长 8~10mm；托叶钻状披针形，厚，长 5~10mm。榕果球形或球状梨形，单生或成对腋生，直径约 10mm，略粗糙，疏生小瘤体，顶端脐状，基部收缩成柄，柄长 5~10mm，基生苞片 3 枚，卵圆形，干后反卷；总梗极短；雄花生榕果内壁近口部，花被片 4~6 枚，白色，线形，雄蕊 1 枚，基部有退化的子房；瘿花与雄花花被相似，子房斜卵形，花柱侧生；雌花生另一植株榕果内，花被片 4 枚，线形，质薄，透明。瘦果椭圆形，具龙骨，表面有瘤体，花柱侧生，延长，柱头膨大。花、果期冬季至翌年 6 月。

【生境】生于村郊废墙或旷地上，常盘绕它树上。

【分布】香港、广东、海南、广西、云南、贵州。南亚至大洋洲也有分布。

【采集加工】夏、秋采收，将树皮、根、叶晒干。

【性味归经】味苦，性寒。

【功能主治】清热，消炎，解痉。治感冒，高热抽搐，腹泻。

【用法用量】15~30g，水煎服。外用治风火眼痛，斜叶榕煎水，热敷患眼。

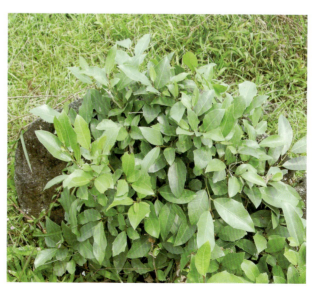

4.86.33 变叶榕

FICI VARIOLOSAE RADIX

【别名】击常木

【基原】来源于桑科 Moraceae 榕属 Ficus 变叶榕 Ficus variolosa Lindl. ex Benth. 的根入药。

【形态特征】灌木或小乔木，光滑，高 3~10m，树皮灰褐色；小枝节间短。叶薄革质，狭椭圆形至椭圆状披针形，长 5~12cm，宽 1.5~4cm，顶端钝或钝尖，基部楔形，全缘，侧脉 7~11（15）对，与中脉略成直角展出；叶柄长 6~10mm；托叶长三角形，长约 8mm。榕果成对或单生叶腋，球形，直径 10~12mm，表面有瘤体，顶部苞片脐状凸起，基生苞片 3 枚，卵状三角形，基部微合生，总梗长 8~12mm；瘿花子房球形，花柱短，侧生；雌花生另一植株榕果内壁，花被片 3~4 枚，子房肾形，花柱侧生、细长。瘦果表面有瘤体。花期 12 月至翌年 6 月。

【生境】生于丘陵、平原或山地疏林中。

【分布】浙江、福建、江西、湖南、广东、香港、广西、云南等地。越南、老挝也有分布。

【采集加工】夏、秋采收，将根晒干。

【性味归经】味微苦、辛，性微温。

【功能主治】补脾健胃，祛风祛湿。治脾虚泄泻、跌打损伤、风湿痹痛、四肢无力、疲劳过度等。

【用法用量】30~60g，水煎服。

【注意】孕妇禁用。

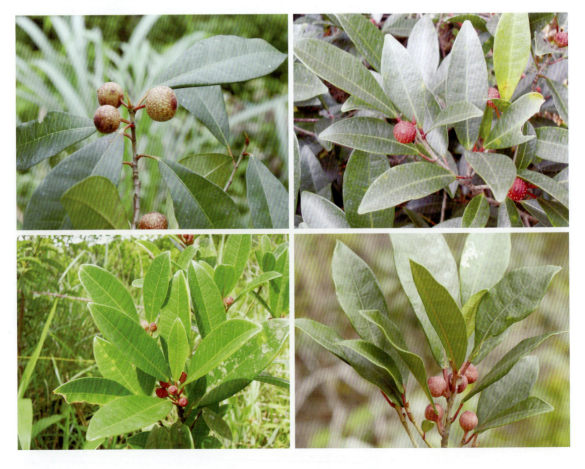

4.86.34 黄葛树

FICI VIRENTIS RADIX ET FOLIUM

【别名】雀树、大叶榕、马尾榕

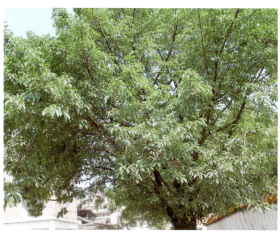
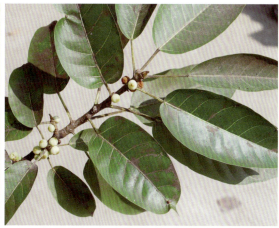

【基原】来源于桑科 Moraceae 榕属 Ficus 黄葛树 Ficus virens Ait. var. sublanceolata (Miq.) Corner [F. lacor Buch.-Ham.] 的根和叶入药。

【形态特征】落叶或半落叶乔木。有板根或支柱根，幼时附生。叶薄革质或皮纸质，卵状披针形至椭圆状卵形，长10~15cm，宽4~7cm，顶端渐尖，基部钝圆或楔形至浅心形，全缘，干后叶面无光泽，基生叶脉短，侧脉7~10对，背面凸起，网脉稍明显；叶柄长2~5cm；托叶披针状卵形，顶端渐尖，长可达10cm。榕果单生或成对腋生或簇生于已落叶枝叶腋，球形，直径7~12mm，成熟时紫红色，基生苞片3枚，细小；无总梗。雄花、瘿花、雌花生于同一榕果内；雄花，无柄，少数，生榕果内壁近口部，花被片4~5片，披针形，雄蕊1枚，花药广卵形，花丝短；瘿花具柄，花被片3~4片，花柱侧生，短于子房；雌花与瘿花相似，花柱长于子房。瘦果表面有皱纹。

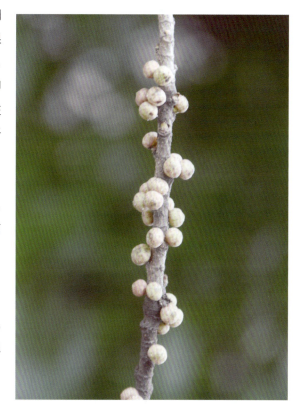

【生境】生于山谷、溪边或村郊疏林中。

【分布】香港、广东、广西、江西、江苏、云南、贵州、四川等地。南亚至大洋洲也有分布。

【采集加工】夏、秋季采收，根、叶晒干。

【性味归经】味微苦、涩，性平。

【功能主治】消肿止痛，止血，祛风活血。治跌打肿痛、骨折、风湿痹痛、半身不遂、急性关节炎、皮肤湿疹等。

【用法用量】20~30g，水煎服。

4.86.35　桑叶

MORI FOLIUM

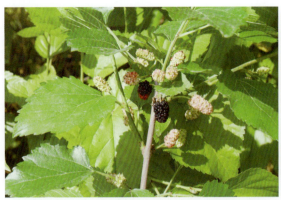
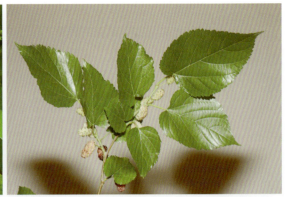

【基原】来源于桑科 Moraceae 桑属 Morus 桑 Morus alba L. 的叶入药。

【植物特征】落叶灌木或小乔木。高 3~7m。嫩枝略被柔毛。叶柔软，纸质，卵形或阔卵形，长 5~19cm，宽 4~11cm，顶端短尖或渐尖，有时钝头，基部近截平或心形，常稍偏斜，边缘有锯齿，有时不规则分裂；叶柄被柔毛，长达 6cm。花小，单性，无瓣，排成腋生穗状花序；雄花序长 2~3.5cm。雄花：萼片近披针形；花药近球形，有腺体状附属物；雌花序长 6~12mm，总花梗很长。雌花：萼片阔倒卵形，有缘毛；花柱 2 裂达中部以下。聚花果肉质，由多数包藏于肉质萼片内的瘦果组成，长 1~2.5cm，成熟时红色或紫色，很少白色。花期 4~5 月；果期 5~8 月。

【生境】栽培，亦有野生于村边旷地。

【分布】全国各地。原产我国，现广植于世界各地。

【采集加工】初霜后采收，除去杂质，晒干。

【药材性状】本品多皱缩、破碎，完整的叶片具叶柄，展开呈卵形或阔卵形，长 8~15cm，宽 7~13cm。顶端渐尖，基部截形、圆形或心形，边缘有锯齿，有时不规则分裂。上表面平滑，浅黄棕色或黄绿色，下表面颜色略浅，叶脉突起，小脉交织成网状，有时沿叶脉被短柔毛。质脆，易碎。气微，味淡、微苦涩。以叶片细嫩，色青绿，无粗枝者为佳。

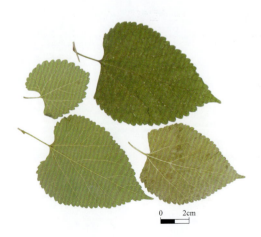

【性味归经】味甘、苦，性寒。归肺、肝经。

【功能主治】疏风解热，清肝明目，清肺润燥。治风热外感，肺热咳嗽，目赤，眩晕。

【用法用量】5~10g，水煎服。

【附方】治咳嗽、气喘：桑白皮 15g，胡颓子叶 12g，桑叶、枇杷叶各 9g，水煎，每日 1 剂，分 2 次服。

【附注】除桑叶外，桑枝、桑白皮、桑椹均入药。

A. 桑枝 MORI RAMULUS：本品为桑的干燥嫩枝，商品长圆柱形，直径 0.5~1.5cm，表面灰黄色或黄褐色，有多数黄褐色点状皮孔和纵细纹，并有灰白色略呈半圆形的叶痕和黄棕色的腋芽。商品极少原条出售，大多数切成椭圆形或圆形的薄片，皮部较薄，切面黄白色，木部有放射状纹理，外层稍现环纹，髓部白色，海绵状。有青草气，味淡，久嚼成纤维团状，有黏性。以片张厚薄均匀，切面色白者为佳。

桑枝的性味：味微苦，性平。归肝经。具祛风湿、通络、利关节之功。治风湿痹痛，风湿性关节炎，风热痹痛，脚气水肿，手足拘挛。常用量15~30g。

广东等地区常用老桑树树干心材及树头入药，称老桑枝。其性味功能与桑枝相同，尤其对湿热骨痛有较好的疗效。

B. 桑白皮 MORI CORTEX：为桑树的干燥根皮。药材为长条形，两边向内卷曲呈槽状，长短宽窄不一，厚0.1~0.4cm，表面白色或淡黄色，粗皮多已刮去，或有时可见未除净的橙黄色或黄棕色粗皮。内表面近白色或淡黄色，有细纵纹，并有毛绒状纤维。体轻质韧，略带粉性，不易折断。但易纵向撕裂，撕开时有白色粉末飞出。气微，味甘、凉，有鲜葛味而略涩。以根皮厚，色白，无粗皮，粉性足者为佳。

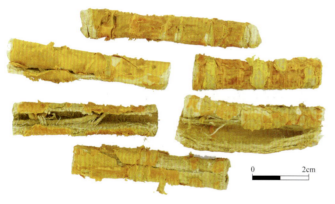

桑白皮的性味：味甘，性寒。归肺经。具泻肺平喘、利水消肿之功。治肺热咳喘、面目水肿、小便不利、高血压病、糖尿病。常用量5~15g。

【附方】① 治急性支气管炎：桑白皮、杏仁、黄芩、贝母、枇杷叶、桔梗、地骨皮各9g。水煎服。

② 治水肿胀满：桑白皮、地骨皮、大腹皮各9g，茯苓皮12g，冬瓜皮30g。水煎服。

③ 治骨折：桑白皮、柘桑内皮（树皮）、姜皮、芝麻油各120g。前三味捣碎，加入芝麻油捣如泥状，将药摊于布上。骨折复位后，用药包扎24小时。去药后继续用小夹板固定14~30天。

油桐树的根皮和构树的树皮与桑白皮很相似，常混充作桑白皮出售，其区别点在于油桐树的根皮和构树的树皮均质脆、易断，嚼之无葛味或有异味。

C. 桑椹 MORI FRUCTUS：本品为桑的干燥果穗。呈短圆柱形，长1~2cm，直径0.5~0.8cm。表面黄褐色或深褐色，有总果柄，每果穗有小瘦果30~60枚，小瘦果圆形略扁，无果柄。气微，味甜、微酸。以个大肉厚、棕褐色者为佳。

桑椹的性味：味甘、酸，性寒。归心、肝、肾经。具滋阴补血、生津润燥之功。治肾虚眩晕耳鸣、须发早白、神经衰弱失眠、消渴、血虚便秘。常用量10~15g。

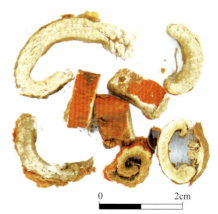

4.86.36 鸡桑

MORI AUSTRALIS RADIX ET FOLIUM

【别名】小叶桑

【基原】来源于桑科 Moraceae 桑属 Morus 鸡桑 Morus australis Poir. 的根皮和叶入药。

【形态特征】灌木或小乔木，树皮灰褐色，冬芽大，圆锥状卵圆形。叶卵形，长 5~14cm，宽 3.5~12cm，顶端急尖或尾状，基部楔形或心形，边缘具粗锯齿，不分裂或 3~5 裂，表面粗糙，密生短刺毛，背面疏被粗毛；叶柄长 1~1.5cm，被毛；托叶线状披针形，早落。雄花序长 1~1.5cm，被柔毛，雄花绿色，具短梗，花被片卵形，花药黄色；雌花序球形，长约 1cm，密被白色柔毛，雌花花被片长圆形，暗绿色，花柱很长，柱头 2 裂，内面被柔毛。聚花果短椭圆形，直径约 1cm，成熟时红色或暗紫色。花期 3~4 月；果期 4~5 月。

【生境】多生于石灰岩地区沟谷或山坡上。

【分布】辽宁、陕西以南各地。日本、朝鲜、越南、斯里兰卡、不丹、尼泊尔、印度也有分布。

【采集加工】夏、秋采收，将叶、根皮晒干。

【性味归经】味甘，性寒。

【功能主治】润肺平喘，利水消肿，清热解表。治肺热咳喘，面目水肿，小便不利，高血压病，糖尿病，跌打损伤。

【用法用量】6~12g，水煎服。

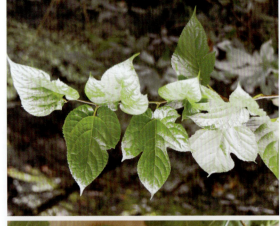

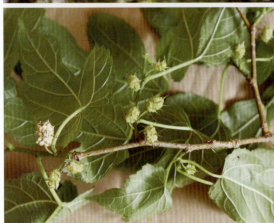

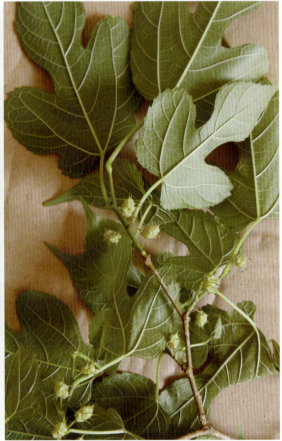

4.86.37 华桑

FOLIUM MORI CATHAYANAE

【别名】葫芦桑、花桑

【基原】来源于桑科 Moraceae 桑属 Morus 华桑 Morus cathayana Hemsl. 的叶入药。

【形态特征】小乔木或为灌木状；树皮灰白色，平滑；小枝幼时被细毛，成长后脱落，皮孔明显。叶厚纸质，广卵形或近圆形，长 8~20cm，宽 6~13cm，顶端渐尖，基部心形，略偏斜，边缘具疏浅锯齿，有时分裂，背面密被白色柔毛；托叶披针形。花雌雄同株异序，雄花序长 3~5cm，雄花花被片 4，黄绿色，长卵形，外面被毛，雄蕊 4，退化雌蕊小；雌花序长 1~3cm，雌花花被片倒卵形，顶端被毛，花柱短，柱头 2 裂，内面被毛。聚花果圆筒形，长 2~3cm，成熟时红色或紫黑色。花期 4~5 月；果期 5~6 月。

【生境】生于海拔 900~1300m 的向阳山坡或沟谷。

【分布】河北、山东、河南、江苏、陕西、湖北、安徽、浙江、湖南、重庆、四川等地。朝鲜和日本也有分布。

【采集加工】初霜后采收叶，除去杂质，晒干。

【性味归经】味甘、苦，性寒。

【功能主治】疏散风热，清肺润燥，清肝明目。治风热感冒，肺热燥咳，头晕头痛，目赤昏花。

【用法用量】9~15g，水煎服。

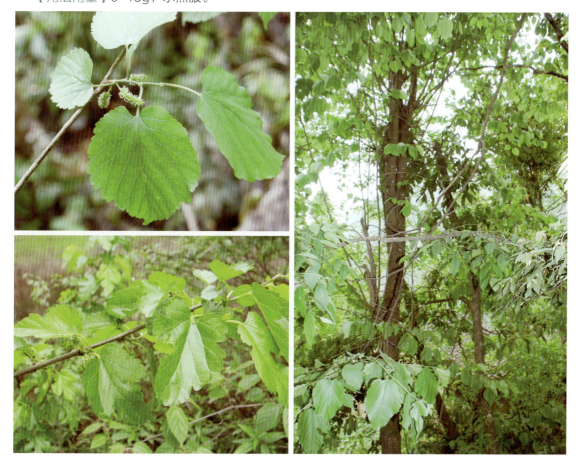

4.86.38 黑桑

MORI NIGRAE RADIX ET FOLIUM

【别名】药桑

【基原】来源于桑科 Moraceae 桑属 Morus 黑桑 Morus nigra L. 的根皮、果实、叶入药。

【形态特征】落叶小乔木，高至 10m。小枝有细毛。叶阔卵圆形，长 12cm，有时达 20cm，宽 7~11cm，质厚，顶端急尖或渐尖，基部深心脏形，有粗锯齿，通常不分裂，有时 2~3 裂，上面暗绿色，粗糙，下面色较淡，有细毛，沿叶脉尤密；叶柄长 1.5~2.5cm，被柔毛；托叶膜质，披针形，被褐色柔毛。花雌雄异株有时同株；雄花序圆柱形，长 1.5~2.5cm；雌花序短椭圆形，长 2~2.5cm。被柔毛。聚花果卵圆形至长圆形，长 2~2.5cm，暗红色。总花梗短，无明显花柱，柱头 2 裂，被柔毛。花期 4 月；果期 4~5 月。

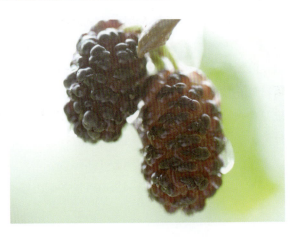

【生境】栽培。

【分布】新疆、山东。西欧至中亚也有分布。

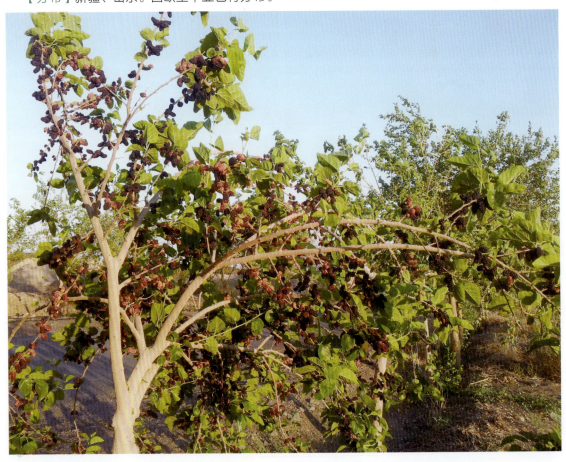

【采集加工】果实：4~6月当桑椹呈红紫色时采收，晒干或略蒸后晒干。
叶：初霜后采收，除去杂质，晒干。根皮：秋末叶落时至次春发芽前采挖根部，刮去黄棕色粗皮，纵向剖开，剥取根皮，晒干。

【性味归经】叶：味苦、甘，性寒。果实：味甘、酸，性平。根皮：味苦，性平。

【功能主治】叶：疏解风热，清肝明目。治风热感冒，风温初起，发热头痛，汗出恶风，咳嗽胸痛，或肺燥干咳无痰，咽干口渴，风热及肝阳上扰，目赤肿痛。果实：滋阴补血。治眩晕耳鸣，心悸失眠，须发早白，津伤口渴，内热消渴，血虚便秘。根皮：祛风通络，解热，镇痛。治肺热喘咳，水肿胀满尿少。

【用法用量】9~15g，水煎服，或入散剂。外用：适量，捣汁涂或煎水洗。

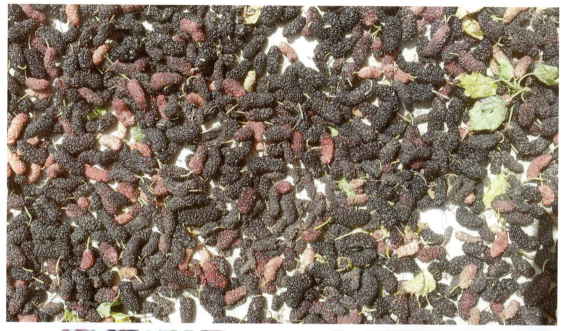

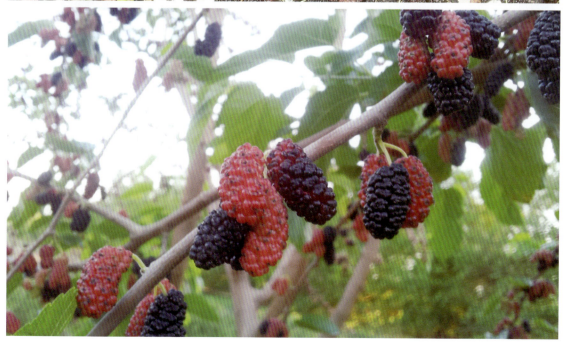

4.86.39 蒙桑

MORI MONGOLICAE RADIX

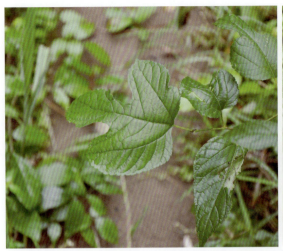
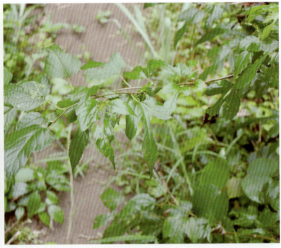

【基原】来源于桑科 Moraceae 桑属 Morus 蒙桑 Morus mongolica（Bur.）Schneid. 的根皮入药。

【形态特征】小乔木或灌木，树皮灰褐色，纵裂；小枝暗红色，老枝灰黑色；冬芽卵圆形，灰褐色。叶长椭圆状卵形，长 8~15cm，宽 5~8cm，顶端尾尖，基部心形，边缘具三角形单锯齿，稀为重锯齿，齿尖有长刺芒，两面无毛；叶柄长 2.5~3.5cm。雄花序长 3cm，雄花花被暗黄色，外面及边缘被长柔毛，花药 2 室，纵裂。雌花序短圆柱状，长 1~1.5cm，总花梗纤细，长 1~1.5cm。雌花花被片外面上部疏被柔毛，或近无毛；花柱长，柱头 2 裂，内面密生乳头状突起。聚花果长 1.5cm，成熟时红色至紫黑色。花期 3~4 月；果期 4~5 月。

【生境】生于海拔 800~1500m 的山地林中。

【分布】黑龙江、吉林、辽宁、内蒙古、新疆、青海、河北、山西、河南、山东、陕西、安徽、江苏、湖北、重庆、四川、贵州、云南等地。蒙古和朝鲜也有分布。

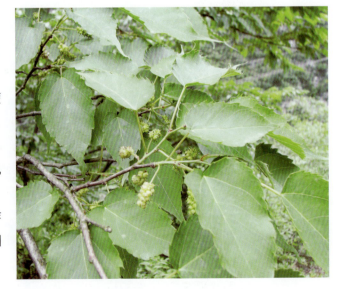

【采集加工】秋末叶落时至次春发芽前采挖根部，刮去黄棕色粗皮，纵向剖开，剥取根皮，晒干。

【性味归经】味甘，性寒。

【功能主治】泻肺平喘，利水消肿。治肺热喘咳，水肿胀满尿少，面目肌肤水肿。

【用法用量】10~20g，水煎服。外用鲜品捣汁涂或煎水洗。

4.86.40　三裂叶鸡桑

MORI TRILOBATAE RADIX

【别名】裂叶桑

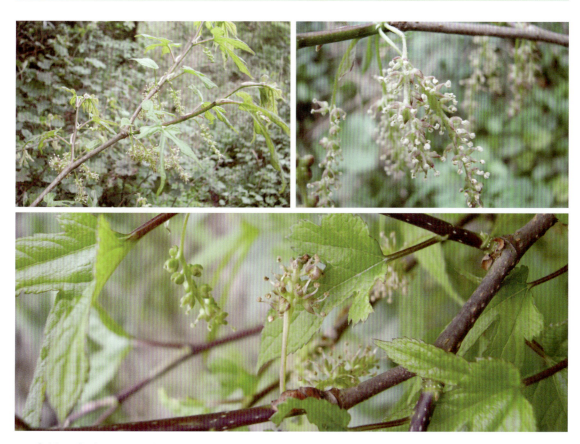

【基原】来源于桑科 Moraceae 桑属 Morus 三裂叶鸡桑 Morus trilobata（S. S. Chang）Cao 的根皮入药。

【形态特征】乔木，高约 3.5m；幼枝红褐色，无毛或近无毛。叶纸质，长 10~13cm，宽 7~10cm。基部圆或截形，指状 3~5 深裂，中裂片条状披针形，长 6~8cm，宽 1~1.5 cm，侧裂片较短，披针形，裂片顶端急尖或渐尖，全缘或上部具浅齿，基部单侧或两侧具耳状裂片，叶两面无毛，或背面沿主脉略具柔毛；叶柄长 2~2.5cm，疏被柔毛。雌花序腋生，长 2~4cm，宽约 5mm，圆筒状，花序轴具毛；花序柄长 8~10mm，疏被柔毛。雌花：花被 4 片，卵形，长约 2mm，缘具睫毛；雌蕊长 4~5mm，子房长约 2mm，花柱长约 1mm，柱头 2，长约 2mm，内侧具柔毛。瘦果压扁，花期 3~4 月；果期 5~6 月。

【生境】生于海拔 500~1000m 的石灰岩山地或林缘及荒地。

【分布】贵州、重庆、湖北、湖南、广东、广西、四川、贵州等地。

【采集加工】秋末采挖根，刮去粗皮，剥取根皮，晒干。

【性味归经】味甘、辛，性寒。

【功能主治】清热解表，清肝明目，利尿。治感冒咳嗽、风热感冒、肺热咳嗽等。

【用法用量】10~20g，水煎服。

参考文献

[1] 中华人民共和国药典：一部 [S]. 北京：中国医药科技出版社，2020.

[2] 中国药用植物：1~30 册 [M]. 北京：化学工业出版社，2015-2020.

[3] 谢宗万，等. 全国中草药汇编：上册 [M]. 北京：人民卫生出版社，1975.

[4] 谢宗万，等. 全国中草药汇编：下册 [M]. 北京：人民卫生出版社，1975.

[5] 《广东中药志》编辑委员会. 广东中药志：第一卷 [M]. 广州：广东科技出版社，1994.

[6] 《广东中药志》编辑委员会. 广东中药志：第二卷 [M]. 广州：广东科技出版社，1994.

[7] 叶华谷，等. 华南药用植物 [M]. 武汉：华中科技大学出版社，2013.

[8] 湖南中医药研究所. 湖南药物志：第一辑 [M]. 长沙：湖南人民出版社，1962.

[9] 湖南中医药研究所. 湖南药物志：第二辑 [M]. 长沙：湖南人民出版社，1962.

[10] 湖南中医药研究所. 湖南药物志：第三辑 [M]. 长沙：湖南人民出版社，1962.

[11] 吴征镒，等. 云南中药资源名录 [M]. 北京：科学出版社，1993.

[12] 中国药材公司. 中国中药资源志要 [M]. 北京：科学出版社，1994.

[13] 方鼎，等. 广西药用植物名录 [M]. 南宁：广西人民出版社，1986.

[14] 国家中医药管理局中华本草编委会. 中华本草：蒙药卷 [M]. 上海：上海科学技术出版社，2005.

[15] 国家中医药管理局中华本草编委会. 中华本草：维吾尔药卷 [M]. 上海：上海科学技术出版社，2005.

[16] 易思荣，等. 重庆市药用植物名录 [M]. 重庆：重庆出版社，2009.

[17] 中国药材公司. 中国中药资源 [M]. 北京：科学出版社，1995.

[18] 中国药材公司. 中国中药资源志要 [M]. 北京：科学出版社，1994.

[19] 梁国鲁，易思荣. 金佛山野生药用植物资源 [M]. 北京：中国科学技术出版社，2013.

[20] 陈绍成，谭君，戴传云. 长江三峡天然药用植物志 [M]. 重庆：重庆大学出版社，2016.

[21] 万德光，彭成，赵军宇. 四川道地中药材志 [M]. 成都：四川科技出版社，2005.

[22] 李永和，等. 新疆药用植物野外识别手册 [M]. 乌鲁木齐：新疆人民出版社，2014.

[23] 朱有昌. 东北药用植物 [M]. 哈尔滨：黑龙江科学技术出版社，1989.

[24] 中国科学院中国植物志编辑委员会. 中国植物志 1-80（126 册）卷 [M]. 北京：科学出版社，1959-2004.

中文名索引

A

阿丁枫　486
艾堇　128
鞍叶羊蹄甲　274
昂天莲　011

B

巴豆　072
巴豆藤　347
拔毒散　047
白苞猩猩草　079
白背黄花稔　045
白背算盘子　100
白背叶　106
白扁豆　405
白车轴草　467
白饭树　131
白桂木　528
白花悬钩子　235
白花油麻藤　427
白颜树　519
白榆　525
板栗壳　509
半枫荷　494
棒柄花　067
笔管榕　566
蓖麻子　122
蝙蝠草　342
扁担杆　005
变叶榕　568
舶梨榕　558
补骨脂　440
布狗尾　470

C

蚕豆花　473
草莓　175
草棉　033
草木犀　416
草鞋木　104
插田泡　233
长柄野扁豆　379
长波叶山蚂蝗　375
长萼野百合　351
长叶柄野扇花　499
常春油麻藤　429
常山　143
车轮梅　206
赤小豆　476
翅荚决明　289
楮实子　533
川莓　244
穿破石　535
垂丝海棠　183
刺果藤　012
刺果云实　281
刺槐　451
刺蒴麻　010
刺叶锦鸡儿　338
粗糠柴　109
粗叶悬钩子　226

D

大豆　397
大果蔷薇　223
大叶胡枝子　410
大叶千斤拔　388
大叶山绿豆　371
大叶云实　284
大猪屎豆　350
刀豆　336
地八角　324

地锦草　082
地桃花　048
地榆　252
棣棠花　179
滇池海棠　187
滇鼠刺　141
丁癸草　482
丢了棒　064
冬葵　041
豆梨　203
杜梨　202
杜仲　495
短叶决明　290
对叶榕　550
盾叶木　102
多毛富贵草　498

E

鹅绒委陵菜　191
饿蚂蝗　373
儿茶　262
二色波罗蜜　531

F

翻白草　194
翻白叶树　017
梵天花　050
飞扬草　080
肥皂荚　300
粉叶羊蹄甲　278
风车藤　052
覆盆子　229

G

甘草　393
高丛珍珠梅　254
高粱泡　234

高山地榆 251
葛根 443
葛花 432
冠盖藤 149
管萼山豆根 385
光皮木瓜 165
光叶山黄麻 522
光叶石楠 189
广布野豌豆 472
广东王不留行 556
广金钱草 376
广州地构叶 132
桂木 529
过岗龙 271

H

海南檀 359
海桐皮 382
含羞草 273
含羞草决明 291
寒莓 228
杭子梢 335
合欢皮 267
合萌 308
黑弹朴 515
黑面神 062
黑桑 574
红背桂 092
红背山麻杆 058
红毛悬钩子 250
红泡刺藤 239
红芪 399
红腺悬钩子 247
红血藤 461
红锥 513
猴耳环 269
厚叶算盘子 096
胡杨 502
胡卢巴 468
葫芦茶 464

湖北海棠 184
湖北紫荆 297
蝴蝶果 066
虎皮楠 139
花红 181
花榈木 430
花生 320
华黄芪 325
华南云实 282
华桑 573
华西蔷薇 216
槐花 457
黄刺玫 224
黄葛树 569
黄槐 294
黄檀 039
黄葵 025
黄麻 004
黄毛草莓 176
黄毛榕 543
黄泡 241
黄芪 328
黄蔷薇 211
黄色悬钩子 238
黄檀 361
黄桐 074
黄珠子草 120
灰白毛莓 249
灰叶 466
喙果崖豆藤 426
火索麻 016

J

鸡骨草 304
鸡骨香 068
鸡桑 572
鸡头薯 381
鸡血藤 462
鸡眼草 404
檵木叶 492

假地豆 369
假地蓝 352
假木豆 366
假玉桂 518
尖嘴林檎 182
箭叶秋葵 026
降香檀 364
交让木 137
截叶铁扫帚 408
金合欢 264
金露梅 197
金樱子 212
锦鸡儿 340
锦葵 040
茎花豆 392
京大戟 088
救荒野豌豆 475
榉树 526
绢毛蔷薇 222
决明子 295

K

咖啡黄葵 024
空心泡 243
苦参 455
苦石莲子 286
苦杏仁 157
昆明鸡血藤 422

L

腊莲绣球 147
蜡瓣花 489
蜡梅 260
榔榆 523
老虎刺 302
狸尾草 471
梨 204
李 200
链荚豆 313
两型豆 316
亮叶猴耳环 270

亮叶鸡血藤　421
亮叶月季　215
裂苞铁苋菜　056
裂掌榕　563
菱叶鹿藿　448
柳枝　503
龙蜊叶　129
鹿藿　449
路边青　177
路路通　490
绿豆　479
骆驼刺　310
落萼叶下珠　115

M
马棘　401
蔓草虫豆　334
毛果扁担杆　007
毛排钱树　436
毛桐　108
毛相思子　306
毛叶木瓜　163
毛柘藤　537
茅栗　510
茅莓　236
玫瑰花　220
美丽胡枝子　411
蒙桑　576
密子豆　446
蜜甘草　121
棉豆　435
磨盘草　027
墨江千斤拔　386
木豆　333
木芙蓉叶　034
木瓜　166
木槿花　037
木蓝　402
木棉花　022
牧场黄芪　331

N
南岭黄檀　358
南苜蓿　415
牛大力　424
牛耳枫　135
纽榕　562
农吉利　356

O
欧李　160

P
排钱树　438
泡果算盘子　097
枇杷叶　173
苹婆　020
坡油甘　454
破布叶　008
铺地蝙蝠草　341
菩提树　559
朴树　517

Q
漆大姑　094
千根草　090
千斤拔　390
千金子　086
千年桐　134
琴叶榕　553
青灰叶下珠　116
青龙木　442
苘麻子　029
秋枫　060
楸子　185
全缘火棘　201
全缘榕　555
雀舌黄杨　497

R
茸毛胡枝子　413
榕树　551

肉色土栾儿　318
乳浆大戟　075

S
三点金　378
三裂叶鸡桑　577
三叶蝶豆　343
三叶海棠　186
三叶木蓝　403
三叶委陵菜　196
桑叶　570
缫丝花　218
沙冬青　312
沙梨　205
沙苑子　326
山刺玫　209
山豆根　384，459
山合欢　268
山蜡梅　259
山莓　232
山乌桕　124
山皂荚　298
山楂　168
山芝麻　014
蛇含委陵菜　198
蛇莓　171
蛇泡勒　230
蛇婆子　021
石楠　190
石榕树　539
石岩枫　111
首冠藤　277
疏花蔷薇　214
蜀葵　031
鼠刺　140
树波罗　527
水柳　101
水蛇麻　538
水同木　544
水油甘　117

四川溲疏　142
苏木　287
酸豆　303
算盘子　098

T

台湾榕　545
桃仁　153
藤槐　332
藤檀　360
天山花楸　256
天仙果　542
天香藤　266
田菁　452
田麻　002
甜麻　003
甜叶悬钩子　245
甜槠　512
铁苋菜　054
通奶草　084
土栾儿　319

W

望江南子　292
委陵菜　192
乌桕　126
乌梅　155
无花果　540
无茎黄芪　322
梧桐　013
五月茶　059
五指毛桃　548
舞草　345

X

细柄阿丁枫　488
狭全缘榕　554
狭叶山黄麻　521
仙鹤草　151
线叶猪屎豆　353
腺毛千斤拔　387

腺叶桂樱　180
相思子　307
香港黄檀　363
香花崖豆藤　418
响铃豆　349
小巢菜　474
小构树　532
小果叶下珠　118
小槐花　367
小金樱子　208
小通草　485
小叶朴　516
小叶三点金　372
小叶双眼龙　070
小叶云实　285
小柱悬钩子　231
楔叶绣线菊　257
斜茎黄芪　323
斜叶榕　567
心叶黄花稔　044
新疆百脉根　414
星毛冠盖藤　148
锈毛莓　242
绣球　145

Y

羊蹄甲　279
杨梅　506
洋紫荆　280
野蔷薇　217
野扇花　500
叶底珠　130
叶下珠　119
仪花　301
异果崖豆藤　420
异叶榕　547
银叶柳　505
楹树　265
油桐叶　133
余甘子　113

羽叶长柄山蚂蝗　400
郁李仁　162
圆过岗龙　275
圆叶舞草　344
圆叶野扁豆　380
圆锥绣球　146
月季花　207
越南叶下珠　112

Z

皂角刺　299
泽漆　077
贼小豆　478
窄叶半枫荷　019
窄叶台湾榕　546
珍珠莲　561
珍珠梅　255
中国旌节花　484
中国绣球　144
中华胡枝子　407
中华黄花稔　043
中华绣线菊　258
中华绣线梅　188
中平树　103
朱槿　036
猪屎豆　354
竹叶鸡爪茶　227
竹叶榕　564
锥　511
锥栗　508
紫荆　296
紫穗槐　315
紫藤　481
钻地风　150

拉丁名索引

A

Abelmoschus esculentus（L.）Moench　024
Abelmoschus moschatus（L.）Medicus　025
Abelmoschus sagittifolius（Kurz.）Merr.　026
Abrus cantoniensis Hance　304
Abrus mollis Hance　306
Abrus precatorius L.　307
Abutilon indicum（L.）Sweet　027
Abutilon theophrasti Medicus　029
Acacia catechu（L. f.）Willd.　262
Acacia farnesiana（L.）Willd.　264
Acalypha australis L.　054
Acalypha brachystachya Hornem.　056
Aeschynomene indica L.　308
Agrimonia pilosa Ledeb.　151
Albizia chinensis（Osbeck）Merr.　265
Albizia corniculata（Lour.）Druce　266
Albizia julibrissin Durazz.　267
Albizia kalkora（Roxb.）Prain　268
Alchornea trewioides（Benth.）Muel.-Arg.　058
Alhagi sparsifolia Shap.　310
Althaea rosea（L.）Cavan　031
Altingia chinensis（Champ.）Oliv. ex Hance　486
Altingia gracilipes Hemsl.　488
Alysicarpus vaginalis（L.）DC.　313
Ambroma augusta（L.）L. f.　011
Ammopiptanthus mongolicus（Maxim. ex Kom.）Cheng f.　312
Amorpha fruticosa L.　315
Amphicarpaea edgeworthii Benth.　316
Amygdalus persica L.　153
Antidesma bunius（L.）Spreng.　059
Apios carnea（Wall.）Benth. ex Baker　318
Apios fortunei Maxim.　319
Arachis hypogaea L.　320
Archidendron clypearia（Jack.）Nielsen　269
Archidendron lucidum（Benth.）Nielsen　270
Armeniaca mandshurica（Maxim.）Skv.　157
Armeniaca mume Sieb.　155
Armeniaca sibirica（L.）Lam.　157
Armeniaca vulgaris Lam.　157
Armeniaca vulgaris Lam. var. *ansu*（Maxim.）Yu et Lu.　157
Artocarpus heterophyllus Lam.　527
Artocarpus hypargyreus Hance　528
Artocarpus nitidus Tréc. subsp. *lingnanensis*（Merr.）Jarr.　529
Artocarpus styracifolius Pierre　531
Astragalus acaulis Baker　322
Astragalus adsurgens Pall.　323
Astragalus bhotanensis Baker　324
Astragalus chinensis L. f.　325
Astragalus complanatus Bunge　326
Astragalus membranaceus（Fisch.）Bunge　329
Astragalus membranaceus（Fisch.）Bunge var. *mongholicus*（Bunge）P. K. Hsiao　328
Astragalus pastorius Tsai et Yü　331

B

Bauhinia brachycarpa Wall. ex Benth.　274
Bauhinia championii（Benth.）Benth.　275
Bauhinia corymbosa Roxb.　277
Bauhinia glauca（Wall. ex Benth.）Benth.　278
Bauhinia purpurea L.　279
Bauhinia variegata L.　280
Bischofia javanica Blume　060
Bombax ceiba L.　022
Bowringia callicarpa Champ. ex Benth.　332
Breynia fruticosa（L.）Hook. f.　062
Broussonetia kazinoki Sieb. et Zucc.　532
Broussonetia papyrifera（L.）Vent.　533
Buxus bodinieri Lévl.　497
Byttneria aspera Colebr.　012

C

Caesalpinia bonduc（L.）Roxb.　281
Caesalpinia crista L.　282

Caesalpinia magnifoliolata Metc. 284
Caesalpinia millettii Hook. et Arn. 285
Caesalpinia minax Hance 286
Caesalpinia sappan L. 287
Cajanus cajan (L.) Millsp. 333
Cajanus scarabaeoides (L.) Thouars 334
Campylotropis macrocarpa (Bunge) Rehd. 335
Canavalia gladiata (Jacz.) DC. 336
Caragana acanthophylla Kom. 338
Caragana sinica (Buchoz) Rehd. 340
Cassia alata L. 289
Cassia leschenaultiana DC. 290
Cassia mimosoides L. 291
Cassia occidentalis L. 292
Cassia surattensis Burm. f. 294
Cassia tora L. 295
Castanea henryi (Skan) Rehd. et Wils. 508
Castanea mollissima Blume 509
Castanea seguinii Dode 510
Castanopsis chinensis Hance 511
Castanopsis eyrei (Champ.) Tutch. 512
Castanopsis hystrix A. DC. 513
Celtis biondii Pamp. 515
Celtis bungeana Blume 516
Celtis sinensis Pers. 517
Celtis timorensis Span. 518
Cerasus humilis (Bunge) Sok. 160
Cerasus japonica (Thunb.) Lois. 162
Cercis chinensis Bunge 296
Cercis glabra Pampan. 297
Chaenomeles cathayensis (Hemsl.)
　　Schneid. 163
Chaenomeles sinensis (Thouin) Koehne 165
Chaenomeles speciosa (Sweet) Nakai 166
Chimonanthus nitens Oliv. 259
Chimonanthus praecox (L.) Link 260
Christia obcordata (Poir.) Bakh. f. ex
　　Meeuwen 341
Christia vespertilionis (L. f.) Bakh. f. 342
Claoxylon indicum (Reinw. ex Blume) Hassk. 064
Cleidiocarpon cavaleriei (Lévl.) Airy Shaw 066
Cleidion brevipetiolatum Pax et Hoffm. 067
Clitoria mariana L. 343

Codariocalyx gyroides (Roxb. ex Link)
　　Hassk. 344
Codariocalyx motorius (Houtt.) Ohashi 345
Corchoropsis tomentosa (Thunb.) Makino 002
Corchorus aestuans L. 003
Corchorus capsularis L. 004
Corylopsis sinensis Hemsl. 489
Craspedolobium schochii Harms 347
Crataegus cuneata Sieb. et Zucc. 168
Crataegus pinnatifida Bunge 168
Crataegus pinnatifida Bunge var. major N. E. Br. 168
Crotalaria albida Heyne ex Roth 349
Crotalaria assamica Benth. 350
Crotalaria calycina Schrank 351
Crotalaria ferruginea Grah. ex Benth. 352
Crotalaria linifolia L. f. 353
Crotalaria pallida Ait. 354
Crotalaria sessiliflora L. 356
Croton crassifolius Geisel. 068
Croton lachnocarpus Benth. 070
Croton tiglium L. 072
Cudrania cochinchinensis (Lour.) Kudo et
　　Masamune 535
Cudrania pubescens Tréc. 537
Cudrania tricuspidata (Carr.) Bur. ex Lavallee 535

D

Dalbergia balansae Prain 358
Dalbergia hainanensis Merr. et Chun 359
Dalbergia hancei Benth. 360
Dalbergia hupeana Hance 361
Dalbergia millettii Benth. 363
Dalbergia odorifera T. Chen 364
Daphniphyllum calycinum Benth. 135
Daphniphyllum macropodum Miq. 137
Daphniphyllum oldhamii (Hemsl.) Rosenth. 139
Dendrolobium triangulare (Retz.) Schindl. 366
Desmodium caudatum (Thunb.) DC. 367
Desmodium gangeticum (L.) DC. 371
Desmodium heterocarpon (L.) DC. 369
Desmodium microphyllum (Thunb.) DC. 372
Desmodium multiflorum DC. 373
Desmodium sequax Wall. 375
Desmodium styracifolium (Osbeck) Merr. 376

Desmodium triflorum (L.) DC.　378
Deutzia setchuenensis Franch.　142
Dichroa febrifuga Lour.　143
Duchesnea indica (Andr.) Focke　171
Dunbaria podocarpa Kurz　379
Dunbaria punctata (Wight et Arn.) Benth.　380

E

Endospermum chinense Benth.　074
Entada phaseoloides (L.) Merr.　271
Eriobotrya japonica (Thunb.) Lindl.　173
Eriosema chinense Vog.　381
Erythrina variegata L.　382
Euchresta japonica Hook. f. ex Regel　384
Euchresta tubulosa Dunn　385
Eucommia ulmoides Oliv.　495
Euphorbia esula L.　075
Euphorbia helioscopia L.　077
Euphorbia heterophylla L.　079
Euphorbia hirta L.　080
Euphorbia humifusa Willd.　082
Euphorbia hypericifolia L.　084
Euphorbia lathyris L.　086
Euphorbia pekinensis Rupr.　088
Euphorbia thymifolia L.　090
Excoecaria cochinchinensis Lour.　092

F

Fatoua villosa (Thunb.) Nakai　538
Ficus abelii Miq.　539
Ficus carica L.　540
Ficus erecta Thunb. var. *beecheyana* (Hook. et Arn.) King　542
Ficus esquiroliana Lévl.　543
Ficus fistulosa Reinw. ex Blume　544
Ficus formosana Maxim.　545
Ficus formosana Maxim. var. *shimadai* (Hayata) W. C. Chen　546
Ficus heteromorpha Hemsl.　547
Ficus hirta Vahl　548
Ficus hispida L. f.　550
Ficus microcarpa L. f.　551
Ficus pandurata Hance　553
Ficus pandurata Hance var. *angustifolia* Cheng　554
Ficus pandurata Hance var. *holophylla* Migo　555
Ficus pumila L.　556
Ficus pyriformis Hook. et Arn.　558
Ficus religiosa L.　559
Ficus sarmentosa Buch.-Ham. ex J. E. Sm. var. *henryi* (King ex D. Oliv.) Corner　561
Ficus sarmentosa Buch.-Ham. ex J. E. Sm. var. *impressa* (Champ. ex Benth.) Corner　562
Ficus simplicissima Lour.　563
Ficus stenophylla Hemsl.　564
Ficus superba (Miq.) Miq. var. *japonica* Miq.　566
Ficus tinctoria subsp. *gibbosa* (Blume) Corner　567
Ficus variolosa Lindl. ex Benth.　568
Ficus virens Ait. var. *sublanceolata* (Miq.) Corner　569
Firmiana simplex F. W. Wight　013
Flemingia chappar Buck.-Ham.　386
Flemingia glutinosa (Prain) Y. T. Wei et S. Lee　387
Flemingia macrophylla (Willd.) Prain　388
Flemingia prostrata Roxb. f. ex Roxb.　390
Fordia cauliflora Hemsl.　392
Fragaria ananassa Duch.　175
Fragaria nilgerrensis Schltdl. ex J. Gay　176

G

Geum aleppicum Jacq.　177
Gironniera subaequalis Planch.　519
Gleditsia japonica Miq.　298
Gleditsia sinensis Lam.　299
Glochidion eriocarpum Champ. ex Benth.　094
Glochidion hirsutum (Roxb.) Voigt.　096
Glochidion lanceolarium (Roxb.) Voigt.　097
Glochidion puberum (L.) Hutch.　098
Glochidion wrightii Benth.　100
Glycine max (L.) Merr.　397
Glycyrrhiza glabra L.　393
Glycyrrhiza inflata Bat.　393
Glycyrrhiza uralensis Fisch.　393
Gossypium herbaceum L.　033
Grewia biloba G. Don　005
Grewia eriocarpa Juss.　007
Gymnocladus chinensis Baill.　300

H

Hedysarum polybotrys Hand.-Mazz. 399
Helicteres angustifolia L. 014
Helicteres isora L. 016
Hibiscus mutabilis L. 034
Hibiscus rosa-sinensis L. 036
Hibiscus syriacus L. 037
Hibiscus tiliaceus L. 039
Hiptage benghalensis (L.) Kurz 052
Homonoia riparia Lour. 101
Hydrangea chinensis Maxim. 144
Hydrangea macrophylla (Thunb.) Ser. 145
Hydrangea paniculata Sieb. 146
Hydrangea strigosa Rehd. 147
Hylodesmum oldhamii (Oliver) H. Ohashi & R. R. Mill 400

I

Indigofera pseudotinctoria Matsum. 401
Indigofera tinctoria L. 402
Indigofera trifoliata L. 403
Itea chinensis Hook. ct Arn. 140
Itea yunnanensis Franch. 141

K

Kerria japonica (L.) DC. 179
Kummerowia striata (Thunb.) Schindl. 404

L

Lablab purpureus (L.) Sweet 405
Laurocerasus phaeosticta (Hance) S. K. Schenid. 180
Lespedeza chinensis G. Don 407
Lespedeza cuneata (Dum.-Cours.) G. Don 408
Lespedeza davidii Franch. 410
Lespedeza formosa (Vog.) Koehne 411
Lespedeza tomentosa (Thunb.) Sieb. ex Maxim. 413
Liquidambar formosana Hance 490
Loropetalum chinense (R. Br.) Oliv. 492
Lotus frondosus (Freyn) Kupr. 414
Lysidice rhodostegia Hance 301

M

Macaranga adenantha Gagnep. 102
Macaranga denticulata (Bl.) Muell.-Arg. 103
Macaranga henryi (Pax et Hoffm.) Rehd. 104
Mallotus apelta (Lour.) Muell.-Arg. 106
Mallotus barbatus (Wall.) Muell.-Arg. 108
Mallotus philippensis (Lam.) Muell.-Arg. 109
Mallotus repandus (Willd.) Muell.-Arg. 111
Malus asiatica Nakai 181
Malus doumeri (Bois) A. Chevalier 182
Malus halliana Koehne 183
Malus hupehensis (Pamp.) Rehd. 184
Malus prunifolia (Willd.) Borkh. 185
Malus sieboldii (Regel) Rehd. 186
Malus yunnanensis (Franch.) C. K. Schneid. 187
Malva sinensis Cav. 040
Malva verticillata L. 041
Medicago polymorpha L. 415
Melilotus officinalis (L.) Pall. 416
Microcos paniculata L. 008
Millettia dielsiana Harms 418
Millettia dielsiana Harms var. heterocarpa (Chun ex T. Chen) Z. Wei 420
Millettia nitida Benth. 421
Millettia reticulata Benth. 422
Millettia speciosa Champ. ex Benth. 424
Millettia tsui Metc. 426
Mimosa pudica L. 273
Morus alba L. 570
Morus australis Poir. 573
Morus cathayana Hemsl. 574
Morus mongolica (Bur.) Schneid. 577
Morus nigra L. 575
Morus trilobata (S. S. Chang) Cao 578
Mucuna birdwoodiana Tutch. 427
Mucuna sempervirens Hemsl. 429
Myrica rubra Sieb. et Zucc. 506

N

Neillia sinensis Oliv. 188

O

Ormosia henryi Prain 430

P

Pachyrhizus erosus (L.) Urb. 432

Pachysandra axillaris Franch. var. *stylosa*（Dunn）M. Cheng   498
Phaseolus lunatus L.   435
Photinia glabra（Thunb.）Maxim.   189
Photinia serrulata Lindl.   190
Phyllanthus cochinchinensis Spreng.   112
Phyllanthus emblica L.   113
Phyllanthus flexuosus（Sieb. et Zucc.）Muell. Arg.   115
Phyllanthus glaucus Wall. ex Muell. Arg.   116
Phyllanthus parvifolius Buch.-Ham.   117
Phyllanthus reticulatus Poir.   118
Phyllanthus urinaria L.   119
Phyllanthus ussuriensis Rupr. et Maxim.   121
Phyllanthus virgatus Forst. f.   120
Phyllodium elegans（Lour.）Desv.   436
Phyllodium pulchellum（L.）Desv.   438
Pileostegia tomentella Hand.-Mazz.   148
Pileostegia viburnoides Hook. f. et Thoms.   149
Populus euphratica Oliv.   502
Potentilla anserina L.   191
Potentilla chinensis Ser.   192
Potentilla discolor Bunge   194
Potentilla freyniana Bornm.   196
Potentilla fruticosa L.   197
Potentilla kleiniana Wight et Arn.   198
Prunus salicina Lindl.   200
Psoralea corylifolia L.   440
Pterocarpus indicus Willd.   442
Pterolobium punctatum Hemsl.   302
Pterospermum heterophyllum Hance   017
Pterospermum lanceaefolium Roxb.   019
Pueraria lobata（Willd.）Ohwi var. *thomsonii*（Benth.）van der Maesen   443
Pueraria lobata（Willd.）Ohwi   432
Pueraria lobata（Willd.）Ohwi   443
Pycnospora lutescens（Poir.）Schindl.   446
Pyracantha atalantioides（Hance）Stapf   201
Pyrus betulaefolia Bunge   202
Pyrus calleryana Decne.   203
Pyrus pyrifolia（Burm. f.）Nakai   204
Pyrus serrulata Rehd.   205

R

Rhaphiolepis indica（L.）Lindl.   206
Rhynchosia dielsii Harms   448
Rhynchosia volubilis Lour.   449
Ricinus communis L.   122
Robinia pseudoacacia L.   451
Rosa chinensis Jacq.   207
Rosa cymosa Tratt.   208
Rosa davurica Pall.   209
Rosa hugonis Hemsl.   211
Rosa laevigata Michx.   212
Rosa laxa Retz.   214
Rosa lucidissima Lévl.   215
Rosa moyesii Hemsl. & E. H. Wilson   216
Rosa multiflora Thunb.   217
Rosa roxburghii Tratt.   218
Rosa rugosa Thunb.   220
Rosa sericea Lindl.   222
Rosa webbiana Wall. ex Royle   223
Rosa xanthina Lindl.   224
Rubus alceaefolius Poir.   226
Rubus bambusarum Focke   227
Rubus buergeri Miq.   228
Rubus chingii Hu   229
Rubus cochinchinensis Tratt.   230
Rubus columellaris Tutch.   231
Rubus corchorifolius L. f.   232
Rubus coreanus Miq.   233
Rubus lambertianus Ser.   234
Rubus leucanthus Hance   235
Rubus lutescens Franch.   238
Rubus niveus Thunb.   239
Rubus parvifolius L.   236
Rubus pectinellus Maxim.   241
Rubus reflexus Ker Gawl.   242
Rubus rosaefolius Smith   243
Rubus setchuenensis Bureau et Franch.   244
Rubus suavissimus S. Lee   245
Rubus sumatranus Miq.   247
Rubus tephrodes Hance   249
Rubus wallichianus Wight et Arn.   250

S

Salix babylonica L.   503

Salix chienii Cheng　505
Sanguisorba alpina Bunge　251
Sanguisorba officinalis L.　252
Sapium discolor（Champ. ex Benth.）
　　Muell. Arg.　124
Sapium sebiferum（L.）Roxb.　126
Sarcococca longipetiolata M. Cheng　499
Sarcococca ruscifolia Stapf　500
Sauropus bacciformis（L.）Airy Shaw　128
Sauropus spatulifolius Beille　129
Schizophragma integrifolium Oliv.　150
Securinega suffruticosa（Pall.）Rehd.　130
Securinega virosa（Roxb. ex Willd.）
　　Pax et K. Hoffm.　131
Semiliquidambar cathayensis H. T. Chang　494
Sesbania cannabina（Retz.）Poir.　452
Sida chinensis Retz.　043
Sida cordifolia L.　044
Sida rhombifolia L.　045
Sida szechuensis Matsuda.　047
Smithia sensitiva Ait.　454
Sophora flavescens Ait.　455
Sophora japonica L.　457
Sophora tonkinensis Gagnep.　459
Sorbaria arborea Schneid.　254
Sorbaria sorbifolia（L.）A. Br.　255
Sorbus tianschanica Rupr.　256
Spatholobus sinensis Chun et T. Chen　461
Spatholobus suberectus Dunn　462
Speranskia cantonensis（Hance）Pax et
　　Hoffm.　132
Spiraea canescens D. Don　257
Spiraea chinensis Maxim.　258
Stachyurus chinensis Franch.　484
Stachyurus himalaicus Hook. f. et Thoms. ex
　　Benth.　485
Sterculia nobilis Smith　020

T

Tadehagi triquetrum（L.）Ohashi　464
Tamarindus indica L.　303
Tephrosia purpurea（L.）Pers.　466
Trema angustifolia（Planch.）Blume　521
Trema cannabina Lour.　522

Trifolium repens L.　467
Trigonella foenum-graecum L.　468
Triumfetta rhomboidea Jacq.　010

U

Ulmus parvifolia Jacq.　523
Ulmus pumila L.　525
Uraria crinita（L.）Desv.　470
Uraria lagopodioides（L.）Desv. et DC.　471
Urena lobata L.　048
Urena procumbens L.　050

V

Vernicia fordii（Hemsl.）Airy Shaw　133
Vernicia montana Lour.　134
Vicia cracca L.　472
Vicia faba L.　473
Vicia hirsuta（L.）S. F. Gray　474
Vicia sativa L.　475
Vigna angularis Ohwi et Ohashi　476
Vigna minima（Roxb.）Ohwi et H. Ohashi　478
Vigna radiata（L.）Wilczek　479

W

Waltheria indica L.　021
Wisteria sinensis（Sims）Sweet　481

Z

Zelkova schneideriana Hand.-Mazz.　526
Zornia gibbosa Spanog.　482